中国工程科技论坛

骨质疏松症防控的转化医学研究

Guzhi Shusongzheng Fangkong De Zhuanhua Yixue Yanjiu

高等教育出版社·北京

内容提要

本书收录了2014年中国工程院第185场中国工程科技论坛——骨质疏松症防控的转化医学研究的专家报告。全书分为两部分，第一部分主要综述了本次论坛的内容；第二部分分别从脊柱、微创、创伤、关节等角度阐述老年退变性疾病与骨质疏松相关等，内容包含目前所有与骨质疏松有关的脊柱、关节、创伤问题，不仅包括与骨质疏松相关的手术技巧，而且还包括药物治疗、麻醉进展等。全书内容简明扼要，基本上反映了当前骨质疏松治疗领域的最近进展。

本书是“中国工程科技论坛”丛书之一，适合各级骨科医生参考阅读。

图书在版编目(CIP)数据

骨质疏松症防控的转化医学研究 / 中国工程院编著. -- 北京：高等教育出版社，2015.8
(中国工程科技论坛)
ISBN 978-7-04-042319-8

Ⅰ. ①骨… Ⅱ. ①中… Ⅲ. ①骨质疏松－防治 Ⅳ. ①R681

中国版本图书馆CIP数据核字(2015)第047733号

总策划　樊代明
策划编辑　王国祥　黄慧靖　　责任编辑　朱丽虹
封面设计　顾　斌　　责任印制　赵义民

出版发行　高等教育出版社
社　　址　北京市西城区德外大街4号
邮政编码　100120
印　　刷　北京东君印刷有限公司
开　　本　787mm × 1092mm　1/16
印　　张　21.75
字　　数　400千字
购书热线　010-58581118
咨询电话　400-810-0598
网　　址　http://www.hep.edu.cn
　　　　　http://www.hep.com.cn
网上订购　http://www.landraco.com
　　　　　http://www.landraco.com.cn
版　　次　2015年8月第1版
印　　次　2015年8月第1次印刷
定　　价　60.00元

物料号　42319-00

编辑委员会

目　录

第一部分　综述

综述 ………………………………………………………………………………… 3

第二部分　主题报告及报告人简介

专题一　脊柱

老年脊柱患者的麻醉挑战 ……………………………………………… 黄宇光　13
骨质疏松症的药物治疗进展 …………………………………………… 邢小平　33
3D 打印人工椎体在骨质疏松患者治疗中的应用前景及价值
　　——临床观察与相关研究结果 ………………………………… 刘忠军　45
老年脊柱骨折的椎体增强手术 ………………………………………… 杨惠林　53
骨质疏松椎体压缩骨折患者的保守治疗 ……………………………… 孙天胜　65
颈椎退变性疾病的融合与非融合争议
　　相邻节段退变——我们能在颈椎非融合术中避免吗？ ……… 孙　宇　78
合并骨质疏松症的老年退变性脊柱侧凸治疗策略 ………………… 张永刚　81
老年脊柱肿瘤的诊断与评估 …………………………………………… 李建民　99
老年腰椎内固定的问题与策略 ………………………………………… 郑燕平　113
老年退变性腰椎管狭窄症的手术治疗选择 ………………………… 陈伯华　123
老年脊柱畸形的治疗现状 ……………………………………………… 仉建国　133

专题二　微创

老年骨折微创治疗 ……………………………………………………… 张英泽　149
骨质疏松性 THA 术后股骨侧假体周围骨折治疗及策略 ………… 刘　强　164
老年肱骨近端骨折的问题及策略 ……………………………………… 姜保国　175
肱骨远端骨折 ……………………………………………………… 蒋协远　等　182

膝关节假体周围骨折的诊疗特点 …… 唐佩福 199
高龄病理骨折的治疗 …… 张保中 208
老年腕部骨折的治疗策略 …… 王 钢 224
骨胶原在骨质疏松发生发展中的作用机制研究 …… 陈允震 等 240

专题三 关节

骨缺损的膝关节翻修 …… 翁习生 261
关节镜在评估骨性关节炎单髁置换中的价值 …… 刘玉杰 272
人工髋关节翻修评估与处理 …… 杨述华 275
人工关节置换术后髋臼假体周围骨溶解的发生机制及临床治疗 …… 朱庆生 303
膝关节屈曲畸形的全膝关节置换术 …… 廖威明 等 314
髋关节翻修术中髋臼骨缺损的评估与重建 …… 裴福兴 等 327

后记 …… 341

第一部分

综　　述

综　　述

一、概述

2014 年 8 月 30－31 日，中国工程院第 185 场中国工程科技论坛——骨质疏松症防控的转化医学研究在山东省青岛市召开。本次中国工程科技论坛由中国工程院主办，中国工程院医药卫生学部、北京协和医院、山东省医学会骨科学分会、山东大学齐鲁医院、《中华骨与关节外科杂志》、《中华骨科杂志》联合承办，中国工程院邱贵兴院士担任大会主席。会议邀请了樊代明、詹启敏、邱贵兴三位中国工程院院士以及著名军事专家尹卓少将在“大师论坛”单元做报告，分论坛上脊柱、关节、创伤、内分泌、麻醉等学科的 60 余位知名学者做专题讲座，800 多名来自全国各地包括台湾、香港的骨科专家学者与会，是一次高水平的骨科学界盛会。

30 日上午，邱贵兴院士、山东大学齐鲁医院李新钢院长、青岛市栾新副市长、中国工程院樊代明副院长在简短的开幕式上分别致辞。邱贵兴院士在致辞中指出，骨质疏松症是骨科常见病、多发病，但却往往被忽视，防治骨质疏松症需要多学科共同参与。本次会议邀请了骨科手术治疗、内分泌学、麻醉学等多领域的专家学者对骨质疏松症进行深入探讨，将对促进骨质疏松症的防治研究起到一定的推动作用。

开幕式后的“大师论坛”环节，樊代明院士以“医药互为师”为题做了精彩的大会报告，他对医药二者之间的关系、目前存在的问题及未来的发展方向进行了深入浅出的阐述，并充分融入了整合医学的理念，给与会的医学工作者极大的启示。詹启敏院士结合自己近年来在转化医学方面的思考，对我国转化医学研究的需求和实践做了全面的介绍。邱贵兴院士对骨质疏松性椎体骨折的进展进行了全面而系统的总结，为相关学科的发展指明了方向。著名军事专家尹卓少将介绍了钓鱼岛问题的背景、由来及我国政府应该采取的对策。几位大家的报告着眼全局，各具特色，赢得了听众的一致好评。

其后一天的学术交流中，60 余位专家做了精彩的专题讲座。会议围绕骨质疏松症这一长期被忽视却又严重影响病人生活质量的常见病、多发病，分设脊柱、关节、创伤三个专业论坛。各专业专家分别就各自领域的骨质疏松症的预防、治疗进行专题演讲，并对“骨质疏松性骨折病例”、“复杂髋关节、膝关节病例”、“骨质疏松性骨折内固定失败病例”等相关病例进行了专题讨论，各专业论坛现场座无虚席，讨论气氛热烈。

二、脊柱专题

北京协和医院麻醉科主任黄宇光教授做了题目为“老年脊柱患者的麻醉挑战”的报告。文中首先总结了老龄化社会的现状以及衰老对身体各个器官的影响，然后概括了老年脊柱常见病变及其病理特点，最后总结了老年脊柱患者麻醉的特点，以及在麻醉过程中可能出现的各种相关风险和术后各种相关并发症的处理方法。

北京协和医院内分泌科主任邢小平教授的报告题目为“骨质疏松症的药物治疗进展”。文中全面总结了骨质疏松患者的药物治疗进展，详细分析了各类药物治疗骨质疏松症的特点以及适应证，提出了骨质疏松症药物治疗方面的序贯治疗和联合治疗。最后总结提出了骨质疏松的药物治疗要遵循个体化治疗的原则。

北京大学第三医院骨科主任刘忠军教授的报告题目为“3D 打印人工椎体在骨质疏松患者治疗中的应用前景及价值——临床观察与相关研究结果”。刘教授首先对新兴的 3D 打印技术在骨科临床方面的应用前景做了简要总结，指出，应用 3D 打印技术制成的带有孔隙金属的人工椎体为未来脊柱外科内植物的研制探索出一条新的途径，并将在骨质疏松患者的治疗中发挥日益重要的作用。

苏州大学附属第一医院骨科主任杨惠林教授的报告题目为“老年脊柱骨折的椎体增强手术”。杨教授在文中详细总结了老年脊柱骨折的椎体微创增强手术治疗的发展与经过，分析了椎体增强手术的手术适应证与禁忌证。同时也介绍了椎体增强手术的相关并发症及其预防策略，并且对一些新型的填充剂以及椎体后凸成形撑开器做了简要的介绍。

北京军区总医院骨科主任孙天胜教授做了题目为“骨质疏松椎体压缩骨折患者的保守治疗”的报告。孙教授在文中首先对骨质疏松症进行了简要概述，进一步介绍了骨质疏松椎体压缩骨折的诊断标准、骨质疏松椎体压缩骨折的分类、影像学检查以及对患者椎体骨质疏松压缩骨折风险的评估，最后全面总结了老年骨质疏松的各种保守治疗策略及其特点。

北京大学第三医院骨科孙宇教授的报告题目为“颈椎退变性疾病的融合与非融合争议 相邻节段退变——我们能在颈椎非融合术中避免吗？”针对当今颈椎治疗的热点问题展开了详细的探讨，分析评价了颈椎疾病融合与非融合手术的适应证、优缺点以及治疗进展等，明确了相邻节段退变的各种相关概念，指出对于非融合技术的疗效判断仍需要长期大样本的随访结果。

解放军总医院骨科医院脊柱外科主任张永刚教授的报告题目为“合并骨质疏松症的老年退变性脊柱侧凸治疗策略”。文中首先简要概述了退变性脊柱侧凸的概念及其相关特点，指出，合并骨质疏松症的老年退变性脊柱侧凸的手术治疗，较其他脊柱疾病具有一定的复杂性，应合理把握手术适应证、选择合适手术方式。创伤小、并发症低、术后生存质量高的个体化治疗方案一直是外科医师追求的理想目标。

山东大学齐鲁医院骨科李建民教授的报告题目为“老年脊柱肿瘤的诊断与评估”。李教授在文中对老年脊柱肿瘤的特点以及诊断与评估的要点进行了详细的阐述，经分析总结指出，在临床上对于老年脊柱肿瘤的诊治应进一步规范化。

山东大学齐鲁医院骨科郑燕平教授的报告题目为“老年腰椎内固定的问题与策略”。文中首先总结了老年腰椎内固定的常见问题，然后详细阐述了针对老年腰椎内固定问题方面的各种治疗策略。指出，手术医生一定要充分认识到对骨质疏松椎体行内固定的特点，并能够利用各种策略以减少内固定失败的发生。

青岛大学附属医院骨科主任陈伯华教授的报告题目为“老年退变性腰椎管狭窄症的手术治疗选择”。文中指出，恰当的手术治疗策略的制定对老年退变性腰椎管狭窄症的预后有深刻的意义。而由于缺乏足够的随机对照试验研究，尚不能形成对老年退变性腰椎管狭窄的诊断与治疗的循证医学建议。

北京协和医院仉建国教授报告的题目为“老年脊柱畸形的治疗现状”。文中全面介绍了老年脊柱畸形的诊治原则，指出，由于退行性脊柱侧凸患者高龄，伴发疾病多，且畸形复杂，其手术治疗并发症发生率较高，在选择手术治疗前需要充分考虑多方面的因素。

三、创伤专题

河北医科大学第三医院张英泽教授在报告中对老年骨折微创治疗进行了回顾和展望。在老年胫腓骨骨折微创治疗方面，设计了一种两端有 U 型凹槽的新型接骨板，可以在微创条件下准确固定接骨板的位置，并使置入螺钉的位置更加精确；设计了长骨骨折快速复位器在老年人下肢骨骨折中使用；设计了仿生弹性内固定装置处理老年微动关节损伤；采用股骨头、干三维互动复位法治疗老年人髋部骨折；介绍了老年肱骨近端骨折的微创治疗和老年骨质疏松性椎体压缩性骨折的微创治疗。

山西大医院刘强教授介绍了骨质疏松性全髋关节置换术后股骨侧假体周围骨折治疗及策略。详细介绍了骨折的原因、分型、诊断、治疗、防护和预后，提出最重要的治疗措施是预防，初次或翻修手术应避免产生新的应力集中。医生应明确了解骨折的形式、假体稳定性及骨质情况。依据 Vancouver 分型，假体周围骨折的两个方面，即关节成形术和骨折，都需要进行处理，松动的假体应当翻修，移位的骨折应当复位并给予适当的固定。抗骨质疏松治疗宜尽早采取综合的措施，增加局部骨量，改善患者的骨质量。

北京大学人民医院姜保国教授介绍了老年肱骨近端骨折的问题及处理策略。详细阐述了临床评估、影像学检查、骨折分型和肱骨头缺血性坏死与肱骨近端骨折；提出了非手术治疗和对于保守治疗难以成功的二部分、三部分、四部分骨折应采取手术治疗。手术治疗的目的是：力争解剖复位、支撑固定、对骨缺损进行植骨、早期功能锻炼、尽量恢复关节功能。最后介绍了术后的康复功能锻炼。

北京积水潭医院蒋协远教授报告了肱骨远端骨折，详细介绍了其治疗理念、术前准备、影像学检查、垂直钢板固定、平行钢板固定和全肘关节、半肘关节和关节面的剪切骨折和非手术治疗以及治疗策略的选择。之后，又对钢板固定、肘关节置换的技术目标和要点进行了一一介绍。最后进行了详细的病例介绍。

解放军总医院唐佩福教授对膝关节假体周围骨折的诊疗进行了详细阐述。介绍了股骨端假体、胫骨端假体和髌骨假体术后周围骨折的分型、诊断、治疗和预后。认为，全膝关节置换术后假体周围骨折对关节外科医生是一个极富挑战性的并发症，如果患者同时因骨质疏松导致骨量低下，则治疗的难度更大，治疗方案的选择应综合考虑假体有无松动、骨折的类型和部位、是否骨水泥固定、患者的体质与精神状况等多项因素，合适的治疗方案还需要进一步总结研究。临床上要结合患者的全身情况与骨折前的关节功能，提出个体化的治疗方案，才能促进骨折愈合，重建假体周围骨量和维持关节功能。

北京协和医院张保中教授报告的内容是高龄病理性骨折。张教授充分讲述了该类骨折的临床表现、影像学检查、临床分型、预后评估、治疗方案、综合治疗、特殊部位的特点，提出，高龄老年人的病理骨折将成为日益重要的医学问题。骨转移癌导致病理骨折的治疗需要多学科协作。在采取内固定手术前，一定要排除原发骨肿瘤的诊断。对即将发生病理骨折的骨进行预防性固定手术从技术上而言，比发生骨折后处理要简单，但预防性固定手术仍存争议。预后判断对治疗方式的选择非常重要，对预后极差的患者，应采取简单的方法，而对预计生存期超过 1 年者，应采取病灶切除并假体重建的方法。

广州南方医科大学南方医院王钢教授针对老年腕部骨折的治疗策略做了报告。他阐述了桡骨远端骨折的临床表现、影像学检查、临床分型、治疗原则、影响因素、非手术治疗和手术治疗的注意事项，并详细讲述了该类骨折的预防措施。

山东大学齐鲁医院陈允震教授介绍了骨胶原在骨质疏松发生、发展中作用机制方面的研究。实验摘除大鼠卵巢来模拟成年女性绝经后状态，以骨有机质即骨胶原为研究对象，观察了骨质疏松症大鼠Ⅰ型胶原含量在治疗前后的变化，摘除卵巢对大鼠骨胶原代谢的影响，及其与大鼠股骨生物力学性能变化的相关性。得出结论：雌性6月龄SD大鼠摘除双侧卵巢后，可成功建立绝经后骨质疏松模型；骨胶原形态学及数量的改变与骨小梁体积或数量以及骨生物力学性能呈显著正相关；促进骨胶原的合成或抑制骨胶原降解，可有效治疗骨质疏松并降低骨质疏松性骨折的发生。

四、关节专题

四川大学华西医院骨科裴福兴教授的报告题目是“髋关节翻修术中髋臼骨缺损的评估与重建”。他指出，成功的髋臼翻修要达到髋臼假体与髋臼骨面紧密接触，假体能够稳定固定，最大限度地降低假体与骨面间的微动，确保远期假体表面骨长入，同时具有稳定的力学构造使应力能够分散在假体周围骨；重建的髋臼位置(前倾角、外展角)良好，能避免术后发生脱位的风险；重建髋关节解剖中心、恢复髋关节正常的生物力学环境、术前对髋臼侧骨缺损的精确评估、翻修假体的选择是髋臼翻修重建成功的关键。报告就髋臼翻修骨缺损的评估、假体选择重建进行了论述。

中山大学附属一院骨科廖威明教授针对膝关节屈曲畸形的全膝关节置换术做了报告。他详细介绍了对于高度膝屈曲畸形(>60°)膝关节手术的诊断、分类、病理变化，围手术期的各种注意事项及准备，手术技术的难点以及并发症的预防。

北京协和医院骨科翁习生教授的报告题目是“骨缺损的膝关节翻修”。着重介绍了骨缺损的分类、不同缺损类型的手术操作难点及处理技巧，对假体选择、软组织处理、骨缺损的填充、骨质疏松处理等各个方面进行了论述。

解放军总医院骨科专科医院刘玉杰教授的报告题目是“关节镜在评估骨性关节炎单髁置换中的价值”。他指出，通过关节镜检查，准确评估关节内的情况，严格筛选病例，正确掌握手术适应证，避免盲目性，使单髁置换术更趋于合理，有助于进一步提高单髁置换的疗效。

华中科技大学协和医院骨科疾病研究所杨述华教授针对人工髋关节翻修评估与处理做了报告，指出：髋关节翻修的主要困难包括术前评估准备、确定失败原因、如何在最大限度上减少骨破坏的情况下安全有效去除假体、重建骨缺损、选择与固定新的假体，术后最大限度地减少并发症以及合理有效的术后康复等，以上各因素与翻修手术的成功密切相关。

第四军医大学西京医院骨科朱庆生教授的报告题目为“人工关节置换术后

髋臼假体周围骨溶解的发生机制及临床治疗”。朱教授围绕假体周围骨溶解的病理基础、髋臼假体周围骨溶解的非手术治疗和手术治疗的各种方法及疗效进行了论述。

五、小结

本次大会共历时一天半,内容丰富,讨论热烈,既有骨科专家带来的精彩学术讲座,也有内分泌学、麻醉学等其他领域学者带来的真知灼见,为了开拓思维,会议还特邀著名军事专家做国际形势介绍。此次会议的召开提高了我国广大骨科同仁对骨质疏松症防控的重视,加强了国内各省市及两岸三地同仁间的学术交流,促进了骨质疏松症防控事业的进步与发展,拓展了大家的学术视野和社会视野。会后还将总结学术交流内容,推动骨质疏松症防控的规范化治疗及制定相关专家共识。

樊代明副院长以胡杨为例,将本次会议的精神主题凝练到傲骨不倒,要继承前人,继往开来,精神上的传承十分重要。他指出,本届论坛学术报告讲座水平高,学科交叉特点突出,讨论交流热烈,学术成果总结到位,会议成果丰硕,具有鲜明的学术特色。

第二部分

主题报告及报告人简介

专题一

脊柱

老年脊柱患者的麻醉挑战

黄宇光

北京协和医院麻醉科

一、老龄化及其人口统计学

(一) 世界老龄化现状

老年人口数量庞大且增长速度快。据官方统计,截至2012年世界60岁以上的老年人口达到8.2亿(表1),预计到2050年这一数字将达到20亿,同时也将第一次超过全世界儿童(0~14岁)的人口数。根据联合国专题项目的研究估算,到2050年每5人中将会有一个老年人;而到2150年,每3人中就会有一个60岁以上的老年人(如图1)。

表1 2010—2015年世界人口老龄化历史数据及预测数据

年	2010	2011	2012	2013	2014	2015
人口/亿	7.7	7.9	8.2	8.5	8.9	10.3

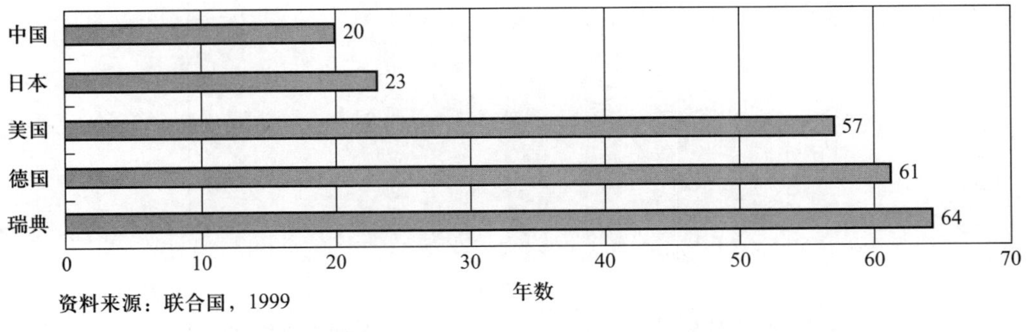

图1 部分国家65岁以上老人占总人口比例从19%增加到20%的年数

(二)中国老龄化现状

当前,在人口老龄化成为一种世界性趋势的情况下,中国已于1999年提前进入人口老龄化社会,是世界上较早进入老龄社会的发展中国家之一,也是世界上老年人口最多、增长最快的国家。2004年年底,中国60岁以上人口达到1.43亿,占总人口的10.97%。自1982年第三次人口普查到2004年的22年间,中国60岁以上的老年人口平均每年增加302万,年均增长速度为2.85%,高于1.17%的总人口增长速度。按照人口学家2006年的预测,如果现行的人口与计划生育政策保持不变,到2010年中国人口总数为13.39亿,2020年为14亿,2030年为14.15亿,2040年将达到峰值14.91亿。与此同时,60岁以上的老年人口分别为1.65亿、2.31亿、3.35亿、3.84亿,并继续上升,到2050年将达到4.12亿以上。

2013年9月26日《中国老年人健康指南》在北京发布,正式提出中国已经进入人口老龄化快速发展期。2013年年底中国老年人口总量突破2亿,达到2.02亿,其中80岁以上高龄老年人口将达到2300万,失能半失能老年人口将达到3750万,随着老年人口总量特别是高龄老年人口、失能老年人口的增加,老年健康问题将愈加突出。

在人口老龄化的同时,老龄人口也在高龄化。目前80岁及以上老龄人口已达2132万人。并且高龄老人呈加快发展的趋势,高龄老年人口将以每年5.4%的速度递增。预计到2020年将达到3067万,2040年将达到5600万,2050年将达到9448万。占老龄总人口的21.78%,占世界老龄总人口的1/4(图2)。

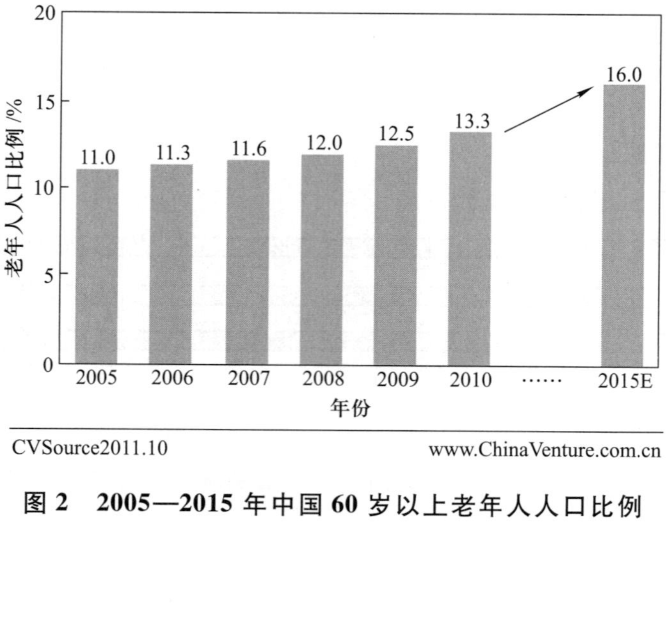

图2 2005—2015年中国60岁以上老年人人口比例

二、衰老及其对器官储备的影响

老龄化日益受到社会，尤其是医学界的重视，但老年的年龄界限尚未达成共识。根据世界卫生组织资料及联合国区域划分，亚太地区把60岁以上人群定义为老年人，北美和多数欧洲国家把65岁以上人群定义为老年人。随着年龄的增长，机体随之出现衰老，老年化是一个多环节的生物学过程，是机体在退化时期功能下降和紊乱的表现。在老化过程中，机体的各个系统脏器的结构、形态不断发生一些改变。而结构、形态的改变，必然要带来器官生理功能的降低。与年轻人相比，老年人最重要的差别就是各系统器官功能的普遍降低，因此也给麻醉带来了更多风险。总的来说，机体的生理功能随年龄的增长而发生的变化是有规律的，各个组织、器官系统将会出现一系列慢性退行性的衰老变化，并呈现出各自的特点。

讨论衰老的生理时，必须牢记两个重要原则，第一，衰老与所有器官系统功能储备进行性丧失有关；第二，这些变化的发生和程度因人而异。在大多数老年患者中，与年龄增长相应的生理代偿功能是足够的，只有当机体处于应激状态包括运动、疾病、手术时，生理储备功能受限才表现出来。因此对老年病人的术前评估要全面、细致，预计存在有潜在疾病与终末器官功能受限和围术期应激反应相互作用时，应邀请麻醉科及相关内科医生参与术前讨论，制定合理麻醉方案，保证手术的顺利完成。以下就老年人各个系统生理功能变化进行讨论。

（一）心血管系统的改变

老年人因心脏顺应性降低，心肌收缩力减弱，心室舒张功能减退，导致心脏充盈减少，心排血量、每搏量降低，因此心脏射血分数和氧输送都减少。研究发现自30岁起心输出量每年减少约1%，在80岁心排血量约减少40%，70岁时心脏指数约下降30%。安静状态下，心率不随年龄增加而改变。

老年人冠状动脉血流量减少，随着年龄增加心脏舒张功能降低，导致心肌与舒张期血液供应减少。静息状态下，冠状动脉提供的氧能够满足机体需要，但在应激状态下，如运动和承受负荷的情况或者手术、麻醉等刺激，心脏对应激的三个主要因素即心肌收缩、心率和Starling机制均减弱，此时心肌的工作效率降低。同时，老年人心肌纤维化、硬化以及冠状动脉分支血流减慢，心肌内血管分支硬化使血管床减少等各种原因，当机体氧供不能满足需要时就会发生冠状动脉供血不足。因此老年人对手术和麻醉刺激引起的循环系统的波动较年轻人更为剧烈，术中老年人发生心脏意外的机会也高于年轻人。尤其是脊柱手术，术中要加强监测和管理。

血管系统的变化在形态学上易被观察到的表现是大动脉直径和硬度的增加,功能上的表现是平均动脉压升高和脉压加大。血管弹性下降可导致严重的心脏继发反应。随着脉搏波速度增加所出现的脉搏波反射提前,当脉搏波反射到达心脏时尚处于心室的射血后期,就会形成增加的心脏负荷。左心室后负荷的增加会导致左心室壁增厚、肥大,使舒张期充盈受损。

衰老引起心脏自主神经系统的变化包括对 β 受体刺激反应性的降低和交感神经系统活性增强。当机体对心脏的血流量需求增加时,β 受体刺激反应性的降低对心肌功能的影响尤其重要,对于术前使用 β 受体阻滞剂的老年病人,术前不用停药,但术中要加强监测。

(二) 呼吸系统的改变

衰老引起的肺部结构变化包括肺实质胶原蛋白和弹力蛋白重组后肺弹性回缩能力的损失。肺弹性回缩力损失与表面活性物质的改变共同引起了肺顺应性的增加。顺应性增加导致最大呼气量受限和对运动的通气反应降低。肺内弹性元素的损失与呼吸性细支气管和肺泡管扩大有关,而且易引起呼气时早期小气道萎陷的倾向。同样随着肺泡小孔的增大,肺泡表面积也有进行性的减少。这些肺部结构变化对肺功能的影响是增加肺解剖无效腔、减少肺弥散量、增加肺闭合量,最终导致气体交换受损。

行脊柱手术的老年患者,脊柱和胸廓钙化以及膈肌下降变平,加上脊柱本身疾患,胸廓顺应性降低,呼吸做功增加。

尽管伴随着衰老,肺的容积有所变化,但肺总容量相对没有变化。残气量每 10 年增加 5% -10%。随年龄增加,肺活量降低,闭合气量增加。闭合气量和残气量之间关系的改变加重了通气/血流比例失调,这表明衰老时肺泡 - 动脉氧气梯度的增高是最重要的机制(表 2)。

表 2　动脉 P_{O_2} 的正常值

年龄/岁	平均值;范围/mmHg
20 ~ 30	94;84 ~ 104
30 ~ 39	91;81 ~ 101
40 ~ 49	88;78 ~ 98
50 ~ 59	84;74 ~ 94
60 ~ 69	81;71 ~ 91

随着年龄增长，肺毛细血管床横断面积减少，将继发肺血管阻力和肺动脉压力升高。中老年人低氧性肺血管收缩反应减弱。

（三）神经系统的改变

随着年龄增长，老年患者将出现一些值得麻醉医师关注的重要神经系统改变，这些改变可随其他潜在的病理因素或与老化进程相关的因素而进一步产生个体差异。从结构上观察，随着年龄的增长大脑会以一种选择性和特异性方式产生萎缩，表现为灰质和白质体积的减少。灰质体积的减少是继发于神经元的固缩而不是神经元的缺失。最近较多研究集中于正常衰老对人类大脑皮质的影响，结果表明仅有少量的大脑神经元从大脑皮质丢失。这种神经元数量的减少远不及早期研究所提示的那样多。高血压和血管疾病可加速皮质下白质和海马神经元的固缩。从灵长类动物得到的数据表明，重要区域神经递质多巴胺、乙酰胆碱、去甲肾上腺素、5－羟色胺等伴随年龄增长而减少。皮质中最重要的神经递质谷氨酸盐的含量不受影响。中老年人的脑电活动、脑代谢率、脑血流量等仍较为完整。

虽然人们对衰老大脑的生化和解剖变化已有了解，然而导致功能储备下降的确切机制尚不明确。大脑储备功能的减少表现为有用的日常生活活动（activities of daily living，ADL）减少，对麻醉药敏感性增强，出现围术期谵妄和术后认知功能障碍的风险升高。

脊柱变化包括硬膜外腔面积的减少，硬脑膜渗透性增强，脑脊液容量的降低。老年人背侧和腹侧神经根的有髓神经纤维的直径和数量都有所减少，周围神经施万细胞（Schwann 细胞，又称雪旺细胞）间的距离减小并伴随其传导速度的改变。这些变化导致老年人对椎管和周围神经阻滞更加敏感。

（四）消化系统的改变

老年人唾液分泌仅为年轻人的1/3，各种消化腺也随年龄增加而萎缩，消化酶分泌减少。食道功能的改变主要是收缩的波幅降低，异常收缩波轻度增加，高龄者由于食管下端的括约肌松弛减慢，可发生吞咽困难，也可引起食物的排空时间延长，食管扩张，容易导致误吸。老年人胃的基础胃酸和最大胃酸分泌量减少，而且 pH 值降低，基础胃酸在中青年为 2.83 mmol/L，而大于 60 岁者为 1.48 mmol/L。胃酸减少影响钙和铁的吸收，老年人胃黏膜受损的敏感性增加。

老年人的肝功能降低，表现为血中必需氨基酸随年龄增加而降低，血清白蛋白逐渐减少，而球蛋白特别是 γ 球蛋白逐渐增加，具有特殊功能的蛋白减少；随着年龄增加，老年人对碳水化合物的代谢率降低；老年人总血脂，特别是总胆固醇增加；多种酶活性和含量降低。对肝细胞内酶系统的研究表明，老年人肝细胞内微粒体和非微粒体的活性并没有质的改变，但男性老年人的血浆胆碱酯酶明显降低，肝脏对多种苯二氮卓类药物的清除速率降低；老年人血浆纤维蛋白原增加而纤维蛋白原溶解酶减少，因子Ⅴ、Ⅶ、Ⅷ均增加，而抗凝血酶降低，血小板聚集率逐渐增加；肝脏合成凝血因子的功能逐渐减退。

（五）泌尿系统的改变

老年人肾功能随着年龄增加而下降，表现如下。① 肾血流量减少，主要为皮质外层。研究发现，自 40 岁开始，肾血流平均每 10 年减少 10%，90 岁老人肾血流量仅为 40 岁时的 50%。② 肾小球滤过率下降。因肾小球数量减少，部分肾小球可代偿性肥大，出球小动脉间形成短路循环，使肾皮质血流量降低，肾小球滤过率降低。③ 肾小管功能降低。肾小管重吸收、浓缩与稀释功能以及维持细胞外液容量和电解质与酸碱平衡能力均明显降低。肾小管浓缩功能每 10 年下降 5%，其主要原因为肾小管上皮萎缩和变性、远端肾小管及集合管对抗利尿激素及醛固酮的反应性下降、肾髓质血流相对增多使髓质渗透压梯度形成障碍、肾间质纤维化使逆流倍增机制受损。肾素活性降低，因此容易出现高钾血症和低钠血症，老年人对抗利尿激素的反应及口渴的敏感性降低，易导致水分排出过多而摄取不足。

（六）内分泌系统的改变

老年人下丘脑和纹状体去甲肾上腺素及多巴胺的转换率降低，对多巴胺的再摄取受限，使下丘脑多巴胺储存减少。下丘脑的促性腺素释放激素活性降低，生长激素释放激素活性降低，而促甲状腺激素释放增多。同时垂体－肾上腺皮质系统反应减退，老年人垂体分泌的激素中，血中促肾上腺皮质激素、促甲状腺激素昼夜节律变化仍维持正常，但肾上腺皮质对促肾上腺皮质激素反应性下降，老年男性腺垂体促甲状腺激素储备及应激能力降低，而老年女性维持正常。老年人垂体分泌生长激素减少，尤其是与睡眠有关的昼夜现象消失，且生长激素对机体生理学影响减弱。

老年人肾上腺髓质分泌的肾上腺素、去甲肾上腺素均升高，导致老年人有高血压倾向，而肾素和醛固酮产生和分泌量均下降，因此老年人对利尿药反应降低。

老年人甲状腺合成甲状腺激素减少，甲状腺素结合球蛋白不随年龄变化而变化，老年人甲状腺摄取 ^{131}I 能力也保持在中青年水平。老年人甲状旁腺激素分泌随年龄增长而上升，主要原因是老年人相对钙缺乏，而维持正常血清钙浓度需要较高水平的甲状旁腺激素。

(七)运动系统

骨骼中有机物质含量逐渐减少,骨小梁数目减少,骨皮质变薄;肌纤维逐渐萎缩,肌力减退,弹性变差。因此老年人易发生骨质疏松及骨折,在俯卧位手术中老年人的体位摆放要特别小心。

三、老年脊柱常见病变及病理特点

(一)脊柱的慢性病变,如颈椎及腰椎病变、强直性脊柱炎、风湿性关节炎等

由于挤压、牵引和扭转劳损等因素,使椎间盘退化,甚而发生椎体骨质增生、硬化以及韧带骨化等变化,导致神经压迫,在腰椎主要表现为神经痛等症状。如病变发生在颈椎,则表现比较复杂,分为神经根型、脊髓型、交感神经型等类型,表现各不相同,特别是交感神经型,由于椎管内交感神经纤维受到刺激,病人会出现瞳孔散大、心跳加快或减缓、头面部和四肢发凉等症状。颈椎病变患者由于头后仰受限,常常为全麻气管内插管带来困难,必要时需要可视插管技术或纤维支气管镜清醒气管插管。腰椎病变患者由于存在腰椎退化、侧弯、脱位等病变,椎管内麻醉操作十分困难,近年来越来越多的麻醉医生选择全身麻醉。

风湿性关节炎病人对麻醉医师而言是一个挑战,由于疾病进行性发展,病人出现全身关节畸形、不稳定和关节毁损,包括颈椎、肩关节、膝关节等。另外还有心脏瓣膜病变、心包炎和肺间质纤维化,病人的免疫系统也受损,术后感染的发病率明显增加。强直性脊柱炎病人对麻醉医师同样是挑战,该病的男性发病率高于女性,韧带、软骨和中轴骨间隙骨化,最后导致强直,同时还有髋关节、肩关节和肋椎关节。由于肋骨关节的强直,肺功能下降,心脏会出现主动脉瓣反流和束支传导阻滞,而脊椎骨折和颈椎不稳定是非常显著的风险,小心摆放体位很重要。强直性脊柱炎最好在病人清醒时摆放好体位。同颈椎患者相似,强直性脊柱炎患者通常也存在困难气道,部分患者在长期疾病的影响下头颈过度屈曲,气管插管尤为困难,需要麻醉医生完善的术前评估和充分的困难气道管理准备。

(二)骨质疏松

女性绝经后和年龄相关性骨质疏松症影响着老年群体,其发生骨折的风险增加。年龄相关性骨质疏松可能由于循环中甲状旁腺激素水平增加以及维生素D、生长激素和胰岛素样生长因子水平降低所致。骨质疏松患者松质骨不成比例地减少,因而存在发生应力性骨折的风险。尽管理论上所有的骨骼都存在这种

风险，但是胸段与腰段脊椎、股骨近端、肱骨近端和腕部发生骨折的风险最大。胸段与腰段脊柱压缩性骨折也比较常见，并可能需要外科手术。骨质疏松也影响术后骨骼愈合的方式和质量，降低愈合量。

（三）脊柱感染

脊柱结核最为常见。由于长期感染及卧床，患者营养状况往往很差。这种患者要加强术前准备，严重贫血的患者可间断输血，每周 1 ~ 2 次，每次 100 ~ 200 mL。肝功能不好的需进行保肝治疗。合并感染的可给广谱抗生素，或根据药物敏感试验给敏感药物。对截瘫患者应加强护理，预防褥疮，并防止肺部感染和泌尿系感染。患者的局部制动很重要，患者要有足够的休息和睡眠。同时改善营养状况也很重要。

（四）脊柱肿瘤

脊柱肿瘤大约占全身骨肿瘤的 6% ~ 10%，各种类型的骨肿瘤几乎都可以在脊柱见到，如骨肉瘤、骨样骨瘤、动脉瘤样骨囊肿，而转移性骨肿瘤则占脊柱肿瘤半数以上。早期骨肿瘤患者一般生理功能不太受限，恶性骨肿瘤患者晚期可能出现恶病质表现，同样需要加强术前准备工作。脊柱肿瘤手术创伤大，往往伴随大量出血，因此围术期循环监测、容量管理等显得尤为重要。

四、术前评估

所有接受脊柱手术的老年患者在术前均应接受充分的术前评估，每一例脊柱手术老年患者都可能给麻醉医师带来挑战，且可能发生围术期并发症。

在过去的 150 年里，手术和麻醉的风险问题已经发生了巨大的变化，在 19 世纪中期，基于当时医疗水平，仅高龄这一个因素就是手术治疗的禁忌症。随着医学的进步，老年和高龄已经不是手术和麻醉的禁忌。虽然一些手术的并发症和死亡率在降低，但是老年组的平均死亡风险还是高于其他年龄组。对行择期脊柱手术的老年患者，要认真执行术前评估。

（一）ASA 分级

美国麻醉医师协会（The American Society of Anesthesiologist，ASA）分级标准是 1941 年由 Saklad 提出的，80 年代对这一标准进行了修正。它是对合并症和身体状况的总的术前评估。制定 ASA 分级的目的不是使之成为围术期风险评估的一个具体方法，但它实际上却是最可靠、最准确的预测围术期死亡率的方法之一。Wolters 等比较了不同 ASA 分级和其他围术期预测的关系，如肾功能不全、贫血、不同手术种类，发现出现术后并发症的最高比值与 ASA 分级增加有关。因此目前 ASA 分级仍是术前患者评估的良好标准。ASA 分级标准如下：

1 级——无器官、生理、生化或精神系统紊乱，仅局部病理改变；

2 级——伴有系统性疾病，尚无功能受限，功能代偿良好；

3 级——伴有严重系统性疾病，已出现功能不全，功能尚能代偿；

4 级——伴严重系统性疾病，常威胁生命；

5 级——濒死患者，无论手术与否不抱挽回生命希望，手术是唯一治疗措施；

6 级——确证为脑死亡，其器官拟用于器官移植手术；

E——需要急诊手术的病例。

（二）心功能分级

NYHA 分级，即心力衰竭的分级，是按诱发心力衰竭症状的活动程度将心功能的受损状况分为四级。这一方案由纽约心脏病协会（NYHA）于 1928 年提出，因操作简单，临床上沿用至今。实际上 NYHA 分级是对 C 期和 D 期患者症状严重程度的分级。

Ⅰ级：患者有心脏病，但日常活动量不受限制，一般体力活动不引起过度疲劳、心悸、气喘或心绞痛。

Ⅱ级：心脏病患者的体力活动轻度受限制。休息时无自觉症状，一般体力活动引起过度疲劳、心悸、气喘或心绞痛。

Ⅲ级：患者有心脏病，以致体力活动明显受限制。休息时无症状，但小于一般体力活动即可引起过度疲劳、心悸、气喘或心绞痛。

Ⅳ级：心脏病患者不能从事任何体力活动，休息状态下也出现心衰症状，体力活动后加重。

Ⅲ级患者经术前准备与积极治疗使心功能获得改善，增加安全性，Ⅳ级患者麻醉和手术的危险性很大。

（三）并存高血压危险因素分级

根据世界卫生组织和《中国高血压防治指南》的最新定义，成年人血压 >140/90 mmHg 即为高血压（见表 3）。按年龄、血压、是否并存相关危险因素（表 2）分四级：低危：男性 <55 岁，女性 <65 岁，高血压 1 级且无其他危险因素；中危：高血压 2 级或 1～2 个危险因素者；高危：高血压 I 或 2 级，兼有≥3 种危险因素，并存糖尿病或靶器官损伤者，或高血压 3 级而无其他危险因素；特高危：高血压 3 级，同时有 1 种以上危险因素，或高血压 1－3 级并有临床相关疾病。

表3 血压水平的定义和分类(WHOish)

类别	收缩压(SBP)/mmHg	舒张压(DBP)/mmHg
理想血压	<120	<80
正常血压	<130	<85
正常高值	130~139	85~89
1级高血压(轻度)	140~159	90~99
亚组临床高血压	140~149	90~94
2级高血压(中度)	160~179	100~109
3级高血压(重度)	≥180	≥110
单纯收缩期高血压	≥140	<90
亚组:临界收缩期高血压	140~149	<90

(四) Mallampati 气道分级

1985 年加拿大学者 Mallampati 提出了 Mallampati 气道分级方法。具体方法:患者端坐,头取正常中间位,尽量张大口和伸舌(但不发声),由观察者平视患者口咽部,以能见到的口咽部结构进行分级。MP1 级:可见腭弓、软腭和悬雍垂。MP2 级:可见腭弓和软腭,但悬雍垂被舌根阻挡。MP3 级:仅能见到软腭。以后 Samsoon 等在 MP 分级的基础上,将不能窥见软腭定为 MP4 级。

五、脊柱手术病人的麻醉实施

麻醉方法选择因人而异,与外科医师的习惯、患者的配合情况及医院的条件有关,下面结合病人的具体情况和手术特点,对麻醉中较特殊的方面进行介绍。

(1) 强直性脊柱炎引起脊柱间和脊肋关节固定,导致胸廓活动受限的患者不宜选用神经阻滞麻醉,以防止引起通气功能进一步下降;为安全起见,尽量在患者清醒时摆放好病人满意的体位。

(2) 不稳定脊柱患者气道的处理,首先选用清醒插管,最好在纤支镜下插管;如无纤支镜条件,在充分评估并有绝对把握的条件下,快速诱导插管;如以上两点均不具备,应选择气管切开。

(3) 脊柱侧弯患者。a. 唤醒实验:国内外均选用笑气+神经安定镇痛的麻醉模式。该方式充分考虑了骨科手术麻醉的要求,具有镇痛完善、苏醒迅速的特点,但在唤醒之后需用静脉麻醉药立即加深麻醉; b. 控制性降压一般不用;

c. 由于心肺功能较差，切忌逾量输液。

（4）脊髓损伤的保护问题中会影响生命体征的主要是高位脊髓外伤和畸形，保护措施主要有：防止酸碱紊乱；循环平稳；激素和钙通道阻滞剂。

（5）脊柱损伤后的急性期的电解质异常，特别是钾的异常，限制了一些麻醉药的使用。司可林导致的骨骼肌细胞内钾外移受到了麻醉医师的重视，主要在损伤 24 ~ 72 h 以后，但必须注意：高钾血症主要对肌肉产生影响，其作用大于司可林；预先使用非去极化肌松剂不能消除这种反应。

（6）大量输血。一旦在术中出现不可预期的大出血时，不妨应用一定的升压药，如多巴胺，但要注意晶胶比例，防止由于大量输液可能引起脊髓水肿。

（7）大部分脊柱损伤伴有脊髓损伤，必须避免一些常见错误：由于神经功能变化，分泌物增加加重了低氧血症和高碳酸血症；机械通气过高的气道压使静脉回流障碍，血压进一步下降；吸入麻醉药和麻醉性镇痛药使心肌抑制和血管扩张；由于出血、麻醉药和低通气等使血压进一步下降，超过自身调节能力，导致脊髓缺血；迅速的体位变化使直立性低血压出现；气道吸引和鼻咽部吸引会产生心动过缓和心跳骤停；在脊髓损伤 24 h 后应用组胺释放的肌松剂和司可林等；增强的自主反射及并发症；体温调节能力丧失的患者不能保证充分的体温保障；脊休克时不能进行充分的循环监测出现输液过量，关节压迫部位垫和保护不够，引起组织和神经损伤。

（8）自主神经不良反射（autonomic hyperreflesia，AH）在脊休克恢复阶段出现，一般损伤阶段高于 C_7，主要由于损伤水平以下体表和内脏刺激引起急性的交感反射，表现为高血压、血管扩张或收缩、出汗、心动过缓、缓慢性心律失常等，一般是损伤以上血管扩张，损伤以下血管收缩。处理以消除刺激、加深麻醉、直接使用血管扩张剂等，局部神经阻滞也有效。

（9）多模式术中检测。多模式术中检测已经成为复杂性脊柱重建术的标准检测。这些检测包括体感诱发电位（somatosensory evoked potential，SSEP）、运动诱发电位（motor evoked potential，MEP）和肌电图检测。肌电图用于检测椎弓根螺钉安置和神经减压时可能出现的神经损伤。SSEP 是指通过刺激周围混合神经，在手术区上方和下方记录反应，术中重复记录数据，将其波幅和潜伏期与基线比较。通过这些特性的变化判断感觉通道的功能状况。术中检测时若发现 SEP 的波幅和潜伏期急剧改变，可能提示脊髓直接受压、缺血、创伤等。MEP 用于评估脊髓 - 前部 - 运动的完整性。MEP 检测的一些可能不良反应包括：认知障碍、惊厥、咬伤、术中知晓、头皮烧伤以及心律失常。故在使用 MEP 检测期间使用软压垫以防止舌咬伤和牙齿咬伤。SSEP 检测中，神经冲动从外周神经传入并在中枢水平进行检测；而在 MEP 检测中，在脑部诱发神经冲动并检测特定肌群的运动。通过检测振幅(信号强度)和潜伏期(信号通过脊髓传递所需的时间),并与患者非手术侧对照值比较来评价 SSEP 和 MEP。

许多生理因素可削弱 SSEP 和 MEP 检测信号,包括低血压、低体温、低碳酸血症、低氧血症、贫血和麻醉药物。强效吸入麻醉药呈剂量依赖性地降低信号振幅,并延长潜伏期。如果应用挥发性麻醉药作为麻醉药,其浓度应保持在最低肺泡有效浓度的一半左右并在整个手术过程中保持不变。笑气可引起信号振幅降低,因此在 MEP 检测中最好不用笑气维持麻醉。建议在 SSEP 和 MEP 检测中应用全凭静脉麻醉维持。阿片类麻醉药物和咪达唑仑对 MEP 影响最小,但是丙泊酚可抑制 MEP。然而氯胺酮可以减轻丙泊酚的这种抑制作用。因此最佳的全凭静脉麻醉药物可能是静滴阿片类药物、(低剂量)氯胺酮和丙泊酚。MEP 检测期间不能使用肌松剂。

(10) 自体血回输。术前血液保护干预:① 药物干预包括使用增加血容量的药物(如 EPO、维生素 K);限制抗凝和抗血小板药物(如氯吡格雷)的使用。② 术前血液稀释(ANH,AHH,ANIH),血液稀释是血液保护的重要途径之一。高容量血液稀释(AHH) 是在不必行自体血转移的前提下术前输入血浆代用品而达到高血容量状态、增加对失血的储备能力。由于操作简单、不需放血、避免污染而被作为血液保护的一种有效措施用于临床,达到节约用血目的。

AHH 后全血容量增加有引起循环超负荷的可能,需施以合理安全的监护,当联合控制性降压(CH) 时,容量血管扩张,机体可以容纳大量液体输入而不加重左心负担,既保持循环稳定又提高了安全性。血液稀释后,手术出血时红细胞等有形成分丢失量相对减少,使输血量减少及输血率降低。吸入麻醉药或血管扩张药行 CH,可使失血量减少约 50%。Levack 报道联合技术可使失血量减少 80%。术中采用自体血回输于 1976 年有了红细胞洗涤机以后开始应用于临床,能减少对异体血的需求、异体输血可能伴发的输血-免疫调节反应、输血感染相关性疾病的发生等。同时在患者快速血液丢失时能快速提供血液,且血液温度接近体温,其红细胞组分均高于库存血,浓缩血细胞的红细胞压积平均为 50%,具有较好的携氧能力。

但大量自体血回输易引起凝血功能障碍和低蛋白血症,临床上自体血回输后要观察病人凝血功能和血浆蛋白量。必要时应补充新鲜冰冻血浆和白蛋白。

尽管在血液保护和减少输血方面有很大的发展,但医院输血病人逐年增加。同时献血者群是稳定的或略有下降。血源的紧张、输血的危害要求医务工作者遵循《2011 STS & SCA 血液保护指南》,综合术前、术中和术后血液保护措施,严格掌握输血指征等均可减少围术期失血和异体输血,起到很好的节约用血的作用。

六、疼痛管理

脊柱是负重和活动的部位，手术创伤较大且患者术后常需取平卧位，伤口受压，因此术后疼痛较剧烈。术后疼痛可以引起机体释放儿茶酚胺、醛固酮、皮质醇等内源性物质，致血压升高、心动过速和心律失常；术后疼痛易致患者长时间卧位，肺部并发症增加。这些并发症对大多存在基础疾病的老年患者而言，更加危险。良好的术后镇痛可抑制机体应激反应，有利于减少术后并发症，应引起足够重视。患者自控静脉镇痛（PCIA）具有起效快、药物血药浓度恒定、镇痛作用完善、不受麻醉方法和手术区域限制、适应证广等优点，脊柱手术因其特殊性，临床上多应用阿片类药行 PCIA，阿片类药 PCIA 的潜在风险主要是呼吸抑制和过度镇静，老年人对阿片类药物更敏感，因此老年人脊柱术后使用 PCIA 镇痛泵时阿片类药物浓度要低于健康年轻人。

七、术后并发症

充分的术前准备和认真的手术及麻醉实施是防止并发症的关键，但是尽管如此，临床上也不可避免地会出现一些并发症。积极面对并发症，主动与患者和家属沟通，减少患者心理障碍，在患者充分配合的情况下采取积极的措施补救是防止并发症进一步发展和出现严重反应的关键。以下是临床上常见的与麻醉相关的并发症。

（一）与麻醉有关的并发症

1. 控制性低血压

控制性低血压有助于减少脊柱手术的失血。对非脊髓病患者，中等程度的控制性低血压是安全的，如平均动脉压维持在 65 mmHg 以上或平常基础血压 20 mmHg 的水平。低血压引起脊髓局部缺血导致神经系统损伤将是很难恢复的，因此如果老年患者术前存在高血压、低碳酸血症、贫血等，术中不建议使用控制性低血压，以免造成永久性神经损害。

2. 颈椎损伤患者的气管内插管

老年患者骨质钙化或者骨质疏松，尤其合并有关节炎的患者，气管插管常常是挑战。清醒镇静下纤维支气管镜辅助气管插管是多数患者实施全身麻醉最安全的办法，这也是颈椎不稳定患者需行后路颈椎固定手术时的标准处理方案。这类患者应该首先用纤维支气管镜进行气管插管，并在全麻诱导前评估患者上下肢的活动情况，也可采用局麻下经鼻腔气管插管，操作中由助手固定头颈于中立位，或应用颈围领固定，以防颈椎移位，加重损伤。

3. 椎管内麻醉

对于短时间能够完成的脊柱手术,可采用蛛网膜下腔或硬膜外麻醉,也便于术后止痛,减少发生恶心呕吐。行脊柱手术的老年患者,由于骨质钙化、脊柱本身疾患等原因,可能会有穿刺困难。蛛网膜下腔麻醉和硬膜外麻醉的少见并发症有神经损伤导致的瘫痪。如果手术已经结束而区域性阻滞仍未消失,则会给术后神经功能判断带来困难,甚至导致神经损伤的延迟判断。对于术中需要唤醒患者、穿刺困难、脊柱畸形的患者,不建议使用椎管内麻醉。

4. 术后认知功能障碍

术后认知功能障碍(postoperative cognitive dysfunction,POCD)是指手术麻醉后数天内发生的意识、认知、定向、思维、记忆以及睡眠等方面的紊乱,是一种可逆的、具有波动性的急性精神紊乱综合征;通常又被称为术后精神障碍、术后谵妄等。POCD 是脑功能暂时性机能障碍,可导致死亡率增加、康复延迟、并发症增多、住院天数延长和医疗费用增加等,严重时甚至影响患者出院后的生活质量。临床上术后认知功能障碍比较常见,常发生于 65 岁以上老年人,发病率约为 3% ~6% ,最早发现于老年患者心脏手术后,近年来发现在非心脏手术患者也有较高的发生率。

临床上用于评价 POCD 的方法很多,最常用的方法为简易精神状态量表(minimental state examination,MMSE),该量表是一种筛选试验,通过询问患者一系列问题,包括对时间的判断力、注意力、计算能力、短期回顾力等 11 个问题,定量地评价认知功能。MMSE 最高分为 30 分,≤23 分为判断认知功能损害的指标。本方法具有较高的有效性和可信性,且简便易行,适用于老年患者术后认知功能的评价。

有研究表明,术后 1 周 POCD 的发生率与年龄增加、麻醉时间延长、受教育程度低、二次手术、术后感染和呼吸系统并发症等诸多因素有关;术后 3 个月 POCD 发生率仅与年龄有关。术前执行功能降低、抑郁状态和合并症多是脊柱手术患者术后谵妄(POD)和术后认知功能障碍(POCD)共同的危险因素,精神病史是术后谵妄的危险因素,饮酒量多是术后认知功能障碍的危险因素。

POCD 的发病机制尚不明确,研究证明充分的术前准备有助于降低 POCD 的发病率。具体措施包括:① 术前耐心地解释病情,消除患者焦虑,为患者创造宽松的心理环境;并尽量保证老年患者睡眠。② 纠正患者术前存在的生理紊乱,使患者各器官功能保持最佳状态。③ 选择适宜的手术方式,减少手术创伤、出血。④ 选择适宜的麻醉方式,选择对中枢神经系统影响小的药物,尽量消除或减轻应激反应。

对于 POCD 的治疗方法尚无统一认识,但下列措施可能有助于患者的恢复:

① 一旦发现患者出现认知障碍，立即停用可疑药物，并镇静治疗，必要时给予催眠镇静药物，定时人工干预制造睡眠清醒节律或应用褪黑素处理。② 吸氧、监测血氧饱和度，维持血氧饱和度大于95%。③ 纠正水电解质紊乱，补充血容量。④ 保持病室安静舒适，温度适宜，光线柔和，防止黑暗带来的恐惧。尽量减少人员流动，减少噪声。⑤ 寻求家属配合，使患者随时能看到自己的亲人及感受到亲情的温暖，减轻孤独和焦虑。⑥ 严密监测生命体征变化，防止意外伤害。

（二）与体位有关的并发症

良好的体位摆放是脊柱手术中尤其重要的工作，很多并发症都与术中体位摆放不当有关。脊柱手术体位因病变部位、病变状况和程度、患者状况以及外科医师计划的手术方式等分为俯卧位、平卧位、侧卧位以及其他特殊体位。手术过程中必须妥善摆放患者，防止各种不当的体位导致的并发症。

1. 压迫性损伤

俯卧位脊柱手术中最常见的并发症是压迫性皮肤损伤，受压部位是着力点，包括颜面部、胸部、髂嵴、肘后和膝前，应在这些部位放置柔软的衬垫以防止受压。腹部悬空对减少伤口出血非常重要。腹部受压将导致腔静脉压力增高，静脉回流受阻，引起严重的静脉出血，如果手术时间较长，可以引起深静脉血栓形成。长时间采取膝胸位进行腰椎后路手术有导致胫前筋膜室综合征的报道。为预防下肢深静脉血栓，在麻醉诱导前让患者下肢穿弹性袜或使用弹力绷带，使用足底静脉泵也有帮助。但不能使用抗凝剂，以免增加硬膜外血肿风险。

为防止颜面部受压，可以采用中空的头面部托架使颈椎处于中立位，软泡沫塑料保护颜面部皮肤，气管插管从中空位穿出。手术时间超过一两个小时，应抬高手术台头端，可预防面部、眼睑、唇部水肿。

2. 臂丛神经损伤

术中不适当体位是围术期神经损伤的最常见原因，其中最常见的是臂丛神经损伤（38%）。其他易损伤的神经包括肘关节处的尺神经、前臂的桡神经和腓骨小头处的腓总神经。伸肘状态可以减少尺神经受压，肘关节处于屈曲位时肘下方要加泡沫衬垫。如果前臂置于手术床边缘，要检查前臂桡神经以免受到压迫。侧卧位时腓骨头周围的腓总神经最易受伤，术中下肢外展外旋时腓总神经可能会受伤，腓骨颈周围的神经位置表浅，增加了受压迫的风险。有糖尿病和乙醇中毒患者更易导致神经受压损伤，且伤后恢复缓慢。因体位导致的神经损伤，有92%以上患者将在6个月内恢复。体感诱发电位检测曾经被认为是判断神经损伤的敏感方法，然而通过一组清醒受试者的研究发现，体感诱发电位的变化与神经损伤的症状并没有直接相关性。因此预防神经损伤最好的办法仍然是在患者体位摆放时注意到每个细节。

采用侧卧位进行胸椎和胸腰段前路手术时,应使用肾托保护髂嵴和肋骨下缘。如果肾托放置不正确将压迫腹腔导致下腔静脉回流受阻。侧卧位手术麻醉后患者颈椎极度侧屈可引起下位颈交感神经损伤,表现为术后 Horner 综合征,因此侧卧位手术患者头部要放在中立位。

手术中如果需要变化体位,必须注意防止颈椎过伸,并避免四肢关节的受压损伤。老年患者大多合并骨质疏松,尤其要注意体位变动的影响。同时体位摆放和变动过程中必须注意防止气管插管脱出,变换体位前先给予充足氧气,然后断开气管导管与呼吸螺纹管,不应带着螺纹管进行体位变动,以免在变换体位过程中气管导管脱出或损伤气管。

2. 眼睛损伤

俯卧位脊柱手术导致失明(post-operative visual loss,POVL)是最灾难性的并发症。约半数 POVL 患者年龄在 50 岁以上,可能与角膜干燥容易受到擦伤有关。术后失明的原因仍不清楚。动脉粥样斑块或空气栓子、长时间的低血压和贫血、眼球静脉回流不畅、眼部直接受压可能是引起失明的原因。对于全麻患者应在上眼药膏后闭合上下眼睑,再用柔软的伤口贴保护眼睛角膜。颜面部要放在软垫上,术中要经常观察并调整眼部的位置,注意眼部不要承受力量。对于俯卧位头部太低患者,使用镜子观察很有帮助。最重要的是避免眼球直接受压,对头颈部后路手术患者使用 Mayfield 头颅架可以使头面部悬空从而避免受压,其他俯卧位手术患者可以使用中空柔软的面托。在脊柱手术全麻过程中出现不明原因的心动过缓或传导阻滞应立即检查是否为眼部受压引起眼眶内压增高所致。

3. 空气栓塞

空气栓塞是脊柱手术中最严重并发症之一,主要与高于心脏部位的手术操作有关。据报道空气栓塞的发生率在坐位手术的患者比其他体位高,在仰卧位和俯卧位手术中并不常发生这种并发症。

预防和控制空气栓塞的方法包括:① 术中使用有创监测,放置中心静脉导管,检测中心静脉压,维持中心静脉压高于 10 cmH_2O,防止硬膜外静脉压过低。② 用超声多普勒测定潮气末 CO_2 分压,密切监测高风险患者。术中提醒外科医生反复冲洗手术创面,双极电凝迅速彻底止血。骨创面用骨蜡止血,并用湿纱布压迫。一旦发生空气栓塞,可利用中心静脉导管将气体从左心房中吸引出来。如果空气栓塞仍不能清除,应将患者快速转换成右侧向上的体位,以利于空气通过中心静脉导管从右心房排除。表 4 是有关仰卧位并发症的总结。

表 4 仰卧位并发症

气道	气管内导管扭结、脱落 上呼吸道水肿
颈部	过伸或过屈 颈部转动—脑血流量下降
眼	眼窝受压—视网膜中央动脉闭塞,眶上神经受压 角膜擦伤
腹部	压力传递至硬膜外静脉,增加硬膜外出血
上肢	臂丛神经牵拉—手臂外展 尺神经受压—受压侧手臂
下肢	屈髋—股静脉栓塞,深静脉血栓形成,移植血管扭曲 腓骨外侧受压—腓总神经麻痹 髂嵴受压—股外侧皮神经受压

(三) 液体管理

为了维持身体重要器官充足的血液供应,必须保持正常血容量,即血细胞比容不低于 21%,平均动脉压高于 55 mmHg。

老年患者由于心肺功能代偿能力降低,因此脊柱手术补液时应根据每小时尿量、第三间隙液体丢失量和生理需要量计算出液体需要量。通过中心静脉压和肺动脉压的监测,可以对补液量进行更精细的调整。

如果术前可以计算输血量,有条件者应尽量采用自体血回输的方法。不仅减少临床输血,也减少输血带来的相关并发症,同时降低患者经济负担。

总之,随着人口老龄化的到来,越来越多的老年人需要接受脊柱手术,而老年人的自身特点增加了手术难度和风险。术前充分的评估和良好的围术期管理是老年人脊柱手术成功的关键之一,为此,麻醉医生、骨科医生以及内科医生应当建立合作团队,共同为老年患者脊柱手术保驾护航。

参考文献

[1] Benumof J L. The American Society of Anesthesiologists management of the difficult airway algorithm and explanation-analysis of the algorithm Benumof JL. Airway Management: Principles and Practice. St. Louis: Mosby-Yearbook. 1996: 143 - 156.

[2] Brandes R P, Fleming I, Busse R. Endothelial aging. Cardiovascul Res, 2005, 66(2): 286 - 294.

[3] Chung E. Repeated cerebral ischemia induced hippocampal cell death and impairments of spatial cognition in the rat . Life Sci, 2002, 72(425):609.

[4] Dahl O E, Caprini J A, Colwell Jr C W, et al. Fatal vascular outcomes following major orthopedic surgery. Thromb Haemost, 2005, 93(5): 860 - 866.

[5] Dijkstra J B, Van Boxtel M P J, Houx P J, et al. An operation under general anesthesia as a risk factor for age-related cognitive decline: results from a large cross-sectional population study. Journal-American Geriatr Soc, 1998, 46: 1258 - 1265.

[6] Frenneaux M, Williams L. Ventricular-arterial and ventricular-ventricular interactions and their relevance to diastolic filling. Prog Cardiovascul Dis, 2007, 49(4): 252 - 262.

[7] http://www.cncaprc.gov.cn/

[8] http://www.tjrkjs.gov.cn/ArticleView.aspx? id =2138

[9] http://www.who.int/en/

[10] Kehlet H. Multimodal approach to control postoperative pathophysiology and rehabilitation. Brit J Anaesth, 1997, 78(5): 606 - 617.

[11] Kovacs, W J, Ojeda SR. Textbook of Endocrine Physiology. Oxford: Oxford University Press, 2011.

[12] Mansouri Taleghani B, Gross mann R, Thiede A, et a1. Measures for allogenenic blood conservation in surgery. Zentralbl Chir, 2000, 125(2):111.

[13] Martin J E, Sheaff M T. Renal ageing. J Pathol, 2007, 211(2): 198 - 205.

[14] Matityahu A, Elson J, Morshed S, et al. Survivorship and severe complications are worse for octogenarians and elderly patients with pelvis fractures as compared to adults: data from the national trauma data bank. J Osteoporos, 2012, 2012: 475739.

[15] Miller R D. Miller's Anesthesia. Churchill Livingstone: Elsevier. 2005.

[16] Monk T C, Weldon B C, Garvan C W, et a1. Predictors of cognitive dysfunction after major noncardiac surgery. Anesthesiology, 2008, 108(1):18 - 30.

[17] Motsch J, Walther A, Bock M, et al. Update in the prevention and treatment of deep vein thrombosis and pulmonary embolism. Curr Opinion Anesthesiol, 2006, 19(1): 52 - 58.

[18] Nuttall G A, Horlocker T T, Santrach P J, et al. Predictors of blood transfusions in spinal instrumentation and fusion surgery. Spine, 2000, 25(5): 596 - 601.

[19] Nuwer M R, Dawson E G, Carlson L G, et al. Somatosensory evoked potential spinal cord monitoring reduces neurologic deficits after scoliosis surgery: results of a large multicenter survey. Electroencephal Clin Neurophysiol/Evoked Potentials Section, 1995, 96(1): 6 - 11.

[20] O Malley N T, Fleming F J, Gunzler D D, et al. Factors independently associated with complications and length of stay after hip arthroplasty: analysis of the National Surgical Quality Improvement Program. J Arthroplasty, 2012, 27(10): 1832 - 1837.

[21] Peter R. Aging and the brain. Postgrad Med J, 2006, 82:84 - 88.

[22] Potter J F. The older orthopaedic patient: general considerations. Clinl Orthopaed Related

Res, 2004, 425: 44 -49.
[23] Priebe H J. The aged cardiovascular risk patient. Brit J Anaesth, 2000, 85(5): 763 -778.
[24] Redfield M M, Jacobsen S J, Burnett Jr J C, et al. Burden of systolic and diastolic ventricular dysfunction in the community: appreciating the scope of the heart failure epidemic. JAMA, 2003, 289(2): 194 -202.
[25] Ritchie K, Polge C, de Roquefeuil G, et al. Impact of anesthesia on the cognitive functioning of the elderly. Int Psychogeriat, 1997, 9(3): 309 -326.
[26] Schmucker D L. Age-related changes in liver structure and function: implications for disease?. Experimental Gerontol, 2005, 40(8): 650 -659.
[27] Shamburek R D, Farrar J T. Disorders of the digestive system in the elderly. New Eng J Med, 1990, 322(7): 438 -443.
[28] Silverslein J H, Timhergnr M. Reich D L, et al. Central nervous systern dysfunction after noncardiac surgery and anesthesia in the elderly. Anesthesiology, 2007, 106(3): 622 -628.
[29] Sinatra R S, Torres J, Bustos A M. Pain management after major orthopaedic surgery: current strategies and new concepts. Am Acad Orthop Surg, 2002, 10(2): 117 -129.
[30] Small S A. Age-related memory decline: current concepts and future directions. Arch Neurol, 2001, 58(3): 360 -364.
[31] Sprung J, Gajic O, Warner D O. Review article: age related alterations in respiratory function—anesthetic considerations. Canad J Anesth, 2006, 53(12): 1244 -1257.
[32] Tresch D D. Clinical manifestations, diagnostic assessment, and etiology of heart failure in elderly patients. Clin Geriat Med, 2000, 16(3): 445 -456.
[33] Vauzelle C, Stagnara P, Jouvinroux P. Functional monitoring of spinal cord activity during spinal surgery. Clin Orthop Related Res, 1973, 93: 173 -178.
[34] Weinert B T, Timiras P S. Invited review: Theories of aging. Appl Physiol, 2003, 95(4): 1706 -1716.
[35] Yoos J R, Kopacz D J. Spinal 2 - chloroprocaine for surgery: an initial 10 - month experience. Anesth & Analg, 2005, 100(2): 553 -558.
[36] Zaugg M, Lucchinetti E. Respiratory function in the elderly. Anesthesiol Clin North Am, 2000, 18(1): 47 -58.
[37] 陈秀琪. 老年患者手术中的液体管理. 职业与健康, 1997, 13(1): 61 -61.
[38] 段宏军, 刘芳, 张文革, 等. 自控镇痛在老年患者术后的应用. 中华老年医学杂志, 2002, 21(4): 301 -302.
[39] 郭巧, 易斌, 崔剑, 等. 控制性降压对老年微创脊柱手术术后认知功能障碍的影响. 重庆医学, 2010, 39(17): 2307 -2309.
[40] 金鸣苍, 赵俊. 脊柱、四肢手术麻醉//刘俊杰, 赵俊. 现代麻醉学. 2 版. 北京: 人民卫生出版社, 1997: 821 -828.
[41] 李明芬, 朱成敏, 王璐, 等. 脊柱外科手术俯卧位并发症的预防与护理. 护士进修杂

志, 2007, 22(12): 1120 - 1121.
[42] 刘怀琼,葛衡江,邓小平. 实用老年麻醉学. 北京:人民军医出版社, 2001.
[43] 刘晓峰, 姚立农, 柴伟, 等. 不同麻醉方法对老年骨科手术患者应激反应的影响. 实用老年医学, 2006, 20(5): 309 - 311.
[44] 罗苹, 曹志得. 控制性降压复合自体血回输在大型脊柱手术麻醉中的应用. 健康研究, 2014, 34(1): 82 - 84.
[45] 马兰. 舒芬太尼用于术后静脉自控镇痛的临床效果. 临床麻醉学杂志, 2006, 22(6): 452 - 453.
[46] 彭学强, 刘志群, 吴论, 等. 老年脊柱手术患者术后早期认知功能障碍的危险因素. 中华麻醉学杂志, 2012, 32(8): 939 - 941.
[47] 盛卓人. 重新认识老年麻醉. 临床麻醉学杂志, 1993, 9(3): 158.
[48] 王巧桂, 周亚昭. 俯卧位脊柱后路手术患者术中面部并发症的发生原因及护理对策. 徐州医学院学报, 2008, 28(12): 866 - 867.
[49] 于峥嵘, 李淳德, 邑晓东, 等. 脊柱手术后静脉血栓栓塞的风险与预防. 中国脊柱脊髓杂志, 2008, 18(6): 434 - 437.
[50] 张承华, 麻伟青, 杨云丽, 等. 全凭静脉麻醉下脊柱手术患者术后谵妄的危险因素. 中华麻醉学杂志, 2010 (9): 1062 - 1064.
[51] 章放香, 宁俊平, 邱冰, 等. 不同麻醉老年患者术后认知功能障碍发生的比较. 中华麻醉学杂志, 2013, 33(2): 188 - 190.
[52] 郑海波, 刁润新, 杨桐伟. 老年病人的麻醉处理. 中国老年学杂志, 2008, 28(3): 615 - 618.
[53] 周荣斌, 王士雯. 老年人非心脏手术术中心血管并发症的临床研究. 中国急救医学, 2000, 20(1): 10 - 12.
[54] 庄心良, 曾因明, 陈伯銮. 现代麻醉学. 3 版. 北京:人民卫生出版社,2008.

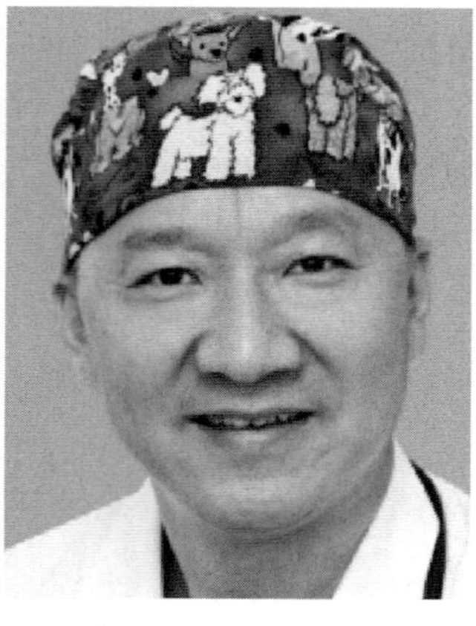

黄宇光 北京协和医院麻醉科主任、教授,博士生导师,国际麻醉药理学会主席,中华医学会麻醉学分会副主任委员。率先在国内开展手术后患者自控镇痛、神经刺激器引导下神经阻滞等多项麻醉新技术。率先在全国倡导并实施临床安全新举措。先后主持五项国家自然科学基金和三项卫生部行业专项项目,获得卫生部二等奖、教育部和中华医学等多个奖项,并获得中国医师奖和“吴杨奖”二等奖(吴阶平医学研究奖、保罗·杨森药学研究奖)。

骨质疏松症的药物治疗进展

邢小平

北京协和医院内分泌科

骨质疏松症(osteoporosis,OP)是以骨强度下降、骨折风险性增加为特征的骨骼系统疾病,骨强度反映骨骼的两个主要方面,即骨密度(bone mineral density,BMD)和骨质量。随着对骨质疏松症的病因及致病机制的深入研究,目前出现了多种抗骨质疏松药物,许多已在临床广泛应用,主要包括两类:① 骨吸收抑制剂,如双膦酸盐、选择性雌激素受体调节剂、雌激素等;② 骨形成促进剂,如甲状旁腺素。现对骨质疏松症的药物治疗相关进展综述如下。

一、药物治疗适应症

目前,除了改变生活方式(禁烟、减少饮酒、增加日照及锻炼)、增加维生素 D 和钙的摄入等最基本的治疗方法以治疗骨质疏松外,当出现以下情况之一时(骨密度由双能 X 线吸收仪测定),还需要联合抗骨质疏松药物治疗。

1) 确诊骨质疏松症患者(骨密度:$T \leq -2.5$),无论是否有过骨折;

2) 骨量低下患者(骨密度:$-2.5 < T < -1.0$),并存在一个以上骨质疏松危险因素,无论是否有过骨折;

3) 无骨密度测定条件时,具备骨折高风险者,也需考虑药物治疗,如发生过脆性骨折、骨折风险评估软件预测为“高风险”(如 OSTA,FRAX ®)等。

二、抗骨质疏松药物

1. 双膦酸盐类

双膦酸盐是一类与含钙结晶体有高度亲和力并主要浓集于骨骼,影响骨代谢的合成化合物。在组织水平上,双膦酸盐类药物吸收后与骨组织的矿化成分羟磷灰石结晶有很强的亲和力,与之牢固地结合。在细胞水平,双膦酸盐在骨吸收时被破骨细胞摄取,从而抑制破骨细胞活性,并导致破骨细胞凋亡;其次,抑制并降低骨的异常转换过程,使这些重建部位的骨吸收与骨丢失减缓和降低,延长有效矿化时间,从而使骨密度值逐渐增加。在分子水平上,含氮原子的双膦酸盐作用于甲羟戊酸代谢途径,抑制法尼基焦磷酸合成酶(FPPS)为主的多种酶的合成，导致对破骨细胞有重要功能的类异戊二烯物质的形成减少，继而引起破骨细胞代谢功能受阻、活性下降及细胞凋亡。

已有多项临床试验证实双膦酸盐类药物可以增加骨密度，改善骨质量，调节骨转换，降低髋部骨折、椎体骨折及其他部位骨质疏松性骨折的风险。目前有口服和静脉途径给药两类。口服给药以阿仑膦酸钠为例，目前最长观察时间为10年的临床试验仍可观察到这些作用持续存在，也推荐应用于男性骨质疏松症。阿仑膦酸钠口服10 mg/d或者70 mg/周，1年后效果相似，椎体、髋部骨密度分别增加5%～6%和3%～9%；连续3年，10 mg/d的组在椎体、股骨颈部位分别增加8.8%和5.9%；连续口服10 mg/d剂量5年，椎体、股骨颈、大转子骨密度与基线相比分别增加9.4%，4.8%和9.1%；连续7年骨密度与基线相比分别增加11.44%，4.87%和9.51%；5～7年骨密度增幅较小，分别为1.6%，0.49%和0.20%。服用5年后若停服，则骨密度不能保持。降低骨折危险性方面：用药3年显示，能降低椎体骨折发病率50%，对至少有一次以上椎体骨折的患者，降低椎体骨折危险度47%，同时明显降低髋部骨折发生率，与对照组相比下降51%。在无椎体骨折史的患者中，降低椎体新发骨折率44%；在骨质疏松症患者中，降低临床特征的骨折危险性36%，降低髋部骨折危险性56%。在为期1年的观察中，非椎体骨折下降47%。

静脉给药以唑来膦酸盐为代表，每年一次5 mg。降低骨折的危险性方面，治疗3年后降低椎体骨折风险71%，降低髋部骨折风险41%，降低非椎体骨折、临床骨折和临床椎体骨折风险分别为25%，33%和77%。减少髋部骨折后的临床骨折发生率和全因死亡率。骨密度和骨转换指标也有显著改善。提高了用药的方便性和患者顺应性。

双膦酸盐的副作用少见或罕见，但仍有些问题需要关注：胃及十二指肠溃疡、反流性食管炎患者慎用口服类双膦酸盐。不良反应：口服用药后少数患者可能发生轻度胃肠道反应，包括轻度上腹疼痛、反酸等食管炎和胃溃疡症状；静脉用药后可有一过性发热、骨痛和肌痛等类流感样不良反应，多在用药3天后明显缓解，症状明显者可用非甾体抗炎药或普通解热止痛药对症治疗。另外，双膦酸盐相关的下颌骨坏死罕见，主要见于肿瘤患者接受大剂量静脉输注双膦酸盐的情况，在骨质疏松症应用者中下颌骨坏死的情况极为罕见，发病率为1/(100 000人年)～1/(10 000人年)；虽然有长期应用双膦酸盐类药物发生非典型性骨折(如发生在转子下、股骨干、股骨远端的骨折，横行的折断面犹如折断的粉笔样平齐)的少数报道，但其确切原因尚不清楚。因此，为提高应用的安全性，应对需要长期使用者定期进行评估。

在治疗3～5年后，可试行药物假期1～2年，当停药1年后，骨转换指标又上升 20% ~30% 时,应恢复治疗。药物假期期间,也可采用非双膦酸盐类药物。

2. 选择性雌激素受体调节剂类(selective estrogen receptor modulator,SERM)

SERM 选择性地作用于雌激素的靶器官,与不同形式的雌激素受体结合后,发生不同的生物效应。与骨骼上雌激素受体结合,表现出类雌激素的活性,抑制骨吸收;而与乳腺和子宫上雌激素受体结合,则表现为抗刺激素的活性,因而不刺激乳腺和子宫。巴多昔芬(bazedoxifene)是新一代 SERM 药物,在改善乳腺癌和子宫内膜组织的安全性的同时又提供对骨和血脂更好的疗效。Silverman 等在 6847 名绝经后骨质疏松患者中随机应用巴多昔芬 20 mg 或 40 mg、雷诺昔芬 60 mg 或安慰剂,随访 3 年,结果发现新发椎体骨折率在以上药物治疗组分别为 2.3%,2.5%,4.1%,明显低于安慰剂组($P<0.05$),相应的骨折风险也分别降低 42%,37%,42%。巴多昔芬 20 mg 治疗组较雷诺昔芬 60 mg 治疗组可以使非椎体骨折的发生风险降低 44%,较安慰剂组可以使非椎体骨折的风险降低 50%。因此,巴多昔芬可以明显降低高危人群非椎体骨折的发生率,并且比雷洛昔芬更有效地减少非椎体骨折的风险。副作用方面,巴多昔芬和雷洛昔芬治疗组深静脉血栓的发生率无明显差异。在两个临床Ⅲ期的研究中,巴多昔芬表现出对绝经后妇女的脂类代谢良好的调节作用,可以降低总胆固醇水平和低密度脂蛋白水平,增加高密度脂蛋白水平,而对甘油三酯的代谢无影响。Archer 等对绝经后骨质疏松患者为期 3 年的治疗性研究中发现,巴多昔芬治疗组、雷洛昔芬治疗组、安慰机组在子宫内膜厚度、子宫内膜异常增生及子宫内膜癌的发生率方面没有明显差异;乳房疼痛、乳腺囊肿、乳腺癌的报道率低,并且均匀地分布在各组之间。

3. 甲状旁腺素

甲状旁腺素(parathyroid hormone,PTH)是维持机体钙磷代谢平衡的一种重要的调钙激素,是重要的骨形成促进剂。PTH 通过促进成骨细胞分化、直接抑制成骨细胞凋亡以延长成骨细胞作用时间、促进衬里细胞向成骨细胞转化及刺激成骨细胞产生胰岛素样生长因子-1(insulin like growth factor 1,IGF-1)和转化生长因子,发挥其骨合成效应。PTH 是近年来经临床证实有促进骨形成,逆转骨质疏松性骨丢失的药物,PTH 的抗骨折和提高骨密度的临床研究中,以 Neer 主持的 PTH_{1-34}随机、双盲、对照试验最具代表性,治疗 21 个月后,与对照组相比,椎体骨折率在 20 μg/d 治疗组降低了 65%,非椎体骨折率下降 45%,不同治疗剂量组之间无显著差异;骨密度方面:20 μg/d 组和 40 μg/d 治疗组腰椎部位分别增高 9.7% 和 13.7%。

目前,PTH 并不被推荐作为治疗骨质疏松的一线药物,而更适合于治疗严重骨质疏松伴有骨折的患者或者其他药物治疗效果不明显者。以下为 PTH 应用的禁忌证：高钙血症患者、严重肾功能不全者，除原发性骨质疏松和糖皮质激素诱导的骨质疏松以外的其他骨骼代谢疾病（包括甲状旁腺功能亢进和 Pagets 病），不明原因的碱性磷酸酶升高的患者，之前接受过外照射或骨骼植入放射性治疗的患者，骨恶性肿瘤或伴有骨转移的患者。在用药期间应注意以下事项：用药期间应监测血钙水平，治疗时间不宜超过 2 年（因为动物试验发现延长大鼠暴露于 PTH 的时间达 2 年可导致骨骼肿瘤形成）。

PTH 虽然已成功应用于治疗骨质疏松症，但有些问题仍应继续研究：如长期应用的安全性，对皮质骨的影响与其他药物的联合应用，连续注射或周期注射效果的比较，骨骼组织对 PTH 的抵抗性和 PTH_{1-34} 与 PTH_{1-84} 效果比较等问题。

4. 雌激素类

女性在 40 岁左右卵巢功能开始逐渐减退，至绝经期时，雌激素水平急剧下降。雌激素低下和缺乏时，骨代谢的主要变化是骨重建激活频率增加，呈高转换状态，骨流失加速，组织形态学显示，破骨细胞活性明显增加而成骨细胞并无相应增加。

临床研究已证明激素疗法（hormone replacement therapy，HRT）能阻止骨丢失，降低骨质疏松性骨折的发生风险，是防治绝经后骨质疏松的有效措施。对有关雌激素和骨密度的 310 篇研究进行荟萃分析，最后有 57 篇符合随机、双盲、对照原则的研究纳入分析，结果显示，绝经后妇女进行 HRT 1 年后，与对照组比较，椎体部位骨密度增加 5.4%，股骨颈部位骨密度增加 2.5%，前臂骨密度增加 3.0%。进行 HRT 2 年后各部位继续有 1.5% 的增加，总计 HRT 2 年后在椎体、股骨颈和前臂部位骨密度分别增高 6.8%，4.1% 和 4.5%。在 8765 例接受雌激素治疗的绝经后妇女，椎体骨折相对危险度下降 34%（95% CI：0.41 ~ 1.07），非椎体骨折相对危险度下降 13%（95% CI：0.71 ~ 1.08），总的结果显示雌激素治疗降低骨折率不明显。

HRT 的应用原则为：① 绝经早期应用：绝经早期一般指绝经 5 年以内，此时多数妇女有绝经症状，骨代谢处于快速丢失期，HRT 既控制症状，又能最有效地预防骨丢失，而发生乳腺癌的风险又小，因而，此阶段应用获益最大、风险最小。② 应用最小有效剂量。③ 应用前及应用中全面询问病史及体格检查，发现不适于应用的情况时，及时停止使用。

5. 抗 RANK - RANKL - OPG 系统单克隆抗体

核因子 κB 受体激活剂（RANK），其配体即破骨细胞分化因子（RANKL）及护骨素（OPG），在骨转换中起重要作用，是所有刺激和抑制破骨细胞介导的骨吸收因子的最后共同通路，不仅在绝经后骨质疏松症，也在恶性肿瘤骨转移及高钙血症、糖皮质激素引起的骨质疏松症发病机制中起关键作用。

狄诺塞麦(Denosumab)是抗 RANKL 的单克隆抗体,可抑制破骨细胞分化。在一项关于狄诺塞麦的Ⅱ期临床试验中,患者被随机分为 7 个治疗组,分别接受皮下注射本品 6 mg、14 mg、30 mg(均为每 3 个月 1 次),14 mg、60 mg、100 mg 或 210 mg(均为每 6 个月 1 次)、阳性对照组(口服阿仑膦酸钠 70 mg,每周 1 次)以及安慰剂组,治疗 12 个月后的结果显示,与基线骨密度相比,治疗组患者的腰椎骨密度增加了 3.0% ~6.7%,阳性对照组为 4.6%,而安慰剂组则下降了 0.8%($P<0.001$)。治疗 24 个月后,狄诺塞麦治疗组患者的腰椎骨密度增加了 4.13% ~8.89%,而安慰剂组下降了 1.18%。狄诺塞麦治疗组髋骨、桡骨远端 1/3 段的骨密度与安慰剂组相比也显著性增加。在此期间,不同组间患者的耐受性、骨转换标志物水平和不良反应发生率之间无显著性差异。在 7 个治疗组中,60 mg(每个月 1 次)狄诺塞麦治疗组在安全性和有效性方面有一个比较理想的平衡点。一项纳入了 7808 例患者为期 3 年的多中心、随机、双盲、安慰剂对照的狄诺塞麦Ⅲ期临床试验评价了该药的安全性,结果发现治疗组和安慰剂组全因死亡率分别为 1.8%($n=70$)和 2.3%($n=90$),非致命的严重不良反应发生率分别为 25.0% 和 24.2%;治疗组和安慰剂组中分别有 2.4% 和 2.1% 的患者因不良事件而退出试验。临床试验中报道的最常见不良反应是背痛(34.7%)、四肢疼痛(11.7%)、肌肉骨骼疼痛(7.6%)、高胆固醇血症(7.2%)和膀胱炎(5.9%),最常见导致停药的不良反应是乳腺癌、背痛和便秘。其他常见的不良反应还包括:贫血(3.3%)、心绞痛(2.6%)、心房颤动(2.0%)、眩晕(5.0%)、腹痛(3.3%)、胀气(2.2%)、胃食管反流病(2.1%)、周围性水肿(4.9%)、虚弱(2.3%)、上呼吸道感染(4.9%)、肺炎(3.9%)、咽炎(2.3%)、带状疱疹(2.0%)、脊柱关节炎(2.1%)、坐骨神经痛(4.6%)、失眠(3.2%)、皮疹(2.5%)、瘙痒(2.2%)。在另两项临床试验中,下颌骨坏死的发生率为 1.1% ~2.0%,可能与这两项试验中狄诺塞麦的用量较大有关(120 mg,每月 1 次)。此外,本品是人源性单克隆抗体,令人担心的另一个副作用是感染,虽然临床前试验发现狄诺塞麦是 T 细胞活化与淋巴细胞发育的共刺激因子,所以它可能对免疫系统有潜在的刺激作用,但是许多临床研究却发现它会增加感染的发生率,尤其是皮肤感染,所以这是使用该药需要警惕之处。

狄诺塞麦与双膦酸盐类抗骨质疏松药相比有自己独特的特点:① 可逆性,狄诺塞麦特异地靶向 RANKL;② 因为没有胃肠道反应及非常方便地每年只需皮下注射 2 次,提高了患者的依从性;③ 由于不经肾脏代谢,所以可以潜在地应用于有肾功能损害的患者。

6. 骨硬化蛋白(Sclerostin)抗体

骨硬化蛋白是由骨细胞分泌的用于组织 Wnt 信号转导的一种分泌性蛋白。

Wnt 信号通路可以促进成骨细胞的分化从而促进骨形成，因此骨硬化蛋白抗体可以抑制骨硬化蛋白对 Wnt 信号的阻止，从而促进骨形成。

Romosozumab 是骨硬化蛋白的单克隆抗体，一项 Romosozumab 的Ⅱ期临床研究对 419 名低骨量的绝经后妇女（腰椎、全髋或股骨颈部位的 *T* 值≤－2.0 但是≥－3.0）进行为期 12 个月的治疗，结果显示，Romosozumab 治疗组（210 mg/月）腰椎的骨密度增长幅度最大（11.3%），高于阿仑膦酸钠组（4.1%）以及特立帕肽组（7.1%），全髋以及股骨颈的骨密度分别增长 4.1%、3.7%，均高于阿仑膦酸钠组与特立帕肽组。Romosozumab 治疗组（140 mg/月或者 210 mg/月）的腰椎骨密度增加效果与阿仑膦酸钠相似（分别为 5.5% 和 4.1），但是低于特立帕肽组（分别为 5.5% 和 7.1%）。此外，进行 Romosozumab 治疗后，骨形成指标短暂升高，伴有骨吸收指标持续性被抑制，该效应并未在其他抗骨质疏松药物中看到。副作用方面，Romosozumab 注射部位的反应高于安慰剂组，但此不良反应较轻，不会引起中止药物治疗。51 名 210 mg/d 的 Romosozumab 治疗组患者中，共有 5 例（10%）出现严重药物不良反应，包括：乳腺癌、慢性阻塞性肺疾病、非心源性胸痛、腕部骨折以及良性肾脏嗜酸细胞瘤，对应的安慰剂组、阿仑膦酸钠组及特立帕肽组严重不良事件发生率分别为 14%（7/50），8%（4/51）及 9%（5/54）。

7. 维生素 K

自然界主要存在两种维生素 K，即维生素 K_1 与维生素 K_2，另有人工合成维生素 K_3 和维生素 K_4。维生素 K 的经典作用是促进形成凝血酶原，随后发现它还具有调节骨骼新陈代谢作用，其中维生素 K_2 作用更显著。主要作用机制是维生素 K 可以将骨钙中的谷氨酸残基羧化成 γ－羧化谷氨酸残基（Gla），促进骨的矿化，其中维生素 K_2 还可以抑制骨吸收，从而调节骨代谢，起到预防骨折的作用。

近年来多项研究提示维生素 K 可以降低骨丢失以及骨折风险。一个纳入了 13 个口服补充维生素 K 的临床试验的荟萃分析的结果表明，维生素 K 可以降低腰椎、髋部以及非椎体骨折风险（OR 值分别为 0.40，0.23 及 0.19，对应的 95% CI 分别为 0.25～0.65，0.12～0.47 及 0.11～0.35）。另外，补充维生素 K 的一个突出优点为相对安全、廉价。但是，需要注意的是，该类研究基本都是在日本人群中进行的，一项在白种人中进行的维生素 K 的研究发现，补充维生素 K（200，500，1000 mg/d 维生素 K_1 或 45 mg/d 维生素 K_2）并不能使骨密度明显增加，因此对于其他种族人群，维生素 K 是否有效仍需要更多研究证实。

8. 组织蛋白酶 K（cathepsin K）抑制剂

组织蛋白酶 K 是破骨细胞含量最丰富的酶，在酸性环境下具有胶原溶解活性，降解骨基质成分包括Ⅰ型胶原、抗酒石酸酸性磷酸酶。奥达卡替（odanacatib)是目前常用的组织蛋白酶 K 抑制剂。Bone 等在Ⅱ期临床研究中对 339 名绝经后女性骨质疏松患者进行奥达卡替治疗 24 个月(每周 1 次)后发现,50 mg/周的治疗组腰椎骨密度增加了 5.7%,全髋骨密度增加了 4.1%,而安慰剂组相应部位的骨密度则下降。两组间不良反应没有明显差别,并且在治疗组中没有发现硬皮病样皮肤改变。

奥达卡替可以抑制破骨细胞的功能,但是保留了破骨细胞的生存能力,可以使破骨信号转变为成骨信号,从而维持骨形成而抑制骨吸收。奥达卡替的解偶联作用不同于其他的抗骨质疏松药物,不如双膦酸盐和狄诺塞麦可以增加破骨细胞的凋亡。传统的抑制骨吸收药物双膦酸盐类药物和抗 RANKL 抗体可以较明显地抑制骨吸收和骨形成,从而引起下颌骨缺血性坏死。相比之下,奥达卡替在某种程度上代表一类独特的抗骨吸收药,其抑制破骨细胞活动的能力远远大于其对破骨细胞的杀伤力。虽然其解偶联作用的特点较传统的抗骨吸收药有着明显的优势,但是其疗效及相关副作用仍需长时间的观察。

9. 酪氨酸 Src 激酶抑制物

Src 酪氨酸激酶是破骨细胞信号传递途径的重要组成部分,Src 激酶缺失小鼠破骨细胞受损的现象为探索 Src 激酶抑制剂的成骨作用提供了重要的依据。Saracatinib 是一种 Src 激酶抑制剂,在 59 名健康男性受试者中进行的 Saracatinib 临床Ⅰ期试验中,给予沙拉替尼 25 天后,受试者血清中的 CTX(1 型胶原 C 末端肽)及尿液中的 NTX(1 型胶原交联氨基末端肽)分别呈剂量依赖性地下降了 88% 和 67%,在对骨形成标志的影响方面沙拉替尼与安慰剂组没有明显的区别。总的副反应发生情况两组间没有明显区别,但是沙拉替尼和安慰剂组发生皮肤丘疹和腹泻的概率分别为 30% 对 6%、24% 对 0%。目前正在进行沙拉替尼关于骨肉瘤及骨转移瘤的临床Ⅱ期试验,但是没有对骨质疏松进行研究。沙拉替尼对于骨质疏松的疗效,仍需进一步临床研究。

10. 其他

降钙素类药物的特点是能明显缓解骨痛,对骨质疏松性骨折或骨骼变形所致的慢性疼痛以及骨肿瘤等疾病引起的骨痛均有效,目前应用于临床的降钙素类制剂有 2 种:鲑鱼降钙素和鳗鱼降钙素类似物。但研究发现长期应用鲑鱼降钙素可能会增加肿瘤的风险,故不推荐长期应用。此外,锶盐既往在欧洲以及我国被批准治疗骨质疏松,它具有抑制骨吸收、促进骨形成的双重作用。但是,最近研究发现锶盐可能会带来心血管事件增加的风险,目前该药已退出我国市场。

三、序贯治疗和联合治疗

1. 联合用药

钙剂及维生素 D 作为骨质疏松的基础治疗药物，可以与骨吸收抑制剂或骨形成促进剂联合使用。

（1）抗骨吸收药物的联合应用

通常情况下，对于骨吸收抑制剂及骨形成促进剂，不建议同时应用相同作用机制的药物来治疗骨质疏松，因为研究表明联合应用骨密度增加的获益很小，并且降低骨折风险的收益也不大。然而双膦酸盐类药物和雌激素都是骨吸收抑制剂，但它们具有不同的作用机制。多项研究表明共轭雌激素（0.625 mg/d）联合阿仑膦酸钠（10 mg/d）比单独用药对于增加骨密度的作用稍强。并且，激素替代和双膦酸盐的联合治疗组的耐受性和不良事件的发生率与单药治疗组间无差异。

（2）抗骨吸收药物和促骨形成药物的联合应用

有研究显示，与单独使用 PTH 相比，同时应用阿仑膦酸钠 10 mg/d 及 PTH_{1-84}100 μg/d 或者 PTH_{1-34} 40 μg/d 的联合用药方案并不能取得加倍的疗效，甚至阿仑膦酸钠可以减弱 PTH 增加骨密度的作用。此研究结果提示促骨形成药物 PTH 与抗骨吸收药物阿仑膦酸钠联合应用时，由于阿仑膦酸钠对骨吸收的抑制作用，遏制了 PTH 的促进骨形成的作用。因此，并不推荐 PTH 联合双膦酸盐类药物以治疗骨质疏松。

雌激素、雷洛昔芬与 PTH 的联合应用研究较少，结论尚不明确。

由于多数的有效联合治疗仅见骨密度增加的少量叠加，这部分有益作用的获得是否符合药物经济学的原则尚需进一步探讨。

2. 序贯用药

对于骨质疏松症的序贯治疗，首先是由 Frost 基于骨重建周期概念提出，具体简称为 ADFR 序贯治疗，即激活（activate，A）、抑制（depression，D）、停药（free，F）和重复（repeat，R）。首先使用 PTH、磷酸盐、活性维生素 D 治疗 3 ~ 4 d 作为骨重建的激活期，之后使用骨转换抑制剂如双膦酸盐类药物治疗 14 天作为抑制期，然后仅补充钙剂不使用其他骨骼活性的药物约 70 d 作为停药期，最后重复上述过程，如此反复完成 ADFR。虽然，理论上似乎合理，但最终的临床研究结果却不尽如人意，其作用并未优于单独应用抑制骨吸收药物的效果。

随着促进骨形成药物 PTH 的使用，序贯治疗的观念发生了变化。经 PTH 治疗后停药的患者会在数月内便出现显著的骨丢失，因此需要对 PTH 的疗效进行巩固。因而，新的序贯治疗概念被提出，即在促进骨形成药物的激活期后使用抑制骨吸收的药物，如在 PTH 治疗后再使用双膦酸盐类。Black 等进行了 PTH 治疗 1 年后再用阿仑膦酸钠 1 年治疗骨质疏松症的研究，结果表明老年骨质疏松妇女在使用 PTH 治疗 1 年后加用阿仑膦酸钠 10 mg/d 可使腰椎松质骨的骨密度增加 31%，显著高于 PTH 治疗后使用安慰剂的妇女（14%）。该研究提示阿仑膦酸钠不仅保持了 PTH 治疗所获得的骨量，并且还发挥了其自身的骨量增加作用。此外，也有研究表明，既往应用过雷洛昔芬者，再使用 PTH 后增加骨密度的效果更好，但两者使用的具体间隔时间仍并不清楚。

将不同类型的抑制骨吸收的药物依次序贯治疗尚缺少足够的证据，另外，已有的研究观察指标多为骨转换标志物或者骨密度，而没有对骨折终点事件的观察，因此，真正的序贯治疗还需要更多的探索。

四、疗效检测

应用抗骨质疏松药物治疗后，还需要对其疗效进行评价，以观察该药物是否有效，观察的指标包括以下几个方面。

（1）骨吸收标志物水平下降：这是早期治疗有效的信号，口服治疗 2 ~ 3 个月后如下降小于 30%，应检查用药是否得当或是否已服用。

（2）骨密度：治疗期间应每年检测 1 次骨密度。双膦酸盐的大型临床试验提示，即使骨密度未见增加，也可降低骨折风险。假如治疗 1 年后骨密度不增加，应考虑以下可能：未服药物、未按规范服药、可能对该药物无治疗反应、可能不是原发性骨质疏松症，存在继发性病因（如未被诊断的恶性肿瘤）。

（3）骨折率下降，包括椎体和非椎体。

（4）骨质疏松性骨痛减轻（次要评估指标）。

（5）生活质量和活动能力增加（次要评估指标）。

五、总结

随着多种新的抗骨质疏松药物在临床试验中表现突出，在未来几年里可以用来治疗骨质疏松的药物将会大大增加。随着对于骨代谢调节机制的认识以及新型抗骨质疏松症药物的应用，骨质疏松症治疗的策略不断更新变化，从而我们可以根据患者的不同情况，因人而异地为患者选择合适的治疗方法。

参考文献

[1] Adler R A, Gill R S. Clinical utility of denosumab for treatment of bone loss in men and women. Clin Interv Aging, 2011, 6: 119 - 124.

[2] Archer D F, Pinkerton J V, Utian W H, et al. Bazedoxifene, a selective estrogen receptor

modulator: effects on the endometrium, ovaries, and breast from a randomized controlled trial in osteoporotic postmenopausal women. Menopause, 2009, 16(6): 1109 - 1115.

[3] Augustine M, Horwitz M J. Parathyroid hormone and parathyroid hormone-related protein analogs as therapies for osteoporosis. Curr Osteoporos Rep, 2013, 11(4): 400 - 406.

[4] Baron R, Ferrari S, Russell R G. Denosumab and bisphosphonates: different mechanisms of action and effects. Bone, 2011, 48(4): 677 - 692.

[5] Bone H G, Hosking D, Devogelaer J P, et al. Ten years' experience with alendronate for osteoporosis in postmenopausal women. N Engl J Med,2004, 350(12): 1189 - 1199.

[6] Boonen S, Adachi J D, Man Z, et al. Treatment with denosumab reduces the incidence of new vertebral and hip fractures in postmenopausal women at high risk. J Clin Endocrinol Metab, 2011, 96(6): 1727 - 1736.

[7] Boonen S, Milisen K, Gielen E, et al. Sequential therapy in the treatment of osteoporosis. Curr Med Res Opin, 2011, 27(6): 1149 - 1155.

[8] Cauley J A, Black D, Boonen S, et al. Once-yearly zoledronic acid and days of disability, bed rest, and back pain: randomized, controlled HORIZON Pivotal Fracture Trial. J Bone Miner Res, 2011, 26(5): 984 - 992.

[9] Cheung A, Majumdar S, Brixen K, et al. Effects of Odanacatib on the Radius and Tibia of Postmenopausal Women: Improvements in Bone Geometry, Microarchitecture and Estimated Bone Strength. J Bone Miner Res, 2014,29(8):1786 - 1794.

[10] Cockayne S, Adamson J, Lanham-New S, et al. Vitamin K and the prevention of fractures: systematic review and meta-analysis of randomized controlled trials. Arch Intern Med, 2006, 166(12): 1256 - 1261.

[11] Cooper C, Fox K M, Borer J S. Ischaemic cardiac events and use of strontium ranelate in postmenopausal osteoporosis: a nested case-control study in the CPRD. Osteoporos Int, 2014, 25(2): 737 - 745.

[12] Cosman F, Lane N E, Bolognese M A, et al. Effect of transdermal teriparatide administration on bone mineral density in postmenopausal women. J Clin Endocrinol Metab, 2010, 95 (1): 151 - 158.

[13] Cusano N E, Bilezikian J P. Combination anabolic and antiresorptive therapy for osteoporosis. Endocrinol Metab Clin North Am, 2012, 41(3): 643 - 654.

[14] Cusano N E, Bilezikian J P. Combination antiresorptive and osteoanabolic therapy for osteoporosis: we are not there yet. Curr Med Res Opin, 2011, 27(9): 1705 - 1707.

[15] de Villiers T J, Chines A A, Palacios S, et al. Safety and tolerability of bazedoxifene in postmenopausal women with osteoporosis: results of a 5 - year, randomized, placebo-controlled phase 3 trial. Osteoporos Int, 2011, 22(2): 567 - 576.

[16] Esbrit P, Alcaraz M J. Current perspectives on parathyroid hormone (PTH) and PTH-related protein (PTHrP) as bone anabolic therapies. Biochem Pharmacol. 2013, 85 (10):

1417 - 1423.

[17] Gauthier J Y, Chauret N, Cromlish W, et al. The discovery of odanacatib (MK - 0822), a selective inhibitor of cathepsin K. Bioorg Med Chem Lett, 2008, 18(3): 923 - 928.

[18] Hannon R A, Clack G, Rimmer M, et al. Effects of the Src kinase inhibitor saracatinib (AZD0530) on bone turnover in healthy men: a randomized, double-blind, placebo-controlled, multiple-ascending-dose phase I trial. J Bone Miner Res, 2010, 25(3): 463 - 471.

[19] Henry D H, Costa L, Goldwasser F, et al. Randomized, double-blind study of denosumab versus zoledronic acid in the treatment of bone metastases in patients with advanced cancer (excluding breast and prostate cancer) or multiple myeloma. J Clin Oncol, 2011, 29(9): 1125 - 1132.

[20] Marcus R, Wang O, Satterwhite J, et al. The skeletal response to teriparatide is largely independent of age, initial bone mineral density, and prevalent vertebral fractures in postmenopausal women with osteoporosis. J Bone Miner Res, 2003, 18(1): 18 - 23.

[21] Mcclung M R, Lewiecki E M, Cohen S B, et al. Denosumab in postmenopausal women with low bone mineral density. N Engl J Med, 2006, 354(8): 821 - 831.

[22] Miller P D, Chines A A, Christiansen C, et al. Effects of bazedoxifene on BMD and bone turnover in postmenopausal women: 2 - yr results of a randomized, double-blind, placebo-, and active-controlled study. J Bone Miner Res, 2008, 23(4): 525 - 535.

[23] Rachner T D, Khosla S, Hofbauer L C. Osteoporosis: now and the future. Lancet, 2011, 377(9773): 1276 - 1287.

[24] Silverman S L, Christiansen C, Genant H K, et al. Efficacy of bazedoxifene in reducing new vertebral fracture risk in postmenopausal women with osteoporosis: results from a 3 - year, randomized, placebo-, and active-controlled clinical trial. J Bone Miner Res, 2008, 23(12): 1923 - 1934.

[25] Stoch S A, Zajic S, Stone J, et al. Effect of the cathepsin K inhibitor odanacatib on bone resorption biomarkers in healthy postmenopausal women: two double-blind, randomized, placebo-controlled phase I studies. Clin Pharmacol Ther, 2009, 86(2): 175 - 182.

[26] Waugh N, Royle P, Scotland G, et al. Denosumab for the prevention of osteoporotic fractures in postmenopausal women. Health Technol Assess, 2011, 15 (Suppl 1): 51 - 59.

[27] Yee A J, Raje N S. Denosumab, a RANK ligand inhibitor, for the management of bone loss in cancer patients. Clin Interv Aging, 2012, 7: 331 - 338.

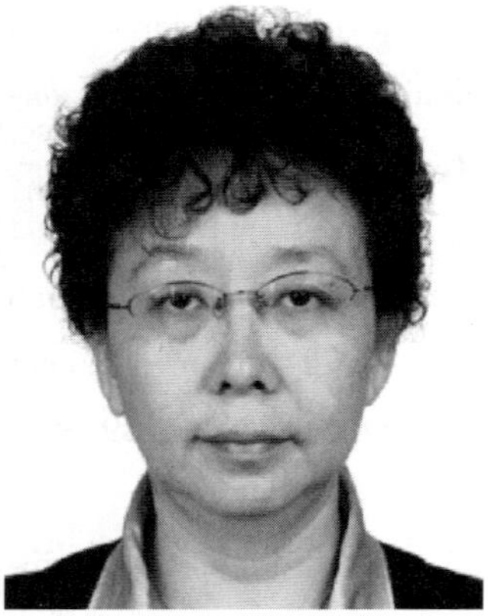

邢小平 教授，北京协和医院内分泌科主任，中国医师协会内分泌代谢科医师分会副会长，中华医学会内分泌学分会委员兼学术秘书，中华医学会北京分会骨质疏松专业委员会委员兼学术秘书。作为主要参加人及分课题负责人参加了美国中华医学基金（CMB），国家“九五”、“十五”、“十一五”科技攻关项目及多项国家自然科学基金等课题的研究。获卫生部科技进步奖一等奖、二等奖、三等奖各一项，国家科技进步奖二等奖一项。

3D 打印人工椎体在骨质疏松患者治疗中的应用前景及价值——临床观察与相关研究结果

刘忠军

北京大学第三医院骨科

一、传统圆柱状钛网在椎体切除后的应用及优劣势

圆柱状钛网(titanium mesh cages,TMC)在颈椎椎体完全切除或次全切除手术中的应用已经相当普遍,将充填自体骨或异体骨的钛网作为椎体被切除之后的替代支撑结构已有数十年历史,其临床价值也已得到广泛认可。但应用钛网作为椎体切除后的替代结构所伴随的合并症也同样受到关注,尤其因钛网两端陷入相邻椎体内造成颈椎塌陷及其继发的颈部疼痛、颈椎后凸畸形、神经功能障碍,甚至内固定失败等合并症更受到越来越多的负面评价。据有关文献在对数百例病例进行观察后发现,圆柱状钛网植入颈椎后发生塌陷的比率高达 50% ~ 79.7%,而对于骨质疏松的颈椎,植入钛网后发生塌陷的可能性还将大幅增加。

造成钛网塌陷的因素较多,年龄、性别、骨骼内部矿物质含量、手术过程中相邻椎体终板的处理质量、内固定钢板和螺钉的支撑强度及颈椎周围韧带(尤其是后纵韧带)的完整性等因素都或多或少会影响到钛网的抗塌陷能力,而钛网本身的缺陷,包括两端较小的接触面积、与相邻椎体终板解剖形态的不适应及局部应力过于集中等因素可能为诸多影响因素中最为重要者。正因为此,不少学者近年来致力于探索人工椎体的新设计,包括选用弹性模量更接近于人体骨骼的新型材料(如 Pick 材料),以及增加人工椎体两端与相邻椎体终板之间的接触面积以减少单位面积压强等。鉴于人口日益老龄化,接受手术治疗的骨质疏松患者正在显著增多的状况,设计和生产能较好防止塌陷的人工椎体无疑具有十分现实和十分重要的临床意义。

二、应用 3D 打印技术制成的钛金属粉末人工椎体

3D 打印技术,尤其是金属材料 3D 打印技术的兴起和发展为新型人工椎体

的设计和制造提供了前所未有的良好契机。我们从 2009 年开始对金属材料 3D 打印技术进行探索和研究,在前期动物实验研究取得安全性、可靠性和有效性数据的基础上,应用电子束熔融技术(electron beam melting,EBM, 金属材料 3D 打印技术中的一种)设计出一种以钛金属粉末(钛铝 6 -4 矾 Ti6Al4V,与现行大多数钛合金脊柱内植物完全相同的成分)为原材料制成的新型人工椎体,其主要物理特征为带有模拟人体骨骼骨小梁结构的金属孔隙,两端截面较大,形状设计为穹窿形,以便与相邻椎体终板之间有最大面积和最佳形态的接触,并在人工椎体与相邻颈椎椎体紧密贴合的状态下使邻接椎体的骨质长入人工椎体的金属孔隙,实现人工椎体与相邻椎体的牢固融合(图 1)。

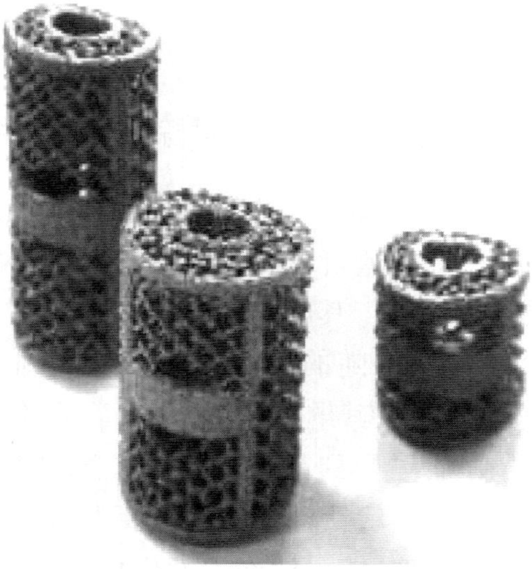

图 1 应用 3D 打印技术(电子束熔融技术)制成的带有金属骨小梁结构的颈椎人工椎体

三、新型人工椎体临床观察结果

颈椎人工椎体设计并制成后经过相关力学测试及检验后被批准于 2012 年 9 月进入临床观察。该临床观察项目为前瞻性、非随机对照的多中心研究,参加临床观察的医疗单位包括北京大学第三医院骨科和山西医科大学第二附属医院骨科。观察项目中病例选择颈椎病需要行单节段椎体次全切除减压、椎体间人工椎体植入并行钛板及螺钉固定(znterior cervical corpectomy and fusion, ACCF)者。观察组和对照组各 22 例。观察组病例采用孔隙金属人工椎体植入及钛板螺钉固定,对照组采用传统钛网(强生辛迪思公司生产)植入及钛板螺钉固定。为便于数据的对比和分析,尽量减少除人工椎体与钛网之外的其他影响因素,观察组与对照组均采用相同的钛板及螺钉固定系统(强生辛迪思公司生产的 VA 颈椎前路带锁钛板及螺钉固定系统)。每例患者术前、术后第 1 至 3 天、术后 3 个月及术后 6 个月均对 JOA 评分(日本骨科学会脊髓功能评分系统)做出评价,同时摄 X 线正位及侧位平片,对人工椎体或钛网的融合情况以及是否发生向相邻椎体的塌陷(塌陷程度)做出评价。历时 22 个月,于 2014 年 7 月完成最后一例患者 6 个月的随访及评估。上述病例中,在我院施行手术并收集相关临床数据的病例包括观察组 19 例、对照组 20 例。经过对我院病例资料的总结及数据统计分析,得出下列相关结果(表 1 – 表 4)。

表 1　参加临床观察病人的一般资料

	人工椎体组	钛网组	*P* 值
病例数	19	20	0.4524
平均年龄/岁	57.36	55.35	
性别			
男	13	11	
女	6	9	0.389
病程/月	50.68 ±63.52	74.45 ±93.82	0.363
颈椎椎体切除节段	C4　3	C4　2	0.702
	C5　7	C5　10	
	C6　8	C6　8	
	C7　1	C7　0	
诊断(颈椎病类型)	脊髓型 16	脊髓型 12	0.154
	根型 1	根型 1	
	混合型 2	混合型 7	

表 1 资料显示,观察组与对照组之间在年龄、性别、病程长短、切除椎体节段及临床诊断方面无显著性差异。

表 2　神经功能状况

JOA	组别	平均分数	P 值
术前	人工椎体	12.53 ± 2.59	0.281
	钛网组	13.40 ± 2.39	
术后 3 个月	人工椎体	14.47 ± 2.12	0.148
	钛网组	15.40 ± 1.79	
术后 6 个月	人工椎体	15.32 ± 1.77	0.039
	钛网组	16.30 ± 0.92	
恢复率	人工椎体	0.64 ± 0.30	0.253
	钛网组	0.76 ± 0.32	

表 2 资料显示,观察组与对照组在术前 JOA 评分及术后神经功能恢复率方面无显著性差异(对照组术后 6 个月的 JOA 评分数值似乎较高,主要是因为人工椎体组术前的 JOA 评分相对较低的缘故)。

表 3　人工椎体或钛网塌陷情况对比

随访时间/月	组别	平均塌陷/mm	P 值
3 个月	人工椎体	1.11 ± 1.28	0.059
	钛网组	2.11 ± 1.84	
6 个月	人工椎体	1.44 ± 1.05	0.040
	钛网组	2.39 ± 1.68	

表 4　人工椎体或钛网发生严重塌陷情况对比

	人工椎体/例	钛网组/例	总数/例
<3 mm	18	12	30
>3 mm	1	8	9
	19	20	39

表 3 资料显示,在 6 个月随访时,人工椎体的塌陷情况显著好于钛网。尤其在发生大于 3 mm 的严重塌陷方面,人工椎体组仅有 1 例,而钛网组则高达 8 例(表 4)。但对病例资料做进一步分析时发现,观察组中的 1 例大于 3 mm 的严重塌陷在手术后即刻已经发生,与相邻椎体终板骨质被破坏具有直接关联,且患者颈椎骨质比较疏松。据此似可推断,当相邻颈椎椎体终板骨质被破坏后,人工椎

体防止塌陷的作用尚不够理想。因此,人工椎体防止塌陷的前提条件之一为相邻椎体的终板骨质需要保持完整。相比之下,无论相邻终板骨质是否保持完整,其均有较高的塌陷率,并且大于 3 mm 的严重塌陷发生比例也较高。

图 2 显示对照组中 1 例钛网塌陷的病例。注意观察可发现,钛网植入初期情况尚可,但在 6 个月后,钛网向上端和下端相邻接的椎体内均发生了 4.9 mm 以上的严重塌陷。

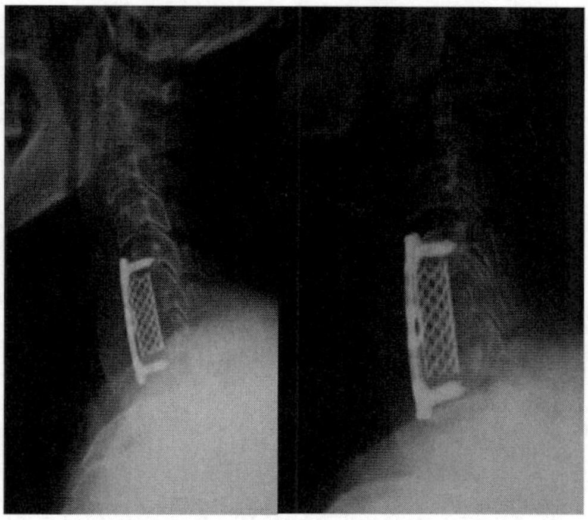

图 2　1 例钛网塌陷的病例

表 5 资料显示,观察组与对照组之间的颈椎矢状角和颈椎节段角在术前、术后即刻、术后 3 个月及术后 6 个月均未见显著性差异。

表 5　颈椎曲度的变化

		平均值/mm	P 值
术前颈椎矢状角	人工椎体	13.97 ±9.00	0.431
	钛网组	16.33 ±9.48	
术前颈椎节段角	人工椎体	6.96 ±6.58	0.682
	钛网组	5.89 ±9.32	
术后即刻颈椎矢状角	人工椎体	16.17 ±7.07	0.110
	钛网组	20.61 ±9.58	
术后即刻颈椎节段角	人工椎体	11.34 ±5.81	0.471
	钛网组	10.07 ±5.05	
术后 3 个月颈椎矢状角	人工椎体	16.04 ±6.62	0.205

续表

		平均值/mm	P 值
	钛网组	18.98 ±7.55	
术后 3 个月颈椎节段角	人工椎体	9.42 ±6.37	0.767
	钛网组	9.97 ±4.94	
术后 6 个月颈椎矢状角	人工椎体	17.98 ±5.43	0.312
	钛网组	20.35 ±8.50	
术后 6 个月颈椎节段角	人工椎体	10.40 ±6.50	0.598
	钛网组	9.36 ±5.46	

观察及随访的影像学资料（包括 X 线片及 CT）还显示，由电子束熔融（EBM）技术制成的带有金属骨小梁孔隙的颈椎人工椎体在 3 个月和 6 个月随访时可见良好的骨长入结果。由于大量骨长入，使人工椎体与相邻颈椎椎体形成满意的骨性融合。

图 3 所示为观察组首例受试者植入颈椎人工椎体后的骨性融合情况。随着手术后时间的推移，可见人工椎体内部的密度逐渐增高，表明骨组织不断增加。

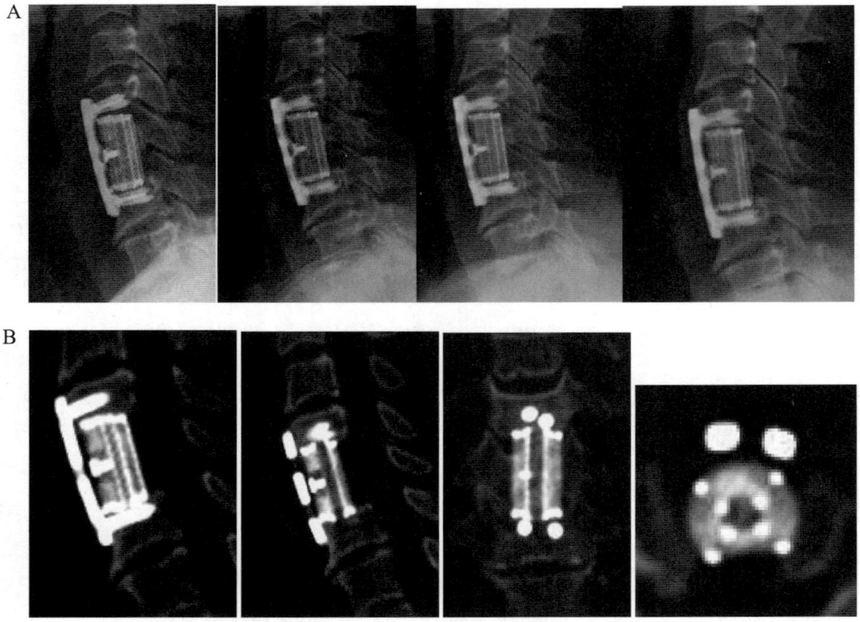

图 3　受试者植入颈椎人工椎体后的骨性融合情况

A：术后第 2 天，术后 3 个月，术后 6 个月，术后 13 个月；B：术后 13 个月 CT 检查所见。

术后 13 个月的 CT 扫描显示(图 3B),孔隙金属内植物中已经长入大量骨质,且内植物内部的骨质已经与相邻椎体的骨质相互连接融合。

上述临床观察项目所取得的结果表明,新型 3D 打印人工椎体(即用电子束熔融技术加工钛粉所制成的带有金属孔隙结构的手术内植物)在骨性融合方面和防止塌陷作用方面具有十分显著的优势。根据已经获得的成果,我们不难预期这种人工椎体未来势必在一定程度上取代现行普遍使用于临床的钛网。尤其该人工椎体可有效防止椎体塌陷的优点,对于颈椎病伴有骨质疏松的患者将是重要福音。

在人工椎体设计与进行临床观察的前期和同期,我们还对带有金属"骨小梁"结构的颈椎内植物进行动物试验研究。我们选用 16 只小尾寒羊进行相关实验。金属骨小梁人工椎体植入动物体内的融合情况令人鼓舞。Micro - CT 图像显示,人工椎体植入 6 周后即可见多量骨组织长入,12 周时骨长入进一步增加(图 4)。硬组织切片及利用组织切片进行测量的结果显示,6 周时人工椎体金属孔隙内的骨长入约为 20%,而 12 周时,骨长入量可达到 30%(图 5)。

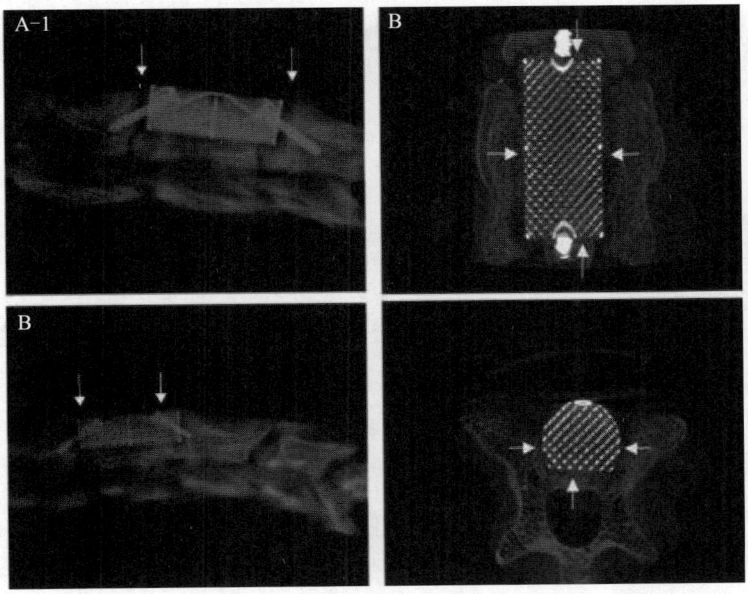

图 4　Micro - CT 显示人工椎体骨长入的情况

四、应用 3D 打印技术生产的新型人工椎体的应用前景展望

上述有关应用 3D 打印技术制成的带有孔隙金属的人工椎体为未来脊柱外科内植物的研制探索出一条新的途径。通过相关研究的步步深入,我们有理由相信,孔隙金属骨科内植物假体的问世将对骨质疏松患者的手术治疗带来新的

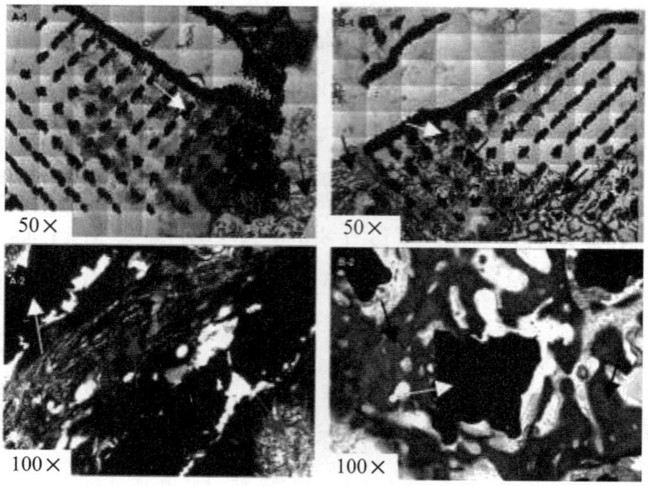

图 5　硬组织切片显示骨长入金属孔隙人工椎体内的情况

选择。仅就颈椎人工椎体这一项而言,其自身与相邻椎体可以实现骨长入并最终完成骨性融合的特性,其通过增加并改善植入物两端接触面,从而有效防止塌陷的特性,都将在骨质疏松患者的治疗中发挥日益重要的作用。

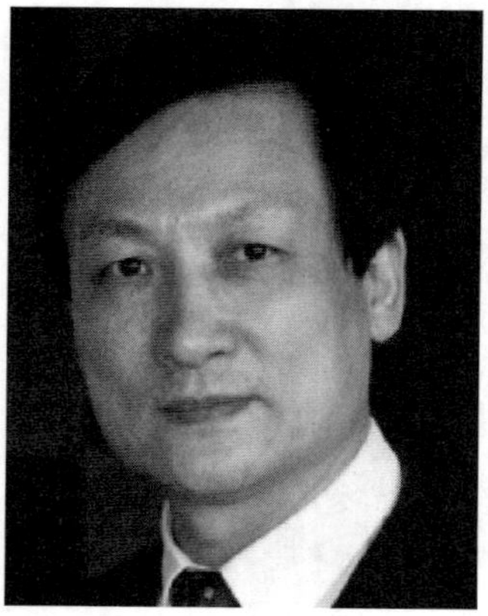

刘忠军　现任北京大学第三医院骨科主任、教授,博士生导师。从事脊柱外科临床及相关基础研究30余年,尤以脊柱疑难重症的手术治疗见长。2009—2010年度卫生部有突出贡献的中青年专家;享受国务院特殊津贴。主要学术任职包括AO国际脊柱外科学会中国理事会主席;中国康复医学会脊柱脊髓专业委员会主任委员;中国医师协会骨科分会副会长;中华骨科学会骨科分会委员;《中国脊柱脊髓杂志》副主编;《中华外科杂志》及《中华骨科杂志》编委。

老年脊柱骨折的椎体增强手术

杨惠林

苏州大学附属第一医院骨科

一、老年脊柱骨折的流行病学及椎体增强术的发展经过

全球有2亿多老年骨质疏松症患者，其最多见且危害最大的并发症为老年脊柱骨折即骨质疏松性脊柱压缩骨折(OVCF)，约占所有骨质疏松性骨折的40%，据统计我国OVCF患者已高达4000万。预计2020年我国OVCF患者将达到1.2亿，2050年上升至2.1亿。OVCF的医疗费用达52亿美元/年，而OVCF患者因椎体高度丢失、后凸畸形、顽固性背痛、肺功能受限、胃肠功能障碍等，严重影响患者生活质量，5年内死亡率高达23%～49%。

骨质疏松性脊柱骨折的治疗是一个棘手的问题。传统治疗卧床休息会进一步导致骨量丢失，加重骨质疏松，形成恶性循环。同时还容易造成老年人的坠积性肺炎、褥疮、泌尿系结石、下肢静脉血栓等，增加了患者的痛苦，甚至死亡率。而开放性手术治疗，手术创伤大、失血多，而且由于患者骨质疏松，螺钉植入握持力不够坚强，很容易发生内固定松动、移位、沉降，其结果往往导致内植物固定失败。然而有幸的是椎体增强手术的发明与开展很好地解决了这个问题。

椎体增强手术包括两种微创技术：椎体成形术(percutaneous vertebroplasty，VP)和椎体后凸成形术(percutaneous kyphoplasty，KP)。第一例VP手术是由法国医生Galibert和Deramond用于一位年轻女性的疼痛性C_2血管瘤，此后在20世纪80年代中期的欧洲和90年代的美国被广泛应用于脊柱转移瘤以及骨质疏松性脊柱骨折。VP能迅速缓解疼痛，改善生活质量，但VP骨水泥渗漏率高达30%～67%。1994年美国Wong和Reiley等设计了以可扩张球囊为核心的手术器械，通过球囊扩张来恢复椎体高度、纠正后凸畸形，再进行骨水泥灌注，即椎体后凸成形术(percutaneous kyphoplasty，KP)。相比于VP，KP可恢复椎体高度，改善肺功能，矫正后凸畸形，并使骨水泥的灌注在较低压力的情况下完成，使骨水泥渗漏率明显减少，减少了并发症。该手术于1998年经美国FDA批准运用于临床，并于2001年由Lieberman等进行了国际上首次报道，其结果显示椎体后凸成形术(KP)治疗疼痛性椎体压缩性骨折在止痛、骨折复位、纠正畸形、降低手术

并发症和改善患者功能等方面都有令人满意的效果。随后 KP 引入国内，并迅速得到了广泛的应用。迄今为止国际上接受该手术的椎体骨折患者已达百万。

二、椎体增强手术的手术适应症及禁忌症

严格掌握手术适应症与禁忌症是手术成功的关键。为了准确地把握适应症，病例筛选时至少应有可靠的病史和体检资料，影像学资料应包括 X 线平片、CT、MRI，若有必要应行核素扫描。随着临床应用研究的不断深入，其适应症也在扩大，主要适应症包括良恶性病变引起的椎体压缩性骨折患者：① 原发性骨质疏松症引起的椎体压缩性骨折，多见于绝经后妇女和老年人，疼痛症状持续不能缓解或为防止长期卧床可能引发并发症者，这是最主要、也是最常见的适应症。② 近期发生骨质疏松椎体骨折（通常 <36 个月）或继发性骨质疏松症（secondary osteoporosis）患者（如正在接受激素治疗的患者）中较易出现骨密度降低或松质骨变脆者，可否进行预防性治疗应予以考虑，但仍有争议；③ 侵袭性椎体血管瘤、浆细胞瘤、椎体骨髓瘤或淋巴瘤疼痛、溶骨性转移瘤等累及椎体，疼痛症状明显，化疗或放疗后不能缓解者或椎体不稳者。脊柱转移性肿瘤往往为多发性、跳跃性病灶，同时累及数个节段，开放手术无法将各个椎体的病灶切除，晚期肿瘤患者亦不能耐受广泛性肿瘤切除手术。椎体成形术是微创手术，即使是手术耐受性较差的晚期肿瘤患者，也多能安全地接受这种治疗方法，同时能取肿瘤组织进行病理检查，为后续的放、化疗提供客观依据。

下列情况之一者可视为禁忌症：① 无痛的骨质疏松椎体压缩骨折或椎体骨折不是主要疼痛原因；② 感染性疾病或全身性感染的存在；③ 向后方凸出的骨块，或者是位于后方的可能危及椎管的肿瘤团块，必须先对向后凸出的骨块和位于后方的肿瘤块进行治疗前的估测，因为这些实质性团块在球囊扩张时可能会被挤压后进入椎管；④ 椎体压缩程度超过 75% 者，Mathis 认为当椎体压缩超过原高度的 65% ~70% 时不宜手术，但 James 等 6 例椎体压缩为原高度平均 73% 的患者行 VP 后，其中 4 例获得良好的疗效，这一点可视为相对禁忌症，与术者的手术技巧有关；⑤ 病变椎体周壁特别是后壁骨质破坏或不完整者，这也是相对禁忌症。⑥ 椎弓根骨折；⑦ 椎体骨折合并神经损伤；⑧ 成骨性转移性肿瘤患者；⑨ 出凝血功能障碍或有出血倾向者；⑩ 严重心肺疾病者或体质极度虚弱不能耐受手术者等。

手术操作与手术入路的选择：患者麻醉后俯卧于手术台，首先透视定位，调整 C 臂显示患椎为标准位像。侧位透视下，当针尖至椎弓根的 1/2 时，正位透视如针尖位于椎弓根影的中线处，则说明进针正确，否则应予调整。继续钻入针尖至椎体后壁时，正位透视针尖如位于椎弓根影的内侧缘，说明进针方向正确，否

则应予调整。侧位透视下,继续钻入 2 或 3 mm 后停止。抽出穿刺针内芯,置入导丝。拔出穿刺针套管,按续沿导针置入扩张套管、工作套管到椎体后缘皮质前方 2 ~3 mm 处。当侧位显示钻头尖到达椎体 1/2 处时,正位应显示钻头尖不超过椎弓根影与棘突连线 1/2 处;当侧位显示钻头尖到达椎体前缘时,正位应显示钻头尖靠近棘突边缘。用带芯的骨水泥推入管探测,证实椎体前缘皮质未破,然后放入可扩张球囊(inflatable bone tamp,IBT),其理想位置应为侧位显示其位于患椎前 3/4 处,由后上向前下倾斜)。取出球囊,灌注骨水泥。手术入路有三种:① 单侧经椎弓根或椎弓根旁;② 双侧经椎弓根或椎弓根旁;③ 单侧椎体侧方。

三、椎体增强手术的并发症及其预防

椎体后凸成形术虽然较椎体成形术大大减少了手术并发症的发生,但在临床工作中仍存在一定的手术并发症。

1. 椎体穿刺过程并发症

椎体后凸成形术椎体穿刺方法有经椎弓根入路和椎弓根外侧入路。经椎弓根入路的并发症有穿刺针破坏椎弓根的内侧皮质、损伤脊髓和神经根、撕裂硬膜外或硬膜内静脉丛引起出血甚至导致椎弓根骨折等可能。神经根的误伤与穿刺角度和穿刺位置有关,当穿刺针位于椎弓根上下缘时容易穿破椎弓根误伤神经根。

2. 球囊扩张过程并发症

球囊扩张过程并发症包括球囊破裂、球囊扩张后椎体再塌陷,以及球囊扩张时椎体终板或侧壁再骨折等。

3. 骨水泥注射过程引起的并发症

1)骨水泥渗漏

骨水泥渗漏是椎体后凸成形术骨水泥注射过程中最常见的并发症,是困扰椎体成形术和椎体后凸成形术的重要问题。骨水泥的渗漏路径有三种。① 沿椎基底静脉渗漏并汇入硬膜外静脉丛即位于椎体后方的横行及纵行静脉网,渗漏骨水泥主要分布在椎体后缘、硬膜前方部位。② 沿椎体骨皮质破损渗漏。由于骨皮质破损没有明显规律,因此沿此途径的骨水泥渗漏可发生在椎体周边的任何部位。③ 沿椎间静脉渗漏。

骨水泥渗漏的部位可分为椎管内渗漏、椎体周围软组织渗漏、邻近椎间盘渗漏、椎间孔渗漏、椎旁静脉渗漏以及穿刺通道渗漏等。椎管内骨水泥渗漏可通过静脉或骨皮质途径产生,主要分布于椎管前方或前外侧,少数情况下出现椎管后方渗漏;椎间孔内渗漏可通过静脉或遭破坏的椎弓根皮质产生,椎管内渗漏和椎间孔内渗漏均出现在硬膜外间隙;椎体周围软组织骨水泥渗漏主要分布于椎体前方和(或)外侧,也可通过静脉或骨皮质途径产生;椎间盘内渗漏则通常经骨皮质途径产生,以塌陷的上终板多见;穿刺通道渗漏内渗漏常位于椎弓根后方椎旁肌内,由于过早退管导致骨水泥沿穿刺通道渗漏,有报道腰大肌内骨水泥渗漏,具体机理尚不明确。

一般来讲,除椎管内渗漏和椎间孔渗漏有压迫或灼伤脊髓或神经引发严重并发症的危险,其他部位渗漏均不易引起较严重的临床并发症,不过应特别注意椎旁静脉渗漏有导致肺动脉栓塞的危险。

骨水泥渗漏可表现为线状渗漏和条块状渗漏。条块状渗漏通常是骨水泥沿椎体骨皮质渗漏,渗漏的骨水泥通常聚集在椎体周围,主要的危害是对周围组织尤其是神经的压迫、灼伤作用。而线状渗漏则是骨水泥渗漏进入血管,其危害是造成骨水泥血管栓塞,最常见的是肺栓塞。

2）骨水泥渗漏率

Hulme 等系统回顾分析了 69 个临床研究的结果,发现总体渗漏率 PVP 高达 41%,而 PKP 为 9%;其中硬膜外骨水泥渗漏占 PVP 渗漏的比例高达 32%,PKP 为 11%;椎旁渗漏的比例 PVP 为 30.5%,而 PKP 为 38%。PVP 的骨水泥渗漏以椎管内硬膜外渗漏多见,而 PKP 以椎间隙和椎旁渗漏多见。Lee 等对 KP 和 VP 的并发症进行荟萃分析得出,PVP 的无症状骨水泥渗漏率为 75%,PKP 为 14%;PVP 的有症状骨水泥渗漏率为 1.48%,PKP 为 0.04%。

3）骨水泥发生渗漏的相关影响因素

骨水泥渗漏有多种原因。

(1）病变椎体本身因素

① 骨折线:在骨水泥注射过程中,由于病椎骨折线部位的压力小,弥散阻力小,骨水泥较容易沿骨折线渗漏至椎体外。因此,如果病椎骨折未影响椎体后壁,椎体边缘骨皮质完整,则不容易造成骨水泥渗漏,安全性相对较高。但如果椎体皮质已遭破坏,椎旁血管损伤严重,则并发症发生的概率明显增大。常见的容易发生渗漏的病椎包括椎体崩裂或者穿刺破坏了椎弓根、终板原始有破裂。② 骨密度:病椎的骨密度也是影响骨水泥渗漏的原因,如果骨密度较高,则骨水泥弥散时阻力相对较大,不容易发生渗漏;反之,如果骨密度很低,骨水泥弥散阻力相对较小,较容易发生渗漏。③ 肿瘤所致的压缩性骨折,如果是溶骨性破坏使病椎的后壁缺损或者肿瘤组织已长入椎管内,则骨水泥渗漏率较高。④ 病变在特殊部位,穿刺注射时骨水泥观察不清楚,如在椎弓根部位或者骶骨病变。

(2）骨水泥注射方法的因素

① 骨水泥黏稠度;② 注射压力;③ 注射速度;④ 骨水泥注射量;⑤ 骨水泥注射次数。

(3) 其他因素

其他影响骨水泥渗漏的因素有:注射完毕后拔针过快,没有等到骨水泥凝固后拔针;拔针时没有把针心安装好,针心内存有骨水泥;影像设备的清晰度不够。由于整个手术过程都在影像学设备的密切监控下进行,因此影像设备的清晰度不够直接影响手术操作的精确性,无法及时发现操作失误或骨水泥渗漏,导致并发症明显增加。穿刺针或者是局部有巨大的肾结石遮挡,泄漏的骨水泥往往与穿刺针平行,手术中在侧位注射时难以发现等等。

4) 骨水泥注射过程其他并发症

骨水泥还可发生过敏、单体毒性,甚至引起心血管系统反应,表现为低血压、猝死等。Vasconcelos 等报道 1 例行 PVP 注射骨水泥时发生椎旁静脉渗漏,不久即出现血压突然下降,作者认为这种情况在连续多个椎体的 PVP 中发生概率更大。Weill 等报道 1 例 PVP 后猝死患者,考虑为肺栓塞可能,但胸片并未见肺内骨水泥特征。

脂肪栓塞也是骨水泥注射过程中可能发生的并发症之一。Aeli 等发现,骨水泥注射过程将增加椎体内压力,游离的脂滴可能进入椎体静脉进而导致脂肪栓塞。

5) 骨水泥渗漏的处理

骨水泥渗漏为椎管内渗漏时,如果无神经症状,则不需要处理,但如果术后出现急性脊髓压迫症状,则需急诊行椎管减压手术;骨水泥渗漏为椎体周围软组织渗漏时,通常无特殊不适,偶有出现一过性腹膜刺激症状、胸腰背部疼痛等不适,可予以非甾体抗炎药等对症处理;骨水泥渗漏为邻近椎间盘渗漏时,通常并不会引起临床症状,无需处理,但可能会对相邻椎体产生影响;骨水泥渗漏为椎间孔渗漏时,可能会引起神经根性疼痛,一般先行药物治疗 2 周,症状无改善可选择手术治疗;骨水泥渗漏为椎旁静脉渗漏时可根据具体情况处理,如无特殊不适可不予处理,但应密切观察患者生命体征,必要时行肺部 CT 扫描,以便早期发现可能的肺栓塞。穿刺通道渗漏通常无需特别处理,如果引起疼痛可予以非甾体抗炎药等处理。

4. 手术后并发症

KP 术后患者常见的并发症是术后再骨折。再骨折可表现为手术椎体再骨折,也可表现为其他节段继发骨折,而其他节段继发骨折则多见于邻近节段。

PKP 术后再骨折发生的主要原因一直在临床上有争议。Berlemann 等认为椎体强化后,脊柱生物力学性能会发生改变,尤其是当注射大量骨水泥时,强化椎体刚度的增加改变了邻近椎体的载荷传导,从而诱发邻近椎体发生骨折。Polikeit 等进行了一项有限元模型分析,结果表明,强化的椎体会促进邻近椎体继发性塌陷，椎体强化增加了邻近椎间盘压力和邻近椎体终板的形变，使终板和附近的松质骨发生骨折，结果应力和应变的异常改变进一步加剧，最终导致整个椎体骨折。Ledlie 等使用一种强度低于 PMMA（聚甲基丙烯酸甲酯）的新型骨水泥进行椎体后凸成形术，结果发现邻近椎体骨折发生率有下降。

然而 Villarraga 等并不赞同诱发邻近椎体发生骨折的原因是 KP 手术强化了椎体刚度，而认为再骨折的发生与强化椎体的相关性并不能肯定。他们通过有限元模型模拟 PKP 骨水泥强化椎体和邻近的未治疗椎体内的压力和张力，分析表明治疗椎体附近的压力和张力变化很小，临近椎体的新发骨折应与潜在的病因学（如骨质疏松）有关而非手术所致。Jensen 等同样报道 109 例骨质疏松患者 PVP 术后相邻椎体骨折发生率与对照组比较差异并无统计学意义。Melton 等报道，已存在骨折患者再次骨折的风险比无骨折病史的患者高 12.6 倍。Lindsay 等对绝经后妇女发生骨质疏松性椎体骨折的自然史进行大样本追踪观察，当一个椎体骨折后继发椎体骨折的自然比率为 19.2%，当有两个椎体骨折后继发椎体骨折的自然比率为 24%。Harrop 等将自己的研究结果同 Lindsay 等的数据比较，发现 PKP 技术并不增加术后继发性骨折的风险。Lavelle 等回顾性分析实施 PKP 的 94 例共 109 个椎体，术后 90 天内的再发骨折的概率约 10%，很难判断这种骨折率是 PKP 所致还是患者骨质疏松自然病程发展的结果。Hulme 等的系统分析结果认为，PKP 和 PVP 术后新发临近椎体骨折率均高于一般的骨质疏松人群，但是近似于先前有过骨折病史的一般骨质疏松人群。Paul 等也发现，PVP 与 PKP 虽有一定继发性骨折发生，但与已有骨折的骨质疏松症患者相比并没有增加再骨折率。

5. 并发症的预防措施

为了降低椎体后凸成形术的并发症，应从术前、术中、术后三方面来进行综合评估以及采取相应的措施。

1）术前评估及措施

① 应明确 KP 手术的适应症，仔细评估患者是否适合进行 KP 手术治疗。② 仔细做好术前准备，分析骨折的类型及相关特点，对术中可能出现的骨水泥渗漏情况应仔细考虑并做好相应准备。③ 手术椎体应选择准确。对于椎体水肿，在 T1WI 上表现为低信号、T2WI 高信号与短 TI 反转恢复（STIR）序列高信号。当椎体 T1WI、T2WI 及 STIR 序列上无水肿信号变化时，即使 X 线片及 MRI 显示椎体有压缩改变，亦说明椎体骨折已愈合，椎体已处于稳定状态，为非疼痛责任椎体，可不予强化治疗。当然，如果由于各种原因导致无法进行 MRI 检查时，可以用核素骨显像（ECT）结合 CT 的方法来判断责任椎体。ECT 能反映全身的成骨情况，能在成骨活跃处产生核素的浓聚，是发现有症状骨折的主要辅助检

查。④ 在具备良好的影像学设备情况下手术。由于 KP 手术整个过程都是在影像学密切监控下进行的，因此良好的影像学设备是顺利、安全完成 KP 手术的必备条件。而且最好是选择双平面的 X 线透视来监控骨水泥的注射，因为单平面 C 臂机透射仅能做到侧位透射，只能对椎体后缘的骨水泥渗漏情况进行监控，而对椎体侧方的骨水泥渗漏情况无法监控。

2）术中评估及措施

在手术整个过程中，可以通过一系列的规范操作大幅减少 PKP 的手术并发症，具体措施如下。

（1）由于患者为骨质疏松患者，轻微暴力即可导致骨折，因此在 PKP 术前摆体位时即应动作轻柔，小心谨慎，避免因摆体位导致骨折加重或新发椎体骨折、肋骨骨折等。

（2）在 PKP 穿刺前对目标椎体进行 X 线精确定位，根据标准正侧位影像，确定合适穿刺点和穿刺路径，避免因 X 线投照偏差造成对穿刺点和穿刺路径的错误判断。

（3）在正位透视下，将穿刺针针尖置于椎弓根影的外上缘，左侧为 10 点钟、右侧为 2 点钟位置，根据穿刺的节段和骨折的情况，选择合适的穿刺点和穿刺方向，轻轻锤击带套管穿刺针，当正位透视针尖影位于椎弓根影的中线处，透视侧位针尖影应位于椎弓根影前后径的 1/2 处。继续进针至正位透视针尖影接近于椎弓根影的内侧缘时，侧位针尖影应刚进入椎体后壁，继续进针 2 ~ 3 mm，完成穿刺；穿刺前严格选择最合适的进针点，确保一次成功，以减小骨水泥沿针道外泄的危险。

（4）整个穿刺过程应采用锤击进针技术。在经椎弓根螺钉内固定时，进针方向出现少量偏差，螺钉挤破椎弓根骨皮质、椎体侧壁以及前缘皮质可能并不影响治疗效果，但在 PKP 时如果穿刺针穿破骨皮质或采用拧入法置入工作通道，骨水泥极易通过破裂的骨皮质或工作套管与骨界面间隙向椎管或椎旁渗漏，甚至造成严重后果。因此在 PKP 手术时应采用锤击进针技术，即将穿刺针和工作套管进入骨性结构时，沿既定的穿刺方向，用骨锤轻轻敲击缓慢置入，使穿刺针或工作套管与骨质紧密接触，可有效防止骨水泥沿工作通道外周渗漏，减少并发症。

（5）球囊位置应放置于椎体的前中部，位于塌陷终板的下方或离上下终板距离相等的位置。这样既能有效地抬高终板，又能减少骨扩张器撑破椎体终板的概率，降低骨水泥渗漏到椎间隙的风险。而且，球囊扩张所产生的空腔位于椎体的前中部，空腔与椎体后缘之间有骨质相隔，因此骨水泥向后渗漏的危险性也降低。球囊应非常缓慢地扩张，必要时扩张到一定程度后应先暂停一会，待已高压的球囊持续挤压周围骨质至球囊内压力再次为低压时再继续加压扩张。另外一点非常重要的是，在扩张前应确保将球囊内的空气排尽，以防止球囊破裂后空气进入椎体或血管中导致空气栓塞。

（6）应选择适时间断骨水泥灌注技术。骨水泥注射应取拉丝期后期团状期早期，因为如果骨水泥注射过早，骨水泥处于液状期，骨水泥流动性较大，很容易发生渗漏。而如果骨水泥注射太晚，骨水泥处于团状期晚期，骨水泥黏稠度很高，则骨水泥注射困难，甚至无法完成注射。另外，在不同温度下，骨水泥的凝固速度不一样。椎体内温度与手术室室温存在温度差，骨水泥在椎体内的凝固速度与体外往往不同，故体内骨水泥的凝固状态与体外不一致，不能完全依靠体外骨水泥的凝固状态来评估体内骨水泥状态。应在C型臂X线机实时动态监测下适时、间隔、低压地将骨水泥缓慢注入椎体内。当骨水泥较快流向椎体周壁或骨折裂缝时，应暂停灌注，利用椎体内温度高于室温，凝固的速度高于体外，使得流入骨折线的骨水泥稍凝固后，再缓慢低压地将骨水泥推入椎体内，从而使骨水泥既避免渗漏又能在椎体内良好地弥散和咬合。

（7）还可采用骨水泥分次调制技术，即间隔3～5分钟、分两次调制骨水泥。当第一次调制的骨水泥处于团状期中期时开始注入至椎体的前方，此时的骨水泥既能避免自身向椎体前方渗漏，又可形成一道"墙壁"封堵椎体前壁破损处，为第二次灌注弥散性能良好的拉丝期后期或团状期早期的骨水泥创造条件。当完成第一次调制的骨水泥灌注时，第二次调制的骨水泥正处于"不黏"始注时刻，采用适时、间隔灌注技术将骨水泥缓慢低压灌推入骨折椎体内，该技术可使骨水泥既避免渗漏又能达到一定程度的弥散和咬合。

（8）灌注过程要保持低压缓慢灌注。灌注压力越高，骨水泥灌注速度越快，则骨水泥在椎体内流动速率就越快，流动强度就越高，越容易发生渗漏，因此整个骨水泥灌注过程应保持低压缓慢灌注原则，以减少骨水泥灌注的发生。但灌注过程中也不能一味追求缓慢而致使骨水泥在体内凝固后仍不能完成注射过程。因此低压缓慢应该是适当的，是在保证能顺利完成注射过程的前提下的。

（9）注入过程中一定要在C型臂X线机荧屏严密监测下进行，一旦发生骨水泥泄漏，即停止操作。

（10）PMMA单体具有细胞毒性，可能会引起血液动力学改变继而导致术中血压降低。另外，聚合物的放热反应可引起血压降低。因此，在灌注骨水泥时应事先告知麻醉医生，防止血压下降。

（11）手术全程应严格无菌操作。

3）术后评估及措施

术后应积极指导患者行康复治疗，如腰背肌功能锻炼等，同时进行规范的抗骨质疏松治疗,终身避免外伤。尽量避免大幅度腰部转体动作和弯腰活动,避免坐矮板凳,避免久坐久站,养成良好的生活习惯。同时让患者多进行户外活动,接受阳光照射,加强营养等。避免一切容易诱发骨质疏松的因素,如烟酒、咖啡、碳酸饮料等。

四、充填剂及椎体后凸成形术撑开器的研究进展

PMMA 最早被用于 VP 和 KP 中,也是目前最常用的填充剂。由于 PMMA 不是 VP 和 KP 的专用充填剂,在 X 线下不能最佳显影,需要再加一定量的显影增强剂。一项体外实验对羟基磷灰石骨水泥与 PMMA 骨水泥比较发现,两者高度恢复相同,都具有容易注射的特性;但是与 PMMA 相比,羟基磷灰石骨水泥对刚度恢复较差。PMMA 能迅速稳定病变椎体,缓解疼痛,但也有一些劣势,具有聚热反应、单体有毒性、无骨传导作用、不能与骨生物连接、无生物活性、不可生物降解,最终不能被骨替代,因此,PMMA 并非是用于椎体成形的理想灌注材料。研究最多的是生物活性材料,主要是磷酸钙骨水泥、珊瑚颗粒、珍珠母粉末以及陶瓷材料等,如目前已开发出了可吸收的注射用磷酸钙骨水泥以及可诱导成骨的多孔天然珊瑚(含骨诱导因子)、碳酸钙骨替代物(CaP)等,不仅具有可注射性和椎体成形能力,还具有良好的组织相容性和可生物降解性,此外前者尚有骨诱导作用,但其生物力学性能尚待研究。改进充填材料,使椎体成形术用于年轻的创伤性椎体骨折,以及加载药物的充填材料用于治疗椎体肿瘤、结核或其他病变,从而达到椎体强化后药物持续缓释局部治疗等都是未来的发展方向。

在椎体内撑开手术器械的研究进展方面,在 Kyphx Balloon 之后相继出现了 Kyphx E1evate, Kyphx Exact, Kyphx Latitud, Sky-Expander, Sunflower system,以及撑开与成形一次完成的 vesselplasty 等,这些后凸成形术的器械虽已逐渐应用于临床,但一些器械自身的不足正在逐渐显露出来,如撑开力不够、可控性差、球囊易破裂、术中断裂难以取出等,且由于应用时间尚短,缺乏长期随访与比较的数据,因此还需要长期的研究观察与反复实践。

五、椎体后凸成形术临床应用的几个常见问题

1. 单球囊扩张椎体后凸成形术治疗骨质疏松椎体压缩骨折的临床研究

球囊扩张椎体后凸成形术常规是采用双球囊两侧同时扩张、复位椎体。但由于球囊价格昂贵,限制了在国内的广泛应用。为了探索单球囊与双球囊后凸成形术对压缩椎体的复位作用,我们对部分 OVCF 患者行单球囊双侧扩张,并与双球囊后凸成形术进行对比研究。结果显示,椎体复位作用及临床疗效两组间差异无统计学意义。因此,无论使用单球囊还是双球囊后凸成形术,对压缩骨折

椎体具有同样的复位作用,采用单球囊椎体成形术无疑可节省医疗开支,减轻患者的经济负担,这一观点也得到国内学者的认可及推广。

2. 椎体后凸成形术治疗周壁破裂的椎体压缩骨折

对于椎体周壁破裂的骨质疏松性椎体骨折,由于骨水泥容易渗漏而使手术风险增大,尤其是椎体后壁破裂者被国内外一些学者列为手术禁忌症。骨质疏松的椎体骨强度下降、骨结构疏松,球囊扩张时向周围挤压骨组织,可使原有的骨折裂隙和小静脉受压变小或封闭,形成一个相对封闭的空腔;空腔的形成给骨水泥的充填提供了一定空间,骨水泥易在高黏滞和低压力状态下注入;球囊扩张撑开椎体,部分恢复椎体高度,当韧带结构完整时椎体的撑开使韧带紧张从而回纳骨块,骨折裂隙缩小甚至闭合,完整的前纵韧带、后纵韧带等也可阻挡骨水泥渗漏,从而增加了手术的安全性;不同黏稠度的骨水泥分次灌注及灌注过程中动态 C 型臂 X 线机监测可有效预防骨水泥渗漏,增加手术的安全性。据此,我们从理论上分析后壁破裂的椎体行椎体后凸成形术是可行的,并付诸实践。我们对这种特殊病例的椎体后凸成形术治疗进行了探讨。术前 CT 发现椎体前壁或侧壁有破损,或是术中在钻入导针或经骨水泥推注管抽取活检时,如发现穿刺毫无阻力或穿刺达前壁时突然有落空感,甚至经骨水泥推注管取活检时抽出不凝的血性液体,即可判定椎体周壁有缺损。术中在灌注骨水泥时,应全程动态 C 型臂 X 线机监测。骨水泥接近椎体边缘或后壁时立即停止,此时不应以高压和高灌注量追求骨水泥的充分扩散,适可而止。术中可用少量团状中晚期骨水泥先行灌注以堵塞缺损,避免骨水泥自缺损处渗漏,待其凝固后再以团状早期骨水泥进行灌注。采用个体化灌注骨水泥方法,这类患者均顺利完成手术,未出现症状性骨水泥渗漏等并发症,随访疗效满意。

3. 多节段骨质疏松脊柱骨折时责任椎体的选择及预防性手术

骨质疏松症是一种全身性疾病,常导致脊柱多个椎体的生物力学强度下降或结构破坏,在轻微外伤或无明显外伤时即可发生椎体压缩骨折。多椎体压缩骨折是骨质疏松性脊柱骨折的一个特征。目前,对多节段脊柱骨折手术椎体的选择仍有争议。有学者主张对多个椎体均应手术治疗,也有学者主张只对致痛性椎体,即责任椎体进行手术治疗,而对非责任椎体不需治疗。如果对每个骨折椎体进行手术治疗,则会因一次过多注入骨水泥,使骨水泥单体毒性增加,引起心血管反应及肺栓塞。另有学者进一步研究了手术椎体数目与手术疗效的关系。Pradhan 等回顾性分析 1 ~2 椎体接受后凸成形术和 3 椎体手术的两组资料后发现,虽然 3 椎体手术组可改善整个脊柱矢状面平衡,而 1 ~2 椎体手术组纠正后凸畸形主要局限于手术椎体,但两组均可获得较好的临床疗效。由此看来,不必对每个骨折椎体进行手术治疗,关键是要正确选择责任椎体手术。我们的一项前瞻性研究显示，根据骨折椎体 MRI 信号的改变可以较好确定责任椎体，针对责任椎体行椎体后凸成形术治疗，能够获得满意的疗效。确有多个责任椎体需要手术治疗，一般也主张分次手术，一次手术椎体不超过 3 ~4 个，否则会增加骨水泥（PMMA）的心血管毒性及肺栓塞。

目前另一热点问题是，椎体成形术术后是否会导致邻近椎体更易骨折，是否需要行预防性手术？Villarrage 等进行有限元模型分析，从生物力学上证实，手术椎邻近椎体应力的改变是微小的，邻近椎体骨折仍是骨量丢失引起的，而不是手术造成的。Becher 等也进行了一项前瞻性临床研究，认为预防性手术并不能降低邻近椎体再骨折等，他认为预防性手术是没有手术适应症的。尽管骨水泥的注入会改变骨折椎体的生物力学性能，但由于椎间盘的作用，对邻近椎体力学性能的影响极小。从我们的随访资料来看，再骨折率很低，且不能说明与手术有关。因此，我们也不提倡预防性椎体成形术手术。当然，仍需要大量随机对照的前瞻性研究来证实这一观点。

4. 椎体后凸成形术治疗 OVCF 骨不愈合

随着椎体后凸成形术的开展，我们发现骨质疏松性椎体骨折（OVCF）同其他骨折一样，也存在骨不愈合现象。而且这种骨不愈合 OVCF 的疼痛及影像学的特点均不同于常规 OVCF；也不像急性 OVCF，随着时间延长骨不愈合不能自身痊愈，成为患者慢性背痛和残疾的根源。OVCF 不愈合患者的腰背痛有一定的特点，卧床休息明显缓解，改变体位或脊柱负荷时显著加重，且长时间保守治疗无效。从影像学上看，X 片上或 CT 片上可见椎体内裂隙、边缘硬化或骨块分离，过伸过屈位 X 片可表现为假关节活动；椎体内裂隙在 MRI 的 Tl 加权像上呈低信号，T2 加权像或脂肪抑制像上呈高信号，且与周围骨组织信号界限清晰。根据这些特点，我们率先提出了骨质疏松性椎体骨折骨不愈合的诊断参考标准。

OVCF 骨不愈合保守治疗常常无效，需要手术干预。一些学者认为与椎体后凸成形术相比，椎体成形术虽没有椎体复位作用，但由于骨不愈合 OVCF 患者可以通过体位复位使骨折椎获得较好复位，故施行椎体成形术治疗，也可获得满意疗效，没有必要行操作技术较为复杂的椎体后凸成形术。而 Yoon 等认为椎体后凸成形术能使不愈合的椎体获得更好的稳定，运用椎体后凸成形术翻修椎体成形术治疗的骨不愈合，可使患者的疼痛消失。我们对这类患者采用球囊扩张椎体后凸成形术，获得了满意的近期疗效。

随着中国老龄化社会的到来，以及椎体增强术的不断开展和完善，我们相信将有越来越多的患者受益于该项手术，该手术也将在国内更加普及。

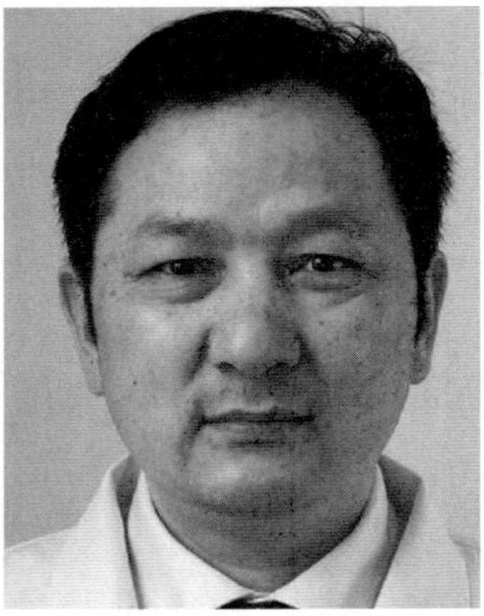

杨惠林 教授，博士生导师。苏州大学附属一院骨科主任。国务院学位委员会学科评议组成员，国家重点学科及国家临床重点专科学科带头人。中华医学会理事，中华骨科学会常委、微创外科学组副组长。国际脊柱创新发展学会中国分会副主席，*IJSS* 副主编及《中华外科杂志》等 20 余种期刊常务编委及编委。获科技奖项 42 项，其中国家科技进步奖二等奖 1 项、省部级一等奖 3 项。承担国家及省部级课题 14 项。发表论文 400 余篇，其中 SCI 期刊收录近 200 篇，编译专著 38 部，获国家专利 21 项。

骨质疏松椎体压缩骨折患者的保守治疗

孙天胜

北京军区总医院骨科

一、概述

骨质疏松症是由于年龄增大导致身体及骨骼本身生理机能退化而引起以骨密度降低、骨量减少和骨组织微结构退变为特征的疾病，WHO 对于骨质疏松定义是髋部、腰椎的骨密度值小于或等于健康成人平均值的 2.5 个标准差（T 值≤ −2.5）。骨质疏松是静悄悄发生的疾病，往往在发生脆性骨折以后才被人们认识到。骨质疏松在轻微外伤后即容易发生各种类型的骨折，脆性骨折是指对于骨质疏松的患者，骨质量及骨强度越来越差，在轻微暴力（如跌倒）作用下就会发生的骨折。骨折多发部位一般为椎体压缩骨折、髋部骨折、桡骨远端骨折、肱骨近端骨折、踝关节骨折等。

骨质疏松骨折目前已经上升为社会公共健康问题。美国患骨质疏松人数多达近千万，骨量减少的人多达 4000 多万，大约 1/2 的女性和 1/5 的男性在一生之中会遭受到骨质疏松性骨折。我国患骨质疏松的人数，超过 50 岁以上的女性中占 23.9%，男性占 5.3%。在治疗费用上，美国每年发生的骨质疏松骨折的患者有 200 多万，住院治疗的多达 40 多万，预计在 2025 年，在骨质疏松性骨折患者治疗上的花费将会高达 250 亿美元之多，我国骨质疏松椎体压缩性骨折患者年平均治疗费用大约是 2 万多元。

目前公众对骨质疏松骨折的认知度是不理想的，一项调查结果显示，有 93% 的受访者不认为骨质疏松会导致骨折的发生，而医生对骨质疏松骨折的认识同样不容乐观。另一项研究发现，在骨质疏松骨折患者前 6 个月的治疗过程中，仅 23% 的患者进行了骨密度检查或进行了抗骨质疏松药物治疗。

骨质疏松性椎体压缩骨折是最常见的骨质疏松性骨折之一，随着社会老龄化该疾病有逐年增多趋势，一旦骨折可导致椎体变形甚至残疾，会严重影响中老年人的生活质量。椎体压缩骨折常常是隐匿性发生，常见症状是背痛，身高降低，后凸畸形，活动能力下降，再进一步发展，会导致肺功能下降，严重者致残、致死；无论是隐匿性还是症状性的椎体压缩骨折，一旦发生以后，再次发生椎体压缩骨折的风险会高5倍,发生非椎体骨折的风险高2~3倍。

保守治疗仍是目前骨质疏松骨折治疗的常用方法,同时需要给予抗骨质疏松治疗,防止骨密度进一步丢失,改善骨质量,促进骨折的愈合,降低再骨折发生率。急性脊柱压缩骨折常会引起剧烈疼痛;因此,对于疼痛性脊柱压缩骨折,最初的治疗应是保守治疗,包括卧床、镇痛药物、支具和抗骨质疏松药物及功能锻炼等。卧床能消除骨折断端之间的应力活动,减少骨折的微动,有利于骨折愈合并能减少对神经的刺激,减轻疼痛,待症状缓解后循序渐进地进行锻炼,防止骨折后并发症如深静脉血栓、肺栓塞等的发生。

二、骨质疏松椎体压缩骨折的诊断标准

骨质疏松性椎体压缩骨折指原发性骨质疏松症导致椎体骨密度和骨质量下降,骨强度减低,在日常活动中受到轻微暴力即发生的椎体压缩骨折,是骨质疏松症骨折中最常见的类型。严重爆裂骨折及有神经系统症状的患者不在讨论范围内。诊断标准:骨质疏松患者,满足以下两个标准中任意一个,即可诊断:① X片显示椎体压缩骨折;② 椎体压缩不明显伴有局部叩击痛的患者, MRI检查提示椎体内存在骨髓水肿,考虑存在骨小梁骨折。

三、骨质疏松椎体压缩性骨折的分类

根据患者发病的临床表现分为三类。

(1) 无症状OVCF:影像学上有椎体压缩骨折表现,无明显症状的患者。

(2) 有症状性OVCF:影像学上有椎体压缩骨折表现,伴有明显临床症状的患者。症状性OVCF根据发病的急缓程度分为新鲜骨折和陈旧骨折,发病在3周内(包括3周)为新鲜骨折,超过3周为陈旧骨折。

(3) 有症状但X片无明显椎体压缩,经MRI检查证实存在椎体微骨折。

四、骨质疏松椎体压缩骨折的影像学检查

(一) 常规X线检查是最简单有效的评价手段

推荐应用Genant的半定量测量方法用于椎体骨折的诊断及分级。

针对没有急性症状患者的检查指证:

(1) $T \leqslant -1$,年龄≥70岁的女性及≥80岁的男性;

(2) $T \leqslant -1.5$,65岁≤年龄≤69岁的女性,75岁≤年龄≤79岁的男性;

(3) 绝经后女性及≥50岁的男性,合并以下危险因素时:发生过脆性骨折;以往身高减少4 cm及以上;进行性身高降低2 cm及以上;长期应用糖皮质激

素,出现背痛、明显畸形等情况时,需要再次进行 X 线检查;患者在抗骨质疏松药物治疗的间歇期(停药)需要进行 X 线检查。

Genant 半定量测量方法如下。

正常:椎体的形态及大小正常;

不确定:椎体前、中、后高度降低在 20% 以内;

Ⅰ级(轻度骨折):椎体前、中、后高度降低在 20% ~25% 之间;

II 级(中度骨折):椎体前、中、后高度降低在 25% ~40% 之间;

III 级(重度骨折):椎体前、中、后高度降低大于 40%。

(二)建议合理使用 CT 和 MRI 检查

CT 用来观察骨折是否累及椎体后壁,以及椎管内的压迫情况。MRI 用来鉴别新鲜骨折和陈旧骨折;对无症状的患者,可观察椎体微骨折;也可用来鉴别骨髓瘤、骨转移瘤。

(三)双能 X 线骨密度检查目前是诊断骨质疏松症的国际标准

进行骨密度检查的指证主要包括

(1) 年龄≥65 岁;

(2) 绝经后妇女和年龄在 50 ~64 岁之间的男性,有以下骨折高危因素的:① 有脆性骨折病史;② 发生无症状性椎体压缩骨折;③ 父母有髋部骨折病史的;④ 吸烟或大量饮酒;⑤ 皮质激素应用;⑥ 低体重(<60 kg);⑦ 身高降低明显(与 25 岁时身高相比降低超过 10%);⑧ 合并其他容易导致骨质疏松疾病的疾病,如类风湿性关节炎等。

DXA(双能 X 线吸收测定仪)测量髋部、腰椎的骨密度值是金标准,辐射量极少。如髋部、腰椎无法测量时,测量桡骨远 1/3 的部位。骨密度中 Z 值是患者的 BMD 与正常同龄人群的 BMD 比较而得出的值,T 值是患者的 BMD 与正常年轻人群的 BMD 相比的标准差(SD)值。

WHO 对 BMD 值的判定标准:

(1) $T \geq -1$,骨密度正常;

(2) $-1 > T > -2.5$,骨量减少;

(3) $T \leq -2.5$,骨质疏松;

(4) $T \leq -2.5$,合并脆性骨折、重度骨质疏松。

需要注意的是,WHO 标准只适用于绝经后女性和年龄≥50 岁的男性,对于绝经前女性和年龄 <50 岁的男性不适用。

有胸腰椎退变的患者,由于骨质增生等因素的影响,使得骨密度的测量有时并不能真实反映骨量的多少,可能会造成部分骨质疏松患者的漏诊,应重点参考髋部骨密度值。

五、对诊断 OVCF 患者要进行椎体压缩骨折进展的风险评估

评估项目:

(1) 外伤能量大小;

(2) 骨折形态;

(3) MRI 椎体水肿范围大小;

(4) 已存在 OVCF 形态;

(5) 骨密度 T 值的大小。

六、对诊断 OVCF 患者要进行骨质疏松再骨折风险评估

应用 WHO 骨折风险评估(FRAX ®)(www. shef. ac. uk/FRAX)

对髋部骨折风险 >3% ,总骨折风险 >20% 的患者更要及时治疗,加强防护。

WHO 推荐的骨折风险评估法 (FRAX ®)(见图 1):计算 10 年髋部骨折风险和 10 年主要骨质疏松骨折(包括椎体压缩骨折、髋部骨折等的总和)风险。FRAX ®适用于绝经后女性及 50 岁以上的男性,对于年轻患者不适合;FRAX ®

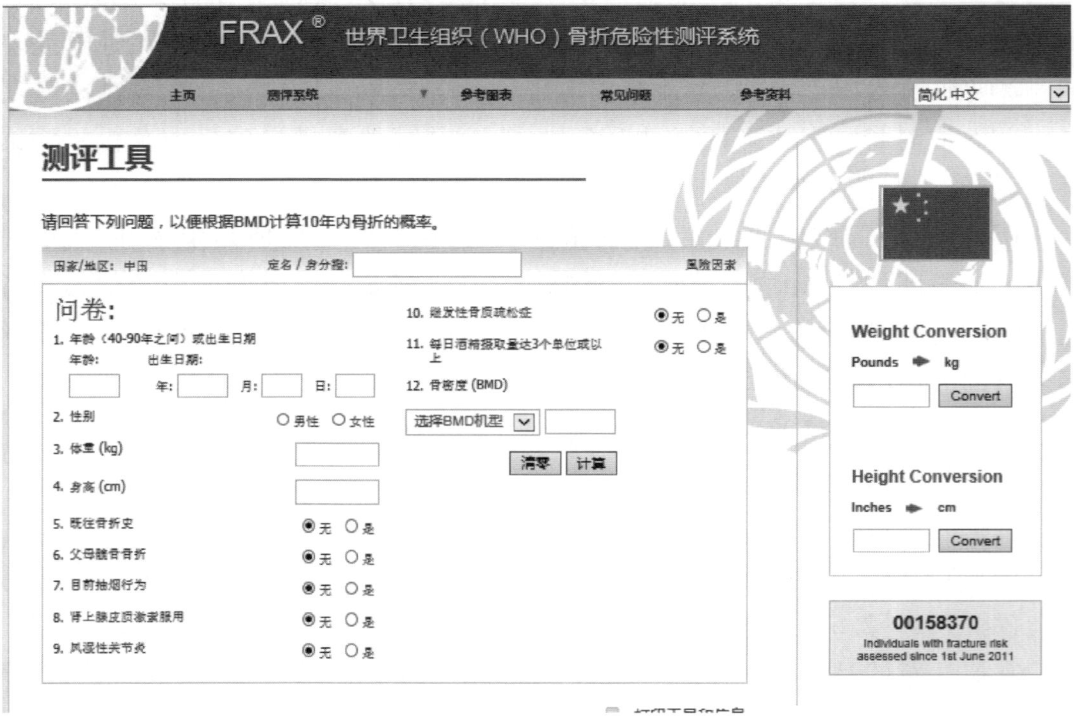
FRAX® 世界卫生组织(WHO)骨折危险性测评系统
主页
测评系统
参考图表
常见问题
参考资料
简化中文
测评工具
请回答下列问题,以便根据BMD计算10年内骨折的概率。
国家/地区:中国
姓名/身份证:
风险因素
问卷:
1. 年龄(40-90年之间)或出生日期
年龄:
出生日期:
年:
月:
日:
2. 性别
男性
女性
3. 体重 (kg)
4. 身高 (cm)
5. 既往骨折史
6. 父母髋骨骨折
7. 目前抽烟行为
8. 肾上腺皮质激素服用
9. 风湿性关节炎
10. 继发性骨质疏松症
11. 每日酒精摄取量达3个单位或以上
12. 骨密度 (BMD)
无
是
选择BMD机型
清零
计算
Weight Conversion
Pounds
kg
Convert
Height Conversion
Inches
cm
Convert
00158370
Individuals with fracture risk assessed since 1st June 2011

图 1 世界卫生组织(WHO)骨折危险性测评系统

不推荐用于目前或以前药物抗骨质疏松治疗的患者，停药在 1 年以上的患者可以应用；FRAX ®可采用股骨颈或整个髋部的 BMD 值，推荐应用股骨颈的 BMD；FRAX ®对于下列因素可能会低估骨折风险：

（1）对于腰椎 BMD 低而髋部 BMD 正常的患者，应用 FRAX ®会低估骨折风险；

（2）最近骨折的患者；

（3）多发骨质疏松骨折的患者；

（4）跌倒风险较高的患者。

未来 10 年发生骨折的绝对风险：________

危险因素解释如下。

（1）既往骨折史：既往脊椎骨折需特殊说明。只要被放射线影像确诊出有隐性骨折（形态测定的脊椎骨折），即可算作一次既往骨折。如果患者有经临床诊断的显性骨折，则可算作非常巨大的危险因子。因此比常规计算出的骨折概率更高。如果有多次既往骨折史，骨折概率也将会比常规计算出的更高。

（2）抽烟、饮酒以及肾上腺皮质激素摄入：这些危险因素与其摄入剂量有关，摄入量越大，危险性更高。在此模型中，摄入剂量问题未被考虑在内，程序仅假设为平均剂量加以测评。低摄入量或高摄入量的患者需要依据临床经验诊断。

（3）类风湿性关节炎（RA）：类风湿性关节炎是骨折的危险因素之一。然而，骨关节炎具有较低的骨折危险性。除非有临床或实验证据来支持关节炎诊断结果，否则患者自行填写的“关节炎”将不予考虑。

（4）骨密度（BMD）：所提供的 BMD 必须是由 DXA 仪器所提供的股骨颈的骨密度。所得 T 指数是基于 20～29 岁女性的 NHANES（全国健康和营养检查调查）参考值。男性采取相同的绝对数值。虽然此模型的构建是基于股骨颈的 BMD 值，但总体髋骨密度亦可适用于女性患者来预测骨折概率。

七、治疗方法选择原则

所有患者均应接受针对骨质疏松骨折的正规抗骨质疏松治疗。在抗骨质疏松治疗的基础上，根据患者的具体情况，可分为保守治疗、手术治疗。

根据不同的分类来选择治疗方法。

（1）无症状 OVCF：密切观察。

（2）陈旧 OVCF：首选保守治疗；正规保守治疗 4 周疼痛迁延不愈者选择微创手术治疗。

（3）新鲜 OVCF：根据疼痛严重程度及骨折塌陷风险评估选择治疗方式，对于有适应证的患者，可选择微创手术治疗。

（4）微骨折：根据疼痛严重程度及骨折塌陷风险评估选择治疗方式，对于有适应证的患者，可选择微创手术治疗。

八、保守治疗

保守治疗的方法包括卧床休息、疼痛治疗、支具固定、物理治疗等。要注意保守治疗所导致并发症发生的风险。

保守治疗适用于大部分的椎体压缩骨折患者，特别是未波及后柱、无明显椎管占位及神经症状的单纯胸腰椎椎体压缩性骨折。但对于具有潜在不稳定的无神经症状的椎体压缩骨折患者，为预防晚期并发症的发生则多建议行手术治疗。保守治疗应注意尽量恢复骨折椎体的高度，纠正脊柱畸形；另外尤为重要的一点是适当地加强功能锻炼以防止并发症的发生。

保守治疗主要是卧硬板床，同时在伤椎处垫厚枕，使脊柱处于过伸位从而使伤椎复位；过伸复位主要是指垫枕复位法，其简便易行，具有费用低、损伤轻、疗效快等优点。3 天后开始进行腰背肌锻炼。一般情况下，2 个月后骨折可以愈合，3 个月后可在护腰的保护下，进行少量的下床运动，之后再逐渐增加下地活动量和强度，同时，进行抗骨质疏松治疗，关键是伤椎椎体复位和持续的腰背肌功能锻炼，再结合药物治疗以及长期的抗骨质疏松治疗，来达到减轻腰背疼和减少脊柱畸形的目的。

保守治疗优点是对机体损伤小、安全，缺点是需要耐受数月的腰背部的疼痛，需要耐受长期口服止痛药物带来的胃肠道反应等副作用，需要耐受长期卧床导致的并发症，如坠积性肺炎、褥疮、泌尿系感染等。长期卧床特别是在骨折急性期，会导致钙的急剧流失，又可加重骨质疏松症，导致其他部分发生骨折。

正因为上述的种种副作用，有学者认为保守治疗不能早期减轻疼痛症状及改善功能状态，且椎体高度恢复并不理想，加重脊柱畸形，最后导致陈旧性 OVCF 的形成；而陈旧性 OVCF 患者会出现持久的腰背部疼痛及神经症状，伤椎愈合差，有假关节形成，导致脊椎结构不稳定，严重影响患者的生活质量。另外，保守治疗疗效个体差异较大，可能与患者的依从性和个体差异有关。

（1）疼痛治疗：临床确诊的急性椎体骨折通常会导致剧烈的疼痛，需要住院治疗。降钙素（给药途径为肌肉注射或者鼻喷）能够适当缓解急性椎体骨折所致的疼痛。非甾体类抗炎药、镇痛药（包括麻醉剂以及曲马多等）可根据患者情况用来止痛。

（2）卧床：卧床休息 4 周，卧床时间不宜过长，但需卧床至疼痛缓解。

（3）支具固定：佩戴支具的主要作用是预防脊柱后凸畸形的发生，降低致残率。佩戴背部支具6周,可以减轻患者的疼痛,减少功能的丧失。

(4) 物理治疗:主要有低频脉冲电磁场和超短波治疗,对缓解原发性骨质疏松症性疼痛有显著的疗效。

(5) 功能锻炼:骨质疏松椎体压缩骨折患者急性期症状缓解以后,建议定期进行负重和加强肌肉力量的训练,改善平衡能力,增加力量,提高敏捷度;保持和改善骨强度,减少跌倒和骨折发生的风险。负重锻炼项目包括散步、慢跑、打太极、爬楼梯、跳舞等。加强肌肉力量的项目包括举重和其他抗阻力训练。至于应该从事哪种训练项目,最好由主治医生根据患者自身情况进行指导。

保守治疗的并发症:主要是长期卧床的并发症及后期的椎体高度丢失造成的脊柱后凸畸形。卧床尤其要注意褥疮、坠积性肺炎、下肢深静脉血栓、泌尿系感染、消化系统并发症的预防。保守治疗的过程中,应在卧床疼痛缓解下地前行X线检查,明确椎体高度,佩带支具后应定期复查X线片,并跟踪复查至骨折后3月。

九、抗骨质疏松药物治疗

抗骨质疏松药物治疗原则:

(1) 新鲜骨折首选降钙素治疗4周;

(2) 抗骨吸收治疗首选双膦酸盐,在骨折急性期需要卧床的患者,可选择应用静脉注射唑来膦酸。对于不能耐受口服双膦酸盐的也可选择静脉注射唑来膦酸;

(3) 同时补充钙剂和维生素D_3;

(4) 其他包括锶盐、甲状旁腺激素、雌激素及选择性雌激素受体调节剂(SERMs),根据患者具体情况选择应用;

(5) 中医中药。

药物治疗适应人群:

(1) 发生椎体压缩骨折或髋部骨折的,无论是有症状的或隐匿性的;

(2) 髋部或腰椎 BMD≤ -2.5;

(3) 髋部或腰椎 BMD≤ -2.5,FRAX® 10年髋部骨折风险≥3%,或10年主要部位骨折风险≥10%。

药物治疗流程:

(1) 详细询问病史,包括骨质疏松骨折的高危因素;

(2) 仔细查体,区分骨质疏松是原发性还是继发性;

(3) 影像学检查和骨密度检查;

(4) 进行骨质疏松骨折风险的临床评估;

（5）决定是否需要药物治疗，如果需要药物治疗，选择合适的药物；

（6）如果不需要药物治疗，需要进行密切的临床随访观察；

（7）接受药物治疗的，通过骨密度检查或生化指标，评价治疗效果；

（8）如果有新症状出现，要及时进行影像学检查，观察有无新的骨折。

给患者应用抗骨质疏松药物治疗时，应向患者讲明药物的作用及主要并发症。

联合药物治疗（双膦酸盐加另外一种非双膦酸盐类药物）可增加患者骨密度，但是否能进一步降低再骨折发生尚不清楚。

应用抗骨质疏松治疗后，至少每 2 年要复查一次骨密度。

再骨折发生风险高的患者，不要轻易停药。

主要抗骨质疏松药物有下列几种。

1）降钙素：降钙素能够提高骨密度、改善骨质量、增强骨的生物力学性能，对降低再发骨折发生率有明显作用。早期应用降钙素既可以止痛，又能防止急性骨量丢失，可作为骨折急性期的首选治疗药物。目前市场中的降钙素类药物主要有鲑鱼降钙素和鳗鱼降钙素，而鲑鱼降钙素的活性最强，是人降钙素的 40～50 倍。常规剂量对骨质疏松性骨折的修复与重建未见不良影响。应用降钙素同时要补充足够的钙和维生素 D_3。

2）钙剂：以口服疗效最佳，需要量为 800～1200 mg/d。考虑骨质疏松骨折患者的快速骨丢失，补钙剂量可酌情加大。钙剂选择要考虑其安全性和有效性，避免过量摄入后发生肾结石或心血管疾病。

3）活性维生素 D_3：不仅能增加骨量，降低再骨折的风险，而且有助于增强肌力、提高神经肌肉协调性，防止跌倒倾向。一般成年人剂量为 0.25～0.5 μg/d，临床应用时应注意个体差异和安全性，定期监测血钙或尿钙。

4）双膦酸盐：是一种有效的骨质吸收抑制剂，主要作用于破骨细胞来发挥抗骨吸收作用。近几年研究发现，双膦酸盐也可通过作用于成骨细胞，间接影响破骨细胞的骨吸收功能。口服型的双膦酸盐能增加骨密度，降低骨质疏松性骨折及再骨折的风险，但因有消化道灼伤风险，对已能坐起或能正常下床活动的患者才可应用。新型静脉应用双膦酸盐（唑来膦酸/密固达）可避免消化道灼伤的风险，每年应用一次，目前临床资料表明，唑来膦酸在骨折早期及恢复期应用，均可显著增加骨密度，降低再骨折风险，对骨折愈合目前未见不良影响的报道。

5）锶盐类：在抗骨吸收的同时也有促进成骨的作用，有助于恢复骨转换的动态平衡，可改善骨质量，提高骨强度，降低椎体及髋部骨折的风险。目前临床研究表明，锶盐类不仅适用于绝经后女性患者，对男性骨质疏松患者同样适用。

6）甲状旁腺激素：主要作用是促进成骨，与双膦酸盐间隔应用，可防止长期应用双膦酸盐导致的骨转换降低的副反应,还有止痛的效能。临床常用的代表药物是特立帕肽。

十、骨质疏松椎体压缩性骨折的转归

对于许多患者,急性的严重疼痛经过数周乃至数月会逐渐缓解;但是部分患者会出现继发椎体塌陷或形成椎体内的真空裂隙,造成持续性腰背疼痛和脊柱后凸畸形,在只接受保守治疗而不手术的情况下,这种急性或亚急性症状可能变成顽固性的慢性疼痛。

目前认为脊柱压缩骨折后慢性疼痛的原因包括:① 椎体骨折愈合不良,持续骨塌陷;② 脊柱畸形造成的脊柱运动力学变化;③ 受累椎体内的假关节形成。其中,压缩骨折后骨折断端微动刺激骨膜或神经根是引起疼痛的主要原因。临床上椎体强化治疗,尤其是椎体后凸成形术已经广泛用于治疗脊柱压缩骨折。其原理主要是通过向椎体内注射骨水泥以达到稳定和强化椎体、恢复椎体高度、缓解或消除疼痛,使患者早日恢复活动的目的。具体机制尚不十分明确,目前多数观点认为:① 骨水泥增强了椎体的刚度和强度,稳定了椎体,减少了骨的变形和骨折处的微小活动;② 骨水泥在聚合作用时产生的热能破坏了痛觉神经末梢;③ 骨水泥单体对神经细胞的毒性作用,破坏了痛觉传导。这种情况下就需要进行手术治疗,行椎体成形术或后凸成形术。

十一、椎体成形术和后凸成形术

(一) 椎体成形术和后凸成形术的优缺点

经皮椎体成形术(PVP)是指经皮穿刺,经椎弓根向受伤椎体注入骨水泥以稳定椎体、防止塌陷,达到缓解疼痛的目的,部分恢复椎体高度的一种脊椎微创手术方式。最早在 1984 年法国人 Galibert 应用 PVP,成功地治疗了 1 例椎体血管瘤患者,之后该技术在治疗骨质疏松性椎体压缩骨折方面得到广泛应用。目前 PVP 已是治疗骨质疏松椎体压缩骨折的常用方法,其优点是手术操作简单且创伤小,安全性高,可早期下地活动,缓解疼痛能起到立竿见影的效果。

椎体成形术和后凸成形术手术治疗的主要目的是缓解疼痛,稳定骨折。椎体成形术和后凸成形术可有效缓解疼痛。鉴于后凸成形术可恢复椎体高度,防止后凸畸形进一步加重,以及手术操作安全性的优点,在患者条件许可的情况下,尽量考虑应用后凸成形术。

（二）手述适应症和禁忌症

手术适应症：

（1）新鲜骨折，疼痛剧烈者（VAS≥7 分）；

（2）患者意愿；

（3）经严格保守治疗 4 周症状缓解不满意；

（4）椎体骨折进展风险较高者。

绝对禁忌症：

（1）年龄 <55 岁；

（2）无症状；

（3）凝血机制障碍；

（4）骨水泥或造影剂过敏；

（5）局部感染；

（6）患者心肺功能差，不能耐受手术。

相对禁忌症：

（1）椎体后壁骨折；

（2）压缩程度 >70%；

（3）同时需要治疗 3 个以上节段者。

目前有将椎体成形和后凸成形术用于爆裂骨折的报道，考虑到效益与风险比值，不推荐应用。

（三）手术技术要求

（1）手术医生必须经过正规培训，掌握手术技术规范；

（2）手术应尽量选择局部麻醉，便于在骨水泥椎管内渗漏时判断神经组织损伤程度，术中一旦出现神经系统并发症，要有立刻手术减压的准备；

（3）手术应在影像学监视下进行，要准确地定位骨折椎体，如为多发椎体骨折，要明确责任椎体；

（4）为减少肺栓塞的发生，一次尽量不要超过 3 个椎体；

（5）术中选择经椎弓根穿刺，保证工作通道四周均为骨壁；

（6）术中不强求骨水泥注入量，骨水泥的注入量和患者的疼痛缓解程度并不呈正相关；

（7）术中避免发生骨水泥渗漏等并发症，严格控制骨水泥黏稠度，一旦发现骨水泥渗漏，立即停止注射。

（8）术中应注意骨水泥的低血压反应。

椎体成形术和后凸成形术疼痛缓解的机制目前尚不完全清楚，广为接受的原理是：① 骨水泥注入后，脊柱的稳定性提高，稳固伤椎的微骨折而减轻疼痛；② 骨水泥的聚合放热和其本身的神经毒性致椎体感觉神经末梢坏死而缓解疼痛。

十二、骨质疏松椎体压缩性骨折治疗后的疗效评价标准

骨质疏松椎体压缩性骨折治疗后应至少随访 12 个月，评价内容如下：

（1）X 线；

（2）骨密度；

（3）疼痛评分；

（4）功能评分；

（5）有无再骨折的发生；

（6）药物治疗的依从性；

（7）骨转化生化标志物可早期判断治疗有效性；

（8）总治疗花费。

骨转换生化标志物包括骨吸收指标如 I 型胶原羧基端末端肽（CTX），骨形成指标如骨钙素（OC）和 I 型原胶原氨基端前肽（PINP）。其临床意义有：可单独预测骨折风险；预测快速骨丢失；评价抗骨质疏松药物治疗效果；监测患者对抗骨质疏松药物治疗的依从性；帮助确定抗骨质疏松药物治疗的间歇期，以及什么时候开始继续治疗。

十三、加强对骨质疏松椎体压缩性骨折患者的健康管理

加强对骨质疏松椎体压缩性骨折患者的健康管理，目标是将骨质疏松椎体压缩骨折患者发生再骨折的风险降下来（图 2）。

健康管理的原则即 3I 原则：

（1）早期发现（Identification）：早期识别发生椎体压缩骨折的患者，特别是对于隐匿起病无症状的患者，这方面一定要严格阅片，必要时进行 MRI、CT 检查进行确诊，减少漏诊、误诊的发生；

（2）详细评估（Investigation）：对患者进行详细查体、BMD、X 线、生化指标等临床评估及再骨折的风险评估；

（3）及时干预（Initiation）：选择合适的治疗方法，同时需要进行抗骨质疏松药物治疗、功能锻炼、减少跌倒等方式进行干预，减轻患者的疼痛，改善患者的功能，提高治愈率。

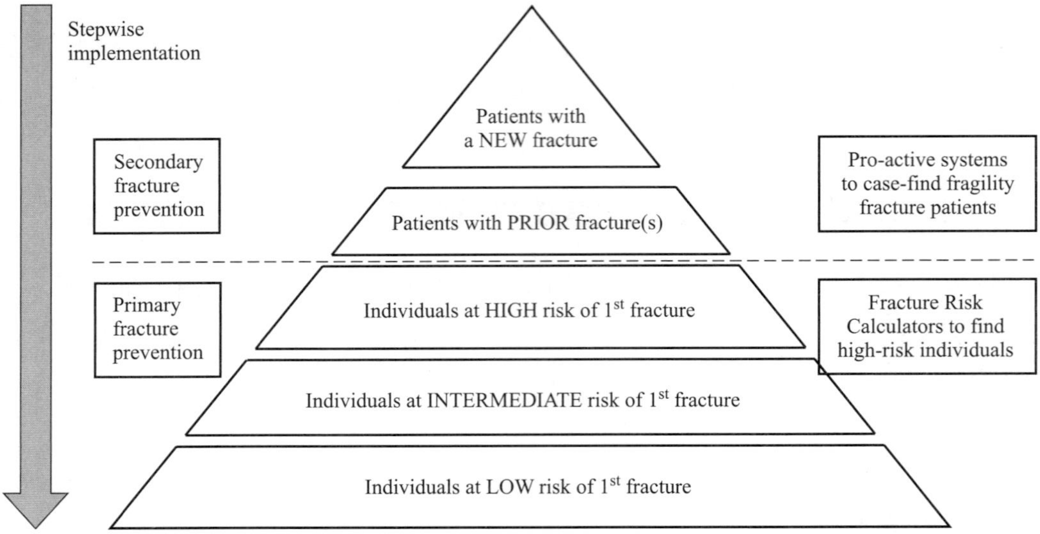

图 2　骨折的预防和健康管理

建立综合预防体系,包括以下内容。

(1) 康复

功能锻炼主要包括适度的耐力训练和有氧运动,增加躯干的稳定性,对于跌倒风险高的患者,增加平衡训练和纠正步态的练习。

(2) 跌倒风险评估

最近 1 年内有发生跌倒的患者,要进行跌倒风险预测,跌倒风险主要包括下列三项。

1)环境因素:① 浴室内有无扶手;② 房间灯光昏暗;③ 路面滑;④ 路面障碍物。

2) 身体因素:① 年龄;② 焦虑或激动的情绪;③ 抑郁;④ 活动能力下降;⑤ 营养不良;⑥ 服用精神类药物; ⑦ 体位性低血压;⑧ 心律失常; ⑨ 视力下降;⑩ 认知能力下降;⑪ 急性尿失禁;⑫ 既往跌倒史;⑬ 维生素 D 缺乏(血清 25(OH)D < 30 ng/mL);

3) 神经肌肉因素:① 平衡能力差;② 本体觉差;③ 肌肉力量差;④ 脊柱后凸畸形。

(3) 健康宣教

(4) 高危人群监护

(5) 建立档案

建立综合预防体系的目标主要是解决如何预防并减少骨质疏松性椎体压缩骨折的发生率,甄别骨质疏松性椎体压缩骨折高危人群,建立防摔倒风险评估表，规范高危人群预防发生骨质疏松性椎体压缩骨折的措施。

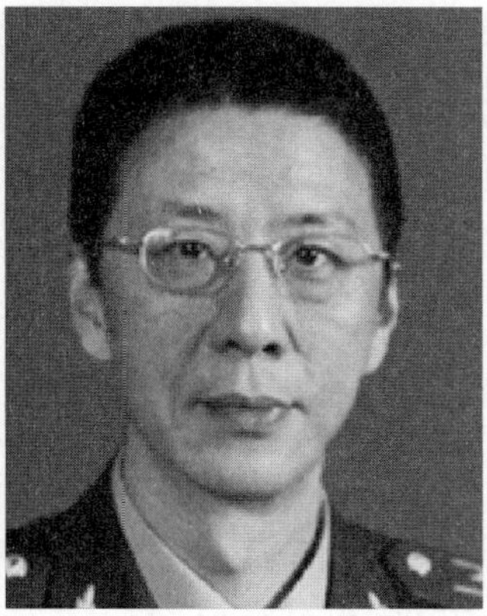

孙天胜 北京军区总医院副院长兼骨科主任，技术3级。在7个学术组织担任副主席、副主任委员、常委等职务。曾获联合国维和一级勋章，多次获得个人二等功、三等功，享受国务院特殊人才津贴和军队优秀人员岗位津贴。先后获得国家和省、部、市级及军队各类科技奖项14项；承担课题20项。发表学术论文60余篇，主编及参编专著17部，其中《实用骨科学》荣获人民军医出版社最佳畅销书，连续多次再版，并作为多家医科院校骨科专业博士入学考试的科目用书。

颈椎退变性疾病的融合与非融合争议
相邻节段退变
——我们能在颈椎非融合术中避免吗?

孙 宇

北京大学第三医院骨科

颈椎人工椎间盘置换术的设计理念是通过保留手术节段的活动,减少以往融合术带来的相邻节段退变加速的问题。当前在颈椎退变性疾病的治疗中,以颈椎人工椎间盘置换术(artificial disc replacement, ADR)为代表的非融合技术和以颈椎椎间盘切除植骨融合内固定术(anterior cervical discectomy and fusion, ACDF)为代表的融合术都是最为常用的术式。争论的焦点集中在手术方式对相邻节段退变的影响方面,因为颈椎前路术后如果相邻节段加速发生退变,继而出现相邻节段疾病,最终将影响手术的远期疗效。

脊柱融合术相邻节段退变(adjacent segment degeneration,ASDeg)指的是在既往融合术后的相邻节段出现的影像学变化、没有相关的临床症状;而相邻节段疾病(adjacent segment disease, ASDis) 指的是在既往融合术后的相邻节段出现的影像学变化、同时伴有相关的新出现的临床症状。已有很多临床证据显示,颈椎融合术后相邻节段退变概率增加,导致相邻节段疾病发生率增加,从而使总体远期疗效降低。

已有数据显示,颈椎融合术是促进相邻节段退变的重要因素。Baba(1993)报道106例因为脊髓型颈椎病接受ACDF手术的患者,平均随访8.5年,有超过25%的患者在以往融合节段的上相邻节段出现了新的椎管狭窄。Gore 和 Sepic(1984)报道125例,ACDF术后平均随访5年,有25%的患者出现了新的颈椎退变表现,另有25%的患者出现原有颈椎退变加重的现象。北京大学第三医院(《中华骨科杂志》,2005)报道了55例ACDF,平均随访10.5年,有72.73% 的节段出现相邻节段退变,有48%的患者出现了相关的症状。Goffin (J Spinal Disord Tech, 2004) 报道了180例ACDF,随访8.4年, 92 %的患者出现相邻节段退变。Yue(2005)报道71例ACDF,随访7.2年,73%出现相邻节段退变。一项MRI(磁共振成像)前瞻性随访研究(Spine,2009)显示,ACDF手术可以加速相邻节段退变。作者对比观察了 64 例颈椎融合术后患者（随访 12.1 年）和 201 例健康志愿者（随访 11.7 年）的原始和最后随访时的颈椎 MRI，以椎间盘信号强度衰退、椎间盘向后突出增加、椎间隙狭窄加重、椎间孔狭窄加重等指标判断退变发展的程度，发现 10 年期间，上述各项指标融合组的发生率均明显多于对照组。

另有数据显示，颈椎融合术是导致相邻节段疾病的重要因素。临床研究发现，接受了 ACDF 手术的患者确实容易出现相邻节段疾病的症状。Bohlman（1993）报道 122 例神经根型颈椎病接受 ACDF 手术后 6 年，有 9% 的患者出现相邻节段疾病而再次手术。Gore 和 Sepic（1984）报道，14% 的患者 ACDF 手术 5 年后因为相邻节段疾病需要再次手术。Williams（1968）报道 60 例 ACDF 术后随访 4.5 年，17% 的患者因为相邻节段疾病而需要再次手术。综合以上三项研究，ACDF 术后相邻节段疾病的再手术率大约为 9% ~17%，其年度发生率约为 1.5% ~4%。

Hilibrand（1999）观察 409 例 ACDF 手术患者，随访 2 ~21 年，14% 的患者因为相邻节段疾病而需要再次手术，年发生率 2.9%，应用 Kaplan-Meier 生存表分析，ACDF 术后因为相邻节段疾病而可能再次手术的概率为 5 年时 13.6%、10 年时 25.6%。北京大学第三医院（2005）报道 55 例 ACDF 手术，平均随访 10.5 年，相邻节段疾病发生率为 48%。

颈椎人工椎间盘置换术是 20 世纪后期出现的新技术，其设计理念是通过保留手术节段的活动，减少以往融合术带来的相邻节段退变加速的问题。围绕 ACDF 争论的焦点也是集中在手术方式对相邻节段退变的影响方面。其理论依据是建立在这样的假说之上：与 ACDF 相比较，ADR 术后相邻节段退变概率下降，相邻节段疾病发生率也随之下降，从而提高总体远期疗效。

已有数据显示，与融合术相比，颈椎非融合术可以降低相邻节段退变和相邻节段疾病的发生率。北京大学第三医院（2012）回顾性分析了单节段 CSR 或 CSM 同期接受 ADR（Bryan disc）或 ACDF 术后 5 年影像学随访对比结果，当 X 线平片上出现以下现象（满足 1 条或以上）：新的骨赘或原有骨赘增大、椎间隙高度丢失大于 10%、前纵韧带钙化，则认定为相邻节段继发性退变。ADR 组的发生率（17.6%）明显低于 ACDF 组（60.4%）（$P<0.05$）。Sasso（2011）报道一组 ADR（Bryan disc）与 ACDF 多中心随机对照研究 4 年随访结果，两组因为相邻节段疾病而接受二次手术的比例相同（均为 4.1%）。Burkus（2010）报道一组 ADR（Prestige disc）与 ACDF 多中心随机对照研究 5 年随访结果，因为相邻节段疾病而接受二次手术的比例为 ADR 组 2.9%、ACDF 组 4.9%。Delamarter（2013）报道一组 ADR（Prodisc-C）与 ACDF 多中心随机对照研究 5 年随访结果，因为相邻节段疾病而接受二次手术的比例为 ADR 组 1.9%、ACDF 组 8.5%。但是必须注

意的是,再手术率不等于再发病率,以上三项研究均未报道再发病率。Ren(2014)综合分析了5篇(包括上述3篇)有关ADR与ACDF的多中心随机对照研究论文结果显示,因为相邻节段疾病而接受二次手术的总比例为ADR组2.9%、ACDF组4.8%,相邻节段疾病(其中3篇报道)发生率为ADR组6.4%、ACDF组5.7%,但是均没有提及相邻节段退变的情况。北京大学第三医院最新资料(2014年)显示,102例(Bryan disc 37例,Prodisc-C 30例,ACDF 35例)同期接受手术并获得5年随访的患者中,相邻节段退变的比例为Bryan disc组19.2%、Prodisc-C组38.6%、ACDF组58.6%。

以上数据显示,颈椎融合术和非融合术对于相邻节段退变确实有不同的影响。但是前面提到的支持ADR理论依据的假说是否成立,根据现有的数据还无法得出确切的结论。应当指出的是,ADR手术本身并不具备阻止相邻节段退变的能力。我们曾经幼稚地认为做了ADR手术,就可以避免相邻节段继续退变。椎间关节退变本身是一个连续的生理过程,ADR手术的理念是针对以往融合术后出现相邻节段退变加速这一现象而诞生的,其目标也是减少融合术后出现的相邻节段退变加速的问题。

基于对颈椎病的发病机制和病理过程的认识,我们认为椎间关节退变是颈椎病发病的病理生理基础。因此要最终减少相邻节段疾病,必须首先减少相邻节段退变。根据Hilibrand(1999)的研究,颈椎融合术后10年出现相邻节段疾病的概率将达到25.6%,而现有的所有ADR与ACDF的对比研究均未达到10年的随访期限。因此也许我们还需要再多等待一些时间,积累更多的病例,才有可能获得更具有说服力的数据和证据。

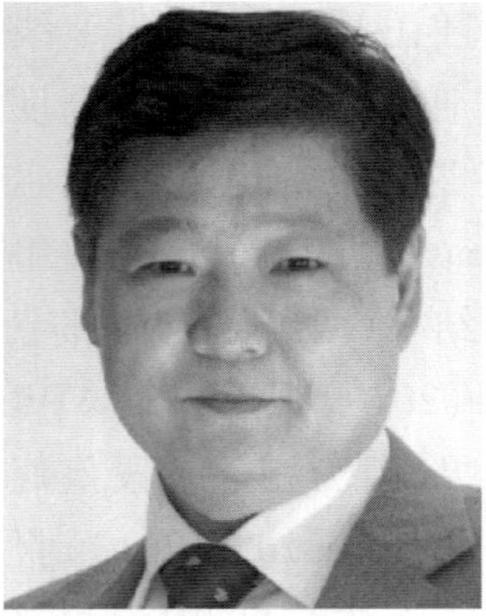

孙宇　教授,研究生导师。北京大学第三医院骨科颈椎专业组组长。中华医学会骨科专业委员会脊柱学组委员。中国医师协会骨科医师分会脊柱工作委员会委员,颈椎工作组副组长。华裔骨科学会理事,国际颈椎研究学会会员。《中华医学杂志》(英文版)通讯编委,《中华外科杂志》通讯编委,《中国脊柱脊髓杂志》常务编委,《中华骨科杂志》特邀编委,《脊柱外科》《骨科》编委。

合并骨质疏松症的老年退变性脊柱侧凸治疗策略

张永刚

解放军总医院骨科

一、引言

退变性脊柱侧凸(degenerative scoliosis,DS)是骨骼成熟后出现的脊柱侧凸,以腰段多见,少部分也可累及胸段及胸腰段,其脊柱冠状面 Cobb 角 >10°,并常伴随椎体旋转、椎体滑移及脊柱矢状面失衡等,临床症状以腰背疼痛、神经根受压所致下肢疼痛、间歇性跛行及进展性畸形为主。文献报道退变性脊柱侧凸的发病率为 6% ~68%[1,2],并随年龄的增大而升高[3]。Pérennou 等[4]报道 60 岁以上的下腰痛患者中有 15% 合并退变性脊柱侧凸,而其中合并骨质疏松的患者则超过 30%[3]。近年来,随着我国人口社会老龄化的日益加剧,合并骨质疏松症的老年退变性脊柱侧凸发病率有明显上升趋势,并成为引起老年人群腰腿部疼痛的重要原因之一。

二、退变性脊柱侧凸临床特征

在影像学上,退变性脊柱侧凸不同于特发性脊柱侧凸,具有如下特点:

(1) 多累及腰段、胸腰段;

(2) 侧凸节段短、弯曲度小,主弯平均包括 3 ~5 个节段,弯曲度一般在 10° ~20°,大于 30°者仅占 15%[5];

(3) 矢状面腰前凸变小,后凸畸形率高于特发性脊柱侧凸;

(4) 合并严重椎间盘退变、椎管狭窄及关节突关节增生肥大等腰椎退行性改变[5, 6],并常有椎体侧方滑移或矢状面滑脱等;

(5) 在出现退变性骨质增生、骨桥的同时,常合并不同程度的骨质疏松及压缩骨折。

Pritchett 等研究显示,50 岁以上的退变性脊柱侧凸每年平均进展 1 ~3°。进展相关危险因素包括:弯曲 Cobb 角 >30°、椎体侧方滑移≥6 mm、顶椎 Nash-Moe

Ⅲ度及以上旋转、L_5 椎体位于髂嵴连线以上[7]。而近期 Seo 等证实[8]，L_5 椎体抬高、顶椎上下椎间隙不对称改变与侧凸进展有明确关联，而性别、年龄、骨质疏松、冠状面及矢状面椎体滑脱等并非是进展的危险因素。

临床症状方面，主要表现为腰背部疼痛、神经根性疼痛和间歇性跛行。患者腰背部疼痛在躯干背伸时加重，但在躯干前倾时多不缓解，坐位时患者常采用直立、上肢支撑身体的姿势，可用于区别典型退变性椎管狭窄所致腰痛。腰椎凸侧疼痛通常是侧凸畸形所致肌肉疲劳或痉挛引起，而凹侧疼痛则与椎间盘突出或者关节突关节增生相关。而神经根性疼痛和间歇性跛行症状，可由于椎体坍塌而发生于弯曲凹侧，也可由于腰骶弯的存在而出现在弯曲凸侧。Liu 等研究发现[9]，伴有椎管狭窄的退变性脊柱侧凸患者 L_3 和 L_4 神经根常在弯曲凹侧的椎间孔或椎间孔外侧受压，而 L_5 与 S_1 神经根多因凸侧腰骶弯所致的侧隐窝狭窄而受累。

三、退变性脊柱侧凸与骨质疏松

退变性脊柱侧凸常与骨质疏松症（osteoporosis，OP）同时发病。而对于退变性脊柱侧凸与骨质疏松两者的相关性，学者们持不同意见。Pappou 等发现[10]，在骨质疏松的人群中脊柱侧凸的发病率为 91.7%，并认为腰椎侧凸可以作为骨质疏松的一个临床标志。Bridwell[11]报道的 48 例退变性脊柱侧凸中，38% 患者存在骨质疏松。Vanderpool 等[3]报道，36% 骨质疏松患者伴有退变性脊柱侧凸，且侧凸多数源于骨质疏松所致的压缩骨折。因而，他们认为退变性脊柱侧凸可能继发于骨质疏松。与以上观点相反，Robin 和 Tribus 等认为，退变性脊柱侧凸的发生与骨质疏松没有直接联系，不伴有骨质疏松的中老年人也可能发生脊柱侧凸，其发生主要源自椎间盘及双侧关节突关节的严重退行性变[12,13]。另外，L_4 椎体的大小被认为与退变性脊柱侧凸的发生、发展密切相关[14]。

然而，退变性脊柱侧凸所产生的肌肉劳损、脊柱平衡丢失、关节突关节病变、椎管狭窄等因素，与骨质疏松症及其引起的椎体骨折共同作用并加重患者腰背部疼痛。骨质疏松骨量的进一步丢失，将加重退变性脊柱侧凸的临床症状，并增大其侧凸的进展风险。重要的是，在手术治疗方面，骨质疏松症加大了退变性脊柱侧凸获得稳定可靠内固定的难度，一定程度上提高了椎弓根螺钉脱出、内固定失败及弯曲畸形纠正度丢失等的发生率，降低了患者治疗的满意程度。

四、退变性脊柱侧凸分型与治疗

近年来，退变性脊柱侧凸的外科治疗逐步受到重视[5]，而新一代椎弓根螺钉技术使得高龄骨质疏松患者的脊柱畸形矫形成为现实[15]。由于退变性脊柱侧凸的疾病特征复杂,解除临床疼痛症状、改善生活质量是外科治疗的主要目标,因而不同患者的最佳治疗方式可能存在较大差异。国内外学者从不同方面对退变性脊柱侧凸进行分型,以便更好指导疾病认识及外科治疗。

(一) SRS 分型系统[16]

脊柱侧凸协会借鉴青少年特发性脊柱侧凸的 King/Moe 和 Lenke 分型,根据影像学特征,将成人脊柱侧凸分为 7 个主弯亚型:Ⅰ型单胸弯,Ⅱ型双胸弯,Ⅲ型双主弯,Ⅳ型三主弯,Ⅴ型胸腰弯,Ⅵ型腰弯,Ⅶ型矢状面畸形。在此基础上,结合 3 个修正因素:矢状面平衡情况、腰椎退变情况和躯干整体平衡情况,详细分析描述了成人脊柱侧凸的特点,具有较高的可信度。但由于其主要基于影像学测量分析,缺乏临床症状的评价,无法完整反映病例特点;同时,其分型繁琐,实际可行性较低,对手术的指导意义有限。

(二) Schwab 分型[17]

Schwab 通过对近千例成人脊柱侧凸资料进行分析,根据患者影像学资料和生活质量评估情况,提出了基于顶椎位置、腰椎前凸角度、椎体间半脱位及矢状面平衡情况 4 个方面的侧凸分型系统,共分为 5 个亚型,另结合 2 个修正型。该分型具有较高的可信度,且与临床症状及手术决策之间有良好的相关性,对指导手术策略具有重要价值。不足之处是该分型系统某些亚组的病例较少,代表性不够强。

(三) Ploumis 分型[18]

Ploumis 等认为,退变性脊柱侧凸的分型除了要分析影像学脊柱畸形外,临床症状是决定治疗方式的关键因素。该分型将退变性脊柱侧凸分为 3 型,同时把动力位位移大小、整体平衡情况考虑在内,根据此原则对患者进行外科治疗。该分型由于充分考虑了临床症状,对于指导治疗具有明显意义。然而,尚缺乏分型的可信度评估,有待后续验证。

(四) Simmons 分型[19]

对于伴有腰椎管狭窄的退变性脊柱侧凸患者,Simmons 等根据脊柱融合术采用短节段固定或长节段固定的区别,将患者分成两种亚型:Ⅰ型,椎体不伴有或者伴有轻度旋转畸形,通常行短节段融合固定;Ⅱ型,椎体旋转畸形明显,腰椎前凸减少丢失,采用长节段融合固定,矫正椎体旋转畸形,恢复腰椎前凸。另外,所有患者均需行椎管减压术。

(五) Faldini 分型[20]

Faldini 等将退变性脊柱侧凸弯曲分为稳定性弯曲及非稳定性弯曲两型,并根据椎间盘退变、关节突关节增生、椎管狭窄、椎间孔狭窄、矢状面失衡等情况各分为 4 个亚型,用于指导手术减压程度及融合范围的确定。

(六) 冠状面失衡分型[21]

邱勇等认为,退变性脊柱侧凸术后躯干倾斜可能是导致部分患者术后腰痛不缓解的原因,他们根据术前冠状面平衡情况将患者分为 3 型,以指导部分患者进行适当的脊柱截骨矫形,重建脊柱冠状面平衡。

在上述 6 种分型中,SRS 系统分型 及 Schwab 分型为成人脊柱侧凸分型,但其研究内容主要针对退变性侧凸患者,故学者倾向于将其纳入退变性脊柱侧凸分型之中。对于退变性脊柱侧凸,学者们尽管提出了以上多种分型以指导外科实践,但目前仍没有形成统一的手术治疗意见;同时,也没有将患者骨质疏松情况及其他系统性疾病考虑入内。因而,在临床实践中,综合分析患者临床症状及影像学特征,制定个性化的治疗方案,依然是确保术后治疗效果、提高患者满意度的有效途径。

根据以上分型系统总结如下治疗原则:

(1) 由于老年患者对外观要求不高,手术目的主要是解除疼痛、恢复功能、提高生活质量及重建脊柱平衡,而不力求脊柱畸形的高矫正率;

(2) 临床症状是决定外科治疗方式的关键因素;

(3) 融合端椎应选择在稳定节段;

(4) 融合不应终止于旋转半脱位椎体及矢状位弯曲的顶椎;

(5) 严重的侧方滑移或者滑脱的椎体应予融合;

(6) 矢状面失衡的矫形及腰椎前凸的恢复,对患者生活质量的改善有重要意义;

(7) 对于存在神经根症状的患者,需正确判断“责任间隙”;

(8) 必要的椎体截骨术,有助于恢复脊柱冠状面和矢状面的平衡。

五、合并骨质疏松症的老年退变性脊柱侧凸治疗原则

(一) Lenke-Silva 治疗分级系统

尽管老年退变性脊柱侧凸患者常伴有骨质疏松症,但很少有文献将骨质疏松症作为重要的独立因素纳入考虑来制定外科治疗策略。骨质疏松症影响退变

性脊柱侧凸的外科治疗策略，主要在于患者脊柱力学稳定性的改变，致使内固定失败、假关节形成、椎体骨折、脊柱畸形加重等风险明显增加。同时，该类患者又多合并心脑血管系统、呼吸系统等多种基础疾病，因而若无明显临床症状，多建议采用保守治疗。保守治疗包括：加强腰背肌锻炼，应用非甾体类消炎镇痛药及肌松药物，也可行物理治疗和体疗等；服用双膦酸盐类等抗骨质疏松药物；硬膜外、关节突关节或痛点注射，及选择性神经根阻滞等，可用来判断疼痛来源，且兼具短期治疗的效果；支具可以暂时缓解脊柱不稳所致疼痛，但不能终止侧凸进展，且长期使用可导致肌肉失用性萎缩，加重脊柱不稳。

而对于保守治疗失败、严重腰背部疼痛、神经源性症状进行性加重、影响生活质量且不能耐受；影像学上 L_3 和 L_4 终板成角、腰前凸异常、胸腰段后凸以及侧方滑动移明显，以及脊柱畸形进展迅速的患者，需选择积极的手术治疗[5,7,22]。

2010 年，Silva 和 Lenke[23]根据退变性脊柱侧凸患者临床症状及影像学表现，提出了非手术和六级手术治疗方案，即 Lenke-Silva 治疗分级系统，较其他分型治疗方案具有更强的指导意义。其具体手术治疗分级为：Ⅰ级，单纯后路减压；Ⅱ 级，后路减压 + 后路短节段融合固定减压节段；Ⅲ 级，后路减压 + 长节段融合固定；Ⅳ 级，后路减压 + 前后路联合融合固定，可根据需要经前路放置融合器；Ⅴ 级，后路融合固定延长至胸段；Ⅵ 级，后路减压 + 截骨矫形 + 后路融合固定。

（二）对于合并骨质疏松症的老年退变性脊柱侧凸患者，其治疗方案可能更为复杂

保守治疗（非手术治疗）

无或有轻度神经源性疼痛、间歇性跛行及背部疼痛，椎体前方存在增生骨赘，无椎体滑脱，腰椎侧凸弯曲 Cobb's $<30°$，半脱位 <2 mm，无腰椎后凸，冠状面及矢状面整体平衡满意的患者，采取保守治疗。由于骨质疏松症加大了脊柱畸形及临床症状进展的风险，对于存在椎体半脱位、脊柱冠状面及矢状面失衡倾向及神经受累的患者，有必要进行长期病情随访。

Ⅰ级治疗方案

存在椎管狭窄引起的神经源性疼痛、间歇性跛行，狭窄范围有限，无或有轻度轻微的腰背部疼痛，减压区域前方存在增生骨赘，腰椎侧凸弯曲 Cobb's $<30°$，半脱位 <2 mm，无胸段后凸畸形，冠状面及矢状面平衡满意的患者，可行单纯后路减压。Epstein 等[24]认为，部分严重骨质疏松或骨质增生的患者，若椎体前方有明显骨赘形成，宜行单纯减压术。对于伴有下肢疼痛的老年骨质疏松患者，DeWald 认为若 Cobb's 角 $<20°$、椎体侧方移位 <3 mm、动力位片脊柱无失

稳，则可单纯行有限椎管减压，而不宜行钉棒固定[25]。Frazier 等研究表明，对伴有椎管狭窄的退变性侧凸的患者，行单纯后路减压手术，可明显改善 VAS 疼痛评分[26]。然而，单纯后路减压可能致使减压脊椎后柱不稳定，对于合并骨质疏松症的患者，其畸形进展及临床症状加重的风险明显增大。因而，对于该类患者进行单纯后路减压，应合理评估骨质疏松程度，更为严格地把握临床及影像学特征。尽量减少椎板、关节突关节及脊柱韧带的切除损伤，对维持术后脊柱力学稳定有重要作用。

Ⅱ级治疗方案

存在神经源性疼痛、间歇性跛行，无或有轻度轻微的腰背部疼痛，减压区域前方不存在增生骨赘，腰椎侧凸 Cobb's <30°，小关节半脱位超过 2 mm，无胸段后凸畸形，冠状面及矢状面平衡满意。尽管该级治疗建议行后路减压 + 短节段融合固定，但对于多数合并骨质疏松症的患者，行后路减压 + 长节段融合固定可能是较为安全的选择。因为短节段融合固定整体术后假关节的发生率可高达 40%[27]，而合并骨质疏松症患者意味着更高的假关节发生率和更大的畸形进展可能。

Ⅲ 级治疗方案

具有明显腰背部疼痛，无或有神经源性疼痛、间歇性跛行，手术区域椎体前方无增生骨赘，侧凸弯曲通常大于 45°，小关节半脱位 >2 mm，无胸段后凸畸形，无冠状面和矢状面失衡。该级治疗建议融合固定畸形弯曲，因为腰背部疼痛大多与侧凸弯曲相关。弯曲的长节段固定融合，有利于脊柱畸形的三维重建，也可明显降低假关节发生率[28,29]。

Ⅳ级治疗方案

在Ⅲ 级治疗指征的基础上，患者同时存在腰椎后凸。前后路联合融合固定，有助于重建腰椎前凸和恢复矢状面平衡。根据需要经前路放置融合器，可起到椎间孔撑开间接减压的作用；该方案降低了后路内固定失败和假关节的发生率，但同时也增加了前路手术的相关并发症。

Ⅴ级治疗方案

在 Ⅳ 级治疗指征的基础上，患者同时存在胸椎后凸畸形及躯干失平衡，侧凸柔韧度 >30%。该类患者建议融合固定延长至胸段，以矫正胸腰椎畸形及恢复躯干平衡。由于老年患者基础疾病较多，围手术期并发症发生率高，融合固定延长至胸段手术创伤大、风险高，术前外科医师需谨慎加以权衡。

Ⅵ级治疗方案

在Ⅳ 级治疗指征的基础上，患者侧凸弯曲柔韧度 <30% 或已做过腰椎融合手术。截骨矫形是可较好重建矢状面及冠状面平衡的有效方式，对于存在腰椎

前凸减少或腰椎后凸而躯干整体矢状面平衡的患者(Ⅰ亚级),可采用 SPO 截骨进行矫正;而同时存在躯干整体矢状面平衡的患者(Ⅱ亚级),需 SPO 截骨才能达到手术目的。研究表明,在老年退变性脊柱侧凸患者,椎体截骨可取得良好的脊柱矢状面和冠状面重建效果,患者生活质量也可得到显著提高,然而其并发症相对较高,外科医师应有选择性地应用截骨术[30]。

六、脊柱三维矫形及意义

研究显示,相对于冠状面侧凸弯曲角,矢状面失平衡与临床症状有更大的联系,腰椎前凸减少或后凸、骨盆矢状面倾斜、平背畸形是疼痛产生的重要原因[26,31,32]。Murata 等[33]报道,退变性脊柱侧凸患者 81% 伴有腰前凸丢失,并指出腰前凸丢失往往发生在椎间盘楔形变的节段。Daubs 等[34]认为,矢状面力线的重建可以较好预测患者临床症状的恢复程度,而矫正矢状面失平衡是外科干预的重点。我们回顾性分析了解放军总医院 173 例术后退变性脊柱侧凸患者,结果显示,腰椎前凸的矫正与疼痛视觉模拟评分(VAS)、Oswestry 功能障碍指数密切相关[35]。

以往研究更多地关注退变性脊柱侧凸矢状面矫形的重要性,值得注意的是,冠状面及轴状面的矫形也不容忽视。与其他研究结论相反, Ploumis 等[36]通过对 58 例退变性脊柱侧凸患者影像学参数与健康相关生存质量评分 SF-36 的相关性分析发现,矢状面平衡情况与生存质量并无相关性,而冠状面失衡与患者 SF-36 评分有统计学相关性。Schwab 等[5]研究证实,除了腰椎前凸、胸腰段后凸外,椎体侧方旋转滑移、L_3 及 L_4 倾斜角也同样与 VAS 量表疼痛评分明显相关。Ahn 等[37]也认为,患者临床症状的改善依赖于矢状面及冠状面平衡的重建。另外,Toyone 等[38]指出,椎体旋转半脱位是神经根受压的主要原因,对椎体轴位旋转的矫正也是提高患者生存质量的重要方面。

七、融合端椎的选择

退变性脊柱侧凸手术融合端椎的选择至关重要,目的是通过融合尽可能少的脊椎,达到脊柱理想的稳定状态。合并骨质疏松症的患者,由于本身存在脊柱力学稳定性的改变,其融合端椎选择的把握应当更为严格。Bridwell[39]研究认为,近端融合椎应在中立位、冠状位和矢状位均保持水平稳定状态,终止于胸腰段或后凸畸形节段将使畸形加重,也不能终止于半脱位、滑脱、显著椎管狭窄的椎体和冠状位或矢状位的顶椎部位,同时邻近节段椎间隙应无明显退变。

Shufflebarger 等[40]认为,胸腰段具有独特的解剖结构,融合止于 T_{11}—L_2 将使近端邻近节段应力集中,故近端融合椎应选择 T_{10}或以上节段。Suk 等[41]的研究表明，近端融合椎选择 T_9 或 T_{10} 较选择 L_{1-2} 或 T_{11-12}，出现邻近节段椎间盘退变、椎体骨折及内固定失败的比例明显减少。Kim 等[42]将退变性脊柱侧凸患者，按近端融合椎在 T_9 或 T_{10}、T_{11} 或 T_{12}、L_1 或 L_2 分为三组，发现术后融合至 T_9 或 T_{10} 的邻近节段退变发生率低于其他两组，因而建议近端椎体应融合至 T_{10} 或以上的节段。2013 年，Cho 等[43]回顾分析了 51 例术后退变性脊柱侧凸患者，认为近端融合椎冠状面上应选择在弯曲的上端椎以上，且至少在中立椎水平，其研究显示，融合至 T_{11} 或 T_{12} 与融合至 T_{10} 的邻近节段病变发生率并无差异。笔者认为，T_{11}—L_2 为胸椎后凸向腰椎前凸的转换点，是应力相对集中的部位，对于合并骨质疏松症的老年退变性脊柱侧凸患者，尚无研究证实近端融合椎选择 T_{11} 或 T_{12} 具有可以接受的低并发症率，因而融合至 T_9 或 T_{10} 仍是比较安全的选择。

远端融合是否包括 L_5—S_1 椎间盘，是目前争议的焦点问题之一。远端融合至 L_5，可保留 L_5—S_1 运动节段，减少了手术时间、术中出血，降低了老年患者术中风险，避免了较高的假关节发生率，减少了对髋关节功能和步态的影响[44]；但同时加速了 L_5—S_1 椎间盘退变，继而出现矢状面失稳，增加后期延长融合翻修手术的可能[45]。对于合并骨质疏松症的退变性脊柱侧凸患者，远端融合若包括 L_5—S_1 椎间盘，则意味着需使用髂骨钉固定以确保融合远端的稳定性，因为固定至 S_1 可能导致不可接受的高假关节发生率和高内固定失败率。目前学者认为，多种情况下远端融合需包括 L_5—S_1 椎间盘：L_5—S_1 椎间盘重度退变（钙化融合除外），L_5—S_1 间峡部崩裂或不稳，L_5 椎体倾斜，L_5—S_1 椎板切除史，L_5 节段椎管狭窄需要行减压术[46-48]。而当 L_5—S_1 椎间盘严重退变伴钙化或自发融合时，L_5—S_1 椎间隙稳定，远端只需融合至 L_5[49]；L_5—S_1 椎间盘无或轻度退变，且具有正常腰椎前凸角的患者，也可融合至 L_5 以保留 L_5—S_1 节段的运动功能[44]。Cho 等研究发现[47]，术前存在的矢状面失平衡或腰椎前凸较少，与术后 L_5—S_1 并发症发生有密切关系；因而建议存在以上情况的患者，即使 L_5—S_1 椎间盘退变较轻，也需融合包括 L_5—S_1 椎间盘。

融合远端的稳定性是合并骨质疏松症的老年退变性脊柱侧凸患者手术需关注的重要环节。Cho 等[47]发现，骨质疏松是远端融合至 S_1 时内固定失败的重要原因，并认为采用骨盆髂骨钉固定、前方 L_5—S_1 椎体间融合等可降低内固定失败率。对于合并骨质疏松症的患者，髂骨钉固定可提高融合远端的力学稳定性，有效降低假关节、断棒、螺钉脱出等并发症的发生率。Kasten 等对 78 例脊柱畸形患者采用髂骨钉固定，平均年龄 68 岁，随访 2 ~ 8 年，腰骶段假关节发生率为 6.4%，较远端椎选至 S_1 有效降低了融合远端的并发症发生率[50]。也有研究显示，在不同骨质疏松程度条件下，可选用骨盆髂骨钉的多种固定方式，以提供足够融合远端的力学支撑[51]。另外，双皮质骶骨椎弓根螺钉、三皮质骶骨椎弓根螺钉、标准水泥强化骶骨椎弓根螺钉、终板下骨水泥强化骶骨椎弓根螺钉等可用于加强骶骨螺钉的稳定性，而其中终板下骨水泥强化骶骨椎弓根螺钉可获得最坚强的锚定作用[52]。在对骨质疏松新鲜尸体骶骨标本的实验中，当骨质疏松骨密度大于0.70 g/cm^{2}时，双皮质骶骨椎弓根螺钉可取得满意的固定强度；当骨质疏松骨密度大于0.60 g/cm^2 时，骨水泥强化单皮质骶骨椎弓根螺钉固定可获得较好的锚定强度[53]。然而，以上骶骨螺钉固定方法，是否同样适用于合并骨质疏松症的老年退变性脊柱侧凸患者，而不需将融合远端固定至髂骨，仍需要进一步研究证实。

八、骨水泥强化与植入物选择

影响椎弓根螺钉系统在椎体内稳定性的因素较多[54-56]，包括骨密度、骨弹性模量、螺钉尺寸、螺纹形状、螺钉与椎弓根匹配程度等。其中，骨密度减低是导致椎弓根螺钉稳定性下降的最主要因素。研究表明，椎弓根螺钉可承受的最大轴向拔出力与骨密度成正相关，骨密度每降低10 mg/cm^3，螺钉最大轴向拔出力降低60 N；当骨密度低于90 mg/cm^3 时，患者发生潜在螺钉松动的风险明显增加；当下降到80 mg/cm^3 后，则应该考虑使用骨水泥等方式进行椎体强化[57,58]。合并骨质疏松症的老年退变性脊柱侧凸患者，在椎体三维力学改变的同时，椎体骨小梁稀疏、骨强度下降，骨质对螺钉的把持力不足，椎弓根螺钉内固定后易出现螺钉松动、脱出、移位，甚至断裂。因而，提高椎弓根螺钉在椎体的稳定性成为该类患者行脊柱内固定时需要解决的重要问题。

目前，骨水泥强化椎弓根螺钉可能是其中最为切实可靠的方法。聚甲基丙烯酸甲酯（PMMA）凝固速度快、固定强度高，固化后即达最高固定强度，稳定强度可提高49% ~162%[59,60]，最大轴向拔出力提高95% ~350%[61]，有利于进行如椎体滑脱复位、脊柱畸形矫正等提拉强度较高的操作。对于合并骨质疏松症的老年退变性脊柱侧凸患者，顶锥区椎体进行不对称骨水泥强化，不但可以提高椎弓根螺钉的把持力，还有矫正部分脊柱畸形的作用。

另外，改进螺钉设计可有效增加内固定的力学稳定性。国内外学者分别从不同方面进行探索：增加螺钉长度和直径，改变螺纹形状，应用锥形螺钉、可膨胀螺钉或带侧孔空心螺钉等。尽管目前通过单一改进螺钉设计提高骨-钉界面力学稳定的作用有限，骨水泥强化联合使用改进螺钉亦不失为一种可靠选择。研究表明，在骨质疏松和严重骨质疏松的椎体中应用骨水泥强化可膨胀螺钉，最大拔出力较骨水泥强化普通螺钉分别增加了43%和56%[62]。使用空心侧孔椎弓根螺钉灌注骨水泥，在达到钉道强化的同时，有望降低骨水泥误注或渗漏所致的阻塞血管、神经脊髓损伤等并发症[63]。

同时，若需要进行椎体间融合，可采用弹性模量较小、与椎体终板接触面积较大的碳纤维融合器；也可使用同种异体骨块，或有条件的情况下配以高质量的自体骨。

九、脊柱微创技术的应用

老年退变性脊柱侧凸患者常伴随其他系统的复杂慢性疾病，故手术风险较大，与常规开放手术相比，术后并发症发生率高[64,65]。而脊柱微创手术具有切口小、组织创伤小、术中出血少、住院时间短、术后感染率低等优点，可有效降低老年患者围手术期风险，因而越来越引起脊柱外科医师的重视。经前路腰大肌入路的直接外侧椎体间融合（direct lateral interbody fusion，DLIF）和极外侧椎体间融合（extreme lateral interbody fusion，ELIF）是目前手术治疗退变性脊柱侧凸的常用微创技术。手术方式包括内窥镜下手术和管状撑开器手术，可在不经腹膜腔、不用分离大血管和神经丛的条件下，经外侧穿过腹膜后间隙和腰大肌达到腰椎，进行微创椎间融合。该技术的优点是：保留了前、后纵韧带以及后方关节突关节，提高术后脊柱的稳定性；允许大面积椎间融合器的置入以分散终板载荷应力，在达到更好椎间融合的同时，预防了融合器下沉的可能；可更有效地恢复椎间孔高度，间接恢复神经根管容积，达到神经根管间接减压的目的。

Tormenti 等[66]研究发现，退变性脊柱侧凸前路经腰大肌入路联合开放后路手术与单纯开放后路手术，在弯曲 Cobb 角矫正、腰椎前凸恢复等无明显差别，而前者出血量较少。Dakwa 等分析了 25 例退变性脊柱侧凸患者，术后随访 1 年，证实经前路腰大肌入路脊柱微创融合术可准确置入椎间融合器，并可较好维持术后椎间隙高度[67]。我科通过联合 DLIF 技术和经皮椎弓根螺钉置钉技术治疗退变性脊柱侧凸，患者在随访过程中也获得了较好的冠状面和矢状面矫形效果，同时视觉模拟量表（VAS）评分及 Oswestry 功能障碍指数（ODI）评分也得到了明显改善[68]。

然而，Acosta 等[69]认为，DLIF 技术尽管可显著改善退变性脊柱侧凸的节段性和整体性冠状面平衡，但对区域性或整体性矢状面的矫正尚存在不足，有必要联合开放后路手术以实现满意的矢状面重建。另外，退变性脊柱侧凸存在弯曲解剖学变异、椎体旋转滑移及广泛骨赘形成等，使得该手术方式对操作者技术熟练程度要求较高，同时也成为可能影响手术效果的重要因素。可喜的是，随着小切口微创通道技术、经皮椎弓根螺钉技术、MIS - TLIF 及腔镜等微创技术的发展，一些学者将多种微创组合应用于退变性脊柱侧凸的治疗，克服了单一微创技术的应用盲区，也可能是未来发展的一个重要方向。

十、对于合并骨质疏松症的老年退变性脊柱侧凸患者的诊疗,有几点是需要引起注意的

(一)骨密度评估误差

退变性脊柱侧凸患者多数存在椎体旋转,其中 Nash-Moe 分度在Ⅱ度以上旋转的患者占 67%[7]。Cheng 等[70]研究发现,旋转角度越大,投射面积越大,双能X线骨密度仪所测骨密度值越小,当椎体为Ⅱ度旋转时,投射面积增加 13.7%,所测骨密度值降低 11.6%。当椎体为Ⅲ度旋转时,投射面积增加 24.0%,所测骨密度值降低 19.0%。可见,椎体的旋转有使医师高估骨质疏松症程度的趋向。然而,不容忽视的是,退变性脊柱侧凸往往同时存在较严重的骨赘生成、关节突关节炎、椎体终板硬化、韧带钙化等退行性改变,或者甚至会出现椎体压缩性骨折,这些因素可能使医师错误地低估了患者骨质疏松程度。Pappou 和 Yagi 的两项研究同时显示,在老年退变性脊柱侧凸患者中,所测腰椎前后位骨密度值高于髋部骨密度值,存在腰椎前后位骨密度值与髋部骨密度值不一致的现象[10,71],即通过测量腰椎前后位骨密度值,骨质疏松的程度整体被低估了。

所以,经前后位测量退变性脊柱侧凸患者椎体骨密度时,骨质疏松程度被高估;而椎体的退行性改变,使骨质疏松程度被低估。整体而言,退变性脊柱侧凸患者椎体骨质疏松程度易被低估[72],并将可能影响外科医师使用错误的置钉方式及制定不合适的手术策略。

(二)内固定相邻节段病变

内固定邻近节段病变是退变性脊柱侧凸手术治疗最常见的远期并发症[73]。除了要正确选择近端融合椎外,合理把握矢状面矫形程度也是至关重要的。近期 Yagi 等认为[74],近端交界性后凸的发生可能与术后脊柱自行维持整体矢状面平衡有关,而若过度矫正腰椎前凸可造成渐进性胸椎后凸加重,因而恰当的矢状面矫形对减少交界性后凸发生有重要作用;与以往学者提倡的积极恢复正常腰椎生理前凸不同,Yagi 等认为老年患者普遍存在正性矢状面倾斜,恢复正常腰椎生理前凸可能导致术后渐进性胸椎后凸加重。由此可见,如何把握合适的矢状面矫正程度,仍是需要进一步研究的重要问题。

对于合并骨质疏松症的患者,强化椎弓根螺钉时大剂量使用骨水泥,也可能影响融合固定相邻节段的退行性改变。Polikeit 等认为,正常椎体终板“双凹征”改变,是对脊柱生理应力适应的结果。对骨质疏松椎体椎弓根螺钉进行骨水泥强化,可造成椎体间较大刚度级别差,而且骨水泥的注入会导致椎体终板生理向

心性凹陷减小、相邻椎体终板凹陷增加，致使椎间盘压力增大，相邻椎体终板应力集中，甚至产生终板轻微疲劳骨折[75,76]。同时，退变性脊柱侧凸后路坚强内固定后，相邻节段活动代偿增大，产生额外应力，增加了骨水泥强化所致相邻节段退变的作用。Frankel 等[59]研究表明，使用低剂量（<2.8 mL）和高剂量（>5.5 mL）骨水泥强化椎弓根螺钉，螺钉最大轴向拔出力没有统计学差异，即骨水泥-骨松质界面对拔出力的影响可能存在临界峰值，超过峰值后拔出力不再增加。因而，对椎弓根螺钉进行合适低剂量的骨水泥强化，除了可减少骨水泥相关并发症外，也是降低邻近节段应力、控制邻近节段退变风险的有效措施。

（三）相关并发症

合并骨质疏松症的退变性脊柱侧凸矫形手术，通常伴有较高的手术并发症发生率，并发症主要包括内固定失败、交界性后凸、邻近节段退变、假关节形成、感染、脑脊液漏等。同时，由于老年患者常伴有其他系统性疾病如高血压、冠心病、糖尿病等，手术耐受力差，围手术期风险大，常发生心肌梗死、肺炎、肠梗阻、泌尿系感染、深静脉血栓等严重并发症，应引起外科医师足够的重视。Daubs 等[65]研究显示，随着年龄的增加，患者并发症的发生率也会有所增加。Acosta 等[77]报道，一组年龄大于 75 岁的退变性脊柱侧凸患者，手术并发症的发生率上升至 62%，同时作者也指出，患者的死亡风险并没有随着增加。Charosky 等[78]对平均年龄 63 岁的 306 例患者进行的多中心研究显示，术后总体并发症发生率为 39%，神经并发症率 26%；并发症发生危险因素包括：术前骨盆倾斜大于 26°、融合椎体数量、融合至骶骨以及 PSO 截骨。

因而，术前合理评估患者病情，有效重建脊柱平衡，尽量减少融合椎数，避免融合至骶骨，慎重截骨，是降低并发症率的关键。而重视关注老年患者慢性系统疾病，严密术中监护，及时处理围手术期症状，是控制手术风险的重要环节。另外，骨质疏松患者术中骨面渗血较多，而大量出血与并发症发生率和手术风险密切相关；因而，避免术中椎板过多切除，缩短手术时间，术中适当应用多种止血措施，也是提高手术满意度的有效方法。

十一、总结

总之，合并骨质疏松症的老年退变性脊柱侧凸的手术治疗，较其他脊柱疾病具有一定的复杂性，合理把握手术适应症、选择合适手术方式是术前决策的关键内容，而缓减临床症状、维持脊柱平衡及控制较高的术后并发症率成为手术的主要目的。由于骨质疏松症患者脊柱力学的改变，手术策略的制定及手术方法的选择应更为严格谨慎。同时，为有效降低手术风险，围手术期老年系统性疾病的监护和控制显得尤为重要。近年来，尽管脊柱外科领域新技术新理论不断涌现，但创伤小、并发症率低、术后生存质量高的个体化治疗方案一直是外科医师追求的理想目标。

参考文献

[1] Schwab F, Dubey A, Gamez L, et al. Adult scoliosis: prevalence, SF－36, and nutritional parameters in an elderly volunteer population. Spine,2005,30:1082－1085.

[2] Weinstein S L, Ponseti I V. Curve progression in idiopathic scoliosis. J Bone Joint Surg Am,1983,65: 447－455.

[3] Vanderpool D W, James J I, Wynne-Davies R. Scoliosis in the elderly. J Bone Joint Surg Am,1969,51: 446－455.

[4] Pérennou D, Marcelli C, Hérisson C, et al. Adult lumbar scoliosis: epidemiologic aspects in a low-back pain population. Spine,1994,19: 123－128.

[5] Schwab F J, Smith V A, Biserni M, et al. Adult scoliosis: a quantitative radiographic and clinical analysis. Spine,2002,27: 387－392.

[6] Kobayashi T, Atsuta Y, Takemitsu M, et al. A prospective study of de novo scoliosis in a community based cohort. Spine,2006,31: 178－182.

[7] Pritchett J W, Bortel D T. Degenerative symptomatic lumbar scoliosis. Spine,1993,18:700－703.

[8] Seo J Y, Ha K Y, Hwang T H, et al. Risk of progression of degenerative lumbar scoliosis. J Neurosurg Spine,2011,15:558－566.

[9] Liu H, Ishihara H, Kanamori M,et al. Characteristics of nerve root compression caused by degenerative lumbar spinal stenosis with scoliosis. Spine J,2003, 3: 524－529.

[10] Pappou I P, Girardi F P, Sandhu H S, et al. Discordantly high spinal bone mineral density values in patients with adult lumbar scoliosis. Spine,2006,31:1614－1620.

[11] Bridwell K H. Degenerative scoliosis//Bridwell K H, Dewald R L. The textbook of spinal surgery. Philadelphia: JB Lippincott. 1997, 728－741.

[12] Robin G C. Scoliosis in the elderly idiopathic or osteoporotic. Clin Orthop,1986,205:311－312.

[13] Tribus C B. Degenerative lumbar scoliosis: evaluation and management. J Am Acad Orthop Surg,2003,11:174－183.

[14] Jimbo S, Kobayashi T, Aono K, et al. Epidemiology of degenerative lumbar scoliosis: a community-based cohort study. Spine,2012,37:1763－1770.

[15] Amendola L, Gasbarrini A, Fosco M, et al. Fenestrated pedicle screws for cement augmented purchase in patients with bone softening: a review of 21 cases. J Orthop Traumatol, 2011,12:193－199.

[16] Lowe T, Berven S H, Schwab F J, et al. The SRS classification for adult spinal deformity:

building on the King/Moe and Lenke classification systems. Spine,2006,31:S119 - 125.
[17] Schwab F, Farcy J P, Bridwell K, et al. A clinical impact classification of scoliosis in the adult. Spine,2006,31:2109 - 2114.
[18] Ploumis A, Transfledt E, Denis F. Degenerative lumbar scoliosis associated with spinal stenosis. Spine J,2007,7:428 - 436.
[19] Simmons E D. Surgical treatment of patients with lumbar spinal stenosis with associated scoliosis. Clin Orthop Relat Res,2001,(384):45 - 53.
[20] Faldini C, Pagkrati S, Grandi G, et al. Degenerative lumbar scoliosis: features and surgical treatment. J Orthop Traumatol,2006,7:67 - 71.
[21] 邱勇, 王斌, 朱锋, 等. 退变性腰椎侧凸的冠状面失平衡分型及对截骨矫形术式选择的意义. 中华骨科杂志,2009,29:418 - 423.
[22] Birknes J K, White A P, Albert T J, et al. Adult degenerative scoliosis: a review. Neurosurgery,2008,63:94 - 103.
[23] Silva F E, Lenke L G. Adult degenerative scoliosis: evaluation and management. Neurosurg Focus,2010,28:E1.
[24] Epstein J A, Epstein B S, Jones M D. Symptomatic lumbar scoliosis with degenerative changes in the elderly. Spine,1979,4:542 - 547.
[25] DeWald C J, Stanley T. Instrumentation-related complications of multilevel fusions for adult spinal deformity patients over age 65: surgical considerations and treatment options in patients with poor bone quality. Spine,2006,31:S144 - 151.
[26] Frazier D D, Lipson S J, Fossel A H, et al. Associations between spinal deformity and outcomes after decompression for spinal stenosis. Spine,1997,22: 2025 - 2029.
[27] Grubb S A, Lipscomb H J, Suh P B. Results of surgical treatment of painful adult scoliosis. Spine,1994,19: 1619 - 1627.
[28] 杜金,张永刚,宋凯, 等. 退行性脊柱侧弯长短节段固定差异对脊柱三维失衡的影响. 解放军医学院学报,2013,34:722 - 725.
[29] 王岩,张雪松,刘郑生, 等. 侧弯全节段椎弓根螺钉固定治疗退行性脊柱侧凸. 中国脊柱脊髓杂志,2005,15:218 - 221.
[30] Hassanzadeh H, Jain A, El Dafrawy M H, et al. There-column osteotomies in the treatment of spinal deformity in adult patients 60 years old and older: outcome and complications. Spine,2013,38:726 - 731.
[31] Jang J S, Lee S H, Min J H, et al. Changes in sagittal alignment after restoration of lower lumbar lordosis in patients with degenerative flat back syndrome. J Neurosurg Spine,2007, 7: 387 - 392.
[32] Schwab F, Lafage V, Patel A, et al. Sagittal plane considerations and the pelvis in the adult patient. Spine,2009,34:1828 - 1833.
[33] Murata Y, Takahashi K, Hanaoka E, et al. Changes in scoliotic curvature and lordotic an-

gle during the early phase of degenerative lumbar scoliosis. Spine,2002,27:2268 -2273.

[34] Daubs M D, Lenke L G, Bridwell K H, et al. Does correction of preoperative coronal imbalance make a difference in outcomes of adult patients with deformity? Spine,2013,38:476 -483.

[35] 杜金，张永刚，郑国权，等. 退行性脊柱侧凸患者生活质量相关参数分析. 国际骨科学杂志,2013,34:217 -224.

[36] Ploumis A, Hong L, Amir A, et al. A correlation of radiographic and functional measurements in adult degenerative scoliosis. Spine,2009,34:1581 -1584.

[37] Ahn U M, Ahn N U, Buchowski J M, et al. Functional outcome and radiographic correction after spinal soteotomy. Spine,2002,27:1303 -1311.

[38] Toyone T, Tanaka T, Kato D, et al. Anatomic changes in lateral spondylolisthesis associated with adult lumbar scoliosis. Spine,2005,30:671 -675.

[39] Bridwell K H. Selection of instrumentation and fusion levels for scoliosis: where to start and where to stop. J Neurosurg Spine,2004,1:1 -8.

[40] Shufflebarger H, Suk S, Mardjetko S. Debate: determining the upper instrumented vertebra in the management of adult degenerative scoliosis. Spine,2006,31:185 -194.

[41] Suk S I, Kim J H, Lee S M, et al. Incidence of proximal adjacent failure in adult lumbar deformity correction. SRS 38th Annual Meeting. Quebec, Canada. 2003.

[42] Kim J H, Kim S S, Suk S I. Incidence of proximal adjacent failure in adult lumbar deformity correction based on proximal fusion level. Asian Spine J,2007,1: 19 -26.

[43] Cho K J, Suk S I, Park S R, et al. Selection of proximal fusion level for adult degenerative lumbar scoliosis. Eur Spine J,2013,22:394 -401.

[44] Polly DW Jr, Hmmill C L, Bridwell K H. Debate: to fuse or not to fuse to the scrum, the fate of the L5, S1 disc. Spine,2006,31:179 -184.

[45] Kuhns C A, Bridwell K H, Lenke L G, et al. Thoracolumbar deformity arthrodesis stopping at L5: fate of the I5 - S1 disc, minimum 5 - year follow - up. Spine,2007,32: 2771 -2776.

[46] Tsai T H, Huang T Y, Lieu A S, et al. Functional outcome analysis: instrumented posterior lumbar interbody fusion for degenerative lumbar scoliosis. Acta Neurochir (Wien), 2011,153: 547 -555.

[47] Cho K J, Shu S, Park S R, et al. Arthrodesis to L5 verses S1 in long instrumentation and fusion for degenerative lumbar scoliosis. Eur Spine J,2009,18:531 -537.

[48] Kim Y J, Birdwell K H, Lenke L G, et al. An analysis of sagittal spinal alignment following long adult lumbar instrumentation and fusion to L5 or S1: can we predict ideal lumbar lordosis. Spine,2006,31:2343 -2352.

[49] Kuklo T R. Principles for selecting fusion levels in adult spinal deformity with particular attention to lumbar curves and double major curves. Spine,2006,19:132 -138.

[50] Kasten M D, Rao L A, Pries B. Long-term results of iliac wing fixation below extensive fusions in ambulatory adult patients with spinal disorders. J Spinal Disord Tech,2010,23:e37 -42.

[51] Yu B S, Zhuang X M, Zheng Z M, et al. Biomechanical advantages of dual over single iliac screws in lumbo-iliac fixation construct. Eur Spine J,2010,19:1121 -1128.

[52] 于滨生,郑召民,庄新明. 四种骶骨钉固定技术的生物力学比较. 脊柱外科杂志,2009,7353 -1356.

[53] 于滨生,郑召民,庄新明, 等. 骨质疏松程度对骶骨椎弓根螺钉固定的生物力学影响. 中国脊柱脊髓杂志,2009,19:740 -744.

[54] Krag M H, Beynnon B D, Pope M H, et al. An internal fixator for posterior application to short segments of the thoracic, lumbar, or lumbosacral spine. Design and testing. Clin Orthop Relat Res,1986,(203):75 -98.

[55] Coe J D, Warden K E, Herzig M A, et al. Influence of bone mineral density on the fixation of thoracolumbar implants. A comparative study of transpedicular screws, laminar hooks, and spinous process wires. Spine,1990,15:902 -907.

[56] Carlson G D, Abitbol J J, Anderson D R, et al. Screw fixation in the human sacrum. An in vitro study of the biomechanics of fixation. Spine,1992,17:S196 -203.

[57] Wittenberg R H, Shea M, Swartz D E, et al. Importance of bone mineral density in instrumented spine fusions. Spine,1991,16:647 -652.

[58] Okuyama K, Sato K, Abe E, et al. Stability of transpedicle screwing for the osteoporotic spine. An in vitro study of the mechanical stability. Spine,1993,18:2240 -2245.

[59] Frankel B M, D'Agostino S, Wang C, et al. A biomechanical cadaveric analysis of polymethylmethacrylate-augmented pedicle screw fixation. J Neurosurg Spine,2007,7: 47 -53.

[60] Tan J S, Bailey C S, Dvorak M F, et al. Cement augmentation of vertebral screws enhances the interface strength between interbody device and vertebral body. Spine,2007,32: 334 -341.

[61] Yi X, Wang Y, Lu H, et al. Augmentation of pedicle screw fixation strength using an injectable calcium sulfate cement an in vivo study. Spine,2008,33:2503 -2509.

[62] Wu Z X, Gao M X, Sang H X, et al. Surgical treatment of osteoporotic thoracolumbar compressive fractures with open vertebral cement augmentation of expandable pedicle screw fixation: A biomechanical study and a 2 - year follow-up of 20 patients. J Surg Res,2012; 173: 91 -98.

[63] Paré P E, Chappuis J L, Rampersaud R, et al. Biomechanical evaluation of a novel fenestrated pedicle screw augmented with bone cement inosteoporotic spines. Spine,2011,36: E1210 -1214.

[64] Cho K J, Suk S I, Park S R, et al. Complications in posterior fusion and instrumentation for degenerative lumbar scoliosis. Spine,2007,32:2232 -2237.

[65] Daubs M D, Lenke L G, Cheh G, et al. Adults spinal deformity surgery: complications and outcomes in patients over age 60. Spine,2007,32:2238 – 2244.

[66] Tormenti M J, Maserati M B, Bonfield C M, et al. Complications and radiographic correction in adult scoliosis following combined transpsoas extreme lateral interbody fusion and posterior pedicle screw instrumentation. Neurosurg Focus,2010,28:E7.

[67] Dakwar E, Cardona R F, Smith D A, et al. Early outcomes and safety of them inimally invasive lateral retroperitoneal transpsoas approach for adult degenerative scoliosis. Neurosurg Focus,2010, 28:E8.

[68] 张西峰，籍剑飞，王岩，等. 微创技术联合治疗 18 例成人腰椎侧凸. 中国骨科临床与基础研究杂志,2013,5:235 – 240.

[69] Aeosta F L, Liu J, Slimack N, et al. Changes in coronal and sagittal plane alignment following minimally invasive direct lateral interbody fusion for the treatment of degenerative lumbar disease in adults: a radiographic study. J Neurosurg Spine,2011,15: 92 – 96.

[70] Cheng J C, Sher H L, Guo X, et al. The effect of vertebral rotation of the lumbar spine on dual energy X – ray absorptiometry measurements: observational study. Hong Kong Med J, 2001,7:241 – 245.

[71] Yagi M, Yagi M I, King A B, Boachie-Adjei O. Characterization of osteopenia/osteoporesis in adult scoliosis. Does bone density affect surgical outcome? Spine,2011,36:1652 – 1657.

[72] 臧渊，雷伟，吴子祥. 脊柱退行性疾病对腰椎前后位骨密度的影响分析. 骨质疏松杂志,2012,18:179 – 182.

[73] Baroud G, Nemes J, Heini P, et al. Load shift of the intervertebral disc after a vertebroplasty: a finite-element study. Eur Spine J,2003,12:421 – 426.

[74] Yagi M, Hosogane N, Okada E, et al. Factors affecting the postoperative progression of thoracic kyphosis in surgical treated adult patients with lumbar degenerative scoliosis. Spine,2014,39:E521 – 528.

[75] 岳文峰，夏虹，王建华. 骨水泥强化椎弓根螺钉固定对骨质疏松患者有利无弊? 中国组织工程研究,2013,17:3081 – 3088.

[76] 刘海鹰，王波，王会民，等. 退行性脊柱侧凸后路矫形术 35 例远期随访. 中华外科杂志,2008, 46:484 – 487.

[77] Acosta F L Jr, McClendon J Jr, O'Shaughnessy B A, et al. Morbidity and mortality after spinal deformity surgery in patients 75 years and older: complications and predictive factors. J Neurosurg Spine,2011,15:667 – 674.

[78] Charosky S, Guigui P, Blamoutier A, et al. Complications and risk factors of primary adult scoliosis surgery: a multi-center study of 306 patients. Spine,2012,37: 693 – 700.

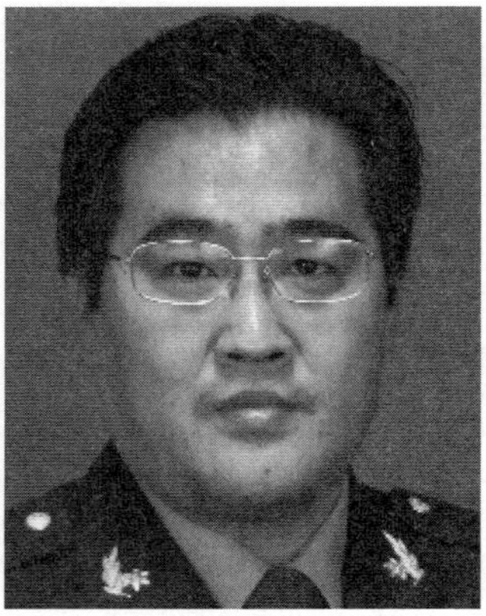

张永刚 解放军总医院骨科副主任,脊柱外科主任,教授、主任医师、博士生导师。曾主持国家科技部“863”脊柱畸形研究课题。获军队科技进步奖二等奖1项。发表论文近百篇,其中SCI论文11篇。现任中华医学会骨科分会脊柱学组委员兼秘书、解放军骨科专业委员会脊柱分会副主任委员、中国医师协会骨科分会委员兼脊柱工作委员会副主任委员和脊柱畸形工作组组长。《中国脊柱脊髓杂志》《脊柱外科杂志》常务编委,《中华医学杂志》等杂志编委。

老年脊柱肿瘤的诊断与评估

李建民

山东大学齐鲁医院骨科

一、引言

不同的文化圈对于老年人有着不同的定义,由于生命的周期是一个渐变的过程,壮年到老年的分界线往往是很模糊的。有些人认为做了祖父祖母就是进入了老年,有的人认为退休是进入老年的一个标志。世界卫生组织对老年人的定义为60周岁以上的人群,而西方一些发达国家则认为65岁是分界点,中国古代曾将50岁作为划分点。世界卫生组织对老年人的划分,将44岁以下的人群称为青年人,45到59岁的人群称为中年人,60到74岁的人群称为年轻老年人,75以上的才称为老年人。把90岁以上的人群称为长寿老人。在《中华人民共和国老年人权益保障法》中规定60周岁以上的公民为老年人。随着社会老龄化的日益加重,中国的老年人越来越多,所占人口比例也越来越高,2011年我国老年人口比例达13.7%。2012年10月23日,全国老龄委办公室发布消息称,2013年我国60岁以上老年人口将突破2亿,未来20年我国老年人口将进入快速增长期,到2050年老年人口将达到全国人口的三分之一。随着数量的不断增加,老年人面临着养老、医疗以及精神赡养等诸多社会问题,值得各界关注。人口老龄化不仅是个人和家庭的现实问题,它涉及政治、经济、文化、社会等领域。积极应对人口老龄化关系到国计民生、民族兴衰和国家的长治久安。

脊柱肿瘤是影响老年人健康的重要疾病,具有表现不典型、诊断困难、治疗难度大等特点,本文对老年人脊柱肿瘤的临床表现、影像学表现、诊断与鉴别诊断和评估等方面进行介绍。

二、老年人脊柱肿瘤的临床表现

老年人脊柱肿瘤的临床表现缺乏特异性,而且常合并骨质疏松、慢性腰背痛等病症,增加了误诊的风险。

1. *疼痛*

疼痛是脊柱肿瘤最常见的临床表现,不同的疾病及发展程度,其疼痛程度也不同。在脊柱转移瘤约有70%患者出现剧烈且持续性加重骨痛，夜间痛明显，进展迅速，制动多无效，严重者服止痛药无效，严重影响患者生存质量，是最常见的临床表现。当肿瘤压迫神经根时出现神经根性疼痛，表现为相应神经根支配区域放射性疼痛。疼痛因病灶部位不同而不同。对于上颈椎转移应注意，由于上颈椎椎管相对较宽，早期患者并没有脊髓的压迫症状，此时疼痛可为唯一的症状。脊柱转移瘤引起疼痛的机理包括：肿瘤细胞在骨内种植生长，刺激破骨细胞活动引起溶骨性骨质破坏，产生疼痛感；肿瘤侵犯骨膜或病理性骨折致骨膜性疼痛；另外，恶性肿瘤可分泌前列腺素、乳酸和肿瘤坏死因子等也可引起疼痛。凡有恶性肿瘤病史者，不明原因的脊柱部位疼痛，应高度怀疑是否有脊柱转移瘤。

也有些进展缓慢的肿瘤疼痛程度较轻，甚至无疼痛，可在其他原因引起的疼痛诊治过程中偶然发现，如脊柱血管瘤，但在引起病理骨折时也可出现严重疼痛。

2. 压迫症状

由于脊柱邻近脊髓、神经根，脊柱的病变也常常造成神经功能损害，出现相应的症状。转移性肿瘤常很快出现神经根、脊髓或马尾神经压迫症状。脊柱转移性肿瘤主要位于椎体，往往从前方压迫锥体束或前角细胞，故常以运动功能损害先出现。如颈椎肿瘤累及交感神经丛，则可出现 Horner 综合征，其特点为病侧眼球轻微下陷、瞳孔缩小，但对光反应正常、上睑下垂、同侧面部少汗等。括约肌功能损害往往提示预后不良。

3. 活动受限及畸形

因局部或神经根性疼痛常迫使患者采取保护性姿势并减少相应部位的活动，从而导致活动受限。如上颈椎转移瘤累及枕寰关节或者寰枢关节会引起头颈部的活动受限、僵硬。

4. 病理性骨折

有轻微外伤或根本没有任何诱因，可发生脊柱压缩骨折，此时疼痛加剧，可以很快出现截瘫等。

5. 肿胀、包块

因脊柱肿瘤部位较深，故临床上很少见可触及的包块，但若肿瘤生长时间较长、进展迅速，可产生肿胀感，并在体表扪及肿块。

6. 全身症状

良性肿瘤很少有全身表现，但在恶性肿瘤或转移瘤可有原发癌表现，全身情况差，常有贫血、消瘦、低热、乏力等，晚期甚至出现恶液质等危象。

三、体格检查

老年脊柱肿瘤患者多数缺乏明显体征，当肿瘤体积较大时，有时可以在局部见到或触摸到肿块，当肿瘤压迫脊髓时，可以出现相应的神经损害表现；当发生病理骨折时，可存在骨折的常见体征，对于意外出现的骨折，应注意其受伤的机制，对于仅有轻微外力所致的骨折应高度怀疑为病理性骨折。在明确其诊断之前，不应进行不适当的外科治疗。除了对肿瘤部位进行体检外，还应进行常规体检，以发现可能存在的原发肿瘤和其他合并症。但对于脊柱转移瘤而言，多数原发灶通常位置深、体积较小，有时很难通过体检获得阳性结果。Rougraff 等报道，仅有 8% 的病例通过体检能够发现原发肿瘤。体检的重点应放在前列腺、乳腺、甲状腺和腹部，这样有可能获得较多提示。对有阳性体征的，应对重点脏器进行特殊检查。

脊柱转移瘤患者轻者可仅有局部疼痛及叩击痛，而不影响肢体感觉及功能，而严重者可有姿势及步态异常，常采取保护性固定姿势或无法长久维持在某一位置，需翻身、卧位等，严重者卧床不起。肿瘤累及相应神经根时可出现神经检查异常，如颈椎转移瘤患者压迫神经根时可有臂丛神经牵拉试验及压头试验阳性，腰骶部可有坐骨神经痛，表现为股神经牵拉试验、直腿抬高试验阳性。相应阶段脊髓受压可出现肢体感觉、功能，甚至大小便及性功能障碍，截瘫时则有感觉平面存在。

四、实验室检查

1. 一般实验室检查

实验室检查的主要作用是评估患者的一般情况，排除多发性骨髓瘤和提示转移癌的可能。一般实验室化验包括血沉，肝肾功，血清钙、磷、碱性磷酸酶，尿钙及尿磷等。脊柱转移瘤同其他部位转移性肿瘤相同，患者可出现血红蛋白降低、血红细胞减少、血白细胞计数略增高、血沉增快、血浆蛋白下降和白蛋白与球蛋白比例倒置等。血生化标志物为病变性质提供参考。溶骨性骨转移可有尿钙、Ⅰ型胶原 C 肽升高等，若病情进展血钙将进一步增高，而且溶骨性标志物还可用于双膦酸盐治疗骨转移的疗效评价；与成骨反应相关的有：骨钙素、骨碱性磷酸酶、前胶原Ⅰ C 末端前肽、吡啉啶等。然而这些标志物的特异性还有待于进一步临床验证。

2. 肿瘤标志物

当癌症发生骨转移时，多数病例存在肿瘤标志物的升高。近年来发现，多种肿瘤标志物可以反映肿瘤的发生和发展情况。根据原发肿瘤的不同，可有一些不同的肿瘤相关标志物，如 CEA（癌胚抗原）、PSA（前列腺特异性抗原）、CA19－9、CA120、AFP、CA15－3、CA125 等，但除了 PSA 和 AFP（甲胎蛋白）具有指导意义外，其他结果通常缺乏特异性。不同分期的癌症，其肿瘤标志物异常升高比例不同。在未发生转移的肺癌、乳腺癌和结肠癌患者中,CEA 的升高率仅为 20%;而在发生骨转移的患者中,CEA 的升高率分别为 64%,52% 和 80%。对于所有类型骨转移瘤患者来说,CEA 的升高率为 34.6%,CA19-9 和 CA125 为 30.8%。在 Tsukushi 等的报道中,73% 的骨转移瘤患者存在至少 1 种肿瘤标志物(包括 CEA、CA19-9、CA15-3、CA125 和 PSA)的升高。文献报道,81%~90% 的肝癌患者 AFP 升高。在另一项研究中,35 例前列腺癌患者中 28 例 PSA 阳性,且具有较高的特异性(89%)。对于未知来源骨转移瘤患者,进行器官特异性肿瘤抗原检查,如 PSA 和 AFP,将有助于确定原发肿瘤。而其他非器官特异性肿瘤标记物仅有助于鉴别诊断,不能进行原发肿瘤诊断。尽管如此,将肿瘤标志物检查和骨扫描结合起来,对诊断还是有一定意义的。由于骨转移癌半数以上病例的肿瘤标记物升高,且骨扫描中 80% 为多发病灶,因此肿瘤抗原正常且显示为单发病灶的病例,应考虑为原发骨肿瘤的可能。另外,肿瘤标记物在肾癌和甲状腺癌患者中较少升高,其比例分别为 CEA 0%,CA19-9 13%~20%。因此,对于所有肿瘤标记物正常的病例,需考虑原发骨肿瘤、血液系统肿瘤、肾癌和甲状腺癌的可能,而不是肺癌或结肠癌。

五、影像学检查

1. X 线检查

X 线平片分辨率较低,尤其是对软组织分辨率较差,因此对于早期脊柱肿瘤诊断意义不大。研究表明,大约有 30%~50% 患者出现 X 线改变之前椎体就有破坏。有报道认为,只有当椎体骨小梁破坏达 50%~70% 时,才能在平片上表现出来。

X 线片上脊柱转移瘤常有三种表现:溶骨型、成骨型和混合型。Jonathan 统计显示,溶骨型占 66.6%,成骨型 21.0%,混合型占 12.8%。其中溶骨性骨质破坏表现为骨内外不规则的、不伴有反应性骨形成的溶骨影像,形成虫蚀样或地图状骨质缺损,界限不清,边缘不规则,周围无硬化,溶骨区内可见残留骨小梁、残留骨皮质,无骨膜反应。而在早期仅表现为骨质疏松。成骨型则表现为不规则致密阴影,甚至为象牙质样,边界不清,其间骨小梁紊乱、增厚、粗糙。混合型则两者均有。直肠癌、结肠癌、前列腺癌发生脊柱转移主要表现为溶骨性破坏。成骨型变化可见于部分前列腺癌、乳腺癌的硬癌及鼻咽癌和骨肉瘤等肿瘤发生脊柱转移时。X 线片上如果显示椎弓根的破坏,称为椎弓根阳性,对于诊断脊柱转移癌具有重大意义。

2. 脊髓造影

脊髓造影又称为椎管造影(myelography),指通过穿刺将造影剂注入脊髓蛛网膜下腔并使之显影的检查方法,主要用于判断确定椎管形态是否改变及脊髓受压情况等。可用于初步鉴别脊髓受压是由于肿瘤还是椎间盘突出引起或椎体后部增生的骨赘引起等。随着 CT、MRI 的广泛应用,脊髓造影已较少采用。

3. CT 及 CTM(CT 脊髓造影)

CT 及 CTM 主要优点在于可确定骨皮质及骨小梁的微小破坏,能准确显示椎体的溶骨性或成骨性病灶以及肿瘤是否侵入硬膜外腔或椎旁软组织,为诊断、导引下穿刺、手术方案选择及预后评估等提供重要帮助。

4. MRI 检查

MRI 检查对于诊断脊柱转移性肿瘤较为敏感,尤其是显示椎管内出血及转移瘤性质。脊柱转移性肿瘤的 MRI 分型:一般分为溶骨型、硬化型及混合型,其中以后者多见。溶骨型在 T1 WI 上呈低信号,T2 WI 上呈高信号,STIR 上呈高信号。硬化型在 T1 WI 及 T2 WI 上均呈低信号,STIR 上呈高信号。混合型常为不均匀的混杂信号。

约 90% 以上的脊柱转移瘤伴附件破坏,而良性病变不侵及附件。脊柱转移性瘤可侵及椎旁软组织,如腰大肌等,形成椎旁脓肿外观。这亦有助于鉴别良恶性脊柱压缩性骨折。一般而言,脊柱转移瘤常不侵及椎间盘。肿瘤的侵袭性生长及肿块的占位性改变常引起脊髓压迫及椎管狭窄。

但应注意,对于脊柱转移性肿瘤单纯行局部 CT 或 MRI 检查容易遗漏跳跃的多发病灶。

5. 核素骨扫描(ECT)

放射性同位素骨扫描可通过一次性全身成像,发现不同部位的多个病灶,更能准确地反映转移灶的真实部位,不容易遗漏。且在检测椎体骨转移灶局部代谢改变时非常敏感,诊断价值较大,可早期发现原发灶。应注意到肿瘤侵袭、创伤、感染均可产生反应性新骨形成,在 ECT 上表现为异常核素浓聚。

6. 正电子发射体层成像(positron emission tomography,PET)

PET 是基于肿瘤细胞对 18 - FDG 摄取增加,积聚于线粒体内从而成像。反映的是肿瘤细胞糖代谢过程,更具有肿瘤特异性,可有效鉴别肿瘤良恶性。PET 灵敏度较高,特别是非小细胞肺癌、乳腺癌及多发性骨髓瘤发生脊柱转移时,可显示代谢增高。

六、病理活检

骨肿瘤的诊断强调临床、影像、病理三结合诊断,因此病理活检也是诊断的重要部分,虽然活检是诊断脊柱肿瘤的最终标准,但并非唯一标准,应结合其他检查结果进行综合诊断。术前活检可为手术方式的选择提供参考。活检分切开活检和穿刺活检，若病变位于椎体，在椎旁无法取到活检样本，可选择经椎弓根的穿刺活检，因风险较高一般在CT引导下进行。如近椎管肿瘤血运丰富，则活检时易造成椎管内出血，从而造成对脊髓的压迫，此时穿刺活检应当慎重。多数脊柱肿瘤的病理诊断可采取穿刺活检进行，需要切开活检的病例不多。在CT或X线透视引导下进行穿刺活检，可提高病理诊断的准确率。

对脊柱转移瘤进行病理活检的原则和指证如下：① 无恶性肿瘤病史而怀疑骨转移瘤的患者必须进行活检，以排除淋巴瘤、骨髓瘤和肉瘤，如确诊为转移瘤，应在病理结果指导下寻找原发肿瘤，在活检排除原发骨肿瘤之前就进行内固定手术将造成周围组织的严重污染，影响患者的预后；② 如果患者恶性肿瘤病史明确，全身同时发现多处骨质破坏时（长骨、椎体、骨盆），术前活检不是必须进行的操作；③ 对于恶性肿瘤病史明确，但仅出现单发骨质破坏的患者，制定手术计划之前应进行活检明确诊断。Clayer等对50例既往有脏器恶性肿瘤病史（主要包括24例乳腺癌及11例前列腺癌）且出现新发骨骼病灶的患者进行活检，证实15%的骨骼病灶是其他的新发肿瘤，发现既往肿瘤与新发骨病灶的平均间隔时间为84个月，研究者认为，对于发生在长期存活的恶性肿瘤患者的新发骨病灶应进行活检，以避免不恰当的治疗。

七、诊断与鉴别诊断

老年脊柱肿瘤的诊断要强调临床、影像、病理三结合诊断，对于反复腰背部、颈项部疼痛，保守治疗效果不佳者，要警惕脊柱肿瘤的存在。脊柱原发肿瘤总体发病率较低，对于老年人脊柱肿瘤通常要考虑的有骨转移瘤、骨髓瘤、淋巴瘤、血管瘤等，部分骨质疏松性骨折也要与脊柱肿瘤进行鉴别。

1. *骨转移瘤*

凡具有原发恶性肿瘤病史，出现脊柱疼痛者应高度怀疑转移。应仔细询问病史及临床表现，同时对可疑部位行完善而全面的影像学检查。活检是诊断肿瘤的必要手段，应当尽量在术前行CT导引下穿刺活检以明确病变性质，为手术提供参考。若术前穿刺活检困难，则术中可行快速病理，甚至行切开活检。实验室检查可为原发病灶的存在提供指向性意见，应当尽量寻找原发灶，即便找不到原发灶，病理明确也应诊断为转移瘤，为后续综合治疗提供依据。

2. *骨髓瘤*

骨髓瘤是源于骨髓浆细胞的单克隆性肿瘤性病变，以溶骨性骨质破坏以及血清中出现异常升高的单克隆性蛋白（M蛋白）为特征。病变通常是多中心性，最终能侵润到全身各个器官，甚至发生罕见的浆细胞性白细胞。异常的免疫球蛋白链（淀粉样物）沉积还可引起包括肾脏在内的全身各个脏器功能紊乱。骨髓瘤,特别是多发性骨髓瘤与骨转移瘤在临床表现上可以较为相似,其主要鉴别点如下。

(1)临床症状 骨髓瘤最常见的临床表现为骨痛,程度和持续时间不尽相同,常与骨转移瘤症状相同,但50%以上的病例伴随贫血、异常出血倾向、肾功能不全等表现,消瘦、发热、恶病质也很常见。

(2)影像学特点 多数多发性骨髓瘤病例在影像学上均可见圆形或类圆形的溶骨性破坏,呈补丁样改变,边界清楚,周围没有硬化,病灶逐渐增大,并融合成片。在早期孤立性病灶和病变进展缓慢常见。膨胀的病变内有残留的骨嵴,呈皂泡样改变。而骨转移瘤多为纯溶骨性破坏,无膨胀性改变,前列腺癌、乳腺癌骨转移还可见成骨性破坏。转移瘤引起的损伤在骨扫描上通常可见核素浓聚,然而骨髓瘤常表现为“流空”现象。

(3)实验室检查 实验室检查是区别多发骨髓瘤和骨转移瘤的重要手段。骨髓瘤血沉增快,通常在100 mm/h以上,可有高钙血症,约占全部病例的1/3,血钙水平与骨骼破坏程度并不平行。骨穿刺可有浆细胞升高。40%以上的患者会出现本周蛋白血症。但本周蛋白对诊断骨髓瘤缺乏特异性,因为在很多疾病中本周蛋白也可以升高,尤其是转移性腺癌。电泳和免疫电泳为诊断提供更可靠的信息,同时还有助于对免疫球蛋白种类进行分型并判断预后。76%的血清蛋白电泳检查中可见异常蛋白峰,75%的尿蛋白电泳检查中可见球蛋白峰。免疫电泳结果显示,单克隆重链升高占83%,单克隆轻链升高占8%。

(4)组织病理学 骨髓瘤由成片的圆形或卵圆形具有浆细胞特征的细胞组成,细胞核偏圆,染色质呈车轮状,胞质嗜酸性,核周有空晕。胞质外的免疫球蛋白形成Russell小体(细胞外嗜酸性球形小体)。在免疫组织化学染色上,浆细胞性骨髓瘤的特点是呈现单克隆性的Kappa或Lambda轻链表达,可与其他转移瘤区别。

3. 淋巴瘤

骨的恶性淋巴瘤是一种由恶性淋巴细胞组成的、造成骨质破坏的肿瘤。骨淋巴瘤可以是原发性的或者继发于其他的系统性疾病。骨的淋巴瘤绝大多数为弥漫性大B细胞型。

(1)临床症状 骨的原发性淋巴瘤可以累及全身骨骼,其中扁骨以髂骨、肩胛骨、脊椎骨最好发,而长骨则以股骨和胫骨最易受累。患者局部疼痛非常严重,但全身情况可以良好,这是骨原发性淋巴瘤的重要特点。全身性的淋巴瘤患者往往全身状况差,同时伴有发热。

(2)影像学特点 X线表现无明显特异性,肿瘤最初破坏干骺端和骨干的髓腔,并形成小的穿凿样透亮区,骺端偶尔受累。病灶逐渐融合成片并穿透皮质。

与转移癌不同的是，淋巴瘤在骨质破坏过程中，骨膜受到刺激可以形成葱皮样骨膜反应，且往往形成巨大的软组织包块。

（3）组织病理学 肿瘤组织中可见弥漫的圆形细胞侵润，有时与去分化转移性腺癌、去分化骨髓瘤非常难鉴别，需要进行免疫组织化学染色。白细胞共同抗原（LCA）阳性；B 细胞来源者 CD20 或者 CD79a 阳性；T 细胞来源者 CD45RO 或 CD3 阳性；间变性大细胞淋巴瘤可表达 Ki－1（CD30）；霍奇金淋巴瘤可表达 CD15 及 CD30。

4. 骨质疏松性椎体骨折

骨质疏松症是以骨矿物质和骨基质等比例减少和骨组织显微结构退化为特征，致使骨的脆性增高和骨折危险性增加的一种全身性骨病。骨质疏松症不仅骨量减少，更重要的是其力学性能也降低。骨质疏松最常引发的并发症是骨折，其中最常见的是椎体骨折。骨质疏松性脊柱骨折主要发生在年龄较大的患者。这是因为随着年龄的增加，体内性激素水平下降，对甲状腺素激素的拮抗作用下降，对破骨细胞的抑制作用减弱，从而导致骨量下降及骨强度降低，骨的承受力也明显减弱，轻微外力都可以造成骨折。此外，遗传因素、钙及蛋白质等营养物质摄入不足、活动量减少、免疫功能低下等因素亦与骨质疏松有关。轻微外伤常可导致一个或多个椎体发生压缩性骨折，部分骨折患者可无明确外伤史。其主要临床表现为胸背部疼痛、身高减低和驼背畸形，且疼痛程度个体差异很大，因持续时间较短甚至无明显症状而常常被忽略。骨质疏松性脊柱骨折的影像学诊断方法以往主要依赖于 X 线平片及 CT 扫描，随着影像学的发展，尤其是 MRI 在其诊断及预后评估等方面的作用越来越大。

脊柱椎体骨折是骨质疏松后常见的改变之一。由于椎体骨骨量的减少，使得椎体骨骨折的概率加大，骨折往往在外力或较轻微的外力下，即可发生。影像学表现往往是椎体被压缩变形，好发于胸 12 椎体和腰 1 椎体，可单独一个或同时多个椎体受累，椎体前缘骨皮质发生皱褶、中断、嵌入，椎体内出现横行致密带，位于椎体面下 0.1～1 cm 处或在椎体中部，边缘模糊；同时还可发现椎体有不同程度的骨质疏松和退行性改变。这对于普通 X 线检查即可达到。由于脊柱的结构复杂，在平片上其结构相互重叠，并且平片密度分辨率低，因而对细微的病变常不易发现。同时 X 线检查仅仅反映椎体形态学的改变，不可避免地将一部分陈旧性骨折包括在内而无法与新鲜骨折区分开来，特别是当骨折的椎体外形改变不是很明显并且椎体骨折为多发时。再者，由于骨量丢失 30% 以上时，平片才能显示，故其对椎体早期骨质疏松改变并不敏感，其特异性较差，难于发现早期的骨质疏松改变。另外 X 线平片对原发性和病理性压缩骨折的鉴别诊断有一定的限度，通常，X 线平片上两者都表现为椎体压缩呈楔形改变，如合并明显附件骨质破坏或周围软组织肿块,则对病理性骨折诊断有鉴别价值。

骨质疏松性脊柱骨折的CT特征有:因骨质疏松性椎体压缩所呈现的楔形和鱼椎样变形等形态学改变,其高度减低以椎体中部明显,且多伴有变形椎体邻近椎间盘的膨出或突出。常可见骨折线,多同时累及皮质骨和松质骨,甚至可累及附件,也可有骨折片移位突入椎管内,亦可呈现椎体后方皮质弧形突出,有时骨折部位似为骨质破坏,一方面可能是骨折本身的原因所致,另一方面可能是骨的吸收所引起。在部分楔形及凹陷形椎体中,椎体后上角翘起,突向椎管,这在其他病因所致的椎体骨折变形中较为少见。另一个特征性的CT表现是骨松质密度减低,这在椎体压缩变形初期即可发生,常表现为整个椎体或中央区域的均匀低密度,也可呈斑点状、蜂窝状、栅栏状或不规则小条片状低密度改变。椎体骨皮质普遍变薄,椎体后角及周边可因增生性骨赘而呈高密度突起,两侧常不对称,这可能与不均匀应力或显微骨折的修复有关。若伴有椎间盘膨出或突出,则可在椎间盘层面见到环形或突起的软组织密度灶向椎管内突入;有时还可能见到压缩性骨折或椎体滑脱所显示的椎缘双边征。多排CT扫描可清楚显示椎体骨折及椎管受累的情况,对椎体的水平骨折线矢状及斜行骨折线均可在数据基础上直接显示,三维重建图像可帮助显示更加清晰。CT的横断面成像避免了X线平片结构重叠的缺点,且密度分辨率高,能发现X线平片不易发现的细微改变,检测椎体、椎弓根及附件破坏明显比X线平片敏感。在骨质疏松性和病理性脊柱骨折的鉴别上CT能提供一定的帮助,前者椎体的骨皮质只会骨折,不会破坏,而在绝大多数病理性骨折中椎体前外方或后方的皮质有破坏,同时部分单纯椎体压缩时其周围的软组织影一般都较薄(≤8 cm),而病理性骨折者伴有软组织肿块较厚且呈结节状。

MRI对老年性骨质疏松引起的椎体骨折和转移瘤的鉴别具有X线、CT和ECT等影像学技术所不及的优势。MRI对良、恶性骨折的鉴别主要在下面几个方面。

(1) 椎体形态:骨质疏松性椎体压缩骨折的特异性表现为椎体后缘骨皮质折叠成角,且骨折片向椎管内突出。该征象的发生机制可能与骨质疏松椎体脆性大,易于碎裂移位有关。而椎体转移瘤压缩骨折的特征性表现是压缩椎体前后径拉长,椎体前后缘较大而圆隆,中央小,类似于哑铃状。Chevalier认为,良性病变椎体后缘向后凸出成角,而恶性病变则椎体后缘向后呈球形凸出。

(2) 椎弓根破坏和周围软组织肿块:骨质疏松性压缩骨折一般无椎弓根破坏,无硬膜外和椎旁软组织肿块。椎体转移瘤压缩骨折的椎弓根受侵表现以椎弓根膨胀性改变最具特征,可作为鉴别诊断的依据。戴力扬认为,Gd增强T1加权像的椎弓根的信号改变具有鉴别诊断意义:转移性肿瘤所致骨折椎弓根可有不均匀强化，而骨质疏松性骨折一般不出现强化。

（3）骨髓信号改变：骨质疏松性骨折椎体松质骨 T1WI 像常呈局灶性低信号，残存正常骨髓信号。而转移性肿瘤因肿瘤细胞弥漫性浸润整个椎体，多表现为弥漫性低信号、无残余带状排列的正常信号区域。即使部分椎体可残存正常骨髓信号，但所占的比例很少，不足 7%。T2WI 像上二者均可表现为高信号，提示骨髓水肿。T1WI 增强扫描中，恶性压缩椎体约 77% 增强扫描后信号不均匀，增强信号不均匀或明显高于相邻未压缩椎体，呈弥漫或不规则分布，Guenod 等认为，SE 序列 T1WI 增强扫描后病灶强化的程度是鉴别良、恶性的重要指征。另外，文献报道的还有 MR 弥散加权成像技术，但其是否能提供独特的信息和准确的诊断尚需进一步研究。

5. *脊柱血管瘤*

脊柱骨血管瘤以中老年女性多见，发病部位以胸椎最多见。病理上，骨血管瘤由成熟的、大小不等的毛细血管、海绵状血管或血管脂肪瘤样血管等不规则的薄壁血管组成，部分呈血湖或腔隙状，肿瘤的血管间可见脂肪性骨髓组织。椎体血管瘤的改变有时易与椎体骨质疏松相混淆，这是由于骨质疏松所致骨小梁的稀疏与椎体骨血管瘤的栅栏状骨改变有着相似之处。

脊柱骨血管瘤的影像学表现各异，主要取决于病灶的大小。可以表现为骨小梁增粗，受累区域骨质密度减低，有时也可表现为增高。在轴位 CT 片上，脊柱骨血管瘤通常呈现低密度（脂肪组织），病灶内点状高密度（椎体的垂直骨小梁的横截面）。

X 线平片是诊断椎体骨血管瘤的一种有效且简单的方法。椎体骨血管瘤在 X 线平片上的典型表现是椎体上的垂直的条纹，即增粗肥厚的骨小梁结构，椎体内非受力横向骨小梁因血管组织穿行被吸收，残存纵向受力骨小梁代偿性增粗，故在侧位片上常见增粗的纵向骨小梁在椎内成栅栏状改变。有时还可以看到椎体呈蜂窝样改变，即膨胀增粗的血管穿行骨间所致。而且，在有临床症状的血管瘤中还可以见到膨胀性改变，即椎体本来的凹的轮廓消失。只有当血管瘤侵犯至少 1/3 个椎体时，在 X 线平片约有 60% 的病变可能被发现。有症状的血管瘤晚期可表现为受累椎体的受压变形、楔形变以及驼背畸形等。

CT 可以更好地描述病变的骨质破坏程度、软组织侵犯程度以及椎管侵犯引起的脊髓压迫。CT 横断面的典型表现是椎体内多发小圆点状增粗的骨小梁的横断面显影，其周围伴有骨质吸收破坏后造成的局限性低密度区。在 MRI 上，椎体骨血管瘤表现呈多样，一些病灶在自旋回波 TWI 呈现高信号和 T1WI 呈现中等信号，或者 T1WI 中等信号、TWI 高信号，也可以呈混杂或者均一信号。两种序列的不同表现主要取决于病灶内脂肪细胞、血管及间质水分的相对含量。

在 TWI 上呈现高信号而 T1WI 上呈现中等信号的区域含有较多的脂肪细胞，TWI 呈现中等信号而 T1WI 上呈现高信号的区域即与正常的骨髓类似。

八、老年脊柱肿瘤的评估

脊柱肿瘤的治疗与四肢骨肿瘤相比难度大、风险高，尤其是老年人脊柱肿瘤，在进行外科治疗前必须进行充分术前准备和术前评估，对于良性骨肿瘤，如脊柱血管瘤，如无症状，可不需要手术治疗，而大多数脊柱转移瘤也不需要手术治疗，因此术前评估是排除手术禁忌、明确手术指证、确定手术方案的前提。

Karnofsky（卡氏，KPS，百分法）功能状态评分标准是最常用的生命质量评分方法，见表 1。

表 1　Karnofsky 功能状态评分标准

正常活动	
100	正常，无症状及体征，无疾病证据
90	能正常活动，但有轻微症状及体征
80	勉强可进行正常活动，有某些症状或体征
生活自理	
70	生活可自理，但不能维持正常生活或工作
60	有时需人扶助，但大多数时间可自理，不能从事正常工作
50	需要一定的帮助和护理，以及给予药物治疗
失去能力	
40	生活不能自理，需特别照顾及治疗
30	生活严重不能自理，有住院指征，尚不到病重
20	病重，完全失去自理能力，需住院给予积极支持治疗
10	病危，临近死亡
0	死亡

在脊柱转移瘤的诊治中，为了正确评估和指导治疗，学者们提出了一些脊柱转移瘤的分类方法。

Harrington 等根据神经受损和骨破坏情况将脊柱转移瘤患者分为 5 型：I 型患者没有明显的神经症状；II 型患者尚未出现椎体塌陷或不稳定，仅有轻微神经症状；III 型患者神经症状较重，但椎体受累并不明显；IV 型患者具有椎体塌陷及机械性疼痛或不稳，但没有明显神经受损；V 型患者具有椎体塌陷或不稳的同时出现明显神经受损的症状。I、II 型患者主要通过化疗或激素治疗获得疼痛缓解，如果治疗无效则可进行局部放疗；III 型患者通常仅接受放疗，如果为急性神经损伤，可以考虑类固醇激素治疗；IV 型及 V 型患者则应进行外科治疗。

Tokuhashi 等提出了脊柱转移癌患者预后和生存期的评估系统，该系统包括 6 个方面：① 总体健康状况（差，0 分；中等，1 分；良好，2 分）；② 骨外转移数目（≥3 个，0 分；1 ~ 2 个，1 分；0 个，2 分）；③ 椎体转移数目（ >3 个，0 分；1 个，2 分；2 个，1 分）；④ 主要脏器转移（无法切除，0 分；可切除，1 分；无转移，2 分）；⑤ 原发肿瘤类型（肺、胃，0 分；肾、肝、子宫、其他未知来源，1 分；甲状腺、前列腺、乳腺、直肠，2 分）；⑥ 脊髓麻痹（完全，0 分；不完全，1 分；无，2 分）。在 64 例患者中，9 分及以上者生存 12 个月以上；9 分及以下者生存小于 12 个月；5 分及以下者生存小于 3 个月。研究者建议，9 分及以上者可接受肿瘤切除手术，5 分及以下患者接受姑息性手术；但对 6 ~ 8 分患者未给予治疗意见。

Tomita 等对 Tokuhashi 评分进行了修改，通过回顾分析 67 例脊柱转移瘤患者的治疗结果，提出了脊柱转移瘤的预后评分系统，包括原发肿瘤的部位及恶性程度、内脏转移情况、骨转移情况等 3 项预后因素，总分为 10 分。按评分结果确定治疗方案，即 2 ~ 3 分者可行广泛或边缘切除，4 ~ 5 分者可行边缘或瘤内切除，6 ~ 7 分者可行姑息性手术，8 ~ 10 分者不应手术而仅行支持治疗见表 2。

表 2　Tomita 脊柱转移瘤评分系统

得分	预后因素		
	原发肿瘤	内脏转移	骨转移数目
1	缓慢生长	无内脏转移为0分	单个或孤立
2	中等生长	可以治疗	多个
4	迅速生长	不可治疗	

预后得分	预计生存期	治疗目标	外科治疗策略
2	>2年	长期局部控制	整块切除
3			
4			
5	1～2年	中期局部控制	分块切除
6			
7	6～12个月	短期姑息控制	姑息性减压
8			
9	<3个月	临终关怀	非手术治疗
10			

Tomita 评分系统是评估脊柱转移瘤患者预后、指导制定治疗方案的公认标准，对脊柱转移瘤患者采取治疗应进行 Tomita 评分，选择最佳治疗方案。在对脊柱转移瘤患者进行 Tomita 评分的同时，还应考虑以下因素，以决定是否采取手术治疗：① 放射不敏感肿瘤引起神经压迫而导致的神经功能进行性减退；② 存在或将发生脊柱不稳定；③ 存在经非手术治疗无效的严重的顽固性疼痛；④ 肿瘤经放射治疗仍进行性增大；⑤ 需要明确病理诊断；⑥ 预期寿命大于 3 ~ 6 个月，总体健康状况良好；⑦ 骨量不足，多发脊髓压迫或生存期短于 3 个月的患者，多数不考虑手术治疗。

对于脊柱肿瘤患者脊柱稳定性的评估尚无公认的方法，对肿瘤引起的脊柱不稳也没有很好定义。1997 年 Taneichi 等研究了转移造成椎体塌陷的危险因素，建立了椎体濒临塌陷的标准。在胸段（$T_1 - T_{10}$）椎体塌陷的危险因素是肿瘤体积及肋椎关节的破坏，而在胸腰段及腰段（$T_{10} - L_5$）肿瘤大小及椎弓根破坏是主要因素。作者指出：在胸椎即将塌陷的标准是椎体 50% ~ 60% 的破坏而没有其他结构的破坏，或者 25% ~ 30% 的椎体破坏合并肋椎关节的破坏。在胸腰段及腰段，35% ~ 40% 的椎体，或者 20% ~ 25% 的椎体合并椎弓根破坏表示椎体即将塌陷。为了临床决策和进一步研究，脊柱肿瘤研究协作组［Spine Oncology Study Group（SOSG）］将脊柱不稳定义为因肿瘤进展导致的脊柱整体性丢失，及由此引起的活动相关疼痛、症状性或进展性畸形和（或）生理负荷下的神经并发症。SOSG 建立了一个综合性分级系统来帮助确定脊柱肿瘤所致的脊柱不稳，该分级系统称为肿瘤性脊柱不稳评分系统（SINS），包括以下因素：肿瘤部位、疼痛、骨病变的特点、脊柱序列、椎体塌陷和脊椎后方结构的受累，分别赋予分值，总分最小为 0 分，最大为 18 分，0 ~ 6 分为“稳定”，7 ~ 12 分为“不确定（可能为濒临）的不稳定”，13 ~ 18 分为“不稳定”，而得分在 7 ~ 18 分之间者被认为需要外科会诊。该评分系统经过临床验证，具有近乎完美的观察者间和观察者内的可靠性，对脊柱潜在不稳或不稳判断的敏感性和特异性分别为 95.7% 和 79.5%。需注意的是，当该系统用于指导治疗时需要深入研究该系统的灵活性，因为当治疗更为微创时，治疗的时机和标准也应该改变。另外必须强调，在做出外科治疗决策时，稳定性仅是该过程的一个因素，患者的一般健康状况、肿瘤的组织学类型、愈合、神经症状和患者的选择也必须加以考虑。

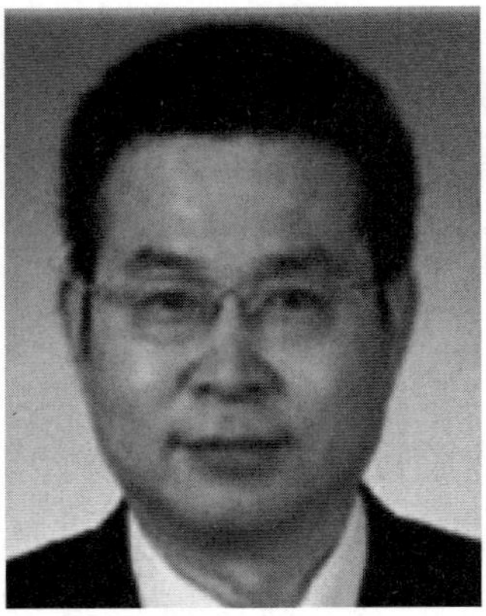

李建民 教授，博士生导师。山东大学齐鲁医院骨科主任兼山东大学齐鲁医院青岛院区骨科中心主任。重点从事骨及软组织肿瘤的诊治研究。现任中华医学会骨科学分会委员、中华医学会骨科学分会骨肿瘤学组委员、中国医师协会骨科分会骨肿瘤学组副组长、山东省医学会骨科学分会主任委员。《中华骨科杂志》《中国骨与关节杂志》等杂志编委或常务编委。

老年腰椎内固定的问题与策略

郑燕平

山东大学齐鲁医院骨科

一、引言

随着脊柱内固定技术的发展和老龄化社会的出现,脊柱内固定技术正广泛用于治疗各种老年脊柱疾患,包括脊柱畸形、脊柱骨折、肿瘤的切除与重建、脊椎滑脱以及退变性疾病等。但是,与年轻患者不同的是,老龄患者特别是高龄患者往往合并严重的骨质疏松症。研究表明,随着骨质疏松程度的增加,脊柱内固定的抗拔出力将明显降低。随之而来,将会出现内固定松动、失效,甚至手术失败等一系列严重的并发症。如何提高老年骨质疏松患者脊柱内固定的稳定性与疗效,是当前脊柱外科医生所关注的重要领域之一。

对于老年骨质疏松患者,内固定正被广泛应用于治疗各个节段的脊柱疾患。对于腰椎内固定,后路的椎弓根钉棒系统是目前最常采用的固定方式,而对于某些特定患者,包括骨折、肿瘤或者脊柱畸形时,亦会应用到前路的钢板系统或钉棒系统。而对于老年骨质疏松患者,无论选用何种内固定方式,对于脊柱外科医生都是巨大的挑战。

二、后路椎弓根钉棒系统内固定

后路的椎弓根钉棒系统是目前腰椎减压术后增加脊柱稳定性、提高融合率最常采用的内固定方式。多数情况下,脊柱前柱相对完整、没有明显不稳,因此单一的后路椎弓根内固定一般均能满足固定需要。而对于老年患者的脊柱畸形的矫正相对比较棘手,后路椎弓根内固定是比较常用的矫正系统,但是一旦畸形矫正时所需要的力量大于螺钉的抗拔出力,势必会造成螺钉的松动及失效。因此,对于老年骨质疏松患者,在容许范围内适度、有限的矫形,是预防椎弓根钉内固定松动的重要策略之一。另外,前路的松解或内固定支撑亦是减少后路椎弓根内固定负荷的策略之一,但是,由于前路手术相对创伤较大、风险较高,尤其对于老年患者,一定要在仔细权衡利弊之后慎重选择。

(一) 问题:螺钉的松动与退出

目前,腰椎椎弓根钉内固定是最普遍的后路固定方式。而对于老年骨质疏松患者,内固定与骨界面间的力学强度是影响内固定物抗拔出力的决定性因素。因此,老年腰椎后路内固定最常见的问题就是螺钉的松动以及自钉道内的退出,继而造成腰椎融合或者畸形矫正的失败。大量的文献研究证实,腰椎后路椎弓根内固定的失效与骨密度(BMD)密切相关。对于骨质疏松患者,螺钉的拔出或在临近终板内的切割现象与骨密度密切相关,而对于严重骨质疏松患者,甚至在生理范围内的脊柱屈伸运动都有可能引起以上内固定失败的发生。Soshi 等人的生物力学研究建议,当骨密度低于 0.3 g/cm^2 时,由于内固定物抗拔出力显著降低,不推荐使用椎弓根螺钉内固定。

在实际手术操作中,脊柱外科医生可以通过体会旋紧螺钉时所需要的旋转扭力间接判断该螺钉的抗拔出力。研究表明,在螺钉的螺纹设计及规格相同时,旋转螺钉时的扭力与椎体骨密度和螺钉抗拔出力成正相关,同时也是预测螺钉是否会发生早期松动的重要因素。如果在术中发现螺钉抗拔出力有限,最好直接采取增加螺钉固定强度的各种措施,尽量避免内固定的早期松动、失效。

另外,对于内径为锥形设计的椎弓根螺钉,多数研究显示,一旦螺钉植入,如果沿原钉道旋出 360°时,螺钉的抗拔出力会明显降低。

(二) 策略

1. *增加螺钉长度与直径*

一般来讲,多数医生会通过增加螺钉长度和直径以期增加螺钉在骨质中的抗拔出力。研究证实,通过增加螺钉的长度的确可以增加螺钉的抗拔出力,但是这种作用在骨质疏松的椎体内则并不显著。而且当增加螺钉长度时,虽然突破椎体前壁可以通过双皮质固定明显增加螺钉的抗拔出力,但是损伤前方大血管等重要结构的可能性却大幅增加,因此目前仍然推荐椎弓根螺钉的单皮质固定,尽量不穿透椎体前壁。目前植入螺钉长度一般要求达到可植入钉道总长度的 80% 即可,而且强调螺钉务必有效穿过椎弓根,以保持其力学强度。对于骶骨,研究认为,当螺钉指向前方椎间盘或骶骨岬时,螺钉抗拔出力最大。

另外,增加螺钉直径同样可以增加螺钉抗拔出力。对于椎弓根螺钉,外径越大、内径越小、螺纹间距越小,螺钉的抗拔出力越大。Kiner 等人的研究显示,直径为 8 mm 的椎弓根螺钉的抗拔出力明显高于行骨水泥加强后直径为 6 mm 的螺钉。但是,椎弓根本身的直径却限制了螺钉的直径,研究显示,在骨质疏松症椎体中,当螺钉直径超过椎弓根直径的 70% 时,置入螺钉时椎弓根皮质崩裂的概率明显增加。

因此，利用增加螺钉直径或长度来提高螺钉抗拔出力的方法需要充分权衡利弊，慎重采用。

2. 改善螺钉钉道行程

对于老年骨质疏松椎体，除选用合适规格的螺钉外，最佳的螺钉钉道行程也可以增加螺钉的抗拔出力。在矢状面上，当螺钉贴近终板下方时其抗拔出力高于螺钉完全位于松质骨椎体内时。Youssef 等人的研究结果显示，在矢状面，当螺钉较上终板适当向头侧成角时，其螺钉的稳定性不如螺钉尾倾或平行于上终板植入时的力学强度。因此，在矢状面上，螺钉植入应尽量避免向头侧倾斜。而在横断面上，当螺钉内倾并且与对侧螺钉形成夹角时，其抗拔出力增加。当横断面上两侧螺钉形成夹角时，其对两侧螺钉间的所有骨质形成抗拔出力，而非螺钉螺纹内的骨质。研究结果显示，当两螺钉夹角为 30°时，较平行植入的两螺钉的抗拔出力增加 28.6%。Ruland 等人的研究显示，当成角的两侧螺钉受到负荷失效时，近端椎体往往出现横行骨折。两侧螺钉形成夹角与局部椎体解剖结构相关，下腰椎椎弓根钉可以有较大内倾角，而上腰椎及胸椎椎弓根内倾角有限。

另外，近年来有研究结果显示，当钉道适当外倾而进入椎体外侧骨皮质时，可以明显增加螺钉的抗拔出力，不亚于内倾植入螺钉的力学强度。尤其对于骨质疏松的椎体，依靠部分皮质骨，可以有效增加螺钉的力学强度。

3. 攻丝

一般来讲，对钉道行常规攻丝后，由于对钉道内骨质的破坏，置入螺钉的抗拔出力会有所下降。而在置入螺钉之前，选择小于常规直径的丝攻进行钉道攻丝同样可以增加攻丝后螺钉的抗拔出力。一般认为，当选择小直径的丝攻进行钉道攻丝时，可以保留钉道内更多的松质骨，从而在螺钉置入时增加螺纹周围的骨量，进而保持螺钉的抗拔出力。研究显示，选择小直径的丝攻较常规直径攻丝可能并不能明显增加正常骨质强度的椎体内螺钉的抗拔出力，但是对于骨质疏松椎体，当选择小于正常直径 1 mm 的丝攻时，与常规直径攻丝相比，置入螺钉时的扭矩与螺钉的抗拔出力均有所增加，并与未攻丝的螺钉抗拔出力相当。

无论在攻丝或者置钉时，保持钉道背侧骨皮质的完整性都至关重要。而且，置钉时，务求一次成功，因为一旦将螺钉旋出后再置入，对其的旋转扭力和抗拔出力都将形成负面影响。

4. 增加固定节段

对于老年骨质疏松椎体，增加内固定稳定性的另外一个策略就是通过增加固定节段来减少单个螺钉的载荷。研究结果显示，椎弓根钉固定上下各增加一个节段时，病变节段内固定的移动范围减少约 56%。

但是，增加固定节段是一把双刃剑，它同时增加了手术创伤以及相关并发症的发生率，而且在融合节段增加后，内固定物远期的并发症发生率亦相应增加。因此，选择该方法一定要慎之又慎，充分权衡利弊。另外，加用椎板钩同样可以增加内固定的稳定性。研究结果显示，由于在骨质疏松椎体中，椎板部分的骨皮质强度很少受累，加用椎板钩可以明显增加内固定物的稳定性以及螺钉的抗拔出力。

5. PMMA 骨水泥强化

通过 PMMA 骨水泥增加螺钉与骨界面之间的固定强度，是增加骨质疏松椎体内固定稳定性的另一重要策略，目前的应用越来越普及。目前，骨水泥强化钉道的常用方法主要有两种：一种是置入螺钉前向钉道内注入骨水泥，然后在骨水泥聚合硬化之前拧入螺钉；另一种在置入螺钉之后，通过螺钉向椎体内注入骨水泥，后者需选用特殊设计的螺钉，即螺钉为空心设计，而且螺钉顶头部分设计有侧孔，有利于骨水泥注入后向螺钉周围弥散。研究结果显示，通过向螺钉钉道内注入骨水泥可以使螺钉的抗拔出力增加 2 ~ 3 倍。骨水泥向椎体周围甚至椎管或椎间孔内的渗漏是利用骨水泥强化螺钉界面时的主要相关并发症。由于 PMMA 骨水泥不可吸收，而且其固化时的大量放热效应，其他可选用的生物骨水泥亦逐渐开始受到重视与发展，具体包括羟基磷灰石骨水泥、磷酸钙骨水泥等。但上述生物型骨水泥不像 PMMA 在体内可以即时固化，一般需要 4 ~ 24 小时才能达到最大力学强度。因此，上述生物型骨水泥不适用于老年骨质疏松患者脊柱手术需要畸形矫正者。

有研究比较了经空心螺钉向椎体内注入骨水泥强化与普通置入螺钉前向钉道内注入骨水泥强化两种方法，结果显示，两者均能显著增加螺钉的抗拔出力，但是在前者椎体内骨水泥的分布更偏向椎体后方，在 10 例由空心螺钉注入骨水泥强化的椎体标本中，有 2 例发生了骨水泥在椎体后方的渗漏。这可能与空心螺钉侧孔的位置有关。

6. 可膨胀螺钉

可膨胀螺钉是为了增加螺钉抗拔出力而另外设计的一种新型螺钉。该螺钉前方 2/3 部分为被两条垂直沟槽分为四等分的扇叶，当将扩张螺栓（一小直径螺钉）拧入可膨胀螺钉的内芯时，螺钉的扇叶部分即被膨胀张开。当取出螺钉时，需首先取出扩张螺栓，使螺钉的扇叶部分回缩，然后再取出螺钉。Ngu 等人对可膨胀螺钉的研究结果显示，虽然可膨胀螺钉的抗拔出力优于普通螺钉，但仍明显低于经骨水泥强化钉道后的螺钉抗拔出力。Cook 等的研究亦有类似结果，可膨胀螺钉较普通螺钉抗拔出力增加一倍，而经骨水泥强化钉道后的螺钉抗拔出力却较普通螺钉增加了 250%。在一篇对 145 例行可膨胀螺钉固定的临床报道中，有21例患者为老年骨质疏松患者，其中有5%发生螺钉断裂（1/21例，5/97螺钉）。可膨胀螺钉断裂部位多位于螺钉沟槽与体部交界处，因此螺钉一旦断裂，常常难以取出。

7. 其他

螺钉的具体类型对其力学强度亦有一定影响。Chen等比较了腰骶椎固定时采用单轴与多轴椎弓根钉联合前柱支撑时的力学强度差异，结果显示，多轴椎弓根钉稳定性更好。另外，也出现了一些新型椎弓根钉的设计，包括聚醚醚酮（PEEK）椎弓根钉棒系统、经椎弓根接骨板固定系统等，虽然生物力学的相关基础研究结果显示其力学强度优良，但其临床应用的确切疗效尚待进一步证实。

再者，相关生物力学的研究结果显示，横连接可以增加椎弓根钉棒内固定系统的旋转稳定性。一般来讲，双横联即可以达到最佳的稳定效果，Lim等通过相关生物力学研究指出，单横联的理想固定位置是位于纵向连接棒的近端1/4处，而双横联的理想固定部位是其中之一位于连接棒中点处，另一横连则位于连接棒近端1/8水平位置。另外，Lim等还比较了不同横连接固定方式的生物力学差异，指出对角线固定的横连接较传统水平固定的横连接增加了屈伸活动时的稳定性，但是侧屈和旋转的稳定性却有所降低。基于以上相关生物力学研究结果，我们建议横连接适用于以下情况，第一，因骨折、椎间盘切除或椎体切除后导致前柱不稳定时；第二，需要纠正脊柱旋转畸形时。

总之，对于老年骨质疏松椎体，内固定物最常出现的问题即内固定的松动，具体可表现为螺钉的切割、松动，以至于螺钉自钉道内退出。螺钉退出后，由于原钉道骨质条件的破坏，往往难以原位再次置钉。如果一旦发生内固定松动而需要翻修时，我们需要充分考虑到以上提出的各种策略，结合具体情况，选择合适的翻修策略。而且，除以上提到的各种策略外，必要时还要考虑行前柱固定、融合术，因为椎体前方的终板结构为植骨融合提供了较为有利的条件，同时也有利于对椎体支撑重建。前柱固定可以明显减少后路固定物的屈曲－牵张运动，从而减少后方内固定物松动的概率。

三、前路内固定系统

对于老年患者，当存在由于前方椎体疾患所导致的神经功能损害者，如骨折、肿瘤或由于脊柱畸形需要行前方松解以及需要短节段内固定者，前路固定融合术可以同时固定脊柱前柱和中柱，而且可以行椎间植骨，这种植骨方式更加有利于椎间融合。

对于胸腰段或上腰椎的前路固定可以选择前路接骨板或钉棒系统。前路固定一般置于椎体侧方，由于局部大血管和髂嵴的阻挡，下腰椎相对来讲不适合选用前路固定方式。前路内固定物的主要生物力学作用是分担前方椎体间的载荷，而且一般需联合使用前方椎体间的纵向支撑植骨或钛笼植骨。当选择前路固定时，所需融合节段一般少于单纯行后路内固定时。而对于老年骨质疏松椎体，单纯的前路内固定亦难以提供足够的力学固定效果，因此选择后路的固定配合前路的支撑会更加合适。Kallemeier 等对各种内固定进行系统性的比较，结果显示，后路椎弓根钉固定联合前路钢板固定及前柱有效支撑的力学稳定性最佳，其次为后路的椎弓根钉棒系统固定联合前柱的有效支撑，而没有前柱的钢板固定，再其次为单一后路椎弓根钉棒系统固定，而力学强度最差的是单一的前路钢板系统固定联合前柱支撑。而 Wang 等的研究结果显示，在缺乏有效前柱支撑的情况下，单一的后路椎弓根钉棒内固定系统难以提供足够的稳定性，因此在胸腰椎骨折中，在后路椎弓钉钉棒固定的情况下，同时强调有效前柱支撑的重要性。

（一）问题

对于老年骨质疏松椎体，前路内固定的问题主要有两个方面，一是内固定物的松动，另一方面是椎体间支撑置入物向相邻椎体松质骨内的下沉，由此可能导致融合失败以及椎体后凸畸形复发。对于前一方面问题的解决策略，Lim 等的研究结果显示，置入前方椎体螺钉时的扭转力矩以及椎体螺钉的抗拔出力与椎体的骨密度成正相关。通过增加螺钉直径以及行双皮质固定，可以增加螺钉的抗拔出力。而且，在行椎体钉固定时，注意要避免损伤上下相邻的正常椎间盘组织。与后路椎弓根钉类似，前方椎体钉亦可以利用 PMMA 或其他可降解的生物骨水泥来强化固定。对于椎体间支撑置入物向相邻椎体松质骨内的下沉问题，目前认为行椎体间植骨床的准备时，尽量保留椎体终板的完整性有利于减少前方椎体间支撑物的下沉。另外，要避免选择直径过小的椎体间植骨块或钛网，以免发生对椎体终板的切割甚至嵌入椎体内。最后，一旦发现前柱固定不能达到力学要求时，往往需要联合后路固定。

（二）策略

对于老年骨质疏松患者，当行腰椎前路手术进行前方支撑时，需特别关注支撑物的材料和设计特点。比较常用的前柱支撑物包括自体骨、同种异体骨以及金属或碳素装置。对于老年骨质疏松椎体，由于椎体终板较薄弱，支撑物容易对薄弱的终板产生切割而嵌入椎体。因此，为了减少该类并发症，应尽量避免选择高模量、强度大的支撑物。支撑物的弹性模量应尽量与宿主椎体接近。所以，选择自体带有皮质骨结构的松质骨骨块较为合适。另外，椎体间支撑物应该保证能够与相邻椎体终板间有充分的接触面积，从而保证应力的均匀传导，尤其要避免支撑物周缘与椎体终板间产生局部的应力集中而发生切割。对于具有锐利边缘结构的支撑物，如普通钛网等，由于易发生相邻骨质疏松椎体内的切割，应尽量避免单独使用。而且，金属材质的支撑物一旦发生松动和移位，有导致相邻重要血管或内脏损伤的风险，需要慎重选择使用。因此，对于老年骨质疏松椎体，当需要前柱重建时，往往联合应用后路的椎弓根钉棒固定来辅助前柱支撑，以减少选择单纯前柱支撑时的相关并发症。

四、融合后相邻节段骨折

（一）问题

对于老年骨质疏松椎体，另外一个需要关注的问题就是固定融合相邻节段椎体或融合节段端椎动态变化。由于以上椎体处于应力集中点，发生继发骨折的风险明显升高。同样，在行多节段的腰骶固定融合后，存在骨质疏松的骶骨或骨盆亦可能继发骨折。减少此问题的策略之一是避免融合节段的末端处于后凸节段内，从而减少端椎的应力集中。另外，有少量的报道显示，对骨质疏松患者固定融合节段的相邻椎体行预防性的 PMMA 椎体成形术可能会减少该椎体的骨折风险。

（二）策略

当椎管狭窄节段的椎体出现骨折时，在对该节段行椎管减压术后，如果同时对骨折椎体行椎体成形术，可能避免术后后凸畸形的发生，同时可能避免行固定融合手术的必要。Singh 等对 16 例腰椎管狭窄合并椎体压缩骨折的患者行上述的椎管减压和椎体成形术，其中 13 例患者术后疗效良好至优良，包括 10 例患者术后疗效为优良。

五、小结

随着人口老龄化的不断加重，脊柱外科医生必须对骨质疏松的椎体具有全面、足够的认识。当对老年骨质疏松患者行必要的椎体重建手术时，手术医生一定要充分认识到对骨质疏松椎体行内固定的特点，并能够利用各种策略以减少内固定失败的发生。

参考文献

[1] Abshire B B, McLain R F, Valdevit A, et al. Characteristics of pullout failure in conical

and cylindrical pedicle screws after full insertion and back-out. Spine J,2001,1:408 - 414.

[2] Alumi K, Panjabi M M, Kramer K M, et al. Biomechanical evaluation of lumbar spinal stability after graded facetectomies. Spine,1990,15:1142 - 1147.

[3] Barber J W, Boden S D, Ganey T, et al. Biomechanical study of lumbar pedicle screws: does convergence affect axial pullout strength? J Spinal Disord,1998,11:215 - 220.

[4] Carmouche J J, Molinari R W, Gerlinger T, et al. Effects of pilot hole preparation technique on pedicle screw fixation in different regions of the osteoporotic thoracic and lumbar spine. J Neurosurg Spine,2005,3:364 - 370.

[5] Chapman J R, Harrington R M, Lee K M, et al. Factors affecting the pullout strength of cancellous bone screws. J Biomech Eng,1996,118:391 - 398.

[6] Cho W, Wu C, Mehbod A A, Transfeldt E E. Comparison of cage designs for transforaminal lumbar interbody fusion: a biomechanical study. Clin Biomech,2008,23:979 - 985.

[7] Cholewicki J, Crisco T T 3rd, Oxland T R, et al. Effects of posture and structure on three-dimensional coupled rotations in the lumbar spine: a biomechanical analysis. Spine,1996, 21:2421 - 2428.

[8] Daftari T K, Horton W C, Hutton W C. Correlations between screw hold preparation, torque of insertion, and pullout strength for spinal screws. J Spinal Disord,1994,7:139 - 145.

[9] Defino H L, Rosa R C, Silva P, et al. The effect of repetitive pilot-hole use on the insertion torque and pullout strength of vertebral system screws. Spine,2009,34:871 - 876.

[10] Erkan S, Hsu B, Wu C, et al. Alignment of pedicle screws with pilot holes: can tap ping improve screw trajectory in thoracic spines? Eur Spine J,2010,19:71 - 77.

[11] Erkan S, Wu C, Mehbod A A, et al. Biomechanical comparison of transpedicular versus extrapedicular vertebroplasty using polymethylmethacrylate. J Spinal Disord Tech,2010,23: 180 - 185.

[12] Fogel G R, Reitman C A, Liu W, et al. Physical characteristics of polyaxial headed pedicle screws and biomechanical comparison of load with their failure. Spine,2003,28:470 - 473.

[13] Hirano T, Hasegawa K, Takahashi H E, et al. Structural characteristics of the pedicle and its role in screw stability. Spine,1997,22:2504 - 2509.

[14] Inceoglu S, Ferrera L, McLain R F. Pedicle screw fixation strength: pullout versus insertional torque. Spine J,2004,4:513 - 518.

[15] Kiner D W, Wybo C D, Sterba W, et al. Biomechanical analysis of different techniques in revision spinal instrumentation: large diameter screws versus cement augmentation. Spine, 2008,33:2618 - 2622.

[16] Krag M H, Beynnon B D, Pope M H, et al. An internal fixator for posterior application to short segments of the thoracic, lumbar, or lumbosacral spine: design and testing. Clin Or-

thop,1986,203:75 -98.

[17] Krag MH. Biomechanics of thoracolumbar spinal fixation: a review. Spine,1991,16:584 - 599.

[18] Kwok A W, Finkelstein J A, Woodside T, et al. Insertional torque and pull-out strengths of conical and cylindrical pedicle screws in cadaveric bone. Spine,1996,21:2429 -2434.

[19] Law M, Tencer A F, Anderson P A. Caudo-cephalad loading of pedicle screws:mechanisms of loosening and methods of augmentation. Spine,1993,18:2438 -2443.

[20] Lehman R A Jr, Polly D W Jr, Kuklo T R, et al. Straight-forward versus anatomic trajectory technique of thoracic pedicle screw fixation: a biomechanical analysis. Spine,2003,28: 2058 -2065.

[21] Lill C A, Schlegel U, Wahl D, et al. Comparison of the in vitro holding strengths of conical and cylindrical pedicle screws in a fully inserted setting and backed out 180 degrees. J Spinal Disord,2000,13:259 -266.

[22] Lill C A, Schneider E, Goldhahn J, et al. Mechanical perfor-mance of cylindrical and dual core pedicle screws in calf and human vertebrae. Arch Orthop Trauma Surg,2006,126:686 -694.

[23] Liu Y K, Njus G O, Bahr P A,et al. Fatigue life improvement of nitrogen-ion-implanted pedicle screws. Spine,1990,15:311 -317.

[24] Misenhimer G R, Peek R D, Wiltse L L, et al. Anatomic analysis of pedicle cortical and cancellous diameter as related to screw size. Spine,1989,14:367 -372.

[25] Mummaneni P V, Haddock S M, Liebschner M A, et al. Biomechanical evaluation of a double-threaded pedicle screw in elderly vertebrae. J Spinal Disord Tech,2002,15:64 - 68.

[26] Okuyama K, Abe E, Suzuki T, et al. Can insertional torque predict screw loosening and related failures? an in vivo study of pedicle screw fixation augmenting posteror lumbar interbody fusion. Spine,2000,25:858 -864.

[27] Panjabi M, Brown M, Lindhal S, et al. Intrinsic disc pressure as a measure of intensity of the lumbar spine. Spine,1988,13:913 -917.

[28] Pfeiffer F M, Abernathie D L, Smith D E. A comparison of pullout strength for pedicle screws of different designs: a study using tapped and untapped pilot holes. Spine,2006, 31:867 -870.

[29] Polly D W Jr, Orchowski J R, Ellenbogen R G. Revision pedicle screws: bigger, longer shims: what is best? Spine,1998,23:1374 -1379.

[30] Santoni B G, Hynes R A, McGilvray K C, et al. Cortical bone trajectory for lumbar pedicle screws. Spine J,2009,9:366 -373.

[31] Schmidt H, Midderhoff S, Adkins K, et al. The effect of different design concepts in lumbar total disc arthroplasty on the range of motion, facet joint forces and instantaneous centre

of rotation of a L4 – 5 segment. Eur Spine J,2009,18:1695 – 1705.
[32] Sterba W, Kim D G, Fyhrie D P, et al. Biomechanical analysis of differing pedicle screw insertion angles. Clin Biomech,2007,22:385 – 391.
[33] Zdeblick T A, Kunz D N, Cooke M E, et al. Pedicle screw pullout strength: correlation with insertional torque. Spine,1993,18:1673 – 1676.

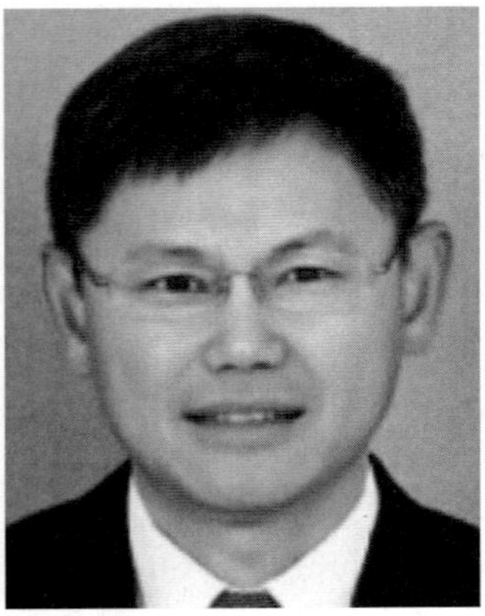

郑燕平　教授、主任医师、博士生导师。山东大学齐鲁医院骨外科副主任兼齐鲁医院青岛院区骨外科常务副主任、脊柱外科主任。中华医学会骨科学分会脊柱外科学组委员、国际脊柱畸形学会中国部成员、山东省医学会骨科分会副主任委员。在国内外脊柱外科专业杂志上发表论文60余篇。多次参加国际学术会议并发言；多次参加、主持、组织国内脊柱高峰论坛和学术研讨会。

老年退变性腰椎管狭窄症的手术治疗选择

陈伯华

青岛大学附属医院骨科

一、引言

随着人口老龄化的发展,退行性腰椎疾病的发生率也越来越高。腰椎管狭窄症是其中主要的临床常见病,由于对该病的诊断与治疗目前还没有足够的循证医学依据,对老年人退变性腰椎管狭窄症的治疗尚未形成成熟的治疗规范。手术技术的发展和人们对生活质量要求的提高,使得手术治疗成为老年退变性腰椎管狭窄症的主要治疗手段之一,因此,不同手术治疗方式的选择需要进行理性的评估。

本文通过文献复习对老年退变性腰椎管狭窄症的诊断与治疗手段探求循证医学的证据,并综述如下。

二、老年退变性腰椎管狭窄症的定义

1949 年英国 Verbiest 提出椎管、神经根管和神经孔狭窄的概念,称为腰椎管狭窄。根据其病因可分为先天性、发育性椎管狭窄和继发性椎管狭窄,后者包括退行性、医源性、创伤性和其他椎弓峡部裂合并椎体滑脱等所致椎管狭窄[1]。临床上以退行性椎管狭窄最为多见,发生年龄一般为老年人(≥65 岁),发生部位多见于腰椎,如并发腰腿痛、神经性跛行、神经根压迫症状,称为老年退变性腰椎管狭窄症。

三、老年退变性腰椎管狭窄症的病因

老年退变性腰椎管狭窄症的病因尚未有明确的定论,但有证据显示与以下因素有关。

(一)椎间盘退变

椎间盘退变是一类由多因素导致的以纤维环和髓核的完整性破坏、椎间盘细胞外基质合成与降解失衡为特点的脊柱退行性改变,可引起椎管狭窄症、椎间盘突出症等临床疾病。椎间盘退变进展的最终结局是椎间盘突出或椎间高度丢失直至椎间融合[2]。椎间盘突出客观上造成椎管前方的狭窄。

（二）黄韧带反应性肥厚

由椎间盘退变等原因引起的椎间高度丢失，可引起黄韧带反应性增生、肥厚，从一定程度上又进一步加重腰椎椎管后方狭窄的程度。

（三）生物力学改变

对椎间盘的应力分析表明[3]，纤维环对扭矩和弯矩的抵抗力最好，而髓核是一个抵抗压力的良好结构。髓核受压时，可以均匀地传递压力至纤维环内层，再传至纤维环外层。当纤维环外层重复受力时，椎间盘将因内部液体流动而降低其对屈曲和剪力的抵抗。人类在每天的活动中，椎间盘的高度及体积大约减少20%，主要是由于髓核液体的流出及纤维环中胶原纤维的黏弹蠕变所致，所以正常人晚上获得充分的休息后便可以恢复椎间盘的高度。

腰椎不稳和腰椎平面失衡造成椎间关节的应力变化，引起小关节功能紊乱、关节突关节增生，加重腰椎椎管侧后方的狭窄程度。

（四）退行性腰椎不稳

进行性椎间盘退变、黄韧带增生、应力失衡又引起或加剧腰椎不稳，椎体的前移使得本来狭窄的椎管横截面积进一步减小。

当因腰椎退变发生椎间盘膨出，黄韧带皱褶，椎体后缘骨赘形成，关节突关节增生、内聚等，使椎管容积缩小，导致椎管内压力增加，马尾缺血。神经根受压或腰椎活动时，使神经根与增生组织摩擦充血，同时椎管内硬膜外静脉丛回流障碍和椎管内无菌性炎症，引起马尾神经症状或神经根症状。神经根受压后神经传导障碍，此障碍与神经受压的强度和受压时间成正比，压迫时间越长，神经功能的损害越重。由于退行性变所致椎管容积减小系缓慢发生的过程，神经组织起始能适应和耐受此变化，当超过神经耐受的极限则出现症状。然而绝大部分生理性退变即使影像学检查有较重的椎管狭窄，亦可无神经症状。

四、老年退变性腰椎管狭窄症的诊断

（一）临床表现

退变性腰椎管狭窄症的典型表现是下腰痛伴一侧或两侧下肢痛，并因站立、行走后加重。L_{1-3}神经根管狭窄可出现大腿前内侧和小腿前内侧疼痛或麻木。

由于侧隐窝狭窄位于下位两腰椎，故多表现为 L_5 神经和 S_1 神经受累症状，出现小腿、足背、足底疼痛，亦可感下肢麻木。活动后疼痛、麻木、无力症状可因休息、下蹲而缓解，再度活动又复出现，称为间歇性跛行。中央型椎管狭窄可表现为腰骶疼痛，双下肢疼痛、麻木，会阴麻胀感，排尿费力。病人为了缓解疼痛常前屈位行走，从而减少伸直位腰椎黄韧带突入椎管的程度，从而使腰椎管容积增加，称为姿势性跛行。另一部分患者表现为行走活动中肌肉痉挛性疼痛，多为小腿前外侧肌肉，而不因体位姿势改变有所缓解，这与下肢血氧浓度降低有关，称为缺血性跛行。

腰椎管狭窄患者早期症状轻微，只有在站立行走后才诱发症状，随着时间推移，很多患者进入疾病平台期。另一些患者症状严重弥漫，短时间站立即难以忍受，严重影响生活质量。这些患者很少可以无症状行走很远距离，通过弯腰或背伸等姿势也无法缓解症状。约 10% 的腰椎管狭窄患者症状严重，膀胱括约肌控制困难，反复出现复发性尿路感染，伴随张力性膀胱、尿失禁，还可出现尿潴留。

（二）查体

检查时表现为症状重，体征轻，腰椎无侧弯，但腰椎前凸减小，腰椎前屈正常、背伸受限，腰椎后伸时，可感腰骶部痛、骶部痛或下肢痛并麻木。下肢肌肉或臀肌可萎缩，一般无感觉障碍，亦可有 L_5 或 S_1 神经分布区痛觉减退，蹈背伸力正常或减弱，跟腱反射减弱或不能引出，直腿抬高试验阴性。

（三）影像学检查

X 片显示腰椎退行性改变，如骨赘形成、椎间隙狭窄、腰椎生理前凸减小或反常。腰椎 CT 轴状位示腰椎间盘膨出，关节突关节增生、关节突内聚，椎管矢状径 <10 mm，侧隐窝前后径 <3 mm。腰椎 MRI T1 像可见多个椎间盘突出，T2 像见多个椎间盘信号减低，硬膜囊呈蜂腰状狭窄。椎管造影可见部分梗阻，或呈蜂腰状多阶段狭窄，但不能显示侧隐窝狭窄。

MRI 检查可评价腰椎管狭窄患者脊髓和马尾神经形态、走行情况，可多节段成像而提供非常详细的脊髓、马尾、神经根及椎管内组织（韧带、硬膜外脂肪、蛛网膜下腔及椎间盘）影像资料。一组 MRI 系列成像可模拟椎管狭窄、感染、肿瘤等疾病中椎体、椎管及马尾的改变[4]。

（四）神经电生理检查

电生理检查可为鉴别腰椎管狭窄症提供一定的帮助[4]。刺激腰椎管狭窄患者腓神经和胫神经，可使小腿肌肉运动反应波幅减低，而传导速度和潜伏期却很少变化或无变化。腰椎管狭窄患者神经根病变发生在神经节前，故表皮神经和腓肠神经感觉反应波幅不受影响。极少数患者 L_5 神经感觉中枢位于椎管内，侧隐窝压迫受累会导致腓总神经感觉波幅减低。

在评价腰椎管狭窄神经根受累的电生理检查中，电子探针检查是最重要的方法。电子探针很少用来检查单个神经根病损。腰椎管狭窄患者，特别是老年患者，很可能出现马尾神经受压和多个神经根肌电图改变的表现。半数的双侧、多个腰骶段神经根病变患者存在腰椎管狭窄症，其中 L_5 和 S_1 神经根最易受累。很多患者，特别是腰椎管狭窄程度较轻的患者，相应马尾受压较轻，探针检查显示正常或轻度异常。记录活动时电子探针检查呈典型的改变和运动神经电势形态。由于腰椎管狭窄症发病缓慢，运动神经元有机会再次发生纤维化，且向远处肌肉延伸受限，运动神经元电势可出现慢性神经源性改变，如持续时间延长和波幅增高。

（五）分型

依据腰椎管狭窄的部位分为以下三种类型。

（1）中央型椎管狭窄即椎管中矢径狭窄：矢状径 <10 mm 为绝对狭窄，10～13 mm 为相对狭窄。

（2）神经根管狭窄：腰神经根管指神经根自硬膜囊根袖部发出，斜向下至椎间孔外口所经的管道。各腰神经发出水平不同，故神经根管长度或角度各异。

（3）侧隐窝狭窄：侧隐窝分为三个区，入口区、中间区和出口区。侧隐窝是椎管向侧方延伸的狭窄间隙。侧隐窝存在于三叶孔形椎孔内，即下位两个腰椎即 L_4 和 L_5 处。侧隐窝前后径正常为 5 mm 以上，前后径在 3 mm 以下为狭窄。

五、老年退变性腰椎管狭窄症的治疗

老年退变性腰椎管狭窄症治疗的适应症为：有临床症状并且影像学检查有阳性发现，而非仅仅依据影像学检查。许多影像学检查有严重椎管狭窄的患者，并无相应节段的神经压迫征象，这类患者无需治疗。

老年退变性腰椎管狭窄症治疗方法的选择，取决于该病的不同病理阶段和临床表现，以及患者的身体和心理状况。手术和非手术疗法各有其指征。非手术疗法对骨科医生提出了更高的要求。医生应对患者病情有全面透彻的了解，不仅要确定症状和体征的严重程度，还要对疾病实质进行了解和掌握，在此基础上，选择适当的治疗方法，制定正规方案和周密计划，不同阶段采用不同措施，从缓解症状、直到治愈和康复。对所选择的治疗方法在治疗过程中应根据病情及时调整，避免方法不当加重病情或枉费时间和费用。

（一）保守治疗

（1）药物治疗

服用非甾体类抗炎药是保守治疗老年退变性腰椎管狭窄症的重要方法。非甾体抗炎药（NSAIDs）能够抑制前列腺素的生物合成，特别是炎性介质前列腺素 E_2 和前列腺素 I_2。不同 NSAIDs 药物对前列腺素合成的抑制，通过不同中间环节起作用，包括 COX－1 和 COX－2。COX－1 在生理刺激下形成，发挥保护胃肠道、肾和血小板的生理功能，COX－2 在病理刺激下形成，产生炎性反应。目前，一般的 NSAIDs 均抑制 COX－1 和 COX－2，在抑制炎性反应过程中，亦抑制 COX－1 的生理功能。NSAIDs 的主要副作用表现为胃肠道症状，影响肾脏功能、凝血机制，因而服用选择性抑制 COX－2 的 NSAIDs 药物，具备更好的疗效，并尽可能减少并发症的发生。

（2）物理治疗

物理治疗是利用物理因子作用于人体，并根据人体对物理因子所产生的生理反应及效果来达到预防、治疗及康复目的的方法，简称理疗。理疗具有消炎、镇痛、缓解痉挛、松解粘连、促进组织再生及兴奋神经肌肉等作用，是腰椎管狭窄症非手术治疗中不可缺少的治疗手段。临床应用证明，理疗对减轻因神经根压迫而致的疼痛，消除神经根水肿，改善微循环，减轻因神经刺激而引起的痉挛，促进腰部及患肢功能的恢复起着非常重要的作用[5]。根据患者的症状、体征、病程等特点可选用电疗、光疗、热疗和磁疗等。

（3）封闭疗法

封闭疗法为注射普鲁卡因等麻醉药物并同类固醇药物一起于痛点或神经周围，以阻断外来或内在的对中枢或周围神经形成的刺激和炎症的方法。常用麻醉药物为普鲁卡因和利多卡因。类固醇药物为得宝松、醋酸泼尼松龙和去炎松－A 等。

封闭疗法的作用机制有：对神经系统的保护作用、镇痛作用、消炎作用。

此外，患者的心理状态也应加以关注，尤其是长期患病的患者，让其主动配合治疗可以有效减少手术率。Rasmussen 等[6]报道，丹麦 1997 年有 50 万居民的 North Jutland 郡约占丹麦总人口的 10%，建立了两所脊柱疾病非手术治疗诊所。该诊所由风湿病医师、理疗师、护士、职业治疗师和社会工作者等组成治疗组。患者为坐骨神经痛兼有或无腰背痛症状且持续 1～3 个月。患者进行病历记载、保守治疗和疾病教育等。经上述工作，North Jutland 郡的腰椎手术数由 1997 年约 60/100 000～80/100 000 居民降至 2001 年的 40/100 000 居民。North Jutland 郡腰椎手术率下降约 2/3，而丹麦其他郡的腰椎手术率仍同前。

腰椎管狭窄症保守治疗是否最终有效，尚无确切的结论。大多数观点认为，保守治疗虽然不能消除椎管的骨与纤维结构增生，但可消除神经根、马尾、硬膜及硬膜外组织的炎症水肿，从而达到减轻压迫、缓解症状的目的，而且具有相对安全、不良反应小，患者易于接受等优点[7]。

（二）手术治疗

（1）手术治疗指征

老年退变性腰椎管狭窄症的患者首先应采用非手术治疗，相当多的患者经卧床休息、理疗和药物治疗症状缓解，多数患者可自限。出现下述情况时可考虑手术治疗[8]：经较正规的非手术治疗无效；自觉症状明显并持续加重，影响正常生活和工作；明显的神经根痛和明确的神经功能损害，尤其是严重的马尾神经损害；进行性加重的滑脱、侧凸伴相应的临床症状和体征。单凭影像学依据、椎管结构狭小或较轻的神经根压迫而无明显症状都不是手术指征。手术的目的并不是治愈，也不是治疗腰背痛而是改善腿痛、间歇性跛行、神经功能缺失等压迫症状，尽量恢复原有的生活方式[9-12]。手术治疗的目的是对受压的马尾神经和神经根组织进行充分、有效的减压[13]。

（2）手术治疗方法及选择

1）减压术

全椎板切除术：切除从中央到侧隐窝外侧全部椎板，彻底减压神经根。该术式的特点是手术减压范围广，短期症状改善彻底，但也破坏脊柱后方的稳定性，增加相邻节段的退变概率，增加了硬膜粘连的概率。

半椎板切除术：相对全椎板切除，只切除一侧半椎板，减压神经根管。该术式的特点是保留了棘突和后方韧带结构，保留了对侧结构，相对减少了并发症。

单侧椎板间开窗术：后正中向患侧偏 2 cm 入路，逐层切开皮肤、皮下筋膜、肌膜，显露两侧椎板，咬除病变节段椎板上下缘和黄韧带，暴露硬膜，根据病变情况切除椎间盘组织，减压神经根。该术式的特点是不破坏脊柱的稳定性，手术创伤小，时间短，花费少，但复发率高。

经关节突减压术：切除上一椎体的下关节突和下一椎体的上关节突部分骨质，切除椎间盘组织，减压神经根。该术式的特点是保留了椎板结构，达到手术目的。

经棘突劈开椎管减压术：后正中入路，暴露病变节段后方结构，骨刀于棘突中央纵向劈开棘突，逐步分离至黄韧带，咬除增生组织，刮匙、磨钻扩大椎管，从而减压。该术式的特点是费用低，保留了椎体后方结构，腰椎稳定性大，可早期下床，但手术难度较大，对术者要求较高，有减压不充分的可能，复发率较高，适用范围狭窄。

对于减压方式的选择,各种减压方式的优劣尚存在争议;没有证据表明某种减压手术方式或减压范围是最有效的;应选择在达到减压目的的前提下,并发症最少的减压方式[14]。

2）融合与非融合

自1911年Albee和Hibbs做脊柱融合手术至今已有百年的历史。脊柱融合术的主要指征为脊柱畸形矫形、脊柱损伤、其他疾病所致脊柱不稳和医源性脊柱失稳等。脊柱融合的首要目的为稳定脊柱结构,同时将病变的椎间关节运动融合固定以消除症状。行椎板减压后是否行植骨融合术,争议颇多。术后脊柱稳定性下降,是椎板减压术疗效较差的主要原因之一。但行植骨融合术使手术复杂化,延长手术时间,增加失血量,围手术期并发症增多。大部分学者认为,同时行脊柱融合术对患者康复无益。还有一些学者在长期随访中发现,单纯椎板部分切开术与后路椎体融合术相比,在下腰痛、跛行步态的症状缓解方面,单纯椎板切开术更具优势[15]。但出现以下几种情况需要行脊柱融合术:① 伴有椎体滑脱;② 伴有脊柱侧凸或后凸畸形;③ 同一平面复发性椎管狭窄;④ 小关节去除过多;⑤ 两个或两个以上平面行较为广泛的椎板切除;⑥ 屈伸位X片显示,椎体平移超过4 mm,成角大于10°[16]。部分腰椎管狭窄症患者,同时伴有退行性脊柱侧弯畸形。Schwab等[17]曾报道,退变性腰椎管狭窄症患者中腰椎侧凸发生率高达60%。对于伴有侧凸的腰椎管狭窄症,手术应视具体情况决定治疗重点,通过影像学检查确定患者症状主要由腰椎管狭窄还是腰椎退行性侧凸引起。腰椎管狭窄伴有侧弯角度较小的患者,可以采用单纯椎板减压的方法治疗。而对于侧凸伴有腰椎管狭窄症者,单纯减压术容易造成畸形加重,因此应在减压后行融合术。原则上应对所有不稳定节段及减压后预计出现不稳定的节段进行融合。

非融合技术又称动态固定技术[18],当前的动态固定系统可大致分为椎弓根螺钉动态固定系统和棘突间固定系统。其中椎弓根螺钉动态固定系统又分为经椎弓根弹性固定系统(Bronsard韧带、Graf韧带、Dynesis系统、FASS系统)和经椎弓根半坚强金属内固定系统(DSS系统);棘突间固定系统又分为静态固定系统(X-stop系统、Exten Sure系统、Wallis系统)和动态固定系统(Coflex系统)。

单纯减压术后的脊柱节段不稳促使融合技术的发展;融合后相邻节段退变加速、症状不缓解导致动态固定技术的提出;动态固定具有减轻椎间盘、椎间关节的受压,通过撑开上下椎体扩大椎管和椎间孔的优点。亦有研究认为,动态固定与融合术的效果相当。

3）内固定器材的应用

内固定器材应用始于“三柱理论”的提出,应用内固定器材可以有效地完成脊柱的三柱固定,在一定程度上保持脊柱的生物力学性能。

当前腰椎手术内固定的应用广泛;内固定器材价格高昂,导致手术费用高,应用内固定后还有一定的返修率。越来越多的研究[13,14,19]认为,固定器材的应用不能改善远期疗效。对此,我们是否应该做出改变？怎样改变？

4）老年退变性腰椎管狭窄症的手术选择

手术方式的选择是否合理可从以下几方面来评估:减压是否彻底;手术创伤大小、并发症的多少;术后功能恢复状况如何,远期疗效如何。手术方式的选择取决于腰椎影像学表现及患者的个体化情况并结合手术医师的操作水平。应严格把控手术适应症,充分做好术前准备,同时确保术中操作规范,减少和防止手术并发症的发生,唯有如此,才能取得良好的手术效果。

（三）老年退变性腰椎管狭窄症的生物学治疗展望

椎间盘退变是老年退变性腰椎管狭窄症的主要病因,当前对于椎间盘退变的生物学治疗研究已有较大的进展[20-22],主要有以下几个方面。

（1）细胞移植

目前,细胞移植的热点主要是间充质干细胞移植、髓核细胞移植和自体软骨细胞移植。其中,骨髓间充质干细胞的免疫原性较低,移植不发生免疫排斥反应或程度较低,可用于同种异体间移植,从技术和方法上来看,其用于治疗椎间盘退变有较高的可行性,但仍需进一步确定其长期有效性以及安全性。

（2）组织工程

椎间盘组织工程是采集少量椎间盘细胞经体外培养扩增后,接种到一种生物相容性好、可按组织或器官形态塑形、降解速率与种子细胞生长分化相匹配、对机体无伤害的三维可降解生物材料上,然后种植到机体内形成新的具有生命力和功能的椎间盘组织。利用组织工程学修复退变的椎间盘是一种具有变革性意义的新探索,但用其进行椎间盘的替代之路仍然任重而道远。

（3）基因治疗

随着基因治疗学的迅猛发展以及人们对椎间盘生理、生化研究以及细胞因子生物学作用的深入研究,对椎间盘退变进行基因治疗的科研设想已然提出。基因治疗的关键在于目的基因的选择,上文所提到的细胞因子（TGF－β,BMP等）可作为备选基因进行深入研究。转基因的研究目前仍处于实验研究的初级阶段,要真正走入临床还有很多工作要做。

参考文献

[1] 胡有谷,陈伯华.腰椎间盘突出症.第4版.北京:人民卫生出版社,2011.

[2] Wang H Q,Samartzis D. Clarifying the nomenclature of intervertebral disc degeneration and displacement: from bench to bedside. Int J Clin Exp Pathol,2014,7(4):1293-1298.

[3] Vo N,Niedernhofer L J,Nasto L A,et al. An overview of underlying causes and animal models for the study of age-related degenerative disorders of the spine and synovial joints. J Orthop Res,2013,31(6):831-837.

[4] 蔡维山,鞠洪斌,郭东明.腰椎管狭窄症诊断新进展.国际骨科学杂志,2008,29(3):177-186.

[5] 南登昆.康复医学.第3版.北京:人民卫生出版社,2004:135.

[6] Rasmussen C, Nielsen G L, Hansen V K, et al. Rates of lumbar disc surgery before and after implementation of multidisciplinary nonsurgical spine clinics. Spine (Phila Pa 1976), 2005,30(21):2469-2473.

[7] 冯丰,戎利民.退行性腰椎管狭窄症治疗的争议与进展.新医学,2010,41(7):484-487.

[8] 贾连顺,杨立利.退变性腰椎管狭窄的现代外科外科学概念.中华骨科杂志,2002,22(8):74-81.

[9] Amudsen T,Weber H,Nondal H J,et al. Spine,2000,25(11):1424-1435.

[10] Atlas S J,Keller R B,Robson D,et al. Spine,2000,25(5):556-562.

[11] Postacchini F. Surgical management of lumbar spinal stenosis. Spine,1999,24(10):1043-1047.

[12] Spivak J M. Degenerative Lumber spinal stenosis. J Borne Joint Surg Am,1998,80(7):1053-1066.

[13] Gibson J N,Waddell G. Surgery for degenerative lumbar spondylosis. Cochrane Database Syst Rev,2005(4):CD001352.

[14] Kalff R, Ewald C, Waschke A, et al. Degenerative lumbar spinal stenosis in older people: current treatment options. Dtsch Arztebl Int,2013,110(37):613-623.

[15] Iguchi T,Kurihara A,Nakayama J,et al. Minimum 10-year outcome of decompressive laminectomy for degenerative lumbar spinal stenosis. Spine(Phila Pa. 1976),2000,25(14):1754-1759.

[16] Weinstein J N,Tosteson T D,Lurie J D,et a1. Surgical vesus nonsurgical therapy for lumbar spinal stenosis. N Engl J Med,2008,358(8):794-810.

[17] Schwab F J,Smith V A,Biserni M,et a1. Adult scoliosis: a quantitative radiographic and clinical analysis. Spine(Phila Pa 1976),2002,27(4):387-392.

[18] Sandu N,Schaller B,Arasho B,et al. Wallis interspinous implantation to treat degenerative spinal disease: description of the method and case series. Expert Rev Neurother,2011,11

(6):799 - 807.

[19] Pawl R. Lumbar fusion or no fusion: what is the evidence? Surg Neurol,2004,61(4):316 - 317

[20] Hughes S P,Freemont A J,Hukins D W,et al. The pathogenesis of degeneration of the intervertebral disc and emerging therapies in the management of back pain. J Bone Joint Surg Br,2012,94(10):1298 - 1304.

[21] Kepler C K, Ponnappan R K, Tannoury C A, et al. The molecular basis of intervertebral disc degeneration. Spine J,2013,13(3):318 - 330.

[22] Matsui H, Kanamori M, Ishihara H, et al. Familial predisposition for lumbar degenerative disc disease. A case-control study. Spine (Phila Pa 1976),1998,23(9):1029 - 1034.

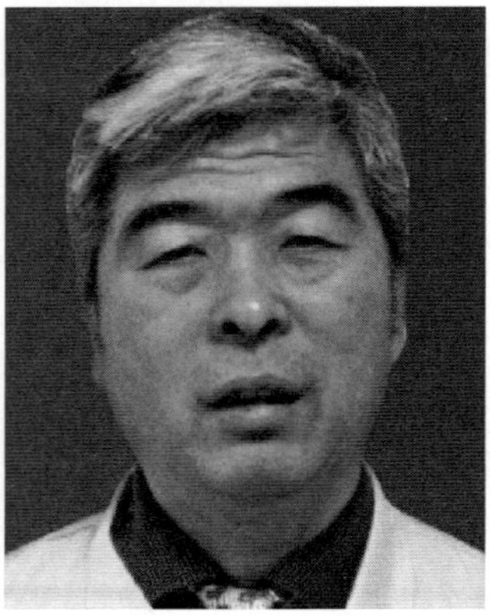

陈伯华 青岛大学医学院附属医院骨科主任,博士生导师。中华医学会骨科学分会委员,中国老年学会骨质疏松分会副主任委员,国际脊髓学会中国脊髓损伤学会副主任委员,山东省骨科学会副主任委员、脊柱外科学组组长。担任《中华外科杂志》《中华骨科杂志》等特约编委、编委。发表 SCI 论文 8 篇,近 5 年在国内期刊发表论文 40 余篇,近 5 年主编、副主编著作 8 部。获教育部高等院校科技进步奖二等奖 1 项,获山东省及青岛市各项奖励 7 项。目前承担国家及部级课题 3 项。

老年脊柱畸形的治疗现状

仉建国

北京协和医院骨科

一、引言

作为成人脊柱畸形的重要组成部分，老年脊柱畸形可定义为广义上的退行性脊柱侧凸(degenerative scoliosis, DS)，包括原发性退行性脊柱侧凸和成人特发性脊柱侧凸或其他原因所致脊柱侧凸进一步退变所导致的畸形。随着人口老龄化进展，该类疾病发病呈明显上升趋势，已经成为中老年患者腰背痛、下肢痛、神经源性间歇性跛行的重要原因。退行性脊柱侧凸多在40～50岁以后发病，侧凸涉及椎体较少，平均涉及4个椎体，顶点多位于椎间隙，最常见是L_{2-3}或L_{3-4}。特点为广泛的椎间盘退行性变、小关节增生和黄韧带增厚、脊柱侧凸并有冠状面、矢状面失平衡。

DS为脊柱的三维畸形，包括轴向旋转、侧方移位和矢状面移位。多数患者伴有腰椎冠状位侧方移位、旋转性半脱位和椎体矢状位滑脱。多为左侧凸，左侧凸的进展率明显高于右侧凸。约55%退行性脊柱侧凸患者合并退行性椎体滑脱，13%～34%的退行性脊柱侧凸患者合并旋转半脱位。

二、流行病学以及自然史

DS的发病率缺乏大样本的筛查结果。随着人口的老龄化，其发病率有上升的趋势。平均发病年龄为41岁，低于60岁的占30%～40%。患者体重大多超过正常标准或肥胖，对于有氧和无氧的调节适应能力较差。Vanderpool等发现，50岁以上的正常人群中，6%患有脊柱侧凸。Schwab等对伴有腰部不适症状的老年患者拍站立位X片发现，超过15%的患者出现腰椎退行性侧凸，且随着年龄增长发病率逐年增加。Robin等对554位50～84岁的老年人研究发现，患有10°以上脊柱侧凸的占30%。而且，随访7～14年发现，又有10%患者出现了新的侧凸。Kobayashi等对60例50～84岁患者进行了平均12年的随访，结果发现22例患者出现腰椎退行性侧凸，发病率为36.7%。Shufflebarger等发现，腰椎退行性侧凸好发于60岁以上且年轻时活动量大的患者，50～60岁人群发病率为

4.4%,60岁以上发病率迅速增加,平均为8.6%。

退行性侧凸的自然史与特发性脊柱侧凸存在明显的区别。特发性脊柱侧凸一般进展缓慢,而退行性脊柱侧凸可表现出较快的进展趋势。Robin等报道,46%的患者随访时进展4°以上;Gillespy等报道,患者平均每年侧凸度数增加2.3°。值得注意的是,Murata等报道,在疾病早期退行性侧凸可通过椎间隙或椎体楔形变补偿脊柱失衡,畸形会出现一过性好转。

Pritchett等对200例患者进行了研究分析,脊柱侧凸度数为14°~60°(平均24°),43例患者侧凸>35°,平均涉及4个节段,68%为左侧凸。所有患者均有退行性椎间盘疾病,椎间隙变窄,终板硬化,椎体旋转。55.5%患者合并退行性滑脱,其中28.5%位于L_4(或L_5),5%为多节段滑脱;39%的患者存在侧方滑移,多位于L_3(或L_4)和L_4(或L_5)间隙;73%患者平均每年侧凸进展3°。作者指出,侧凸进展的风险因素包括:侧凸角度≥30°;顶椎旋转≥II°;侧方滑移≥6 mm;髂嵴连线通过或低于L_4(或L_5)间盘间隙。只要符合一条则侧凸均有进展的风险。27%患者的侧凸未发生进展,在这些患者髂嵴连线均通过L_4椎体。Sapkas等也报道了相似的结果。Ascnai等指出,退行性脊柱侧凸进展的危险因素包括:冠状面Gobb角>30°、顶椎旋转超过30%、椎体间侧方滑移>6 mm以及存在腰骶段椎间盘退变。老年女性绝经后骨质疏松也是一个重要的风险因素。

三、病因以及分型

DS的病因不明,可能与关节突关节的不对称退变以及骨质疏松有关。目前学术界普遍认为,退行性脊柱侧凸的发生主要源自椎间盘及双侧椎间小关节的不对称退行性变,这样会导致脊柱受力不平衡,进而导致冠状面以及矢状面脊柱畸形的出现,而畸形的出现又会导致脊柱负荷不平衡,加重脊柱结构的不对称退变,这些因素形成一个恶性循环,导致DS的发生以及发展。此外,部分患者尤其是绝经后女性患者可伴有严重的骨质疏松,其可能与侧凸的进展有关,但可能并不是发生退行性脊柱侧凸的直接原因。

1. 小关节不对称性退变

Daffner等认为,椎间盘和(或)小关节的不对称性退变首先导致脊柱节段性不对称负荷的出现,继而产生全脊柱的不对称性负荷,不对称负荷进一步加重不对称退变,周而复始形成恶性循环导致侧凸的进行性发展。不对称的关节突退变会导致脊柱节段间不稳,导致出现椎体矢状面、冠状面甚至三维空间上的滑移,另外,还可导致黄韧带增厚钙化、关节突以及椎体骨赘形成;上述因素均可导致中央椎管以及侧隐窝的狭窄。此外,椎间隙高度的丢失、椎体间的相对滑脱、关节突的退变均可导致椎间孔的狭窄,压迫神经根而出现神经症状,这种症状可呈间断性。

2. 骨质疏松

最初的研究认为,骨密度降低是退行性脊柱侧凸的病因。Vanderpool 等的研究发现,在骨质疏松患者中有36%患有退行性侧凸,发病率是对照组的6倍。因此作者认为,50岁以上老年人脊柱侧凸的高发病率提示骨质疏松是脊柱侧凸的病因。Grubb 等对21例退行性脊柱侧凸患者中的15例进行了骨密度测量,发现74%的患者椎体骨密度正常(其中6例骨密度高于正常,Grubb 认为这可能是椎间隙严重丢失及骨退变的结果),另外4例患者的骨密度低于正常。基于上述分析,Grubb 认为,退行性脊柱侧凸与骨质疏松没有直接关系,部分患者表现为骨质疏松,可能是长期慢性腰背痛致活动减少而引起废用性骨质疏松。但需要指出的是,在骨质疏松的情况下,椎体由于不对称性负荷可发生楔形变及压缩性骨折,而这可进一步加重侧凸发展。

由于退变性脊柱侧凸与青少年特发性脊柱侧凸影像学表现以及自然史完全不同,如在青少年特发性脊柱侧凸患者中很少见的矢状面畸形,在退变性脊柱侧凸的进展以及预后中起重要的作用,可指导 AIS(特发性脊柱侧凸)治疗的 King、Lenke、PUMC 分型等不适宜于退变性脊柱侧凸。由于畸形的复杂性,目前尚无可指导退变性脊柱侧凸治疗的公认的分型系统。

Aebi 等将成人脊柱侧凸分为3种类型:

(1) 1型指原发退变性脊柱侧凸,指的是骨骼发育成熟以后由于脊柱退变导致的新发畸形,多为腰段畸形,其特征为脊柱畸形较轻而脊柱的退变表现重。其与特发性脊柱侧凸的主要鉴别要点为在患者年轻时影像学上无脊柱侧凸表现。

(2) 2型是指患者在在骨骼成熟前即患有特发性脊柱侧凸,在成年以后因为脊柱的退变出现相应的症状。这种类型不仅可累及腰椎,还可累及胸椎。随着患者年龄增长,在特发性脊柱侧凸的基础上出现脊柱退变,进而导致相关的症状。

(3) 3型继发性退变性脊柱侧凸,是指继发于骨盆倾斜、腰骶段滑脱、代谢性骨病(主要指骨质疏松)以及脊柱损伤等因素的脊柱畸形。

Schwab 等也提出了成人脊柱侧凸的分型系统,将其分为6种类型:单纯胸弯(无胸腰弯或腰弯)、上胸主弯,顶点位于 T_{4-8}(伴胸腰弯或腰弯)、下胸主弯,顶点位于 T_{9-10}(伴胸腰弯或腰弯)、主胸腰弯,顶点位于 $T_{11}-L_1$(可伴发其他小弯)、主腰弯,顶点位于 L_{2-4}(可伴发其他小弯)以及单纯矢状面畸形。在此基础上进行前凸修正、半脱位修正以及脊柱平衡修正。该分型的优势在于尝试将影像学表现与患者主诉的症状以及是否手术之间建立联系。作者发现前凸减少、半脱位增加以及矢状面正平衡的增加会显著增加手术率。

国际脊柱侧凸研究学会(Scoliosis Research Society, SRS)提出了SRS成人脊柱侧凸分型系统,将其分为7型,分别为:单胸弯、双胸弯、双主弯、三主弯、胸腰弯、腰段原发退行性/特发性弯以及不伴有冠状面畸形的矢状面畸形。在这些分型基础上还需要进行矢状面修正、腰椎退行性变修正以及脊柱力线修正。SRS分型有助于进行多中心研究时的病例分组纳入。

四、临床表现

退行性脊柱侧凸典型的临床表现主要有以下几个方面。

(1) 腰背部酸胀、疼痛是最常见的症状,其持续时间长,药物治疗不易缓解。腰痛多在负重直立位时出现,坐位或蹲下休息不能缓解,平卧位可明显缓解,主要与腰椎的不稳定、肌肉的疲劳有关,有学者称为“姿势性腰背痛”。

(2) 间歇性跛行,可由于退变增生至椎管绝对狭窄和椎体塌陷、移位和旋转造成的中央椎管以及侧隐窝相对狭窄引起,这些病变导致的症状常出现于凹侧。此外,在部分患者,跛行症状可出现在凸侧,这通常是因为神经根受过度牵拉所致。

(3) 神经受损症状以及根性疼痛,可发生于凹侧,也可见于凸侧,可表现为一个或多个节段神经根所对应的症状,严重时可出现马尾综合征,包括膀胱以及直肠功能障碍。急性疼痛以及直腿抬高试验阳性率并不高,通常是由于在退行性侧凸的基础上发生椎间盘突出所致。Liu等通过研究发现,L_3、L_4节段神经症状多出现在凹侧,因神经根孔及其外的结构退变导致神经受压引起,而在L_5-S_1水平则表现为凸侧的侧隐窝狭窄所引起的相关症状。这在考虑进行手术减压时可起到一定的指导意义。

(4) 逐渐加重的畸形,当脊柱侧凸达到一定的严重程度时,持续存在的脊柱负荷不平衡可导致脊柱畸形的加重,这在患者伴发骨质疏松时会更加严重。

五、治疗

退行性脊柱侧凸的治疗方式有保守治疗以及手术治疗。

(一) 保守治疗

由于退行性侧凸患者多为高龄,伴发疾病多,手术风险较大,故而手术治疗只能在保守治疗无效时采用。保守治疗的目的主要有:减轻疼痛、改善神经功能、减轻间歇性跛行症状以及控制畸形的进展。退行性脊柱侧凸的保守治疗包括非甾体类药物的应用、肌肉放松理疗、肌肉力量锻炼、牵引以及神经根和关节突的封闭注射疗法等。此外,已有研究显示,经皮神经电刺激可帮助改善患者的腰痛以及根性症状。对于腰痛严重的患者，可考虑使用支具来减轻脊柱的负荷。但与特发性脊柱侧凸不同，支具治疗不能控制退行性侧凸的进展，尽管可以改善躯干力线失衡以及脊柱不稳所引起的相关疼痛症状。需注意的是，长时间应用支具会导致双侧肌肉的萎缩，故而不能长期、过度地依赖支具治疗。

Simotas 等对 49 例腰椎管狭窄症患者采用综合保守治疗的患者的随访发现，合并脊柱侧凸的保守治疗效果差，作者指出，手术治疗更能改善退行性脊柱侧凸患者的行走能力、提高患者的生活质量。

（二）手术治疗

手术治疗适用于经保守治疗无效的顽固性疼痛和进展性的神经损伤而造成生活能力下降或残疾者。手术的目的是解除神经压迫，缓解症状，达到脊柱在冠状面和矢状面的平衡和稳定。需要指出的是，近年来，越来越多的学者认识到，相对于冠状面平衡以及 Cobb 角的改善而言，矢状面平衡的重建以及改善是患者术后相关症状改善的最重要因素。由于退变性脊柱侧凸患者多为高龄，可伴发骨质疏松、心脑血管疾病、糖尿病等多种疾病，围手术期并发症的发生风险较高。手术方式主要有单纯减压术、减压 + 内固定融合术以及减压 + 动态固定技术。

1. 单纯椎管减压

对于以神经症状为主而不伴有腰背疼痛、节段性脊柱不稳以及进展性畸形患者，对于目标节段进行神经减压可以有效缓解症状，无需行脊柱矫形及融合手术。Hansraj 等认为，对于侧凸 <20°，以狭窄为主要症状，不伴侧方半脱位和矢状面显著畸形的病例，可仅行减压手术。研究证明，通过单纯减压可获得神经症状的短期改善，但是对于畸形的进展、脊柱不稳以及腰背疼痛无益。由于其手术创伤小，对于高龄、伴发疾病多的患者而言是较好的选择。但需要指出的是，在减压之后，可能会因为畸形的继续进展而导致出现新的中央椎管、侧隐窝以及椎间孔的狭窄进而导致神经症状复发，患者需要再次手术。因此对于单纯减压的患者，术后应当进行规律的随访，对脊柱畸形进展的情况进行密切的观察。

如果患者伴有脊柱不稳或失平衡，单纯减压可能加重畸形和不稳，并且使得此后的翻修手术因硬膜囊粘连而变得更加困难，因此单纯减压手术的手术指征应严格把握，尤其在顶椎位置以及僵硬畸形的临近节段，对脊椎稳定结构的破坏可能导致急性的快速加重，因而不应采取单纯减压手术。

2. 减压 + 内固定融合术

适用于冠状面 Cobb 角 >20°或显著的矢状面畸形，伴有脊柱不稳和半脱位、存在保守治疗无效的腰背疼痛的患者。此外部分患者由于椎管减压范围广泛，减压后可能出现脊柱不稳，可在进行充分减压的同时行脊柱融合以稳定脊柱。

Furey 等通过对接受减压、内固定融合手术治疗的退变性脊柱侧凸患者进行回顾性研究并通过长期随访发现，大多数患者症状改善满意。Berven 等的研究也指出，对于畸形区域的融合是治疗退变性脊柱侧凸最可靠的手段，作者还发现，前后路联合手术可以获得更好的腰前凸，但是在临床疗效方面与单纯后路手术无差别。

（1）融合术式的选择

对于以腰背疼痛为主、伴或不伴有神经症状的患者，均需要进行脊柱融合。可以通过不采用内固定的单纯后路原位融合术来完成，其假关节形成的概率较高，但是对高龄、一般情况差的患者而言，也可作为选择之一。对于该术式的评估尚无文献报道。使用椎弓根螺钉、椎板钩等内固定的融合手术在提高稳定性以及融合率的同时，可以获得对畸形的矫正。入路分为一期前后路联合手术以及单纯后路手术。

传统腰椎经腹膜后前路手术的优势在于可以获得对腰椎结构直观的操作视野，对于畸形严重、僵硬、复杂，存在腰前凸减小或者后凸畸形退变性脊柱侧凸患者，可考虑采用该术式。通过前路手术可以获得对前纵韧带、椎间隙充分的松解，提高脊柱的柔韧性。此外，通过椎间使用椎间融合器、钛笼以及三面皮质骨进行结构性植骨重建可以帮助恢复椎间高度，帮助获得神经结构的间接减压。前路椎间高度的恢复有助于重建腰前凸以及矢状面平衡。此外，与单纯的脊柱侧后方植骨相比，前路的植骨融合更加确切，可大大减少假关节的发生率。但是需要指出的是，前路手术存在损伤大血管以及腹部脏器的风险。近年来，随着微创技术的发展，可采用极外侧入路进行微创腰椎前柱结构松解以及椎间融合，避免了传统前路手术的相关风险。但其可能对腰丛造成损伤，导致出现顽固的大腿疼痛等症状。

随着椎弓根螺钉内固定技术以及后路椎间融合技术的发展，单纯后路手术的应用越来越广泛。与青少年特发性脊柱侧凸不同，退变性侧凸畸形往往都很僵硬，多需要对后柱结构进行松解，这可通过 Smith-Peterson 截骨来达到目的，对于畸形严重且僵硬，尤其是伴发明显矢状面畸形以及矢状面失平衡的患者，通过 Smith-Peterson 截骨可能不能获得满意的矫形，此时可能需要进行一个或多个节段的经椎弓根截骨（Pedicle Substraction Osteotomy，PSO）来实现。此外，通过后路进行的腰椎后路椎体间融合术（Posterior Lumbar Interbody Fusion，PLIF）和腰椎经神经管入路椎体间融合术（Transforaminal Lumbar Interbody Fusion，TLIF）亦可获得对前柱椎间隙的松解以及椎间支撑植骨，改善矫形效果的同时可以帮助提高融合率。有文献报道，通过后路在凹侧单侧置入椎间融合器可以帮助提高融合率。通过后路截骨技术、椎间融合技术以及椎弓根螺钉强大的矫形力，绝大多数情况下单纯的后路手术亦可以获得满意的冠状面以及矢状面矫形，从而可以避免前后路手术前路相关的创伤以及并发症。但要注意，L_2 以上水平的截骨对技术要求较高，术后出现神经系统并发症的风险加大，需要引起术者充分的注意。

（2）融合节段的选择

是选择短节段融合还是长节段融合一直是退行性脊柱侧凸治疗中争论的焦点。短节段融合是指局限于畸形范围内的融合，主要为减压节段（即引起患者症状的节段），通常包含侧凸的顶点，融合范围不超过端椎；长节段融合则是上端融合超过上端椎，下端一般终止于端椎。Transfeldt 等研究发现，与短节段融合相比，尽管并发症发生率较高（56%），长节段融合患者的满意度较好，但是其 ODI 评分改善并不明显。Cho 等通过两组病例的对照研究提出：长节段融合术在术后 Cobb 角矫正率、冠状面平衡和侧方移位的改善方面均明显高于短节段组，而对腰椎前凸和矢状面平衡的矫正与短节段组相同。长节段的术后近期并发症发生率明显高于短节段组。前路的椎间融合融合器置入有利于重建腰前凸，但是对矢状面平衡的改善无益。

Shufflebarger 等提出，近端融合椎的选择应符合以下条件：近端融合椎应位于稳定区，后柱无不稳、无任何方向的移位；无椎体旋转、无交界性后凸；非矢状面或冠状面畸形顶点；邻近节段应没有退变并且稳定，邻近节段应在冠状面、矢状面、轴状面均排列正常。至于融合是要终止于 L_1 还是更高的节段，目前尚存在争议。Suk 提出，近端融合椎应该跨越胸腰段终止在 T_{10}，作者认为 T_{10} 以上的椎体由于有胸廓的固定而更加稳定，上胸椎（T_{2-10}）的活动度差，可以减少近端临近节段退变、假关节形成、交界性后凸以及内固定失败等并发症发生的概率，同时脊柱矢状面力线有更好的改善。Bridwell 通过对 125 例接受手术治疗的退行性脊柱侧凸患者进行回顾性分组研究提出：近端融合椎选择在 T_9、T_{11} 以及 L_1 的三组患者在影像学表现、临近节段退变以及患者症状改善方面无明显的差别，因此，近端融合椎的选择应该为中立、稳定椎即可，无需刻意要求跨越胸腰段。

由于退变性脊柱侧凸多存在 L_4 旋转半脱位和 L_{4-5} 的倾斜，通常无法像青少年特发性脊柱侧凸那样将远端融合椎终止于 L_3 或 L_4 以保留运动节段，只能选择终止于 L_5 或骨盆。若 L_5/S_1 椎间盘不存在退变或退变不严重且无明显畸形的情况，可将远端融合节段终止于 L_5。融合至 L_5 的好处是保护了 L_5/S_1 运动节段，避免了暴露至骶骨，降低了手术难度，减少了手术时间和术中出血，也避免了 L_5/S_1 假关节形成。文献已经证明，融合至 L_5 将明显加速 L_5/S_1 的退变（文献报道高达 61%），并可进而造成矢状面失衡和症状加重。但也有学者报道，在不存在明显滑脱、不稳的情况下，即使存在 L_5/S_1 椎间盘的退变，仍可将融合终止于 L_5 而并不增加手术并发症发生率。融合至骨盆的指征包括：严重的腰骶段脊柱畸形伴骨盆倾斜严重（在凸侧 Bending 像上改善不佳）、L_5 椎体滑脱（多数由峡部病变导致）、L_5/S_1 节段的狭窄症状（多为神经根孔狭窄，需要减压或增加椎间高度）而需行椎板切除减压、既往曾行 L_5/S_1 椎板减压、$L_4/_5$ 或 L_5/S_1 之间明显的倾斜（若不融合至骶骨则难以平衡脊柱）、显著的矢状面失平衡伴 L_5/S_1 椎间盘的明显退变。当选择融合至骨盆时需要注意要充分考虑冠状面以及矢状面的平衡，此外 L_5/S_1 节段形成假关节的概率较高。前柱椎间的植骨融合可以帮助提高其融合率。Bridwell 报道，使用双侧 S_1 椎弓根螺钉以及髂骨钉可以明显地提高 L_5/S_1 融合率。但是对于体型较瘦的患者，髂骨钉可能会导致局部的皮肤隆起，需要在确认达到融合后予以取出。

3. 减压 + 弹性固定

近年来，应用于腰椎的弹性固定系统被应用于治疗多种腰椎退变性疾病，但其在退变性脊柱侧凸治疗中的应用的文献报道不多。Silvestre 等报道，使用基于椎弓根螺钉系统的弹性固定系统治疗退行性侧凸，与融合组相比，其创伤小，手术时间以及出血量均少，并发症发生率也低；尽管融合组侧凸以及矢状面矫形更好，但是弹性固定组也获得了相对满意的矫形，并且在术后 5 年矫形保持良好；两组在术后功能评分方面无差别。棘突间动态固定系统可以锚定于棘突之上起到固定效果。已有大样本的临床研究证明，使用该系统治疗神经源性间歇性跛行可以获得较好的临床效果。尽管临床研究尚有限，已有的资料提示，存在弹性固定应用于退变性侧凸的前景。

4. 并发症

并发症的发生率主要与术式、入路、畸形范围、患者年龄和身体一般状况以及手术医生的手术技巧、经验相关。近年来，随着麻醉、输血技术以及内固定系统的进步，退行性脊柱侧凸的并发症发生率明显下降，尤其是致死性的严重并发症。Furey 等的研究发现，在 70 岁以上接受退行性脊柱侧凸手术治疗的患者中，死亡率为 1.4%，严重并发症发生率为 4%（心肌梗死 2 例、深静脉血栓 1 例）。

退行性脊柱侧凸的患者多数为高龄，对于手术的耐受力有限，术后易出现营养不良。尤其是对于接受前路或者前后路入路术式的患者而言，营养问题需要引起充分的重视。Dick 等报道，在 11 例分期前后路手术的患者中，有 10 例术后出现营养不良，而在 13 例一期前后路手术的患者中，发生术后营养不良的有 10 人。Lenke 等通过回顾性研究发现，对于脊柱矫形手术，患者需要 6 ~ 12 周方能恢复到正常的营养水平，随着手术融合节段的增加，恢复需要的时间相应延长。故而，对于退行性脊柱侧凸患者，术前营养评估是非常重要的。尤其是对于前后路或者分期手术患者，一般需要额外的营养支持治疗来保证患者的营养状况。

由于退变性脊柱侧凸患者多存在骨质疏松且畸形僵硬，发生内固定相关并发症风险较高，有文献报道发生率为 20%，最常见为 S_1 椎弓根螺钉松动。对于严重骨质疏松的患者，可考虑术中加用骨水泥加强钉道，亦可采用带有羟基磷灰石涂层的椎弓根螺钉来提高抗拔出力。此外，术后应予抗骨质疏松治疗以减少内固定失败。

文献报道近端交界性病变发生率可高达 24.4%。主要表现为近端交界性后凸、近端融合椎附近椎体骨折、近端椎间盘严重蜕变等。主要的预防措施为防止融合终止于胸腰段或后凸顶点。有学者认为，近端融合椎应该跨越胸腰段终止在 T_{10} 水平以上，T_{10} 以上的椎体由于有胸廓的固定而更加稳定，上胸椎（T_{2-10}）的活动度差，可以减少近端临近节段退变、假关节形成、交界性后凸以及内固定失败等并发症发生的概率。此外，减少对融合节段近端稳定结构如棘间韧带、黄韧带关节突等的保护也有利于减少近端交界性病变的发生。

对于退行性脊柱侧凸术后邻近节段退变发生率文献报道为 5.2% ~49%。Ha 等通过对 59 例患者进行回顾性研究指出，邻近节段发生退变的概率为 27.1%。作者指出，近端融合椎至少应终止于中立椎。当远端融合终止于 L_5 时，由于 L_5/S_1 间隙会出现应力的集中，从而导致临近节段退变的出现，文献报道当融合终止于 L_5 时，L_5/S_1 发生邻近节段退变的概率高达 61%。

术后矢状面失平衡是退行性脊柱侧凸术后常见的并发症之一，文献报道发生率为 42.2%。危险因素主要为术前存在矢状面失平衡以及术后远端融合部位，尤其是腰骶段的假关节形成和内固定失败。对于术前存在矢状面失平衡以及骨盆指数偏大的患者，术中对腰前凸进行充分的重建并采取措施减少腰骶段假关节形成和内固定失败的风险有助于降低术后失代偿的发生概率。

假关节形成是退行性脊柱侧凸矫形术后常见的严重的并发症之一。Weiss 等报道，在结束平均 37 个月的随访后，假关节的发生率为 38%；而对于融合至骶骨的患者而言，假关节的发生率高达 64%。亦有文献报道，即使采用最新的手术技术以及坚强的内固定，单纯后路矫形内固定融合至骶骨的并发症为 15% ~20%[32,33]。可帮助减少腰骶段假关节形成的措施主要有采用 L_1/S_1 椎间融合并在使用 S_1 椎弓根螺钉的基础上加用双侧髂骨钉。

切口感染率与术式有明显相关性。脊柱侧凸矫形手术的感染率为 1% ~2%，而成年人的感染率为 3% ~5%。有文献报道，在 70 岁以上接受后路手术的退行性脊柱侧凸患者中，切口感染的发生率为 6%。风险因素主要有手术的无菌操作、患者营养状况、术后贫血以及糖尿病患者血糖控制欠佳等。尽管矫形手术的感染率相对较低，但是一旦感染多会导致融合失败以及局部软组织条件变差，由于体内存在内植物，在感染严重时需取出内固定，有的患者需要多次手术方能达到根治。

神经系统的并发症发生率为1% ~5%。导致术中出现神经损伤的危险因素主要为明显的后凸畸形以及前后路联合入路。迟发性神经损伤表现为术后数小时内出现的神经症状,考虑主要与手术后容量不足以及凹侧脊髓供血血管的牵张有关。

六、总结

退变性脊柱侧凸可能与椎间盘以及小关节突的不对称退变有关,主要临床表现为腰背疼痛以及神经源性间歇性跛行。由于退行性脊柱侧凸患者高龄、伴发疾病多,选择治疗方式时需要充分考虑这些因素。保守治疗主要包括理疗锻炼、对症止痛、支具治疗以及硬膜外、关节突阻滞等。对于保守治疗效果不佳者,需进行外科干预。手术的目的主要为在减少并发症发生概率的同时,减轻疼痛并提高生活质量。外科术式主要包括单纯减压、减压 + 内固定融合以及减压 + 弹性固定等。在选择手术融合节段方面尚存争议。手术治疗的并发症发生率较高,需引起充分的重视。

参考文献

[1] Bridwell K H, Lewie S J, Rinella A, et al. Pedicle subtraction oateotomy for the treatment of fixed sagittal imbalance. Surgical technique. J Bone Joint Sung Am, 2004, 86 - A Suppl 1:44 - 50.

[2] Chin K R, Furey C, Bohlman H H. Risk of progression in de novo low-magnitude degenerative lumbar curves: natural history and literature review. Am J Orthop (Belle Mead NJ), 2009,38:404 - 409.

[3] Cho K J, Suk S I, Park S H, et al. Short fusion versus long fusion for degenerative lumbar scoliosis. Eur Spine J, 2008, 17: 650 - 656.

[4] Cho K, Suk S, Park S M, et al. Risk factors of sagittal decompensation after long posterior instrumentation and fusion for degenerative lumbar scoliosis. Spine, 2010, 35(17):1595 - 1601.

[5] Daffner S D, Vaccaro A R. Adult degenerative lumbar scoliosis. Am J Orthop (Belle Mead NJ), 2003,32:77 - 82.

[6] DeWald C J, Stanley T. Instrumentation-related complications of multilevel fusions for adult spinal deformity patients over age 65: Surgical considerations and treatment options in patients with poor bone quality. Spine, 2006, 31:S144 - S151.

[7] Dick J, Boachie-Adjei O, Wilson M. One-stage versus two-stage anterior and posterior spinal reconstruction in adults. Comparison of outcomes including nutritional status, complications rates, hospital costs, and other factors. Spine, 1992, 17:S310 - S316.

[8] Edwards C C 2nd, Bridwell K H, Patel A, et al. Thoracolumbar deformity arthrodesis to

L5 in adults: The fate of the L5 - S1 disc. Spine, 2003, 28:2122 - 2131.

[9] Faldini C, Pagkrati S, Grandi G, et al. Degenerative lumbar scoliosis: features and surgical treatment. J Orthop Traumatology, 2006, 7:67 - 71.

[10] Faldini C, Pagkrati S, Grandi G. Degenerative lumbar scolio-sis: features and surgical treatment. J Orthop Traumatol, 2006, 7(2):67 - 71.

[11] Furey C, Yoo J, Emery S, et al. Complications occuring in patients older than 70 undergoing surgical management of degenerative lumbar scoliosis. Spine J, 2007, 7(5) Suppl:985.

[12] Gillespy T 3rd, Gillespy T Jr, Revak C S. Progressive senile scoliosis: seven cases of increasing spinal curves in elderly patients. Skeletal Radiol, 1985, 13:280 - 286.

[13] Grubb S A, Lipscomb H J, Suh P B. Results of surgical treatment of painful adult scoliosis. Spine, 1994, 19:1619 - 1627.

[14] Grubb S A, Lipscomb H J. Diagnostic findings in painful adult scoliosis. Spine (Phila Pa 1976), 1992, 17:518 - 527.

[15] Guillaumat M. Natural history of scoliosis from childhood to old age. Bull Acad Natl Med, 1999, 183:705 - 18; discussion 718 - 719.

[16] Ha K Y, Kim Y H, Ahn J H. Is it real adjacent segment pathology by stress concentration after limited fusion in degenerative lumbar scoliosis? Spine, 2014, 39(13):1059 - 1066.

[17] Hansraj K K, O'Leary P F, Cammiea F P Jr, et al. Decompression, fusion, and instrumentation surgery for complex spinal stenosis. Clin Orthop Relat Res, 2001, (384):18 - 25.

[18] Jackson R P, Simmons E H, Stripinis D. Coronal and sagittal plane spinal deformities correlating with back pain and pulmonary function in adult idiopathic scoliosis. Spine (Phila Pa 1976), 1989, 14:1391 - 1397.

[19] Kim Y J, Bridwell K H, Lenke L G, et al. Is the T9, T11, or L1 the more reliable proximal level after adult lumbar or lumbosacral instrumented fusion to L5 or S1? Spine, 2007, 32(24):2653 - 2262.

[20] Kobayashi T, Atsuta Y, Takemitsu M, et al. A prospective study of de novo scoliosis in a community based cohort. Spine (Phila Pa 1976), 2006, 31:178 - 182.

[21] Kostuik J P, Bentivoglio J. The incidence of low-back pain in adult scoliosis. Spine (Phila Pa 1976), 1981, 6:268 - 273.

[22] Lenke L G, Bridwell K H, Blanke K, et al. Prospective analysis of nutritional status normalization after spinal reconstructive surgery. Spine, 1995, 20 :1359 - 1367.

[23] Liu H, Ishihara H, Kanamori M, et al. Characteristics of nerve root compression caused by degenerative lumbar spinal stenosis with scoliosis. Spine J, 2003, 3:524 - 529.

[24] Murata Y, Takahashi K, Hanaoka E, et al. Changes in scoliotic curvature and lordotic angle during the early phase of degenerative lumbar scoliosis. Spine (Phila Pa 1976), 2002, 27:2268 - 2273.

[25] Palmisani M, Dema E, Cervellati S. Surgical treatment of adult degenerative scoliosis. Eur Spine J, 2013, 22 (Suppl 6) :S829 – S833.

[26] Parker L M, Murrell S E, Boden S D, et al. The outcome of posterolateral fusion in highly selected patients with discogenic low back pain. Spine,1996, 21:1909 – 1917.

[27] Ploumis A, Transfledt E E, Denis F. Degenerative lumbar scoliosis associated with spinal stenosis. Spine J,2007,7:428 – 436.

[28] Pritchett J W, Bortel D T. Degenerative symptomatic lumbar scoliosis. Spine (Phila Pa 1976), 1993,18:700 – 703.

[29] Robin G C, Span Y, Steinberg R, et al. Scoliosis in the elderly: a follow-up study. Spine (Phila Pa 1976), 1982,7:355 – 359.

[30] Sapkas G, Efstathiou P, Badekas A T, et al. Radiological parameters associated with the evolution of degenerative scoliosis. Bull Hosp Jt Dis, 1996,55:40 – 45.

[31] Schwab F, Dubey A, Pagala M, et al. Adult scoliosis: a health assessment analysis by SF – 36. Spine (Phila Pa 1976), 2003,28:602 – 606.

[32] Shufflebarger H, Suk S I, Mardjetko S. Debate: determining the upper instrumented vertebra in the management of adult degenerative scoliosis: stopping at T10 versus L1. Spine (Phila Pa 1976), 2006,31:S185 – 194.

[33] Silvestre M D, Lolli F, Bakaloudis G. Degenerative lumbar scoliosis in elderly patients: dynamic stabilization without fusion versus posterior instrumented fusion. Spine J,2014,14: 1 – 10.

[34] Simotas A C, Dorey F J, Hansraj K K, et al. Nonoperative treatment for lumbar spinal stenosis. Clinical and outcome results and a 3 – year survivorship analysis. Spine (Phila Pa 1976), 2000,25:197 – 203; discussions 203 – 204.

[35] Transfeldt E E, Topp R, Mehbod A A, et al. Surgical outcomes of decompression, decompression with limited fusion, and decompression with full curve fusion for degenerative scoliosis with radiculopathy. Spine, 2010, 35(20):1872 – 1875.

[36] Tribus C B. Degenerative lumbar scoliosis: evaluation and management. J Am Acad Orthop Surg, 2003,11:174 – 783.

[37] Tsuchiya K, Bridwell K H, Kuklo, et al. Minimum 5 – year analysis of L5 – S1 fusion using sacropelvic fixation (bilateral S1 and iliac Screws) for spinal deformity. Spine, 2006, 31(3):303 – 308.

[38] Vanderpool D W, James J I, Wynne-Davies R. Scoliosis in the elderly. J Bone Joint Surg Am, 1969,51:446 – 455.

[39] Weiss L E, Vaccaro A R, Scuderi G, et al. Pseudarthrosis after postoperative wound infection in the lumbar spine. J Spinal Disord, 1997, 10:482 – 487.

[40] Williams E L. Postoperative blindness. Anesthesiol Clin North America,2002,20:605 – 622,.

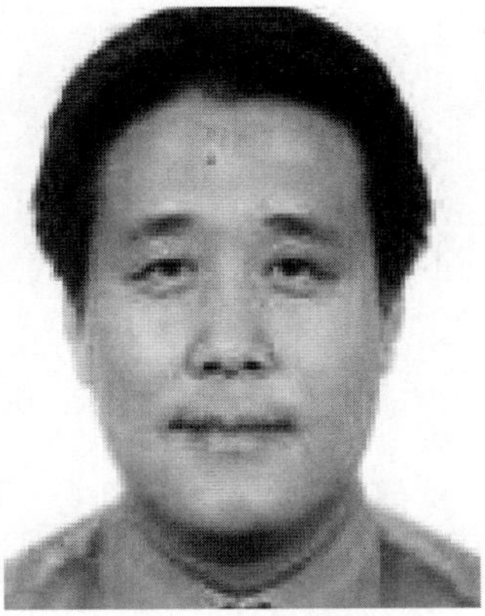

仉建国 北京协和医院骨科教授、博士生导师。曾多次应邀参加全国各地的脊柱技术研讨会、学习班，并多次应邀赴美国、韩国、澳大利亚以及中国香港、中国台湾等地参加脊柱外科会议。现任中华医学会骨科分会微创学组委员、中国康复医学会脊柱脊髓损伤专业委员会微创脊柱外科学组委员、华裔骨科学会脊柱外科分会理事、《中华骨科杂志》通讯编委、脊柱畸形国际研究组中国部委员兼秘书长、中国康复医学会脊柱脊髓损伤专业委员会常务委员。

专题二

微创

老年骨折微创治疗

张英泽

河北医科大学第三医院骨科

一、引言

微创治疗技术是医学科学技术发展到一定阶段的必然产物，是医患双方的共同追求，其核心内容是尽可能采用最小的损伤（包括生理和心理两方面），达到最佳的效果。1985 年英国泌尿外科医生 Payne Wickham 在内镜下治疗泌尿道结石的报道中首次使用 minimally invasive procedure 一词来描述治疗过程。德国医生（1986 年）和法国医生（1987 年）完成了腹腔镜胆囊切除术以后，微创外科（minimally invasive surgery，MIS）才被医学界广泛接受。黄志强等认为："微创外科的目的是使外科患者能达到最佳的内环境稳定状态、最小的手术切口、最轻的全身炎症反应、最少的瘢痕愈合、更好的医疗效果、更短的医疗时间、更好的心理效应。"这一微创外科定义的论述，已被中国绝大多数同行所接受。

骨折的微创治疗是微创外科技术在骨折治疗中的应用。20 世纪 80 年代 AO 理论认为治疗骨折应当解剖复位，坚强固定，手术时充分显露骨折断端，将骨折块精确复位，坚强固定，达到 I 期愈合。这样做看似完美，但带来了很高的感染率及骨不连、钢板断裂等一系列问题。随着人们对骨折愈合机制的深入理解，AO 理论已逐渐演变成尽可能保护骨折局部血运，不干扰骨折局部血肿，由直接复位技术转变为间接复位技术，采用生物学固定，达到 II 期愈合的 BO（biological osteosynthesis）理论。

以长管状骨骨折为代表，由传统的切开显露解剖复位，坚强内固定，转变为仅强调恢复长度及力线，不出现成角及旋转畸形，保护骨折局部血运的间接复位及相对稳定的髓内钉内固定，这种技术采用术中牵引间接复位不剥离骨折部位骨膜，尤其是不游离和复位粉碎骨折块，于远离骨折的区域实施内固定，即使是使用钢板，也要间接复位，肌肉下操作，跨过骨折断端进行复位及内固定操作，该技术被形象地称为"桥式钢板技术"。在此基础上，逐渐演变出经皮钢板接骨术（minimally invasive percutaneous osteosynthesis，MIPPO），由于 MIPPO 的手术切口较小，以恢复肢体长度、纠正轴线角度及旋转畸形为目的，在不直接暴露骨折端的情况下进行间接复位,然后通过两侧有限皮肤切口间的皮下隧道或在肌肉下方放置钢板进行桥接固定,最大限度地保留了骨折端的血运。限制性微创内固定系统(limited inasive stabilization,LISS)、锁定加压接骨板(locked compression plate,LCP)相继问世,使 MIPPO 技术获得空前发展,与此同时,内固定的设计和材料学也取得了很大进步,在材料学上,其弹性模量越来越接近人体骨骼,甚至出现了生物降解材料制成的接骨板,为降低应力遮挡,钢板的结构不断改进,先后出现了点接触式内固定系统(point contact fixator,Pc - Fix)、限制性接触钢板、应力分散钢板等等,这些都为骨折的治疗尤其是老年骨质疏松性骨折的治疗提供了技术保障。医学影像技术和计算机技术及空间示踪技术的发展与结合产生了计算机辅助骨科手术(computer assisted orthopaedic surgery,CAOS),该技术亦被称为计算机手术导航。计算机辅助骨科手术为骨科医生提供三维图像,对人体骨骼肌肉解剖结构进行显示,帮助骨科医生进行精确的术前设计和术中定位,特别适合复杂解剖区域的内植物植入,以成功实现导航下人工髋关节置换、人工膝关节置换以及交锁髓内钉锁钉植入等手术。到目前为止,微创技术仍在蓬勃发展之中。现将老年骨折微创治疗最新进展简介如下。

二、老年胫腓骨骨折微创治疗新进展

治疗老年胫腓骨骨折的传统手术方法包括外固定架、髓内钉和切开复位内固定,但这些方法往往受到不同程度的限制,如外固定架牢固性差且易发生钉道感染,尤其是老年人合并免疫功能低下、血管弹性差、动脉硬化、糖尿病等更易诱发钉道感染。髓内钉不适用于干骺端骨折,切开复位内固定治疗软组织条件差的骨折易发生骨不连,甚至感染等。随着微创理念的发展,MIPPO 技术采用间接复位桥式固定,保护了骨折端的血供,现已广泛应用于临床。但 MIPPO 技术应用中往往出现接骨板偏离设计的位置,钉孔定位不准确致使切口过大等,为了能在微创条件下准确固定接骨板的位置,并使置入螺钉的位置更加精确,我们设计了一种两端有 U 型凹槽的新型接骨板,命名为自定位微创接骨板,该新型接骨板在普通钢板的两端增加了 U 型槽,根据骨折部位及严重程度 U 型槽可为一个或者多个。U 型槽内可以放置定位针,以便确定接骨板的位置,可利用 U 型槽及定位针与皮外相同的接骨板充当定位导向器置入螺钉(图 1)。初步手法复位后,在皮外放置一块自定位微创接骨板,透视确定其位置合适后,在骨折近端依据接骨板 U 型槽的位置打入第一枚定位针(2.0 mm 克氏针)。在接骨板的另一端皮肤上做一 2 cm 纵行切口切开皮肤,骨膜外钝性分离皮下组织,建立皮下隧道,穿入接骨板跨越骨折端直至定位针的位置,透视下使定位针嵌入到接骨板的近端 U 型槽。接骨板置入成功后,牵引患肢复位骨折,恢复患肢长度,同时由助手把持维持复位。以定位针为轴，转动接骨板，调整接骨板的位置并在接骨板另一端的 U 型槽内打入第二枚定位针，有效维持接骨板在皮下的位置。在皮外放置一个相同的自定位微创接骨板并使 U 型槽镶嵌于两枚定位针内，在皮外接骨板的导向下，标记皮肤切口的位置，移除皮外接骨板。利用 C 型臂 X 线机对骨折端复位再次评估确定其位置合适后，在皮肤上做长约 1 cm 纵行小切口，应用套筒钻孔后向皮下接骨板钉孔内置入螺钉，固定骨折即可。

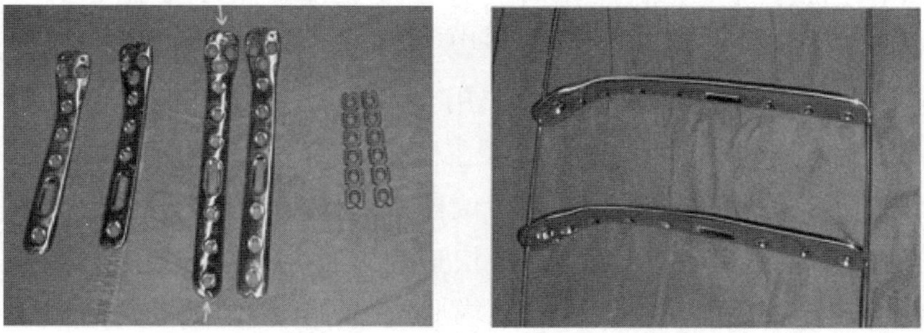

图 1　自定位微创接骨板

三、老年四肢长骨骨折快速复位器的设计和临床应用

目前，老年股骨干骨折通常采用微创交锁髓内钉治疗，仰卧位牵引床辅助复位交锁髓内钉固定已成为治疗老年股骨干骨折的标准术式。术中借助骨科手术牵引床复位骨折，通过足部持续牵引及会阴部反向抵抗而达到下肢骨折的复位。在骨科牵引手术床上复位时，阴部神经可能被卡压于耻骨联合和会阴挡杆之间，造成神经轴突变性而引发神经麻痹，临床表现为会阴区的感觉异常和阴茎勃起功能障碍。会阴溃疡因其部位特殊，会给患者带来极大心理压力。长骨骨折快速复位器主要由复位支架、牵引螺杆、牵引弓、侧翼、Schantz 钉或克氏针组成。复位支架固定维持术中牵引位置，四脚具有伸缩性，可以调节支撑高度。牵引螺杆可以调节长度以适应不同患者，末端成弧形，用于反向对抗牵引（图 2A，B）。患者取仰卧位，臀下垫一软垫，健侧下肢固定于截石位以方便术中透视，消毒范围应包括患侧髂前上棘区域以及患侧下肢手术部位，对于患侧髂骨骨折或骶髂关节脱位的患者以及骨质疏松严重的老年患者，应同时消毒对侧髂前上棘区域。患侧髂前上棘处取 0.5 cm 切口，电钻钻透单层髂前上棘皮质，与水平面方向成 30°拧入一枚特制的直径 5 mm 的 Schantz 螺钉，该螺钉具有两螺母，靠近骨皮质螺母防止牵引过程中螺钉滑入骨质，与牵引螺杆连接螺母则防止牵引螺杆末端挤压髂前上棘处皮肤，将此螺钉与牵引螺杆末端的万向轴连接固定。牵引螺杆远端连接于复位支架的前端横杆，复位支架则骑跨在小腿上。行患侧股骨髁上

牵引，术前周密计划确定牵引针穿入位置，防止影响置入内固定物，牵引弓末端与复位支架的旋转螺杆连接。确认复位器各部件连接牢固。应用C型臂X线机透视观察股骨干骨折断端重叠程度，旋转复位支架的旋转螺杆，通过牵引弓向远端牵引股骨，复位重叠移位，旋转螺杆所在的横梁可绕其长轴旋转，保证顺向牵引。牵引螺杆间隔一定距离具有垂直方向的孔，对于前后移位的骨折，可以通过该孔向股骨置入拉力螺钉或克氏针辅助复位；侧翼装置可以在支撑杆上滑动，对于侧方移位，通过侧翼上的螺孔向股骨置入克氏针把持复位。对于骨折远端旋转畸形，则可以通过内外旋牵引弓予以复位。C型臂X线机透视骨折复位满意后，固定复位器各部件，维持复位，选用合适型号的髓内钉固定骨折。若术中股骨髁上牵引针影响髓内钉的插入，可在髓内钉跨过骨折断端后将牵引装置去除，对骨折复位效果无明显影响。该复位器除用于股骨外，还可用于其他四肢长管状骨骨折的复位，由于四肢长骨骨折快速复位器与患者连为一体，术中患者可以向健侧翻身，患侧下肢可较大程度地内收与外展，方便了不同体位下内固定的置入，这也是四肢长骨骨折快速复位器的优势之一。

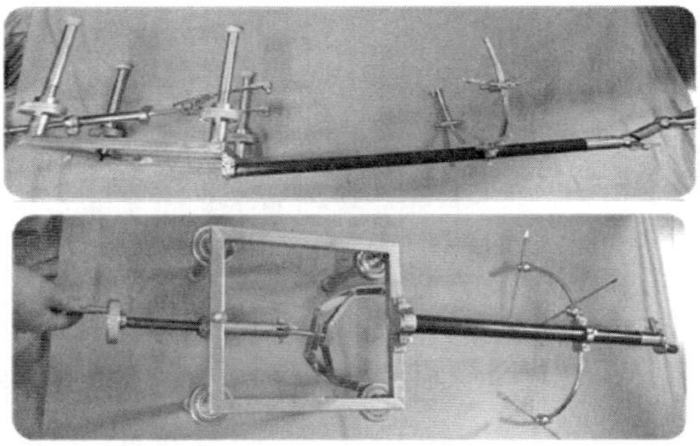

图2A　快速复位器结构

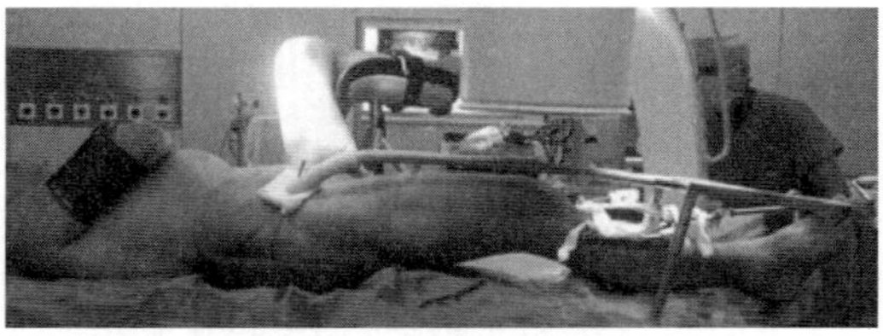

图2B　四肢长骨骨折快速复位器的俯视观及应用四肢长骨骨折复位器复位股骨髁上骨折术中大体照

四、老年微动关节损伤的微创手术治疗

关于微动关节损伤的手术治疗方法，主要分为刚性内固定（克氏针、螺钉、钢板）和柔性内固定（Tightrope，Endobutton 技术）两类。刚性内固定中克氏针固定相对不牢靠，容易出现“退针”，导致内固定失效。螺钉或钢板对关节的固定牢靠、稳定性强，但限制了微动关节原有的活动功能。部分患者产生关节疼痛、活动受限、骨质吸收、内植物周围骨折或内植物松动、内植物断裂、关节融合等并发症。后者复位更趋于解剖形态，亦能允许关节微动，降低上述并发症发生率，但 Tightrope 紧张度不易控制，容易出现松动和再脱位。

为此，我们综合 Tightrope、可折断螺栓等固定装置和 Endobutton 技术优势，设计了仿生弹性内固定装置，以解决两种内固定方法存在的问题。首先，利用线缆模拟韧带等原有的关节固定装置，依靠螺栓（螺母 + 螺钉）调节线缆松紧强度，重建正常关节结构（见图 3）。其次，螺钉深入骨质增加了固定装置的持续稳定性，提高了对于骨质疏松患者的适应性；可弯曲的线缆连于关节间，保持了微动关节的原有运动功能，保持了原有韧带的功能，防止微动关节的退变和融合，有效预防骨质吸收、关节功能减退和内固定松动、断裂等并发症的发生。最后，导针引导下的装置置入和可以折断的螺钉设计，降低了手术操作难度，缩短了手术时间。与现有的两类固定方式相比，该固定装置具有更好的生物特性、更广的适应症，同时其操作技术更为简便，费用相对低廉，能广泛开展，患者易于接受。

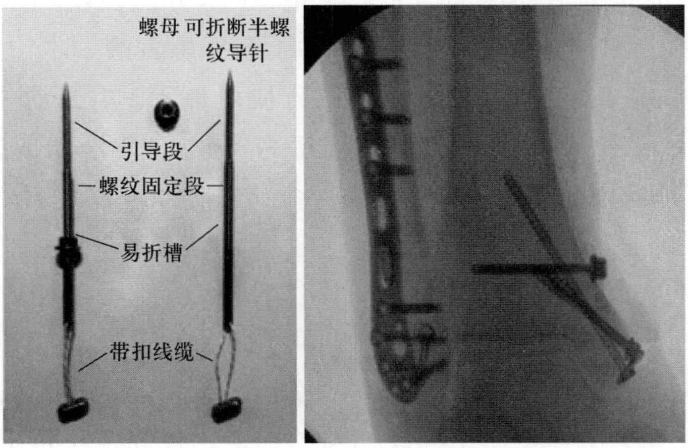

图 3　仿生弹性内固定装置及内固定术后 X 片

五、老年肱骨近端骨折的微创治疗

老年肱骨近端骨折是在 Colles 骨折和髋部骨折之后，处于第三位的骨折。

发生在老年患者的肱骨近端骨折多数与骨质疏松有关。女性肱骨近端骨折的发生率比男性高 2.5 倍,其中 87% 是由于单纯的摔倒引起。肱骨近端骨折会影响老年人的肩关节功能,导致很多疾病的发生,并且可减弱患者日常生活的活动能力。无移位或轻微移位的肱骨近端骨折占骨折的 49% ~85% ,大多数老年人的肱骨近端骨折可以通过非手术方法进行治疗。Robinson 等在 2011 年《创伤骨科杂志》上报道指出:多数肱骨近端骨折均具有自身稳定的模式和经保守治疗后功能愈合的能力。

临床 80% 以上的骨科患者均能满足下列保守治疗的适应症:① 肱骨头无脱位;② 肱骨头和骨干之间有接触或嵌压;③ 肱骨头轻度内翻或外翻成角(颈干角在 100° ~160°);④ 仅涉及轻微的关节面损伤;⑤ 大小结节的轻度移位。唯一的例外是大结节骨折。

有证据表明,大结节骨折大于 5 mm 的移位会导致明显的功能障碍,因此当移位大于 5 mm 时,应采用手术固定,以保证冈上肌和冈下肌的正常功能,减少移位的结节撞击喙肩弓的发生率。手术治疗的适应症包括开放骨折、血管损伤、肱骨头劈裂、骨折脱位和病理性骨折等。但对于移位的骨折,有些病例也可考虑采用闭合复位治疗。Court-Brown 等所做的一项研究证明,使用悬吊固定治疗移位的两部分外科颈骨折或外翻嵌插骨折,对于改善老年患者的肩关节功能而言,要优于切开复位内固定治疗。当这些患者在伤后一年出现客观的功能受限时,他们主观上并没有发现有明显的缺陷。由此可见,对于老年患者的常规活动来说,并不需要肩关节完全的活动度和力量。目前,手术方法往往用于治疗大多数移位的 2 部分、3 部分和 4 部分骨折。然而,对于老年患者的手术治疗,必须考虑其骨骼的质量,在一些老年患者,肱骨近端的骨质可能不适用于坚强的内固定,螺钉很难在肱骨头和干骺端获得充分的把持力来防止其松动或拔出。Voigt 等(2011)报道,多轴向锁定螺钉在老年人肱骨近端骨折的治疗中存在优势,因此应选择锁定钢板治疗。

对于骨质量好的 2 部分或 3 部分的移位骨折,可使用多种方法进行有效治疗。骨质量差的 2 部分或 3 部分移位骨折可用缝线进行张力带固定、锁定板固定或两种技术联合应用的方法进行有效治疗。将缝线固定于旋转袖肌腱上比固定在骨质疏松骨上更坚强。使用缝线加强的锁定钢板固定法可提供优于单独张力带固定技术的强度,可允许患肢进行早期的主动活动。

对于有出血性疾病或其他明显的并发症的患者,可优先考虑采用闭合复位和螺纹钉经皮固定的方法治疗。若行手术治疗,由于传统的肩关节前方入路切口长、出血多,Robinson 等(2011)报道了微创三角肌劈开延长入路、钢板 - 操纵杆技术复位内翻畸形的肱骨近端骨折,取得了很好的效果。我们提出的股骨头、于三维互动复位法，也已成功地应用于老年人肱骨近端骨折的微创手术治疗，并取得良好效果。对于大多数伴有严重骨量减少或粉碎的老年3部分和4部分骨折最好采用半关节置换，对于有严重肩袖缺陷的退行性关节炎患者，可选择逆向全肩关节置换，这样可以早期进行肩关节功能锻炼。

六、老年骨质疏松性椎体压缩性骨折的微创治疗

原发性骨质疏松性椎体压缩性骨折是老年人的常见病、多发病，发病率逐年递增。在美国，老年骨质疏松性骨折的发病人数超过150万例，其中骨质疏松性椎体压缩骨折发生率约为每年70万例，其中10%需要住院治疗，约25%的绝经后妇女其一生中会发生骨质疏松性椎体压缩骨折。在我国，骨质疏松患者已达1.1亿，占总人口的8%，其中有400万人因骨质疏松发生椎体骨折，70万人由于骨折所致的疼痛需要治疗。我国年龄超过60岁的人群中，骨质疏松的发病率男性为60.7%，女性为90.8%。随年龄增长，椎体压缩性骨折的发生率逐渐增长，男性每年增长0.1%，女性每年增长0.3%~1.3%。Ross等报道，与没有原发骨折的患者相比，原来存在椎体骨折的患者新的椎体骨折的发生率会增加5倍。

对于有急性疼痛的压缩性骨折，治疗方法主要包括：卧床、应用止痛药物、支具和物理治疗，通常这种急性疼痛在4周至8个月内可以缓解，但最终可能残留脊柱畸形。骨质疏松性椎体骨折，常没有明显疼痛。但某些患者生活质量会受到影响，发病率和病死率会明显增加。Silverman等对椎体压缩性骨折预后的回顾性研究显示，在连续发生的骨折中，每次肺活量平均下降9%。

对于有症状的椎体压缩性骨折，脊柱外科治疗的方法包括：经前路或后路复位内固定，但由于骨质疏松导致内固定物把持力很差，治疗效果并不乐观。随着微创脊柱外科技术的发展，伴有急性疼痛的椎体压缩骨折可以通过经皮椎体成形术来治疗。从1987年法国Amiens大学放射学科Galibert等通过椎体穿刺注射骨水泥治疗一例C_2椎体海绵状血管瘤，到1990年首次将该技术应用于骨质疏松性脊柱椎体压缩性骨折的治疗，该技术在世界范围内应用范围不断扩大，并取得了满意的疗效。Farooq等在一项通过尸检进行的研究中发现，椎体成形术减轻了纤维环及椎弓应力集中，将压力分散到椎间盘和相邻椎体上。Deramond等报道，椎体成形术使70%~90%的患者减轻了疼痛。椎体成形术的手术设计主要是为了减轻疼痛、增加骨的强度以防止进一步发生塌陷，而不是恢复椎体的高度，防止发生脊柱畸形。这种方法是通过长的脊柱穿刺针经椎弓根进入骨折的椎体，在骨折部位注射骨水泥来进行治疗，骨水泥渗漏一直是经皮椎体成形术所面临的问题。Paul等对69所医院的1288例患者资料进行回顾性分析发现，骨水泥渗漏发生率为41%。

近年来在椎体成形术的基础上发展起来的球囊扩张椎体后凸成形术，使椎体压缩性骨折的治疗进入了一个新的阶段。这是一种利用微创技术完成复位和固定的方法。这一技术将小型器械通过椎弓根置入椎体，利用一个小球囊的扩张，恢复塌陷椎体的高度，并产生一个空腔，同时球囊扩张，使囊腔周围的骨小梁受到挤压，封闭了骨水泥经骨或静脉渗漏的通道，减少骨水泥渗漏的发生。收缩并拔出球囊，在留下的空腔中低压力下向椎体内注入黏稠度较高的骨水泥。这种方法从内部稳定了椎体，有利于减轻疼痛和迅速恢复功能，可以在很大程度上恢复椎体的高度和脊柱的序列，防止由椎体压缩骨折和脊柱畸形所导致的远期并发症。球囊扩张椎体后凸成形术潜在的并发症包括：水泥进入椎管导致的神经损害、感染、血肿、肺栓塞、疼痛不缓解和畸形矫正不充分等。

七、老年髋部骨折微创治疗

在美国每年约有 329 000 例老年人发生髋部骨折，随着老年人数量的增长，到 2040 年美国每年髋部骨折的患者数量将超过 500 000 例。老年人的髋部骨折多由于骨骼质量差所引起，而骨质疏松是最常见的原因。髋部骨折的发病率随年龄的增长而增高，年龄大于 85 岁人群的髋部骨折发病率是 60 ~ 65 岁人群的 10 ~ 15 倍。对于年龄 >65 岁的老年人，95% 以上的髋部骨折由低能量的摔伤引起。髋部骨折包括股骨颈骨折及粗隆间骨折。对于老年股骨颈骨折，骨折的移位程度及骨质情况是确定手术治疗方案的关键因素，其他如伴发病、活动水平以及认知状态也对治疗方案有一定影响。老年股骨颈骨折经皮空心螺钉固定是一种微创、有效的骨折固定方法。空心螺钉放置一般呈倒三角形，即两枚螺钉平行放置于股骨颈上方，第三枚放置于股骨颈下方的中部。对于小于 65 岁有移位的股骨颈骨折，患者如果身体状况允许、骨质较好，可采用闭合或切开复位内固定治疗，其骨折不愈合率约为 5%，股骨头坏死率约为 25%。我们提出采用股骨头、干三维互动复位法，使以往许多需要切开复位的患者均通过闭合方式得到了良好的复位，操作步骤见图 4。

A

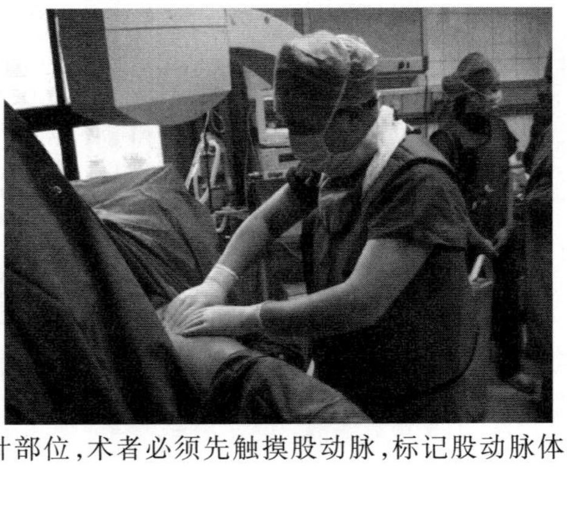

A，确定进针部位，术者必须先触摸股动脉，标记股动脉体表投影；

B

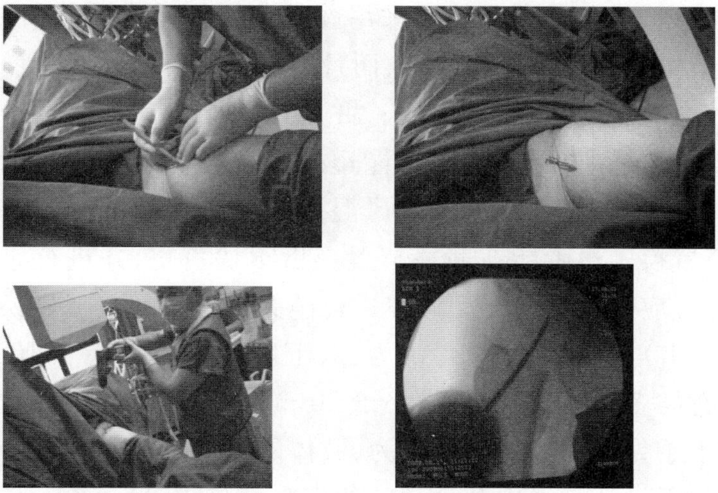

B,在股动脉外侧 1.5 ~ 3 cm 处,透视下垂直向股骨头方向打入第一枚克氏针;

C

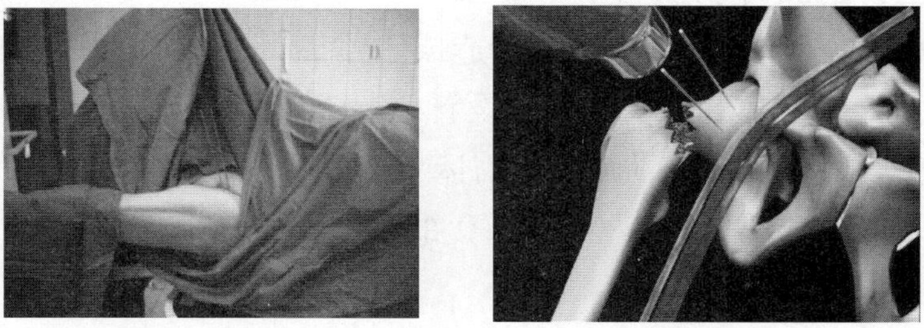

C,根据第一枚克氏针的位置在其上方或下方,垂直与身体的纵轴打入第二枚相同直径的克氏针;

D

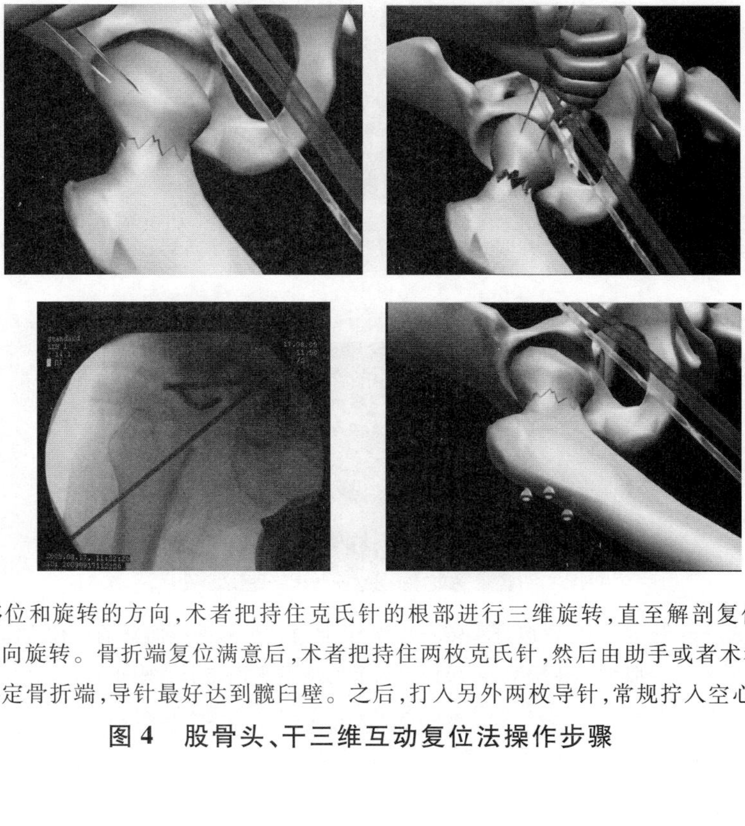

D,根据股骨头移位和旋转的方向,术者把持住克氏针的根部进行三维旋转,直至解剖复位。远端骨折片必要时进行逆向旋转。骨折端复位满意后,术者把持住两枚克氏针,然后由助手或者术者打入第一枚导针固定骨折端,导针最好达到髋臼壁。之后,打入另外两枚导针,常规拧入空心钉。

图 4　股骨头、干三维互动复位法操作步骤

有一些老年移位股骨颈骨折需采用髋关节置换手术治疗，伴有痴呆的老年患者，半髋关节置换术后可很快负重，而且脱位率相对较低。全髋关节置换多应用于活动量较大、能行走、预期寿命长，并且认知能力良好的老年人。因为这类患者对髋关节的功能要求较高，并且能遵从关节置换术后的注意事项。对于髋关节有退行性改变并合并髋臼炎、类风湿关节炎或者 Paget 病的患者，也应考虑采用全髋关节置换。患者能在髋关节置换后很快负重，并进行康复训练。对于骨质疏松的患者应采用骨水泥型假体进行髋关节置换。关节置换术中易发生双下肢不等长（LLD）。Clark 等学者认为，双下肢长度差异小于 10 mm，即确定为双下肢等长；有学者认为，长度差异小于 20 mm 为轻度不等长，对日常生活没有明显影响，可不予处理。有的学者认为，肢体的长度主要通过股骨颈截骨的高低来调整，术前模板设计与术中截骨高度的实际实施保持一致是避免 LLD 发生的有效方法。但目前股骨颈截骨多依靠临床医生的经验，对于初学者来说，股骨颈截骨平面、角度以及高度不易掌握，常造成手术时间长、出血多，术中需临时调整假体颈长或股骨头假体长度，使术前设计无法准确实施。为此我们设计了可调式髋关节置换股骨颈截骨导向器，在临床中能使截骨的准确度提高，使术前计划在手术中能准确实施，进而减少了 LLD 的发生，使双下肢长度差异控制在 0 ~ 5 mm 之间（见图 5）。

A

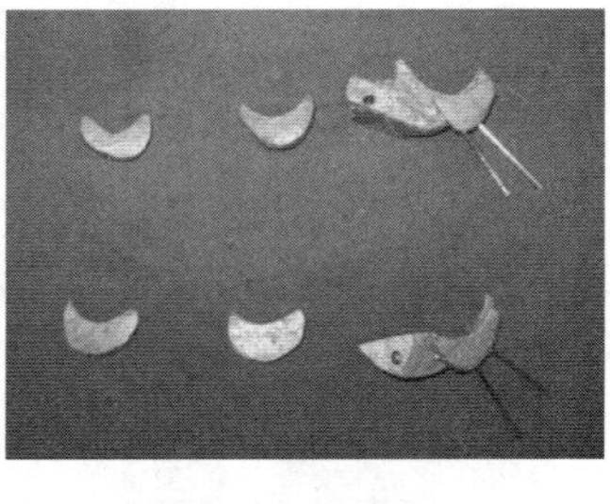

A，可调式髋关节置换股骨颈截骨导向器；

B

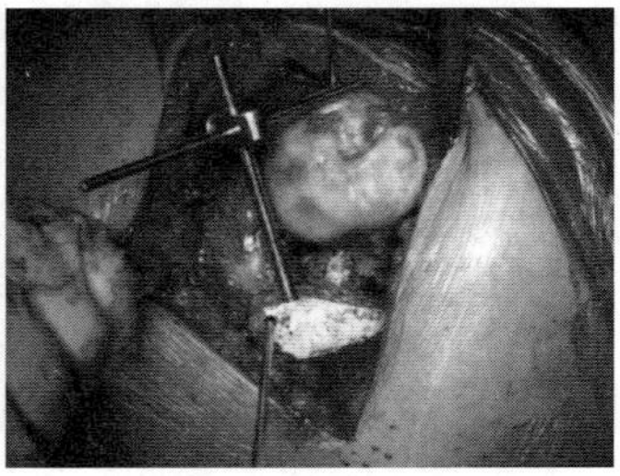

B，术中暴露股骨颈、股骨小转子及髋臼，将合适型号的导向器的定位座卡在股骨小转子上方，导向平台所对应的平面与股骨距垂直；

C
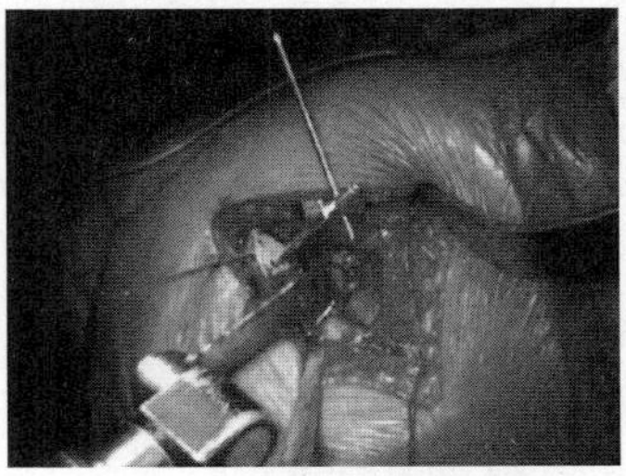

C,应用 2.0 mm 克氏针固定后,术者将摆锯紧贴导向平台平面进行截骨,截骨平面平整,角度垂直于股骨距,完成后拔出克氏针取出导向器;

D
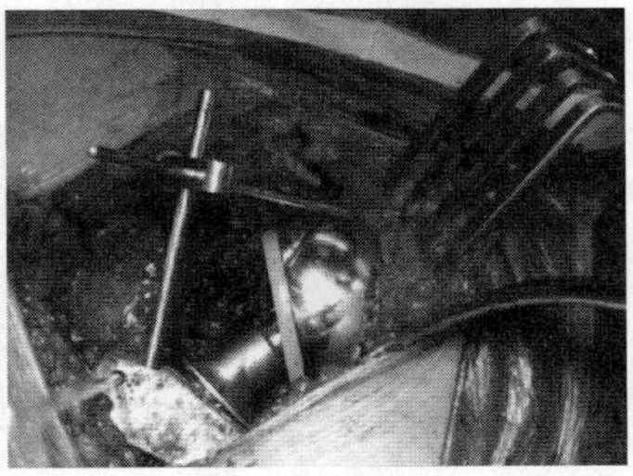

D,试模验证;

E
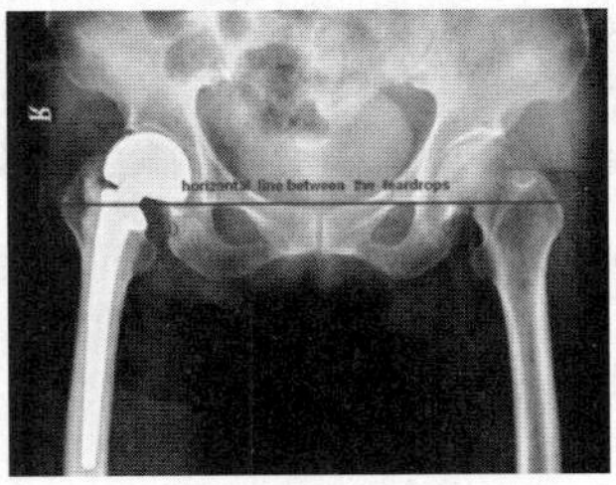

E,术后 X 片。

图 5 可调式髋关节置换股骨颈截骨导向器在关节置换术中的应用过程

老年髋部转子间骨折很少采用非手术治疗,仅适用于不能行走、髋部骨折后仅有轻微疼痛的老年痴呆患者,以及有明显的内科并发症、不能手术的患者。对部分采用非手术治疗的患者,可使用骨牵引来改善骨折对位,恢复骨折长度,降低畸形及减少肌肉痉挛。老年髋部骨折手术治疗的主要目的是在促进骨折愈合的同时,通过早期活动和康复治疗恢复患肢的生理功能,减少并发症的发生。目前老年转子间骨折手术采用闭合复位技术,患者仰卧于牵引床,健肢外展固定,防止患肢牵引时骨盆倾斜。患肢稍稍外展,患髋屈曲 15°,保持正常行走姿态,通过牵引和旋转调整患肢以达到稳定的解剖复位。若使用传统牵引床,无论是跟骨牵引或皮牵引,牵引力经踝关节和膝关节传导,复位骨折所需力量较大,可导致多种并发症:① 会阴档杆可致会阴麻木、肿胀、溃疡(>10%);② 会阴档杆可能影响内收复位，需切开复位（6% ~15%）；③ 患侧足部固定于牵引靴，可致挤压伤、溃疡或缺血性损伤；④ 复位时过度外旋下肢、牵拉过久可致腓总神经损伤。为解决上述问题，我们设计了简易下肢复位器，术中可以自由活动患者及下肢，更加简便、易于携带，而且价格低廉，可有效复位骨折并维持复位，利于固定（见图 6）。此复位器还可用于下肢各部位常见骨折。

A

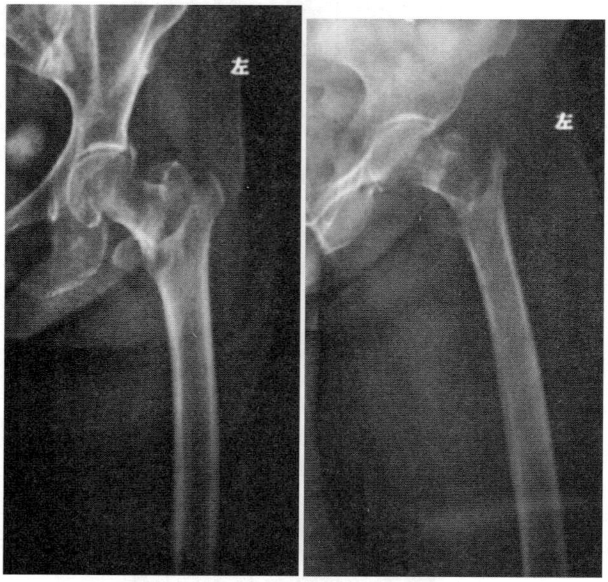

A，术前 X 片示股骨粗隆间骨折；

B

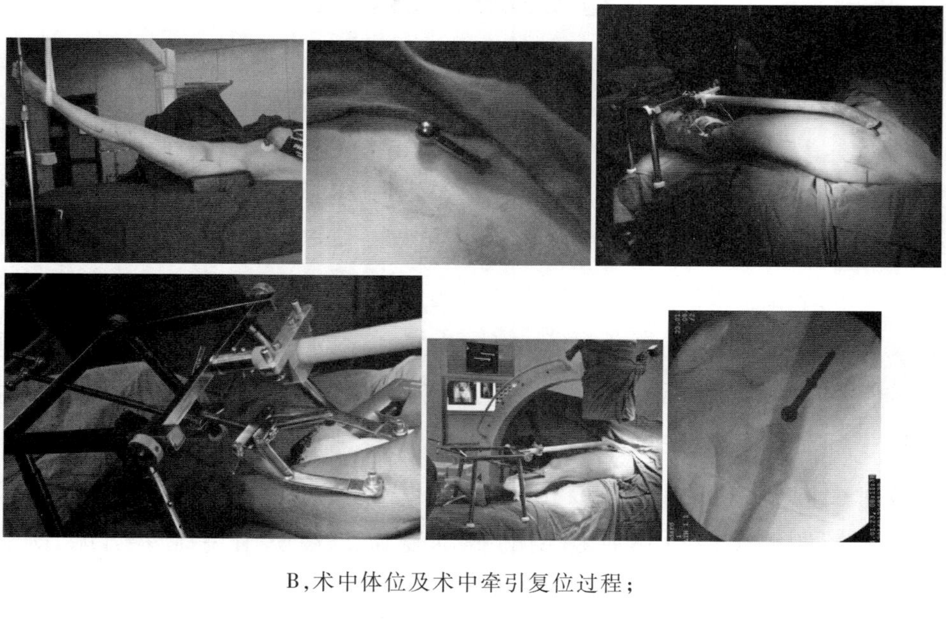

B，术中体位及术中牵引复位过程；

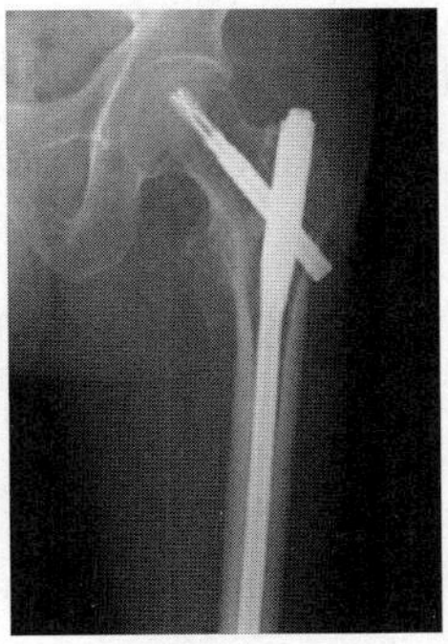

C,术后X片。

图6 简易下肢复位器的手术应用

总之,老年骨折微创技术迅猛发展,并已取得较好的治疗效果,从实践角度证实了微创技术的理论和可行性,但仍有许多问题尚待解决,尚需循证医学的方法及观点对大样本病例进行评价,使它能够更好地为老年患者服务。

参考文献

[1] Ahmad M, Nanda R, Bajwa A, et al. Biomechanical testing of the locking compression plate: when does the distance between bone and implant significantly reduce construct stability. Injury, 2007,38(3): 358 -364.

[2] Baumgaertner M R. Compression hip screw plates technique manual. Memphis, Tenn: Smith & Nephew, 1998.

[3] Bishop J A, Rodriguez E K. Closed intramedullary nailing of the femur in the lateral decubitus position. J Trauma, 2010, 68(1):231 -235.

[4] Callanan I, Choudhry V, Smith H. Perineal sloughing as a result of pressure necrosis from the traction post during prolonged bilateral femoral nailing. Injury, 1994, 25(7): 472.

[5] Canale S T, Beaty J H. 坎贝尔骨科手术学. 王岩译. 11版. 北京:人民军医出版社, 2009.

[6] Deramond H, Mathis J M. Vertebroplasty in osteoporosis. Semin Musculoskelet Radiol, 2002,6(3):263 -268.

[7] Farooq N, Pack J C, Pollintine P, et al. Can vertebroplasty restore normal load-bearing to fractured vertebrae? Spine ,2005,30(15):1723 -1730.

[8] Giri S, Dirga Raj R, Gurung B, et al. Minmal invasive percutaneors plate osteosynthesis of fracture of tibia. PMJN, 2009,2(7): 17 -23.

[9] Johner R, Wruhs O. Classification of tibial shaft fractures and correlation with results after rigid internal fixation. Clin Orthop, 1983, 178:7 -25.

[10] Keaveny T M, Hayes W C. Mechanical properties of cortical and trabecular bone. Boca Ra-

ton:CRC Press,1992,285 -344.

[11] Krettek C, Schandelmaier P, Nliclau T, et al. Minimally invasive percutaneous plate osteosynthesis (MIPPO) using the DCS in proximal and distal femoral fractures. Injury, 1997, 28(1): 20 -30.

[12] Madhu T, Dunsmuir R. Sensory neurapraxia of the foot after leg traction on fracture table. Injury Extra, 2005, 36: 306 -307.

[13] Mahajan N. Minimally invasive techniques in distal tibial fractures. J Sci, 2008,10: 78 - 80.

[14] Mallet R, Tricoire J L, Rischmann P, et al. High prevalence of erectile dysfunction in young male patients after intramedullary femoral nailing. Urology, 2005, 65(3):559 - 563.

[15] Moran C G, Wenn R T, Sikand M, et al. Early mortality after hip fracture: is delay before surgery important? J Bone Joint Surg Am,2005, 87(3):483 -489.

[16] Pignolo R J, Keenan M A, Hebela N H. Fractures in the Elderly A Guide to Practical Management//老年骨折治疗. 张英泽,译. 北京:人民卫生出版社,2012.

[17] Ronga M, Shanmugam C, Longo U, et al. Minimally invasive osteosynthesis of distal tibial fractures using locking plates. Orthop Clin North Am, 2009,40(4): 499 -504.

[18] Ross P D, Davis J W, et al. Pre-existing fractures and bone mass predict vertebral fracture incidence in women. Ann Intern Med, 1991,114(11):919 -923.

[19] Silverman S L. The clinical consequences of vertebral compression fracture. Bone,1992,13 (suppl):27.

[20] Soulié M, Vazzoler N, Seguin P, et al. Urological consequences of pudendal nerve trauma during orthopedic sugery: review and practical advice. Prog Urol, 2002,12(3):504 - 509.

[21] Topliss C J, Webb J M. Interface pressure produced by the traction post on a standard orthopaedic table. Injury, 2001, 32(9): 689 -691.

[22] Wang Q X, Chen W, Su Y L, et al. Minimally invasive treatment of calcaneal fracture by percutaneous leverage, anatomical plate, and compression bolts—the clinical evaluation of cohort of 156 patients. J Trauma,2010,69(6): 1515 -1522.

[23] Williams T H, Schenk W. Bridging-minimally invasive locking plate osteosynthesis (Bridging-MILPO): Technique description with prospective series of 20 tibial fractures. Injury, 2008,39(10): 1198 -1203.

[24] Zhang Y Z. Clinical epidemiology of Orthopedic Trauma. New York: Thieme, 2012:157 - 161.

[25] Zuckerman J D, Skovron M L, Koval K J, et al. Postoperative complications and mortality associated with operative delay in older patients who have a fracture of the hip. J Bone Joint Surg Am,1995 ,77(10):1551 -1556.

[26] 安智全,曾炳芳.骨科牵引手术床导致阴部神经麻痹一例报告.中华创伤骨科杂志,2005,7(2):199-200.
[27] 何锦泉,庞贵根,胡永成,等.LISS治疗胫骨近端骨折的并发症.中华骨科杂志,2008,28(9):754-758.
[28] 黄志强.微创外科与外科微创化的总体研究.中国微创外科杂志,2004,4(1):1-5.
[29] 李衡,魏俊强,潘进社,等.微创侧卧位置入髓内钉治疗股骨干骨折的近期疗效.中华创伤骨科杂志,2010,12(12):1189-1191.
[30] 邱实.经皮椎体成形术后给予抗骨质疏松联合药物治疗对再发脊柱椎体压缩骨折的疗效观察.山东大学临床医学硕士论文,2012.
[31] 王永光.微创、微创外科与微创医学.中国医刊,2004,39(1):57-59.
[32] 张英泽.临床创伤骨科流行病学.北京:人民卫生出版社,2009:150-154.
[33] 朱汉民.《原发性骨质疏松症诊疗指南》解读.国际内分泌代谢杂志,2006,26(5):289-294.

张英泽 主任医师、教授、博士研究生导师,河北医科大学第三医院院长,美国科罗拉多大学医学院(University of Colorado School of Medicine)客座教授。中华医学会骨科分会候任主任委员、中国医师协会骨科分会副会长、中国修复重建外科专业委员会副主任委员。《中国矫形外科杂志》《中国临床医生》《中国骨与关节杂志》《临床外科杂志》副总编辑,*Orthopedics*、*European Journal of Orthopedic Surgery and Traumatology* 编委。

主持或参与省部级以上课题30余项。以通讯作者和第一作者发表SCI收录论文70余篇。获得授权专利100余项,其中发明专利26项。作为第一完成人荣获国家科技进步奖二等奖2项,中华医学科技奖一等奖1项,河北省科技进步奖一等奖4项、二等奖2项。主编、主译学术专著20部。担任全国高等医学院校五年制本科规划教材《外科学》副主编、长学制规划教材《外科学》副主编和研究生规划教材《骨科学》副主编。

骨质疏松性 THA 术后股骨侧假体周围骨折治疗及策略

刘　强

山西医学科学院,山西大医院骨科

一、引言

随着全髋关节置换术(THA)的广泛开展,股骨假体周围骨折(PFF)发病率逐渐升高。有报道称股骨假体周围骨折发病率约为 4.1%[1-4],而在生物型假体和 THA 翻修患者中更高。在 THA 翻修病例中假体周围骨折的发生率在 6%左右[5]。在所有翻修原因中位列第三,排在假体松动和感染之后[6]。国内有报道[7],初次 THA 中行骨水泥型关节固定者 PFF 发病率为 0.1% ~1%,生物型固定者发病率达 5.4%,而初次 THA 后 PFF 发病率为 1%左右;全髋关节翻修术中 PFF 发病率较初次 THA 明显升高,骨水泥型固定者发病率为 3.6% ~6.3%,生物型固定者则高达 17.6% ~20.9%,而全髋关节翻修术后 PFF 发病率约为 4%。目前普遍认为,PFF 发病率呈上升趋势[8]。

对于髋关节假体周围骨折比较公认的危险因素有:年龄、性别、创伤、固定方式、假体松动、翻修、骨溶解、术前疾病、骨质疏松、假体类型和手术技术等。年龄是 PFF 的一大危险因素。老年人常伴有骨质疏松或内科疾病等,且行动迟缓,易摔倒,这些因素均增加了 PFF 的风险。骨质疏松是另一个公认的 PFF 危险因素。骨质疏松可降低骨的机械力,易导致低能量骨折[9]。

此外,绝大多数患者在接受 THA 术前均经长期非手术治疗,患者因疼痛而活动量少,患肢已存在废用性骨质疏松。Wu 等[10]分析了 454 例行 THA 生物型固定的病例,其中 16 例发生 PFF,骨折患者与未骨折患者辛格指数的差异有显著的统计学意义(3.3 ± 0.6 vs 3.8 ± 0.7, $P < 0.01$)。

一旦发生假体周围骨折,对于医患来讲都将面临巨大的挑战。此类骨折不同于常见的骨折,处理棘手,并发症较多,相当一部分患者的治疗效果不佳,并且这种骨折逐渐成为骨科医生翻修时面临的严重问题。

二、病因分类

PFF 可分为术中骨折及术后骨折。术中骨折又存在稳定型和不稳定型。术中和早期术后骨折主要与术中操作失误有关,而远期术后骨折的危险因素包括全身和局部两种。全身性因素包括任何骨脆性升高的情况,局部危险因素是指有限的骨质疏松,这在术后远期骨折的发展中尤为重要。

(一) 局部因素

1) 假体松动或骨溶解

骨质疏松是造成人工关节股骨侧假体下沉的重要因素之一。骨质疏松患者常常出现股骨上段严重的骨吸收,骨干的质量,尤其转子间骨质疏松对髋关节置换后的疗效产生不利影响,继而出现人工关节置换术后无菌性松动和下沉,这是关节置换术后晚期的主要并发症,是导致假体使用寿命缩短、稳定性降低、关节置换术翻修率增高的主要原因。

2) 术后内置物周围发生局部骨质疏松

髋部骨折应用接骨板或者人工关节置换手术后,在内置物周围可发生局部骨质疏松,系由于应力遮挡及内、外骨膜血管损害所致。

(二) 全身因素

1) 长期卧床所引发的废用性骨质疏松

废用性骨质疏松所导致的快速骨丢失在临床上最为常见,而快速骨丢失指骨量丢失每年大于 3%[11]。其症状的严重程度决定于制动时间、方式及程度。骨质疏松性骨折后由于卧床制动,日照减少,患者在短时间内骨量会快速丢失,快速骨丢失导致患肢和健侧肢体均有骨密度降低,骨质疏松迅速加重,此时一周的骨量丢失可达身体骨量的 1%,而这几乎是一个正常老年人一年所减少的骨量,这种短期内快速骨量丢失使患者容易再发骨折。因此,治疗骨折的同时,需要积极的抗骨质疏松治疗。

2) 女性绝经后或老年性骨质疏松

废用性骨质疏松如合并女性绝经后或老年性骨质疏松,症状将进一步严重。

全身性因素和局部因素详见表 1。

表 1　假体周围骨折危险因素

全身因素	局部因素
骨质疏松症	假体松动
原发性	局部骨溶解
继发性	皮质应力增高
女性	生物固定假体骨量减少
类风湿性关节炎	
骨软化症	
Paget 病	
骨硬化症	
骨生成障碍	
地中海贫血	
神经肌肉疾病	
帕金森病	
神经性关节病	
脊髓灰质炎	
脑瘫	
重症肌无力	
癫痫	
共济失调	

三、分型

(一) Johansson 分型

股骨假体周围骨折有多种分型系统,均以骨折部位、形式及时间作为分型依据,就经验而言,Johansson 分型是使用最普遍的分型系统。Ⅰ型骨折发生于假体柄的近端;Ⅱ型骨折自股骨干的近端延伸至超出柄的范围;Ⅲ型骨折全部位于假体柄末端的远侧。

（二）Vancouver 分型

由于股骨假体周围骨折发生于股骨柄周围，因此假体柄的稳定性及柄周围骨量的情况非常重要。基于骨折部位、假体柄稳定性和柄周围骨量的 Vancouver 分型是目前唯一涉及可靠性和稳定性的分型系统。

A 型骨折包括转子间区骨折，进一步细分为 AG 型即大转子骨折，以及 AL 型即小转子骨折。

B 型骨折发生于股骨假体柄周围或略超出柄远端，依据假体稳定性和骨量又分为：B1 型，骨折假体是稳定的；B2 型，骨折假体不稳定或出现松动；B3 型，骨折是在 B2 型的基础上，同时有假体周围骨量缺损。（导致骨量缺损可能是由于严重骨质减少、骨溶解或者粉碎性骨折。）

C 型骨折是指距柄端较远部位的骨折，甚至可以忽略股骨假体的存在。

四、预防

THA 术后发生 PFF 受到局部因素和全身因素的共同影响。因此，预防 THA 术后 PFF 的发生需要从两方面着手。

（一）改善局部环境

影响 PFF 发生的局部因素是指局部有限的骨质疏松，包含：假体松动和骨溶解、皮质应力增高和生物固定假体骨量减少等。

1）假体材料的选择

有学者认为，局部及全身骨质较差的患者，应选择骨水泥型假体进行置换，其理由是骨水泥固化时间短，且固化后即刻达到稳定，术后 2 ~ 3 天即可开始在保护下部分负重，减少了围手术期并发症。长期随访结果也证实，骨水泥固定假体的远期疗效可靠，在老年患者的预期寿命内可提供良好的关节功能，提高生活质量。国内文献[12]回顾性分析了骨水泥假体和非骨水泥假体在治疗正常骨密度和骨质疏松患者的近期疗效，该研究对 99 例术前有股骨干骺段骨密度测定值的人工髋关节置换患者进行了平均 30 个月的随访，采用 Harris 评分、大腿处疼痛、患者满意度三个指标进行比较并得出结论：在治疗股骨骨质疏松的患者时，采用非骨水泥假体置换的近期疗效较骨水泥型假体置换组差，大腿处疼痛率明显增高。桂鉴超等[13]以皮质骨指数（CI）作为股骨质量的评价指标，研究股骨质量对非骨水泥假体置换近期疗效的影响。其结果也支持上述的结论，但作者认为，DEXA 骨密度测定是骨质疏松症诊断的金标准，以此作为评价指标更有意义。桂鉴超等[14]的另一项研究证实，股骨干骺段骨密度是评价股骨质量的良好量化指标，优于传统的骨密度和X线测量指标。实验证明，骨质疏松患者采用骨水泥固定假体其松动率可下降30% ~40%[12]。

与之对应的生物型假体的稳定需要在假体与周围骨床间形成紧密的压配，对假体周围骨强度和骨量的要求较高，同时由于手术对假体周围骨量的破坏较少，在远期假体发生松动而需要进行翻修时可保留更多的骨性结构，所以在生物固定型假体进入临床应用的早期多强调应将此类假体用于较年轻、骨质较好、活动量大及预期寿命较长的患者。但是，随着临床应用的逐步深入和生物固定技术以及假体几何形态的不断发展，有越来越多的临床和实验数据证实，目前使用的生物固定型假体已经能够保证迅速的骨长入，配合合适的假体形态，在患者骨强度和骨量较差时仍能达到可靠的稳定性。同时，使用生物型假体免除了等待骨水泥固化时间、减少手术创面暴露时间和术中出血。从这一角度看，对老年患者行生物型假体置换也具有一定的优越性。

临床随访发现，老年股骨颈骨折患者进行两种假体的置换后，虽然骨水泥假体在即刻稳定性上略有优势，但在近期疗效上两型假体并无显著性差异，而生物型假体无骨水泥的中毒反应，明显降低了围手术期风险。当然，对于严重骨质疏松股骨颈骨折，患者本身的骨强度和骨量均无法保证形成严密可靠的压配，为达到足够的固定强度，需要采用骨水泥固定型假体的置换。因而，是否能够对老年股骨颈骨折患者进行生物固定型假体置换以及如何根据骨质疏松的程度指导假体的选择，目前还没有定论。因此，术前精确评价骨质疏松或骨量丢失的程度，尤其是与假体的稳定息息相关的股骨近端和髋臼侧的骨密度和骨量，对于髋关节置换的假体选择是非常关键的影响因素之一[15]。

2）改善骨吸收和骨溶解

绝大多数患者在THA前均经长期非手术治疗，患者因疼痛而活动量少，患肢已存在废用性骨质疏松。围手术期一定程度上需要保持患部制动，甚至卧床，所以必然导致骨吸收增加及骨形成减少，增加二次骨折危险性。

所以，对于即将行THA治疗的患者，在排除其他相关干扰因素后应及早行手术治疗，尽量减少术前包括围手术期患者局部的骨质疏松程度。

3）改善局部皮质应力和假体周围骨量

骨质疏松患者局部应力遮挡效应比正常人要大，置换后股骨上段发生骨重塑变化，导致骨的强度下降，界面松动，最终界面微动，骨水泥破裂，骨溶解。

所以，应使假体与骨髓腔尽可能相匹配，则股骨近端的应变接近正常，为正常的70% ~90%。假体精确匹配使股骨近端负荷传递、应力分布接近正常，并能有效地控制微动，达到长期稳定性的效果。

界面上应力分布与界面承载能力也是一个关键，假体使用珍珠面或构槽会提高界面抗震和抗压应力，形成生物学固定。尤其对老年患者，骨水泥经离心处理后能提高表面抗剪能力达 20% ~30%，易形成交织结构，与骨质疏松正好相互嵌插，强化与修复骨小梁结构，防止假体进一步松动与下沉[16]，避免发生 PFF 的风险增加。

（二）改善全身条件

如何避免人工关节置换后的假体周围骨折？有学者认为，积极的抗骨质疏松治疗是很有必要的。专家建议的方案是：每天摄入补充 1200 mg 钙，以及剂量为 800 IU 的维生素 D，保持 20 ng/50 mL 的维生素 D 水平是最佳的骨骼健康状态，可以减少骨折风险。双膦酸盐是抗骨吸收药物，也是目前最常用的抗骨质疏松策略之一，其抗骨吸收特性可以为抗骨质疏松症治疗提供帮助。一个含 14 项随机对照研究的荟萃分析发现，全髋关节置换术后使用双膦酸盐的患者，假体周围的骨密度较对照组显著增高。1986—2006 年，共有 41 995 例髋、膝人工关节置换患者（膝 18 726 例，髋 23 269 例），其中 1912 例患者应用双膦酸盐，结果表明，应用双膦酸盐者 5 年翻修率较未应用者低，髋、膝关节人工假体的使用寿命提高了近 2 倍[17]。

但是，双膦酸盐也可能会减慢骨愈合，虽然这方面的临床数据仍略显不足。在一项大鼠模型的研究中，阿仑膦酸钠通过产生更多的骨痂量、增加酶交联得以增加骨强度，但会延迟编织骨的改造和重塑成为板层骨[18]。

（三）术后早期积极干预

对于骨质疏松的患者在行 THA 后，即使短期内未发生 PFF，也应当行积极的抗骨质疏松治疗，通过改善局部及全身的骨质，达到减弱局部骨吸收和骨溶解、减弱局部的皮质应力增高等效应，并达到减少发生 PFF 风险的目标，以期使骨质疏松的患者可以在 THA 术后更好地行肢体的功能锻炼，达到进一步促进改善骨质、减少相关并发症的目的。

五、治疗

股骨假体周围骨折处理困难，并发症高。假体稳定性及骨折愈合是影响治疗的关键。Beals 等认为，41% 的病例存在骨折相关的并发症，而 33% 的病例存在手术相关并发症。

对于此类骨折以往采用非手术治疗，但预后不佳，并且并发症较多，包括：骨折对位不良、延迟愈合或不愈合、早期假体松动以及卧床并发症等。手术治疗虽有其特有的并发症，如脱位与感染，然而最近的研究表明，除非是无移位的骨折，手术治疗仍是首选。

术中骨折往往是稳定的,而在处理不稳定的术中骨折和远期术后骨折时,医生应明确掌握骨折的类型、部位,假体稳定性,可利用的骨量以及患者年龄和身体条件等,其中假体稳定性和假体周围骨质条件最为重要。对于松动的假体应予以翻修,而移位的骨折应在复位后进行可靠的固定,但在实际操作中很难完成。治疗方案需要个体化,主要有切开复位内固定术(借助接骨板、钢丝和[或]异体骨)和假体翻修术。

(一) A 型骨折

绝大多数 A 型骨折是稳定的,移位轻微,可行非手术治疗。对移位明显者首选方案是通过带有或不带有转子爪的转子线、钢丝进行切开复位内固定,保护外展肌功能。如果是大转子骨折伴有骨溶解及聚乙烯的严重磨损,应考虑翻修髋臼假体、固定移位骨折块及植骨。

最近,在对 208 例 THA 患者平均 12.2 年的随访中,Claus 等报道了 9 例与磨损相关的大转子骨折,作者发现溶骨性损伤的大小与骨折发生的风险没有相关性;作者强调皮质的骨质丢失是骨折的危险因素,建议对轻微移位和轻、中度骨溶解给予保守治疗。

(二) B1 型骨折

有报道表明,对 B1 型骨折采用非手术治疗,会导致骨折对位不良,骨折不愈合及假体松动发生率较高。因此,对绝大多数 B1 型骨折应精确复位和可靠内固定。

1) 内固定的方式

内固定的选择可以是线或钢丝、接骨板螺钉和(或)钢丝、皮质镶嵌异体骨以及多种方法的联合应用。捆绑线或钢丝可以用来处理斜形或螺旋形骨折,也可以用来固定接骨板或者皮质支撑移植物。可以考虑使用脱矿骨基质。如何骨折不愈合,可能需要使用骨形成诱导蛋白。接骨板螺钉应用广泛,对于近端骨折碎片,螺钉固定可能会比较困难,因而可以使用单皮质螺钉和(或)钢丝进行固定。

在一项生物力学研究中,Dennis 及其同事比较了股骨干钢板固定的几种选择:接骨板 + 钢丝固定;接骨板 + 近端钢丝 + 远端双皮质螺钉固定;接骨板 + 近端单皮质螺钉 + 远端双皮质螺钉;接骨板 + 近端钢丝单皮质螺钉 + 远端钢丝双皮质螺钉。其中有两种组合,即接骨板 + 近端单皮质螺钉 + 远端双皮质螺钉,接骨板 + 近端钢丝单皮质螺钉 + 远端双皮质螺钉,在对抗轴向压力、侧方应力及扭转负荷的能力上明显比其他结构更稳定。

2）预后的影响因素

假体对线是决定钢板固定远期预后的重要因素。一些假体本身有柄内翻，此时使用接骨板固定会导致远期固定失败或假体松动高发，其他的重要因素还包括维持骨膜血运、施加适当应力等。切开复位内固定影响了骨质外在血运。Duncan 等建议，切开复位内固定治疗股骨侧假体周围骨折时，常给予异体骨植骨。据报道，接骨板螺钉固定和改良的接骨板捆绑带固定的骨折愈合率达到 90% ~100% 。

3）长条异体皮质骨的应用

应用长条异体皮质骨作为生物接骨板可以恢复假体周围骨量并且没有应力遮挡效果，不过植骨块愈合时间可能会延长，同时存在应力骨折的风险，而且这些植骨块也是潜在的感染源。鉴于单独应用长条异体皮质骨机械力量薄弱，建议联合应用金属接骨板。

采用长条异体皮质骨联合或不联合接骨板治疗方法，Haddad 等对 40 例股骨假体周围骨折进行了 2 年的术后随访，没有一例出现假体松动，骨折愈合率达到 98%（39 例）。由此证明，长条异体皮质骨是切开复位内固定的有效辅助治疗方法，但在 B1 型骨折中不能单独应用。

（三）B2 型骨折

1）固定原则

对 B2 型骨折，用长柄假体翻修松动假体，对骨折给予适当的固定。长柄假体应超出骨折的远端至少两个骨髓腔直径。用接骨板进行固定，联合或不联合长条异体皮质骨。

2）假体选择

假体选择由术者决定，非骨水泥型假体具有生物固定潜能，避免了骨水泥带来的诸如阻碍骨折愈合等麻烦。但它的缺陷在于早期稳定性，可能会比固定良好的骨水泥型假体差。

对于老年预期寿命有限的个体，早期负重行走是非常重要的，可以使用骨水泥型假体。对于年轻患者，非骨水泥型更为有利。

在股骨近端骨折的病例中，使用近端多孔覆盖的假体柄难以获得良好的稳定性。近端多孔覆盖的假体往往预后极差，应当避免使用。可以使用远端具有抗旋转特性的表面全覆盖的长柄弧形假体，也可选用表面带凹槽的长柄假体，因为它也具有防止远端骨折块旋转的功能。最近的报道显示，选用非骨水泥型假体结合钢丝捆绑固定和（或）条形皮质骨植骨的预后较好。

3）假体周围合并感染的处理

当股骨侧假体周围骨折伴有感染时，重要的是取出松动的假体并且清除所有坏死或感染的组织，随后考虑骨折的稳定性。Hartford 报道了使用股骨髓内钉作为旷置的方法，来处理伴有感染的假体周围复杂骨折，即在清除了感染松动的假体后，临时打入髓内钉，使股骨获得轴向和旋转稳定性，从而保持股骨的对线。

（四）B3 型骨折

对于复杂的 B3 型骨折，手术选择包括近端股骨重建或置换。为了重建近端股骨，可以进行长条形异体皮质骨或应用股骨近端的大块结构异体骨植骨。

选择股骨近端重建还是置换，应当根据患者年龄、骨缺损程度以及患者的功能要求等。对于骨折骨缺损严重、年龄大于 70 岁并且对髋关节功能要求不高的患者，可以采用带有组件的近端股骨置换。如果股骨近端骨折伴有环绕四周的大量骨缺损，则提示可以采用异体结构性植骨。

（五）C 型骨折

C 型骨折可依照骨折治疗原则单独处理而与关节成形术无关。常用方法是接骨板螺钉和（或）钢丝固定，使用或不使用条形植骨，也可能会用到反向髓钉。为避免局部应力异常升高，接骨板近端应与股骨柄重叠，以避免遗留股骨无保护区。

六、小结

总之，对于远期术后假体周围骨折的治疗是充满挑战的，患者往往年龄较大并且患有多种内科疾病。最重要的治疗措施是预防，初次或翻修手术应当避免产生新的应力集中。医生应当明确了解骨折的形式、假体稳定性及骨质情况。依据 Vancouver 分型，假体周围骨折的两个方面即关节成形术和骨折都需要进行处理，松动的假体应当翻修，移位的骨折应当复位并给予适当的固定。抗骨质疏松治疗宜尽早采取综合的措施，增加局部骨量，改善患者的骨质量，这些无疑对提高人工关节的稳定性，改善患者的功能状态，提高患者的生活质量具有积极意义。

参考文献

[1] Berry D J. Epidemiology: hip and knee. Orthop Clin North Am, 1999, 30(2): 183－190.

[2] Berry D J. Periprosthetic fractures associated with osteolysis: a problem on the rise. J Arthroplasty, 2003, 18(3 suppl 1): 107－111.

[3] Lewallen D G, Berry D J. Periprosthetic fracture of the femur after total hip arthroplasty. Treatment and results to date. J Bone Joint Surg Am,1997,79(12):1881 - 1890.

[4] Lewallen D G, Berry D J. Periprosthetic fracture of the femur after total hip arthroplasty: treatment and results to date. Instr Course Lect,1998,47:243 - 249.

[5] Lindahl H, Malchau H, Herberts P, et al. Periprosthetic femoral fractures: classification and demographics of 1049 periprosthetic femoral fractures from the Swedish National Hip Arthroplasty Register. J Arthroplasty,2005,20(7):857 - 865.

[6] Lindahl H, Garellick G, Regner H, et al. Three hundred and twenty-one periprosthetic femoral fractures. J Bone Joint Surg Am,2006,88(6):1215 - 1222.

[7] 陈炜平,王祥华.股骨假体周围骨折的危险因素.国际骨科学杂志,2008,29(1):16 - 17,68.

[8] Marsland D, Mears S C. A review of periprosthetic femoral fractures associated with total hip arthroplasty. Geriatr Orthop Surg Rehabil,2012,3(3): 107 - 120.

[9] Korbel M I, Sponer P, Kucera T, et al. Results of treatment of periprosthetic femoral fractures after total hip arthroplasty. Acta Medica (Hradec Kralove),2013,56(2):67 - 72.

[10] Wu C C, Au M K, Wu S S, et al. Risk factors for postoperative femoral fracture in cementless hip arthroplasty. J Formos Med Assoc1999,98(3):190 - 194.

[11] Christiansen C, Riis B J, Rødbro P. Prediction of rapid bone loss in postmenopausal women. Lancet, 1987, 1(8542): 1105 - 1108.

[12] 楼险峰,胡霄,林向进.股骨骨质疏松对骨水泥非骨水泥髋假体置换近期疗效之影响的临床对比研究.中国骨与关节损伤杂志,2007,22(1):20 - 22.

[13] 桂鉴超,顾湘杰,沈海琦,等.股骨质量对非骨水泥假体置换近期疗效影响的研究.骨与关节损伤杂志,2000,15 (4):277 - 279.

[14] 桂鉴超,沈海琦,顾湘杰.股骨干骺段骨密度对股骨质量评价作用的研究.中国骨质疏松杂志,2000,6(2):19 - 21.

[15] 戴如春,张丽,廖二元,等.骨质疏松的诊疗进展.中国医刊,2008,43(4):4 - 6.

[16] 沈国平,王正,罗从风,等.老年骨质疏松症对人工髋关节置换影响的实验研究.中国骨与关节损伤杂志,2005,20(7):463 - 464.

[17] Prieto-Alhambra D, Javaid M K, Judge A, et al. Association between bisphosphonate use and implant survival after primary total arthroplasty of the knee or hip: population based retrospective cohort study. BMJ,2011,343: d7222.

[18] Saito M, Shiraishi A, Ito M, et al. Comparison of effects of alfacalcidol and alendronate on mechanical properties and bone collagen cross-links of callus in the fracture repair rat model. Bone,2010,46(4):1170 - 1179.

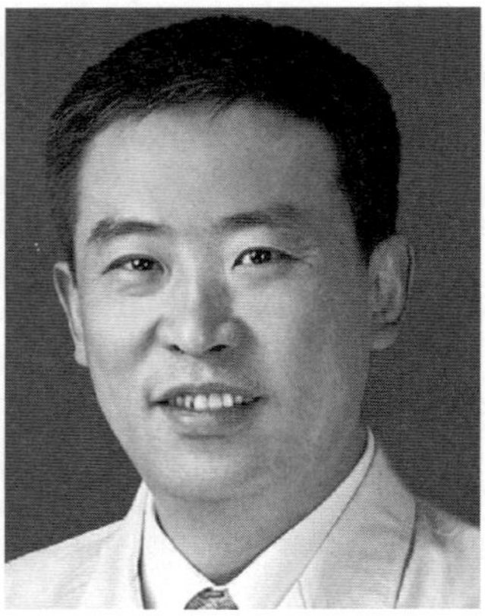

刘强 医学博士，教授，主任医师。现任山西医学科学院，山西大医院院长。中华医学会骨科分会第六、七、八届委员会委员，第九届常务委员，并任骨质疏松学组组长。中华医院管理学会医院感染管理专业委员会委员，全球华裔骨科学会理事，山西省医学会骨科专业委员会副主任委员。山西医科大学脏器移植中心主任。擅长各种骨科系统疾病的诊断与治疗。主要研究方向是关节外科，并在显微外科治疗方面具有较深造诣。山西省医学学科带头人。在国内外杂志发表论文50余篇，发表专著11部。获山西省科技进步奖一等奖2项、二等奖3项，承担省部级科研项目8项。

老年肱骨近端骨折的问题及策略

姜保国
北京大学人民医院骨科

一、概况

肱骨近端骨折属肩关节周围骨折,也是常见的骨质疏松性骨折,临床上约占所有骨折的5%[1]。一项国家“十一五”科技支撑计划支持的课题,共在全国5家大学附属医院收集到有完整随访资料的关节周围骨折患者病例2338例,其中肱骨近端骨折315例,占13.5%。该类骨折发病在年龄上有两个高峰:一个是30岁左右,此类患者骨折多为高能量损伤,常常合并有其他类型的骨折或脏器损伤;另外一个年龄高峰是60岁以上,尤以老年女性为甚。

肱骨近端骨折的发生率随着年龄增长急速增加,最新的研究表明:肱骨近端骨折人群中,60岁以上的患者占70%,且该年龄组的发病率在近30年内增长了近3倍[2,3]。肱骨近端骨折患者的男女比例为3:7。但是,在年龄小于60岁的患者人群中,男女比例基本为1:1。肱骨近端骨折的年龄和性别差异揭示骨质疏松症在骨折发生中的重要作用。

肱骨近端骨折的危险因素包括骨密度降低和摔倒风险增大。对于年轻人来说,造成肱骨近端骨折的创伤机制是高能量损伤;而对于老年人来说,平地摔倒并上肢撑地是最常见的损伤机制。骨质疏松性骨折已经成为老年患者失能和病残的主要原因。最常见的骨质疏松性骨折依次是桡骨远端骨折、股骨近端骨折、脊柱骨折和肱骨近端骨折。骨质疏松患者出现肱骨近端骨折的概率是无骨质疏松人群的2.6倍。而且,骨质疏松的危害不仅仅是增加骨折的风险,同时也增加骨折治疗的难度。这是因为骨折的可靠固定需要良好的骨质量。研究显示,骨密度与螺钉的拔出力密切相关,骨密度降低显著减弱螺钉的拔出力,并导致骨折内固定系统可靠性降低。

二、肱骨近端骨折的临床评估

(二)临床检查

肱骨近端骨折可由直接暴力及间接暴力引起。间接暴力多由于摔倒时肘部或手着地，暴力经肱骨干传导所致，多数都是低能量的生活伤。直接暴力多由交通事故或高速运动撞伤，此类骨折致伤暴力大，多合并多发骨折或血管神经损伤。

对于高能量损伤的患者，要检查有无合并其他部位骨折，有无神经血管损伤，有无胸腹脏器的损伤，有时需要多学科医生会诊确定诊断和治疗方案。肱骨近端骨折常合并腋神经损伤，简单检查三角肌区有无感觉异常并不准确，需要检查三角肌的肌力，甚至进行神经肌电图检查。通过触诊患肢肱动脉及桡动脉可以初步确定有无血管损伤[4]。

对于低能量损伤患者，临床检查的重点是对骨质疏松的评价和对既往内科疾病的评估。可以根据患者的情况进行关于骨质疏松的化验检查，如肝肾功能、血钙、25羟基维生素D、甲状旁腺素、甲状腺刺激素水平等。可以测定骨密度了解患者的骨质疏松情况，但更有效的方法是对肱骨近端骨折进行薄层CT扫描，观察肱骨头的骨质。了解患者的既往病史对于手术风险的评估至关重要。不稳定的心脑血管疾病显著增加手术风险，对于老年患者常规进行心电图、超声心动检查，没有系统控制的高血压会显著增加术中风险。呼吸系统疾病常常被忽视，但往往是患者围手术期死亡的重要原因，如果血气指标不佳需要加做肺功能检查。术前血色素水平也是预后不良的一个危险因素，对于贫血患者术前输血可以提高生存率。很多患者日常服用抗凝药物，术前及时更换为短效抗凝药物有利术中减少出血。

（二）影像学检查

X线检查为肱骨近端骨折的首选检查方法。肱骨近端骨折类型复杂多样，只有获得高质量的X片才能更准确地了解骨折特点。提倡使用肩关节创伤系列片[4]作为常规检查，包括肩胛骨标准正位（前后位）、侧位及腋位X片。

皮质骨厚度测量是一种有效地评估骨质疏松程度的指标，适用于股骨近端、桡骨远端、掌骨和肱骨近端。Bloom在1980年提出通过测量肱骨远端关节面以近10～12 cm处皮质骨厚度，作为评估老年女性骨质疏松的一个指标。后来Tingart进行了尸体研究并对皮质骨厚度的测量进行了改良。具体如下：通过肩关节前后位片测量皮质骨厚度，选择两个平面。第一平面，内侧和外侧皮质骨髓内缘平行线的最近端；第二平面，第一平面以远2 cm。计算两个平面内、外侧皮质的平均厚度之和，并经过放大率修整。如果皮质厚度之和小于4 mm，提示肱骨头、外科颈、大小结节有明显的骨密度降低。

CT检查对于评估肩关节骨折的骨折情况、移位情况有很大优势，结合CT扫描后三维重建可以对诊断及治疗提供良好参考。在以下情况下推荐进行肩关节

CT 检查:① 患者因疼痛难以完成肩关节创伤系列片检查,② 肱骨近端三部分或四部分粉碎性骨折。CT 检查还可以对大小结节骨折的情况做出详细描述,如骨折块的大小和完整性,是否是非常粉碎的骨折,这对于选择固定方法有帮助。

MRI 检查不作为肱骨近端骨折临床评估的常规方法。对于单纯大结节骨折、骨折块小且移位大的患者可以进行核磁检查,常可以发现伴发的肩袖损伤,此类大结节骨折可以按照肩袖损伤进行修复。

(三) 骨折分型

临床常用的有 Neer 分型及 AO 分型[5]。

Neer 分型将肱骨近端分为肱骨头、大结节、小结节、肱骨干 4 个部分,以骨折后肱骨近端骨折块的数量进行分型。对于上述部位,如移位 >1 cm 或成角 >45°,则定义为一个骨折块。一部分骨折(无移位骨折):只要肱骨近端的骨折块移位 <1 cm 或成角 <45°,无论骨折线是否多个部分,均为一部分骨折。二部分骨折:包括外科颈骨折(分为嵌插型、非嵌插型、粉碎型),解剖颈骨折及单纯大、小结节骨折。三部分骨折:外科颈 + 大结节骨折或外科颈 + 小结节骨折。四部分骨折:骨折累及上述 4 个部分,为肱骨近端骨折的严重类型。Neer 在 2002 年对该部分骨折添加了新的类型:外翻压缩型四部分骨折,不同于其他四部分骨折的是,在外翻压缩型四部分骨折中,因肱骨近端内侧软组织铰链相对完好,肱骨头的血运破坏相对较少,肱骨头坏死率较其他四部分骨折低。骨折合并脱位:肱骨近端骨折同时合并盂肱关节脱位。关节面损伤:Neer 在 2002 年对该分型提出修正,添加了关节面压缩骨折及肱骨头劈裂骨折两种类型。

AO 分型[6]:A 型为关节外单处骨折;B 型为关节外双处骨折;C 型为关节内骨折,其亚型分型方法复杂难记,没有在临床获得广泛应用。

Neer 分型简单易记,虽有不足之处,但目前为止仍然是最受认可的分型方法。

(四) 肱骨头缺血性坏死与肱骨近端骨折

一般对于 Neer 分型四部分骨折而言,肱骨头坏死率在 33% ~56% 之间,三部分骨折亦有 17% ~38% 的坏死率。国内文献报道,三部分及四部分骨折肱骨头坏死率为 38% 。Hertel 等[7]提出的肱骨头坏死的放射学预测标准在国际上得到较为广泛的认可,在 X 片上显示为:① 骨折线向干骺端延伸 <8 mm;② 内侧软组织铰链移位 >2 mm;③ 骨折端内侧背侧相对骨干的移位 >5 mm;④ 解剖颈骨折。上述情况均预示骨折暴力对肱骨头血运破坏较大,术后发生肱骨头坏死可能性大。国内有学者认为,骨折内侧皮质的位移 >2 mm,骨折近端内侧干骺

端长度 <8 mm 对肱骨头坏死的预测有较高的敏感性。在我们的临床观察中，部分肱骨头坏死患者，只要术中复位满意，固定可靠，即使 X 片上显示坏死程度已达 Ficat 分级Ⅲ级，但术后疼痛及功能恢复尚可接受。

三、肱骨近端骨折的治疗

（一）非手术治疗

对肱骨近端骨折采用非手术治疗，并不单纯依据骨折类型，更重要的是患者对于功能的要求以及是否有能力进行术后的康复锻炼。从骨折类型看，复位后稳定的肱骨近端两部分骨折均可保守治疗。如果患者对于功能要求不高，或者无法进行术后的康复锻炼，除非肱骨头脱位，均可以对骨折进行简单整复后采取保守治疗。以往常采用的肩“人”字石膏已少有应用，改为颈腕吊带固定。一般经过 2 ~3 周的制动后，在患者可以耐受的程度下开始肩关节被动活动练习，最大程度减少创伤性肩关节僵硬的发生[8]。

对于老年骨质疏松性肱骨近端骨折，由于制动后会出现继发性钙流失，因此，术后治疗要包括对骨质疏松的治疗。主要内容有：保持适度的活动量，每天接受阳光照射 1 小时，补充钙剂，服用能够促进钙吸收的活性维生素 D，纠正基础疾病。

（二）手术治疗

对于保守治疗难以成功的二部分、三部分、四部分骨折应采取手术治疗。手术治疗的目的是：力争解剖复位、支撑固定、对骨缺损进行植骨，早期功能锻炼，尽量恢复关节功能。手术推荐使用沙滩椅体位。对于不同类型的肱骨近端骨折手术治疗叙述如下。

1．二部分骨折（大结节骨折）

对于单纯的肱骨大结节骨折，如大结节移位 >5 mm，移位的大结节骨块多数位于肩峰下间隙，手术治疗十分必要。手术入路可采用胸大肌 - 三角肌入路或肩关节上方入路，将大结节解剖复位后使用张力带或螺钉固定，也可以在透视及克氏针引导下行空心钉固定。如肱骨近端骨质疏松，可使用 5# 不可吸收缝线“8”字缝合骨块，或采用缝合锚技术缝合骨块，有研究表明，5# 不可吸收缝线、纤维缝线、张力带 3 种固定方式在体外生物力学研究中无明显差异。对于骨块较大者，也可以考虑使用接骨板固定。术中需探查冈上肌有无损伤，并根据损伤情况予以修复。术中应了解盂唇有无损伤，如有损伤可以缝合修复或采用缝合锚技术予以修复，关节镜技术在肱骨大结节骨折的治疗中亦具有积极作用。关节镜检查发现隐匿大结节骨折及肩袖损伤后可一期修复,且术中可以清晰显示骨折块,刨刀可以对骨折床周围形成的纤维组织进行彻底清理,有利于精确复位。临床工作中可酌情采用。

2. 二部分骨折(外科颈骨折)

单纯外科颈骨折应着重评估骨折端之间成角及骨折间隙。如肱骨近端与骨干完全分离,闭合复位不成功,则考虑有软组织嵌入,不愈合的可能性较大,应采取手术治疗。手术采用胸大肌-三角肌入路,推荐使用锁定接骨板。肱骨近端锁定髓内钉对肱骨外科颈骨折的疗效满意,但对于更复杂的三部分以上骨折仍需谨慎评估。外展型外科颈骨折在复位后常存在外侧头下骨质缺损,可以选择自体髂骨,或者异体骨植骨填充。

3. 三部分骨折

手术治疗的一个重要原则是尽可能对移位的大小结节进行解剖复位。如结节愈合不良将对肩关节功能产生很大影响。目前临床上锁定接骨板已经得到较为广泛的应用,该内固定系统具有以下优点:① 接骨板轮廓与肱骨近端更为匹配;② 接骨板近端多向螺钉孔的设计使得螺钉把持力更强,尤其适用于骨质疏松患者;③ 锁定成角稳定性通过钉板间的牢固锁定起到内支架作用,接骨板和骨面不产生压力,保留了骨折区的血供;④ 接骨板边缘的缝合孔可将肩袖进行缝合固定。因其具有上述优点,肱骨近端锁定接骨板系统(包括肱骨近端锁定加压钢板及 AO 肱骨近端内固定锁定系统)已经成为临床推荐的内固定方式。

4. 四部分骨折

对于四部分骨折而言,手术治疗预后较其他类型差。远期肱骨头塌陷、肱骨头坏死的概率较高。值得一提的是:肱骨近端外翻压缩骨折虽然属于四部分骨折,但此类型关节面血供损伤并不严重,故术后肱骨头坏死率相对较低。如采用切开复位内固定术,应尽量保护肱骨头血运及内侧软组织铰链。对于骨质较好、骨折粉碎程度较轻的患者,仍然尝试采用骨折复位后板钉固定,在骨折严重粉碎、患者高龄、合并症较多等情况下,也可以使用闭合复位经皮克氏针固定。如果能够对四部分骨折进行解剖复位,术后功能要明显优于保守治疗。

(三) 肩关节置换术

对于以下情况可考虑行肩关节置换术治疗肱骨近端骨折,肱骨头关节面压缩超过 50%、肱骨头劈裂,尤其是严重骨质疏松性的三部分和四部分骨折。手术采用沙滩椅位,选择胸大肌-三角肌入路,术中辨明肱二头肌长头腱、肱骨大小结节及结节间沟。结节间沟对假体置换后倾角的确定十分重要,务须清晰显露。取出肱骨头,根据其周径选择合适的肱骨头假体。显露肱骨干,手动扩髓。

假体后倾角一般选用20°~40°。假体高度的确定可采用以下3种方法:① 肱骨后内侧皮质完整者,肱骨头假体直接覆盖后内侧皮质即为合适高度;② 术中试复位大小结节及肱骨头试模,根据大结节与肱骨头的解剖关系确定高度;③ 根据术前双侧肱骨全长X片测量选择假体高度。大小结节的缝线可以在打入假体前置入,待假体骨水泥固定后使用肱骨头内的松质骨在结节间植骨,缝合固定大小结节。缝合技术各异,采用Cable-needle内置式环扎T形加压固定大小结节,疗效满意。总之,准确的假体高度、假体适当的后倾角及大小结节的牢固固定是肩关节置换治疗肱骨近端粉碎骨折的关键。

(四)术后康复

肱骨近端骨折术后需要较长时间的康复锻炼才能获得最大的功能康复。术后康复方案要依据手术内容和患者特点进行个性化设计,但康复的基本原则相同。术后康复分为三个阶段:第一阶段,术后至骨折愈合前,主要以肩关节被动活动为主,如肩关节"钟摆样"运动、被动托举肩关节、被动外旋肩关节。第二阶段,骨折初步愈合至术后3个月,继续恢复肩关节的各向活动范围,开始肩袖肌和三角肌的主动练习,初步恢复肩关节的主动活动功能。第三阶段,术后3个月以后,进行肩关节周围肌肉力量练习和协调性练习,结合日常生活活动逐步恢复肩关节功能。

参考文献

[1] Kristiansen B, Barfod G, Bredesen J, et al. Epidemiology of proximal humeral fractures. Acta Orthop Scand, 1987, 58: 75-77.

[2] Palvanen M, Kannus P, Niemi S, et al. Update in the epidemiology of proximal humeral fractures. Clin Orthop Relat Res, 2006, (442): 87-92.

[3] Kannus P, Palvanen M, Niemi S, et al. Rate of proximal humeral fractures in older Finnish women between 1970 and 2007. Bone, 2009, 44: 656-659.

[4] lannotti J P, Williams G R Jr. Disorders of the shoulder: diagnosis and management. 2nd ed. Philadelphia: Lippincott Williams & Wilkins. 2007:347-350.

[5] Neer CS 2nd. Four-segment classification of proximal humeral fractures: purpose and reliable use. J Shoulder Elbow Surg, 2002, 11: 389-400.

[6] Müller M E, Allgower M, Schneider R, et al. Manual of internal fixation. 3rd ed. Berlin: Springer. 1990:70-75.

[7] Hertel R, Hempfing A, Stiehler M, et al. Predictors of humeral head ischemia after intracapsular fracture of the proximal humerus. J Shoulder Elbow Surg, 2004,13:427-433.

[8] Lanting B, MacDermid J, Drosdowech D, et al. Proximal humeral fractures: a systematic

review of treatment modalities. J Shoulder Elbow Surg, 2008, 17: 42-54.

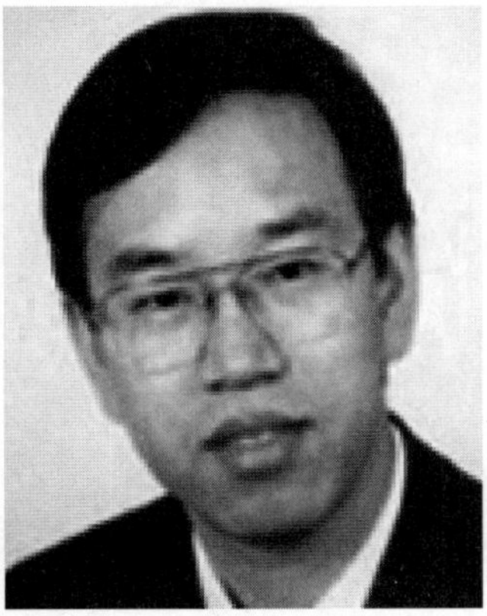

姜保国 教授，北京大学人民医院副院长，创伤骨科主任，博士生导师。首批中日联合培养博士。先后师从于著名解剖学家李吉教授、著名骨科学专家冯传汉教授以及中国工程院院士王澍寰教授。1999年创建北京大学人民医院创伤骨科，在手外科、脊柱外科、骨肿瘤专业积累了丰富的临床工作经验。科研方面，承担国家自然科学基金、卫生部、教育部、科技部的多项科研课题，在*Spine*，*Micro Surgery*，《中华骨科》《中华外科》等国内外相关学术期刊发表学术论著70余篇，主持完成的“应用神经延长法修复周围神经缺损的研究”和“周围神经小间隙套接缝合法的研究”两度获得北京市科技进步奖。正在主持的科技项目有科技部“863”和“973”计划的人工周围神经构建的两项攻关课题及“211”项目的关节内创伤修复的相关研究。培养博士、硕士研究生16名。主编《创伤骨科手术学》《外科学》等四部专著。担任中华医学会创伤学会分会常委、骨与关节损伤学组组长；中华医学会骨科分会常委；北京市骨科分会委员兼秘书；任《中华外科杂志》等8家核心期刊编委及特约编委。

肱骨远端骨折

查晔军　蒋协远

北京积水潭医院创伤骨科

一、概述

成人肱骨远端骨折大部分为关节内骨折，并累及内、外侧柱。其发生年龄呈双峰分布，高能量损伤倾向发生于年轻患者，而低能量损伤则较常见于中老年患者。治疗目标是恢复无痛、稳定、有力、活动范围良好的肘关节，为此需要对关节面进行解剖复位，重建肱骨远端的整体形态，并坚强固定以满足早期完全的功能锻炼，实现骨性愈合，并且避免诸如异位骨化及尺神经病变等并发症。尽管这些目标已被骨科界广泛认可，但实际操作却很困难，尤其是严重骨质疏松性骨折或粉碎性骨折，通常因关节面粉碎使手术难度很大且治疗效果不佳。

二、治疗理念、原则

在过去几十年，肱骨远端骨折的处理有了很大的进步，主要进展包括双钢板固定的提出、CT 三维重建的广泛应用、对更复杂的关节面剪切骨折的认识、平行钢板技术的理解、关节周围解剖钢板的应用以及全肘关节置换术的选择性应用等。由于全肘关节置换有一定的使用年限，对于活动量较大的成年人，内固定仍是主要的选择，但是对于老年患者，究竟应该选择内固定还是进行全肘关节置换，始终是一个充满争议的话题。

（一）术前准备

肱骨远端骨折时要综合评估肌肉骨骼系统的损伤情况，包括软组织的评估（特别是开放性骨折时）、上肢血管神经状态、伴发损伤的诊断以及充分的影像学检查。了解既往的功能状态和有无肘关节疾病，如炎症性关节炎，对肘关节的预期功能要求等十分重要，特别是考虑行关节置换术时。

（二）影像学

由于骨折移位和粉碎，通常肘关节正、侧位片很难判断骨折情况。拍摄牵引位 X 片很有用,可更好地判断骨折粉碎的严重程度,但由于患者受伤时疼痛严重,肌肉紧张,通常在麻醉后才能拍摄。三维 CT 重建对了解骨折的类型和制定治疗方案十分有用,应常规进行 CT 检查,除非已确定进行全肘关节置换术。

(三)垂直钢板固定

经典的 AO 技术建议使用一或两枚螺钉固定关节面骨块,再使用垂直双接骨板固定肱骨内、外侧柱。目前,双钢板垂直放置作为主要内固定方式的相关研究较多,大多数学者认为此种固定方式疗效较满意,但常出现内固定失效或骨折不愈合,这是由于其对远端骨块的支撑欠佳以及肱骨髁上水平的加压作用受限。Diedefichs 等的研究证实,在肱骨远端肱骨小头松质骨骨密度及骨皮质厚度均最低,双钢板垂直放置时远端外侧骨折块仅由 1 或 2 枚短螺钉固定,而肘关节在日常生活中经常承受内翻应力,因此外侧柱固定欠牢靠,远端骨折块固定至肱骨干也不牢靠,易出现髁上水平的骨折不愈合或因长时间制动而导致关节僵硬。

(四)平行钢板固定

O' Driscoll 等根据最大程度地固定远端骨折块、并在髁上水平进行加压的原则,提出采用平行钢板技术进行肱骨远端骨折内固定。他们认为这种固定方式对远端关节面的支撑更佳,且可以更好地进行髁上部位的加压,即使是对于严重骨质疏松或粉碎的骨折也能进行坚强固定,从而获得满意功能。其稳定性允许在术后早期即开始较大强度的功能锻炼,包括无外固定保护下的完全主动活动。之后许多研究证实了平行钢板构型可获得很高的愈合率。

垂直钢板固定与平行钢板固定相比,骨折不愈合率更高。生物力学研究已证实了平行钢板技术的优势,特别是骨质较粉碎时。Stoffel 等则通过生物力学试验证实,骨质疏松患者使用锁定钢板时垂直和平行内固定均可满足早期活动的要求,因而对于常见的骨折,垂直钢板和平行钢板均能提供足够的稳定性,但对于更复杂粉碎的骨折则需要平行钢板固定。

(五)全肘关节置换

只有一部分既往有症状性病变或低位粉碎骨折且关节面严重破坏、严重骨质疏松的老年患者适于进行全肘置换。人工全肘关节置换治疗肱骨髁间骨折的适应证为患者年龄 >65 岁(老年人标准,发达国家为≥65 岁,发展中国家为 >60 岁)、平日基本不做剧烈活动、骨质疏松明显、骨折粉碎难以复位和固定。而对炎性关节病,如类风湿关节炎、银屑病,关节已遭到不同程度破坏的骨折患者,全肘关节置换的疗效更佳。对于可以获得牢固内固定、开放性骨折和体力活动较多的患者，全肘关节置换是禁忌的。全肘关节置换术的缺点包括患者永久性功能和负重受限及严重的并发症，如感染、潜在的假体失效和翻修需要。

（六）半关节置换

有文献报道肱骨远端骨折时对肱骨远端进行半关节置换术和柱的固定，其结果良好。肱骨远端半关节置换术降低了聚乙烯衬垫或尺骨假体相关的并发症的风险。但是，仍需要考虑柱的愈合的问题，且可能出现肘关节不稳定或未处理的尺骨和桡骨头关节面的症状性改变等并发症。关于肱骨远端半关节置换结果的研究很少，国内并无相关报道，作者所在医院也没有开展这项技术，没有相关的经验。据报道并发症包括假体周围骨折、假体松动、有症状性关节松弛、柱的不愈合等。

（七）关节面剪切骨折

关节面的剪切骨折常累及肱骨远端关节面但不超过鹰嘴窝的上方，即使是年轻患者，其治疗效果也常不佳，目前建议采用螺钉进行固定。老年患者出现这类骨折时，常不表现为典型的 Hahn-Steinthal 骨折和 Kocher-Lorenz 骨折，而是累及整个肱骨远端关节面的压缩和粉碎骨折，很难进行内固定。当关节面严重创伤破坏且能耐受手术时，可进行全肘关节置换术和半关节置换术。

（八）非手术治疗

肱骨远端骨折非手术治疗适应证有限，主要涉及需求较低、健康欠佳的患者。“骨头袋”技术可成功地采用简单制动过程逐步恢复到可监督运动。当患者的期望值较低时，功能结果接受。非手术治疗时，骨折移位、畸形愈合、骨不连的风险较高。

（九）治疗方式选择

对每一种骨折和每一个患者，都应个性化选择治疗方案，但仍应遵守总的治疗原则，理解每一种治疗方案的优缺点。只要可能，应尽可能选择内固定；但根据骨折的类型、骨的质量、手术技术和术者的经验不同，能否行内固定也并不一致。对于骨折前有晚期关节炎的老年患者，或关节软骨面严重破坏，无法进行有效内固定，可考虑一期行全肘关节置换术。有一部分严重骨折的患者其年龄可能引起全肘关节置换失效率明显增高，此时可考虑半关节置换术。必要时内固定手术或半关节置换术失败后可转换为全肘关节置换术。

三、技术要点

(一)内固定治疗

内固定技术的进步使得内固定物失效和骨折不愈合的发生率明显降低,但并不是每一个患者的肘关节活动均能有效恢复。总的来说,其适应证为年轻的肱骨远端骨折患者,以及功能要求较高的老年患者既往无OA(骨性关节炎)或RA(类风湿关节炎)等关节病变的相对简单骨折。而老年患者复杂粉碎的骨折由于骨质疏松,通常很难获得坚强固定,需较长时间制动,使得最终功能不佳。常见并发症包括感染、不愈合、僵硬伴或不伴有异位骨化、需要取出固定鹰嘴截骨部位的内固定以及创伤后骨关节炎需要二期行间隔式关节成形术或肘关节置换术等。

1. 垂直钢板固定技术要点

充分的手术显露对关节面的解剖复位和有效内固定十分重要。绝大多数肱骨远端骨折的最佳手术入路是经鹰嘴截骨入路。通常建议在尺骨近端关节面的裸区进行V型鹰嘴截骨。开始时使用摆锯进行截骨,并使用骨刀完成最终截骨,以在截骨部位形成不规则断端、减少骨量丢失、避免关节软骨破坏。简单骨折较少见,可通过肱三头肌两侧显露肱骨远端,只要可能,最好选择这一入路,必要时可游离伸肌装置的骨性止点,转换为Bryan-Morrey入路或肱三头肌翻转肘肌蒂入路。若是需要在术中再决定是进行内固定还是关节置换,采用这一入路很有好处,但显露相对局限,且一旦肱三头肌愈合出现问题可引起伸肘无力。

显露骨折后,首先要解剖复位关节面,可以将完整的尺骨近端和桡骨头作为复位的模板。可使用拉力螺钉固定,将肱骨髁间骨折转换为髁上骨折。但目前建议使用细克氏针临时固定关节面,克氏针均应置于软骨下,以免影响接骨板的放置和螺钉的拧入,在接骨板固定前,远端骨折块不使用螺钉固定。如果肱骨远端关节面无骨缺损,需要解剖复位;如果存在骨缺损,需考虑两个重要原则:首先,肱骨远端前侧关节面是保持肘关节功能的关键,必须重建,肱骨远端后侧关节面也非常重要,但不是必需的;其次,关节的稳定需要滑车内侧半以及滑车外侧半或肱骨小头,也就是说,滑车内侧半是肘关节获得稳定和良好对合的必要条件。

之后复位肱骨远端干骺端,将钢板分别放在内侧和后外侧进行固定。在显著粉碎或者骨质疏松的患者,于外侧柱的后方放置第三块钢板。若骨量充分,要尽可能进行解剖复位,以确保固定的稳定性和骨折愈合。如果干骺端粉碎不能解剖复位,可短缩肱骨干骺端骨折区,恢复肱骨远端的轮廓和力线,这种肱骨髁上短缩术非常适用于软组织和骨同时缺损的患者。短缩小于 1 cm 肘关节功能不受影响;短缩小于 2 cm 可以耐受,不产生肘关节生物力学的严重紊乱。

鹰嘴截骨部位最终可使用钢板或张力带固定(使用或不使用髓内螺钉)。目前许多医生喜欢钢板固定,因为其可提供坚强固定,允许肘关节早期活动,无需担心截骨部位移位或不愈合。但是,若肘关节周围软组织条件不佳,则可能因伤口裂开而出现钢板外露,必须权衡钢板固定的益处和风险之间的关系。鹰嘴髓内钉已在市场上应用,可提供最好的鹰嘴截骨内固定的选择,但目前关于其结果的报道很少。

内固定后理想的尺神经处理方式仍有较多争议。通常可进行皮下前置,避免神经与内侧钢板接触,且可在手术过程中保护尺神经。但是,一些研究发现,手术结束前将尺神经置于原位时,术后尺神经病变的发生率更低。因此,除非累及尺神经沟的粉碎骨折或植入物将影响尺神经的情况,无须常规前移尺神经。

理想状态下,内固定应足够坚强,以进行早期无保护的肘关节康复训练。若软组织条件允许,可立即开始进行持续被动活动,或者可采用主动结合被动的全范围肘关节活动。有一定程度僵硬的患者,可采用静态渐进型夹板辅助训练。目前,是否需常规应用异位骨化的预防措施仍存在争议。

2. 平行钢板固定技术要点

平行钢板固定的体位、显露、关节面的复位和临时固定、术后截骨端和尺神经的处理等均与垂直钢板固定相同,仅固定方法不同,复位肱骨远端干骺端后,需将钢板分别放在内侧和外侧进行固定,折块间加压以确保固定的稳定性和骨折愈合。使用克氏针对骨折块初步复位固定后,将钢板平行放置在肱骨内外侧柱上,远端使用 4 ~ 6 枚长螺钉固定,再使用大巾钳对髁上部位加压后再固定近端。远端长螺钉互相交锁形成角度稳定结构。关节周围解剖钢板可使这一技术操作更加方便,但是同样可使用术中塑形的标准钢板按同样的原则进行固定。

肱骨远端骨折内固定失效主要发生于肱骨髁上水平,而关节内骨折通常能够愈合,这是因为髁上水平的稳定性大多仅仅依赖于 2 ~ 3 枚螺钉。平行钢板固定可最大程度保证远端骨折块与肱骨干在髁上水平的稳定性,要实现这一“原则”需达到以下八项技术目标。

肱骨远端关节面骨折的螺钉固定原则:

——每个螺钉都应通过钢板;

——每个螺钉都需固定对侧骨折块;

——每个螺钉都应尽可能长;

——每个螺钉应固定尽可能多的关节内骨折块;

——远端骨折块应放置尽量多的螺钉；

——固定远端骨折块的螺钉要相互交锁，实现内外侧柱间的角度固定结构。

接骨板固定原则：

——接骨板要加压固定肱骨髁上骨折；

——接骨板要有足够的强度和刚度，避免髁上骨折愈合前发生断裂或折弯。

操作时，放置内外侧钢板后，在远端内外侧各拧入 1 枚非锁定螺钉，远端螺钉应尽量长，穿经尽量多的骨块，一直固定到对侧柱。拧入螺钉前，若关节面无骨缺损，则使用大的复位钳加压关节内骨折线，这样不使用拉力螺钉就可实现骨折块间的加压。近端内外侧以加压模式各拧入 1 枚非锁定螺钉，使接骨板固定于骨干，并在髁上部位获得一定的折块间的加压。拧松一侧近端滑动孔中的螺钉，以大复位钳分别钳夹于该侧远端和对侧近端骨干皮质，偏心加压髁上骨折线，注意确保关节面正常的内、外翻和旋转力线。在近端以动力加压方式拧入 1 枚非锁定螺钉，再拧紧滑动孔中的螺钉。在另一侧进行相同的操作，此时内固定已非常稳定。拔除克氏针，拧入剩余螺钉，通常使用锁定螺钉，为避免螺钉拔出，最好使用大复位钳将接骨板和骨夹紧后拧入螺钉，而不是单纯依赖螺钉对钢板的挤压作用完成。

通过“平行”接骨板技术，可以在肱骨远端骨块中至少打入 4 枚长螺钉，经一侧固定对侧骨折块，在远端骨折块中交锁的螺钉将肱骨内外侧柱联结在一起，增强了该结构的稳定性，就像拱形门中基石的作用一样。可使用解剖钢板或术中塑形的钢板，使用锁定螺钉可减少使用的螺钉数量，不过使用非锁定螺钉也可以实现这些原则和技术目的。通过大的复位钳加压后植入螺钉可以实现关节内和髁上部位的加压，使用这种方法替代拉力螺钉，可以使每枚螺钉有最大的把持力。接骨板轻度的预弯不足和接骨板上的滑动加压孔可进一步对髁上部位进行加压。

3. 特殊情况的处理

肱骨髁上部位骨缺损可通过一定程度的短缩来解决。肱骨短缩不超过 2 cm 对肘关节的生物力学影响很小，通过加压后骨的接触，愈合率更高。术中应仔细检查以避免远端关节部分的旋转畸形和内翻（或外翻）畸形。肱骨远端前后冠状突窝和鹰嘴窝的丢失，可影响肘关节的屈曲和伸直。术中应检查最大屈肘和伸肘，将远端关节部分前移可为桡骨头和冠状突制造出屈肘时的空间，再从肱骨干后方去除部分骨质，再造鹰嘴窝。

肱骨远端关节面中央部分粉碎时，钢板固定时内外侧加压可引起关节间隙变窄、不匹配、僵硬和关节炎，需进行结构性植骨。滑车中间部分的关节软骨并不重要，只要肱骨小头和滑车内侧部分的软骨能够保留即可，滑车的中央部分可通过植入骨块进行重建,骨块要比关节面略低,仅重建肱骨远端的宽度。当内、外侧柱骨缺损严重,无法通过短缩来解决,也可采用结构性植骨。

(二) 全肘关节置换术(TEA)

对符合适应症的骨折患者进行 TEA,笔者的经验是保留肱三头肌入路效果更佳,可先经肱三头肌两侧显露关节,去除骨折块,再使用铰链式假体进行置换。这种手术方法有许多优点:不影响伸肌装置、无需进行术后保护、更容易恢复肘关节功能活动、避免因不愈合、畸形愈合或创伤性骨关节炎引起的疼痛和活动受限。该手术技术需常规切除肱骨髁,但并不影响功能,保留肱骨髁和切除肱骨髁的患者在活动或力量方面没有显著性差异。

采用后正中切口,显露尺神经并牵开后,可经肱三头肌两侧进入显露关节,骨膜下切除骨折的关节面骨块,以提供髓腔处理和假体置入的空间。将切除的骨块用于植骨,置于肱骨侧假体凸翼后方。常规使用抗生素骨水泥固定假体。完全安装好假体后插入连接轴。将旋前－屈肌肌群和旋后－伸肌肌群的止点缝合至肱三头肌以稳定关节。术后早期即可进行功能锻炼。当然,也可以采用 Bryan-Morrey 入路进行操作,术后重新附丽肱三头肌腱止点,使用前方夹板将肘关节制动于完全伸直位,抬高患肢 24 ~48 小时。之后开始最大活动范围的主动锻炼。患者需限制持重,患者单次持重不超过 5 ~10 lb(2 ~5 kg),或反复持重不超过 1 ~2 lb(0.5 ~1 kg)。

(三) 半关节置换术

文献报道常采用外侧柱入路或鹰嘴截骨入路。肱骨髁间和髁上均骨折时,可将外侧骨折块带着伸肌总腱肌群和下方的外侧副韧带复合体止点一起翻向下方。而关节面低位剪切骨折时,鹰嘴截骨入路显露更好,或者可通过外上髁截骨入路显露关节。目前,肱骨远端半关节置换的假体种类很少。Sorbie-Questor 假体系统(Wright Medical Technology, Arlington, Tennessee)的肱骨部件是解剖型设计,可用于半关节置换术。一些文献报道使用 Kudo 肱骨侧假体(Biomet, Warsaw, Indiana)进行置换的病例。还有一种较常用的 Latitude 半关节置换假体(Tornier, Saint-Ismier, France),这种假体在必要时可转换为全肘关节置换,且便于通过假体将骨与软组织进行缝合固定。根据术前模板测量估计假体型号,并在术中用试模证实。柱的愈合对肘关节稳定性十分重要,根据骨折的特点、术者的喜好和使用的假体,可选择螺钉、钢板或缝线对柱进行固定。

四、具体病例介绍

病例1:垂直钢板固定病例

患者,女性,58岁,左肘摔伤致肱骨髁间骨折(C3)型。术前X片和CT提示肱骨远端粉碎骨折,因关节面骨折较简单,选择经肱三头肌双侧入路,垂直双钢板固定,术后早期功能锻炼,随访21个月时可见患者功能恢复良好。术前、术后影像和功能体位片如图1所示。

A

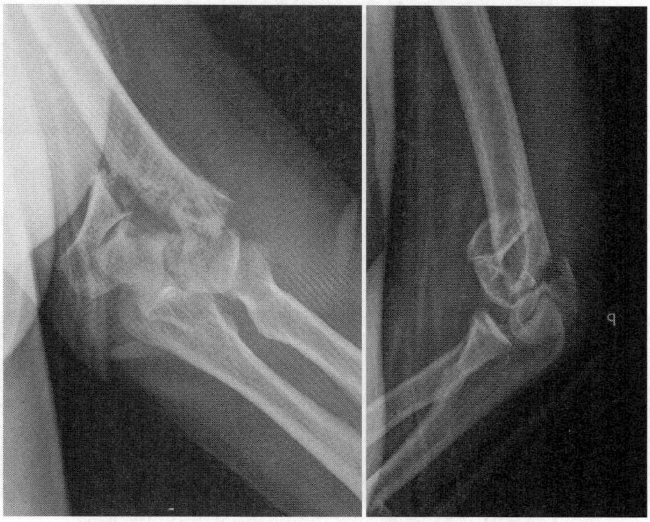

A,术前正、侧位X片显示骨折粉碎;

B

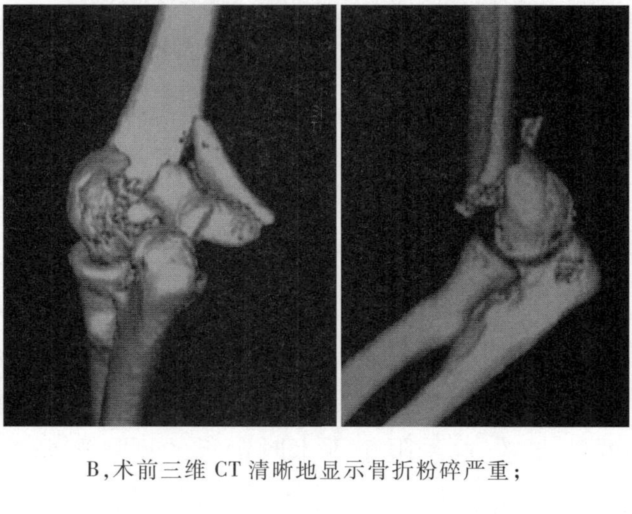

B,术前三维CT清晰地显示骨折粉碎严重;

C

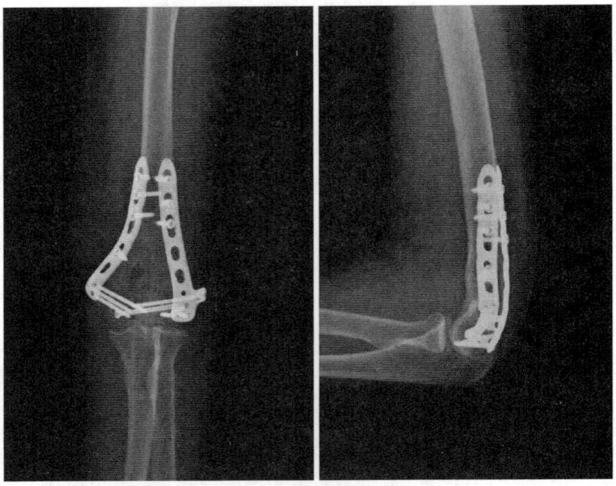

C，经肱三头肌双侧入路，垂直双钢板固定，术后21个月正、侧位X片可见骨折解剖复位并愈合。使用解剖锁定板两侧垂直固定，可见外侧通过钢板从外向内置入通髁的长螺钉。

D

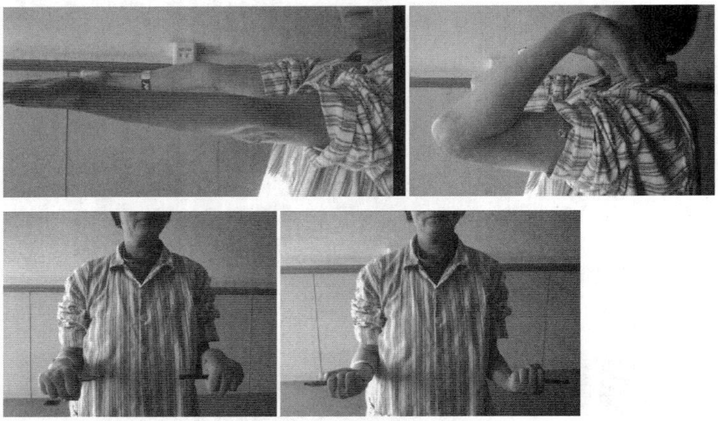

D，患者的肘关节屈伸和前臂旋转功能基本恢复正常。

图1　垂直钢板固定病例

病例1解析：本例患者可选择鹰嘴截骨入路，可更好地显露关节面，便于操作，但因CT可见关节面骨折较简单，分为内外侧两大块，尽管经肱三头肌内外侧入路使操作更加困难，但伸肘装置的保留有助于术后功能的恢复以及减少相关并发症的发生。采用AO垂直钢板可很好地进行髁间和髁上骨折的固定，钢板等长是这一病例的缺点，但这受限于手术时钢板的型号选择。

病例2：平行钢板固定病例

患者，女性，27岁，摔伤致肱骨髁间粉碎骨折（C3型）。术前X线正、侧位片及CT扫描可见骨折位置很低，关节面粉碎严重；采用尺骨鹰嘴截骨、平行双钢板固定，有的关节面小骨块无法通过钢板的螺钉固定，使用小克氏针加钢丝固定；术后随访功能恢复良好。术前、术后影像和功能体位片如图2所示。

病例2解析：本例患者为低位肱骨髁间粉碎骨折，垂直钢板很难进行坚强固定，通过平行钢板远端内外向的长螺钉互相交锁固定，可较好地固定肱骨远端主要骨折块，但即使如此，冠状面小块的关节面骨块仍无法通过螺钉固定，通过克氏针结合钢丝才能进行有效固定。术后也可进行早期功能锻炼，随访时功能恢复满意。

A

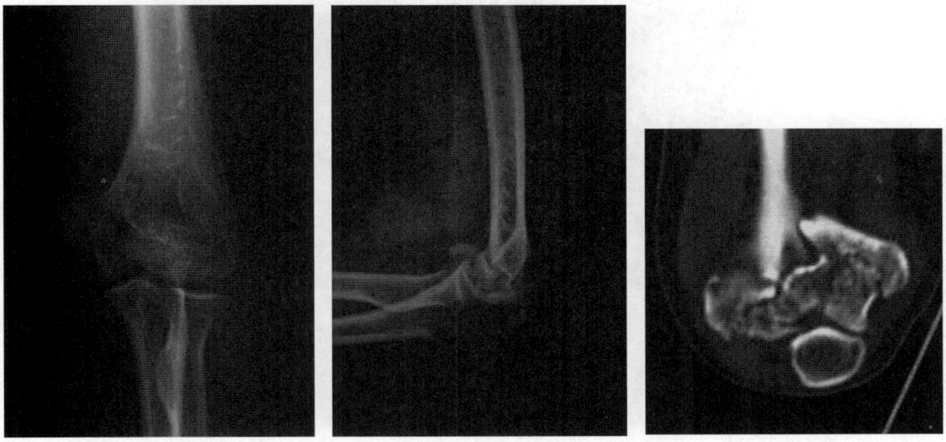

A，X线正、侧位片和CT扫描可见骨折位置很低，关节面粉碎严重；

B

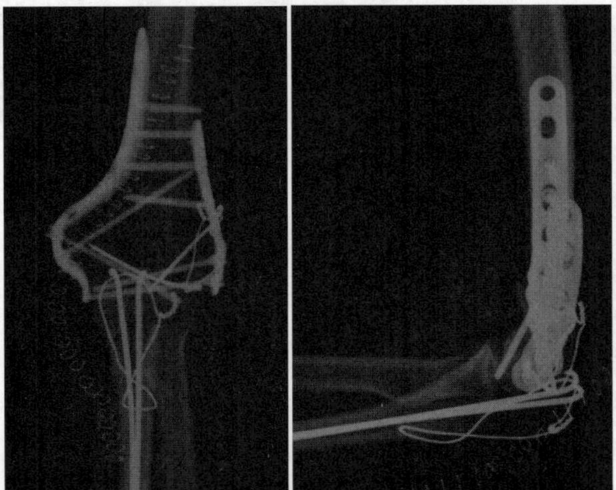

B，术后正、侧位X片，可见骨折解剖复位，使用双侧平行解剖锁定板，有的关节面小骨块无法通过钢板的螺钉固定，使用小克氏针加钢丝固定；

C

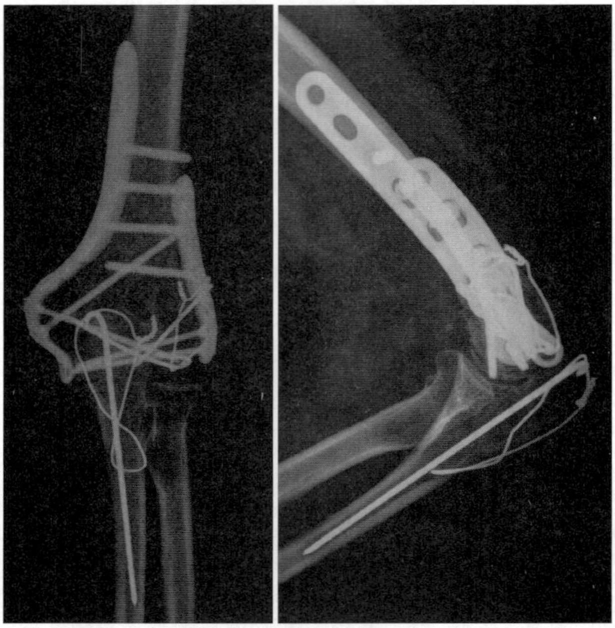

C，术后20个月正、侧位X片可见骨折愈合，关节形态好。在术后4个月时，因固定鹰嘴截骨的1枚克氏针退出，对皮肤有明显的刺激症状，在局部麻醉下取出；

D

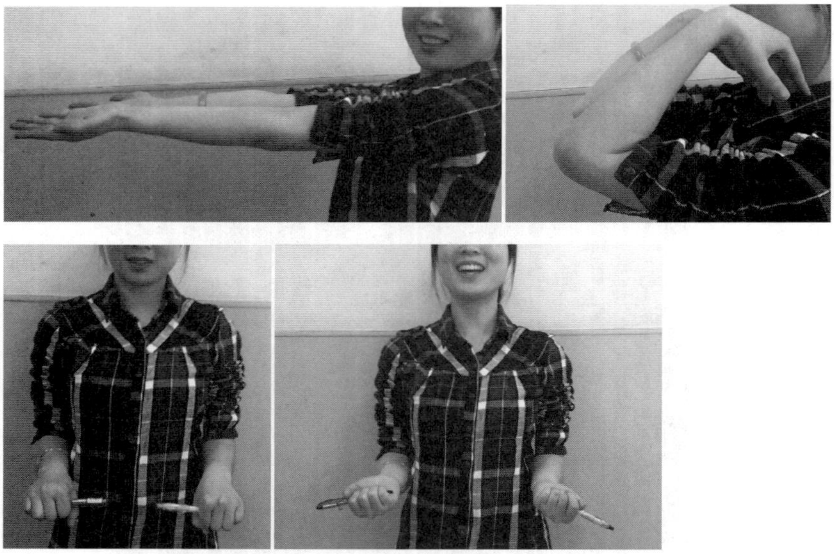

D，术后20个月，患者的肘关节屈伸和前臂旋转功能基本恢复正常。

图2　平行钢板固定病例

病例3：肱骨髁间骨折术后失效病例

患者，女性，42岁。职业：户籍警察。入院前5年半因高处坠落伤致左髋臼骨折、肱骨髁间骨折，于当地医院行切开复位内固定，术后结果如图 3A 所示。术后 5 个月发现肱骨髁间骨折不愈合（图 3B），于我院再次行鹰嘴截骨，重新双钢板固定，取髂骨植骨（图 3C）。期间骨折不愈合，但未就诊。第二次术后 5 年余，再次于我院就诊，发现内固定物失效、螺钉断裂、肘关节不稳定且功能明显受限。X 片及 CT 可见骨折不愈合，折端硬化明显，假关节形成，内固定物断裂及失效。局部体位相可见钢板位于皮下，肘关节畸形明显（图 3D）。于我院行第三次手术，再次行内固定，使用 AO Synthes 公司干骺端 LCP 塑形后按平行钢板原则置于内外侧进行固定，同时取髂骨植骨（图 3E）。第三次术后 5 个月，骨折愈合良好，肘关节功能恢复满意，达功能范围（图 3F）。

A

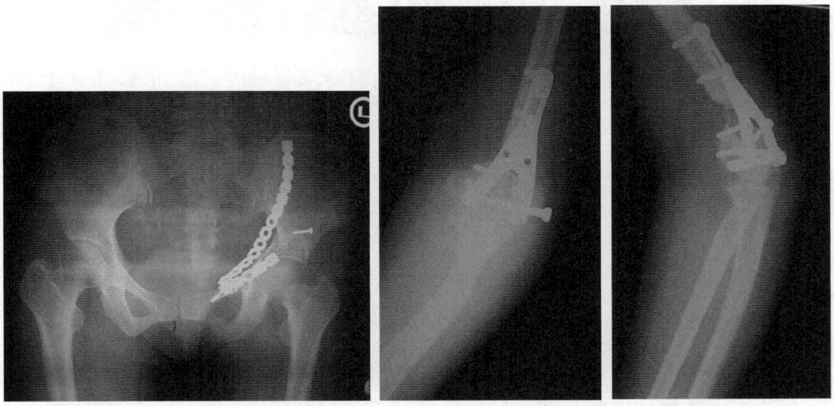

A，初次手术术后 X 片，肱骨髁间采用“Y”型钢板固定；

B

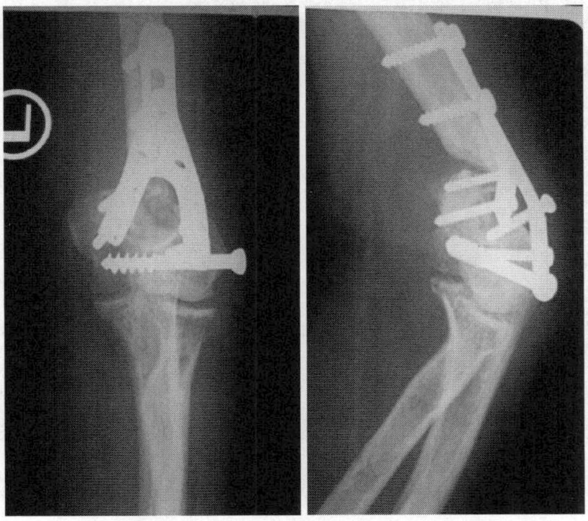

B，初次术后 5 个月发现骨折不愈合；

C

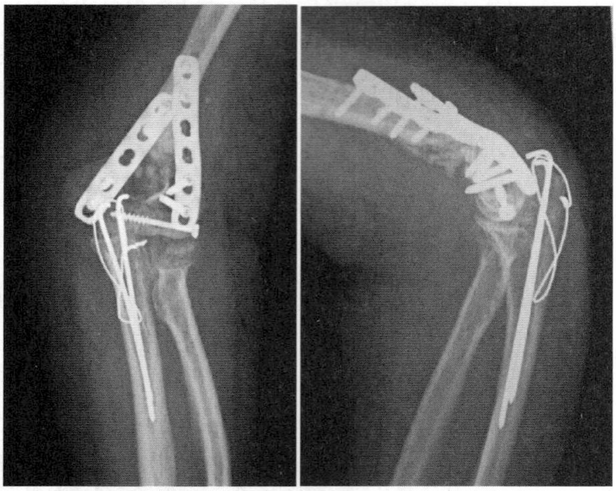

C,第二次手术,于我院行尺骨鹰嘴截骨,重新双钢板内固定,取髂骨植骨;

D

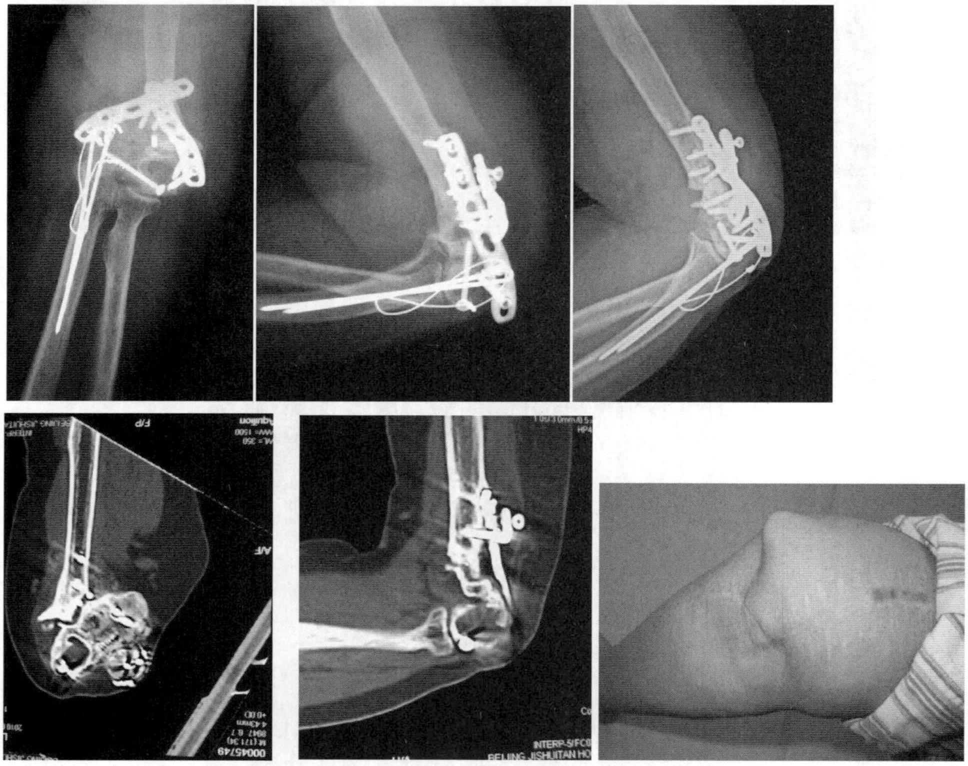

D,第二次术后5年余,再次就诊,内固定物失效,螺钉断裂,肘关节不稳定,侧位片为最大屈肘和伸肘位片,可见肘关节功能严重受限。CT可见骨折不愈合,折端硬化明显,假关节形成。局部体位相可见钢板位于皮下,肘关节畸形明显;

E

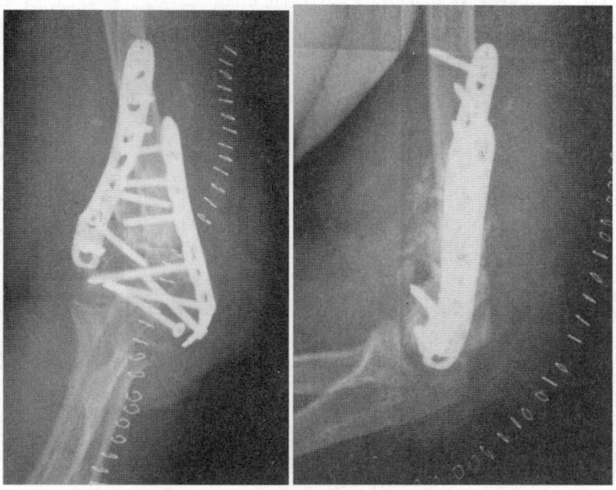

E,于我院再次行内固定手术,使用 AO Synthes 公司干骺端 LCP 塑形后按平行钢板原则置于内外侧进行固定,同时取髂骨植骨;

F

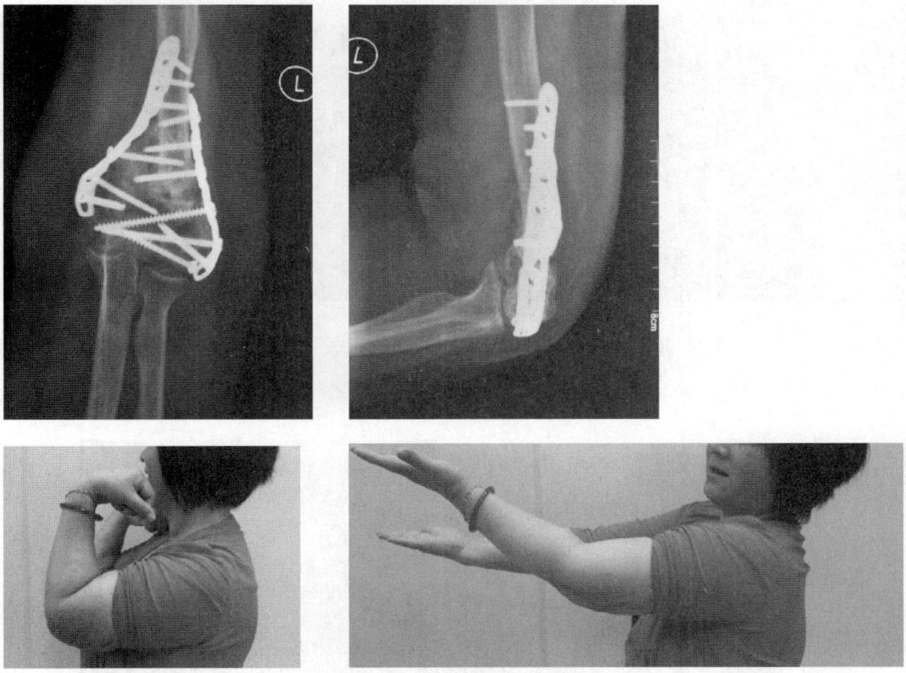

F,术后 5 个月,骨折愈合良好,肘关节功能恢复满意,达功能范围。

图 3　肱骨髁间骨折失效病例

病例 3 解析:本例病例为肱骨髁间骨折多次内固定失效。第一次手术时,采用的是“Y”型钢板固定,对于肱骨髁间及髁上粉碎骨折,目前的观点认为,“Y”型钢板这种单平面的双柱固定方式并不牢固,容易出现骨折不愈合和内固定物断裂或失效。第二次手术时，更换为双钢板固定，并取髂骨植骨，但这种低位的髁上骨折不愈合，仅靠前后方向的几枚短螺钉并不能获得坚强固定。第三次手术，采用普通的干骺端 LCP 钢板塑形后置于内外侧平行固定，通过远端数枚长螺钉可获得坚强固定，即使是陈旧骨折，术后也允许早期功能锻炼，获得了较满意的结果。因而对于低位的肱骨髁上骨折或骨折不愈合，平行钢板固定强度更好，而解剖型平行钢板和远端更细长螺钉的出现，有助于更好地进行固定。

病例 4：老年肱骨髁间粉碎骨折行全肘关节置换术

患者，女性，65 岁，摔伤致肱骨远端关节面粉碎骨折，骨折位置低，关节面粉碎。因无法坚强内固定，选择行人工全肘关节置换术，术后 1 年随访时功能恢复满意。术前、术后影像和功能体位片如图 4 所示。

A
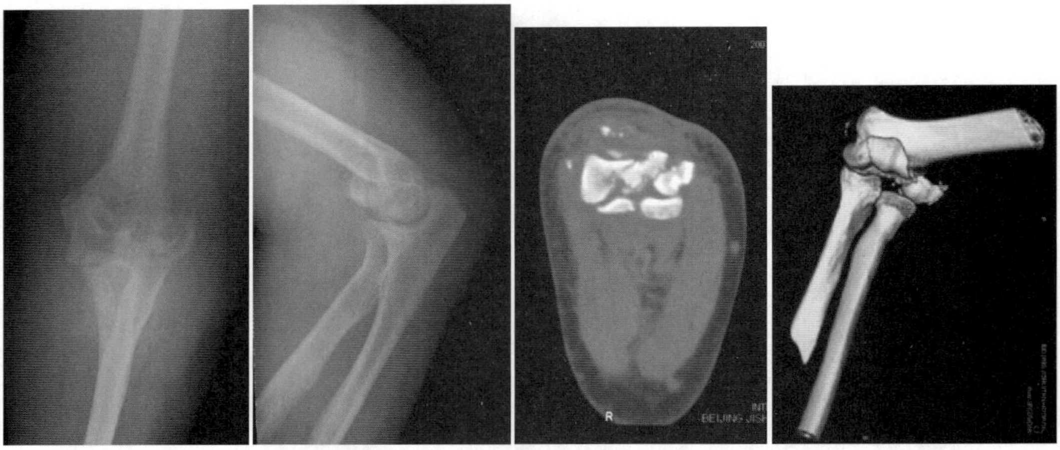

A，术前 X 片及 CT 可见肱骨远端低位关节面粉碎骨折；

B
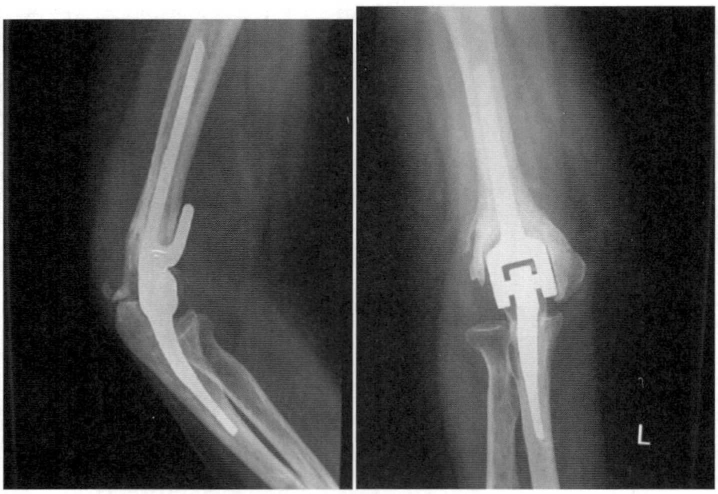

B，因无法坚强内固定，选择行人工关节置换术；

C

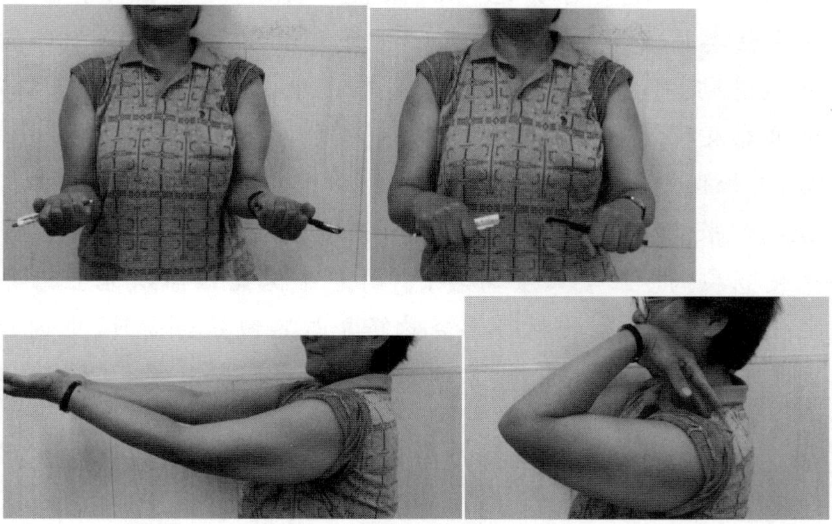

C，术后1年随访，伸肘略受限，屈曲和前臂旋转基本恢复正常，可满足日常生活需要。

图4 老年肱骨髁间粉碎骨折行全肘关节置换术

病例4解析：该患者为老年患者，肱骨远端关节面粉碎骨折，无法进行坚强固定，若勉强固定后长时间制动，可能引起关节僵硬，功能严重受限，老年患者无二次松解机会，效果不佳。因而，这类病例应以恢复患者肘关节功能、改善生活质量为主。选择全肘关节置换术，术后早期即可进行功能锻炼，最终功能恢复满意，满足日常生活需求。

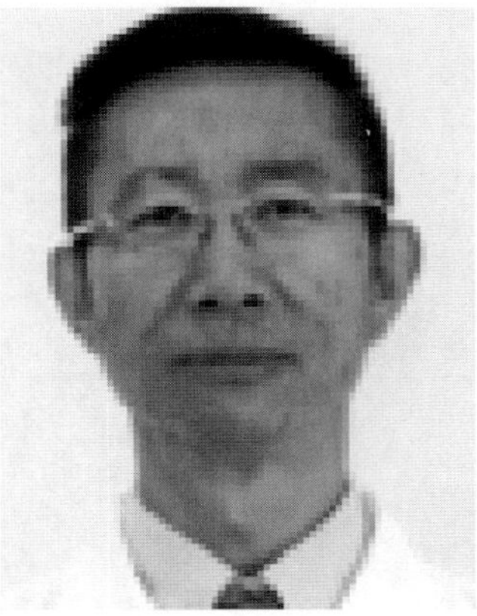

蒋协远 现任北京积水潭医院创伤骨科主任医师，副院长。

1985年毕业于山东大学医学院，1999年获北京大学医学部副教授职称，硕士研究生导师资格；2011年获清华大学医学院教授职称，博士研究生导师资格。

在中华系列等核心杂志以第一作者身份发表论文30余篇，主编《骨科临床疗效评价标准》（人民卫生出版社），主译《肘关节重建》*Advanced Reconstruction Elbow*，《格林手外科手术学》（人民军医出版社，2012），主审《肘关节创伤治疗进展》。

担任《中华肩肘外科电子杂志》及《创伤骨科论坛》副主编,《中国医刊》编辑委员会副主任委员,《中华创伤杂志》《中华创伤骨科杂志》《中国骨与关节损伤杂志》《中国骨伤》等杂志编委或常务编委,《中华骨科杂志》《中华外科杂志》等杂志通讯编委及特约审稿人。

社会兼职:担任中华医学会骨科学分会全国委员、副秘书长,骨科显微外科(修复)学组副组长;北京医学会骨科学专业委员会委员兼秘书,中国老年学学会老年脊柱关节疾病专业委员会常委,中国老年保健医学研究会老年骨与关节病分会副主任委员,中国生物材料学会骨修复与器械分会委员,中国残疾人康复协会肢体康复专业委员会委员,北京医学会理事,北京医学教育协会理事,山东大学医学教育理事会理事等。

膝关节假体周围骨折的诊疗特点

唐佩福

解放军总医院骨科专科医院骨科

一、概述

目前,全膝关节置换术(total knee arthroplasty,TKA)后假体周围骨折日渐增多,一方面是由于接受 TKA 的大龄患者数量和患者的术后活动量都有所增加;另一方面是由于术中骨量减少,术后废用应力改变或遮挡引起的骨质疏松增加了骨折发生的风险;再者,TKA 术后假体的使用年限不断延长也是假体周围骨折发生率增高的原因之一。初次膝关节置换术后假体周围骨折发病率为 0.3% ~2.5%,而翻修术后的发病率上升为 1.6% ~38%,文献报道膝关节假体周围骨折在治疗中的并发症发生率为 25% ~75%,治疗时机和方式的选择不同会影响预后。因此,必须掌握不同的治疗手段及其预后,以及治疗时机的选择。

膝关节假体周围骨折与一般骨折比较具有以下特点:

(1) 人工假体的存在使处理一般骨折的一些常用方法无法得以应用;

(2) 骨折部位的假体周围骨质常合并不同程度的骨丢失与骨缺损;

(3) 处理假体周围骨折时必须充分考虑假体的固定情况。

因此,膝关节假体周围骨折的特点决定了其处理必须遵循以下原则:

(1) 采取适当的方法使骨折获得良好的复位与固定,防止骨不愈合与畸形愈合的发生,便于功能锻炼, 防止关节功能受损;

(2) 对合并有假体周围骨丢失与骨缺损者,要清除病灶,必要时可行骨移植以重建假体周围骨量、稳定假体和防止再骨折发生;

(3) 假体松动或即将松动者必须在处理骨折的同时,一期或二期翻修假体。

二、股骨侧假体周围骨折

(一) 高危因素

全膝关节置换后的假体周围骨折可能发生在任何患者身上。大多数股骨远端的骨折的病因是外伤,年龄较大伴随骨质疏松的患者较易受低能量的损伤,如跌倒或者扭伤。以同时伴有轴向与扭转负荷的复合应力最多见。年龄较轻、活动较多的膝关节置换的患者,可能较多地遭遇高能量的创伤导致假体周围骨折。膝关节屈曲受限的患者股骨远端骨折的危险也随之增大。然而,个别致病因素已经明确,其中最重要的一个是骨质疏松。许多情况会导致骨量减少,包括高龄、长期使用皮质类固醇和风湿性关节炎。已经发现的危险因素有骨量减少、骨质疏松症、重症肌无力、脑性瘫痪、脊髓灰质炎、慢性类固醇治疗、风湿性关节炎、帕金森病、关节纤维化和翻修术。

(二)股骨髁骨折

股骨髁骨折多发生于全膝关节置换术中,也是术中骨折最常见的类型,股骨内侧髁较为多见。因术中操作时须行髁间窝截骨以容纳股骨假体,所以采用后方稳定型假体者,较采用后十字韧带切除或保留型假体者更易发生股骨骨折,术中怀疑股骨髁骨折时,应术中 X 线多角度确定骨折的类型和范围,股骨髁骨折复位后可采用拉力螺钉固定,一般情况下采用带柄的假体桥接骨折部位。

(三)股骨干骨折

全膝关节置换导致的股骨干骨折多见于术中,股骨前方皮质是骨折最常见的部位,一般是由于过度扩髓或强行置入髓假体柄所致。此类骨折多数是可以避免的。术前拍摄股骨全长 X 片,确定股骨干有无内外翻畸形以及测量其前弓的度数。术中注意髓腔的大小,避免定位杆或髓腔锉直接创击股骨皮质。如果股骨假体柄长度超过 190 mm 时,应采用带前弓的股骨柄,以免直柄假体穿透股骨前方皮质。术中如发现股骨干骨折,应采用长柄假体固定骨折以保护骨折端,骨折近端的假体柄长度至少为股骨干直径的 2 倍以上。TKA 术后的股骨干骨折,可根据骨折的部位及类型选择治疗方式。通常,靠近假体柄末端的骨折和整个股骨皮质环受累的骨折应行手术治疗,为了避免骨折线应力集中部位不愈合或再骨折,术中可选择联合运用长柄假体。

(四)股骨髁上骨折

全膝关节置换后股骨髁上骨折一般定义为膝关节线以上 15 cm 内或股骨假体上方 5 cm 以内的骨折。股骨髁上骨折是全膝关节置换术后最常见的并发症,发生率为 0.3% ~2.5% 。多数情况下,全膝关节置换术后股骨髁上骨折由轻微暴力引起,以同时伴有轴向与扭转负荷的复合应力最多见,但偶有继发于高能量损伤者。

1. 分型

目前,有多种全膝关节置换术后髁上骨折的分类方法。最新分型有 Kim 分型和 Rorabeck 分型。

Kim 分型提出根据骨量、假体的位置和固定情况以及骨折的复位情况进行分类。Ⅰ型:患者骨量好,假体位置好、无松动;可再细分为ⅠA 型:骨折没有移位或容易复位,可采取保守治疗;ⅠB 型:骨折不能复位,必须行切开复位内固定术。Ⅱ型:骨折可以复位并且有良好的骨量,但是假体已发生松动或对位不齐,此型需行带长柄的假体翻修手术。Ⅲ型:粉碎性骨折,股骨远端没有足够的骨量支持内固定或传统的假体部件,需行股骨远端置换手术。

Rorabeck 分型提出按骨折有无移位与假体的固定情况分为三型。Ⅰ型:骨折无移位,假体未松动;Ⅱ型:骨折已移位,假体未松动;Ⅲ型:无论骨折有无移位,假体已松动或毁损,如图 1 所示。

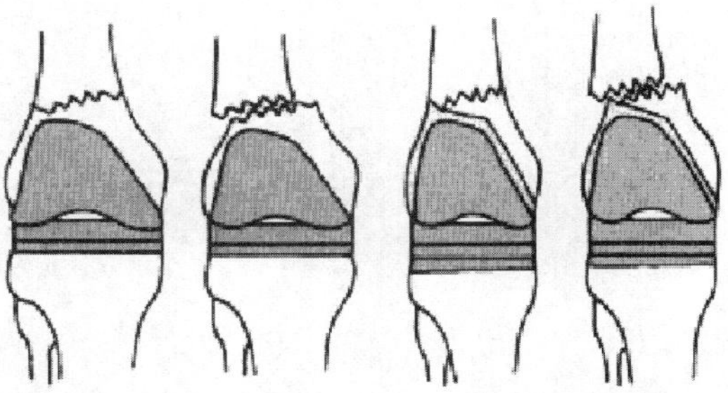

图 1　膝关节人工假体置换术后股骨髁上假体周围骨折 Rorabeck 分型

A,Ⅰ型:骨折无移位,假体未松动;B,Ⅱ型:骨折已移位,假体未松动;C、D,Ⅲ型:无论骨折有无移位,假体已松动或毁损。

2. 治疗原则

股骨髁上骨折的治疗应根据骨折部位、移位程度、骨折稳定性、假体周围骨丢失程度及假体固定情况而定。目前,对假体周围股骨髁上骨折的治疗有逐渐倾向于手术治疗的趋势。其主要目的是在保证骨折愈合的前提下,尽可能维持膝关节的活动度,并避免全身并发症的发生。一般来讲,骨折愈合、关节无痛、膝关节活动度在 90°以上即可认为是疗效良好。无论是手术还是保守治疗,在保证上述疗效的前提下,可允许 2 cm 内的肢体短缩、冠状面上残留 5°以内的内外翻畸形、矢状面上残留 10°以内的屈曲畸形。

Ⅰ型骨折无移位,可采用保守治疗,如石膏托固定 4 ~6 周,早期非负重状态下功能锻炼及佩戴支具行走,但关节功能恢复较差。Ⅱ型骨折有移位,但假体稳定,需要手术内固定,如逆行髓内钉和 LCP 固定。Ⅲ型无论骨折是否移位,但假体稳定性丧失,必须行假体翻修手术(见图2)。

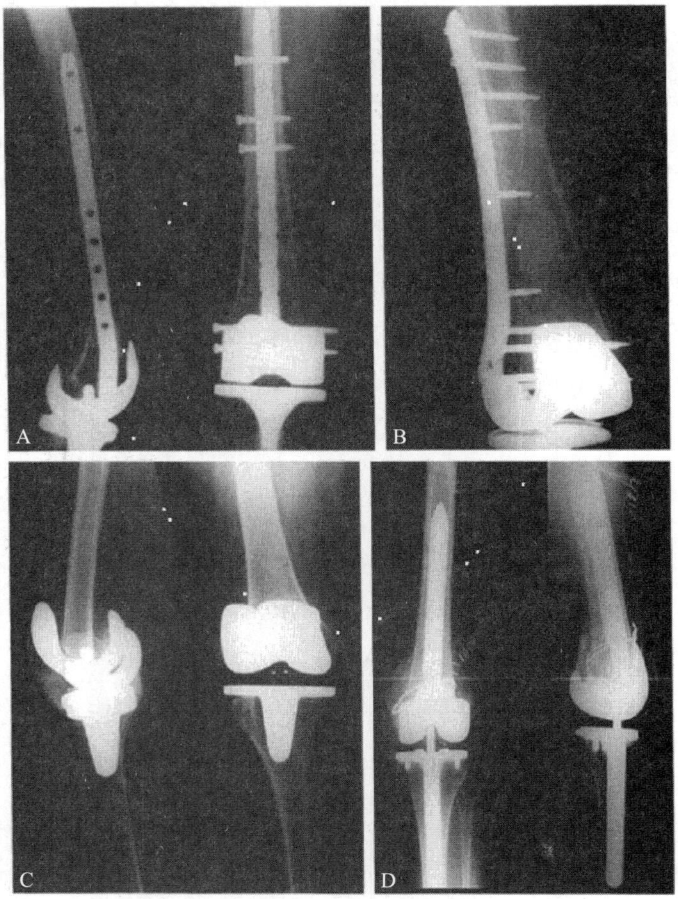

图2　股骨髁上骨折治疗

A,Ⅱ型骨折,闭合复位逆行髓内钉固定;B,Ⅱ型骨折,切开复位 LCP 内固定;C、D,Ⅲ型骨折,假体松动,行铰链型膝关节假体翻修术。

随着内固定器械的改进、手术技术的提高,逐步倾向于以切开复位内固定治疗全膝置换术后股骨髁上骨折,并取得了优于非手术治疗的效果。内固定可供选择的器械有髁钢板、交锁髓内钉、锁定钢板及翻修手术等。手术时还可通过同种异体骨或聚甲基丙烯酸甲酯移植来增加固定强度。

内固定方法首选髓内固定,其中以逆行股骨交锁髓内钉最为常用。

髓内固定的优势是能在少量或不剥离软组织甚至经皮的情况下复位并坚强固定骨折,可获得较好的轴向、成角及旋转稳定性。但不是所有的股骨髁上骨折都适合应用髓内钉固定,因为有些假体设计没有为髓内钉提供入点。在此情况下只能选用髁钢板等偏心固定装置,但术中需大面积剥离软组织,有可能增加骨折不愈合的风险。

假体周围股骨髁上骨折内固定的另一难点是，骨质丢失严重常无法为内固定装置提供足够的锚固力量。有些学者主张，在钉孔部位注入丙烯酸骨水泥或生物骨水泥，甚至是打压植入异体骨以增加内固定装置的把持力。近年来锁定钢板被用于治疗全膝置换后股骨髁上骨折，具有切口小、不影响断端血运及多点提供稳定固定等优点，取得了良好的临床效果。Raab 等比较了 LISS 钢板与其他内固定方法并发现，所有患者平均关节活动度为 0°～91°，均恢复骨折前的活动度，骨折全部愈合未出现短缩，因此得出结论：LISS 钢板具有更好的固定稳定性及最大限度保留的关节活动度。

3. 典型病例

患者，女性，65 岁，因左膝关节骨性关节炎行全膝关节置换术，术后 1 年因摔伤导致左侧股骨髁上骨折（如图 3 所示）。

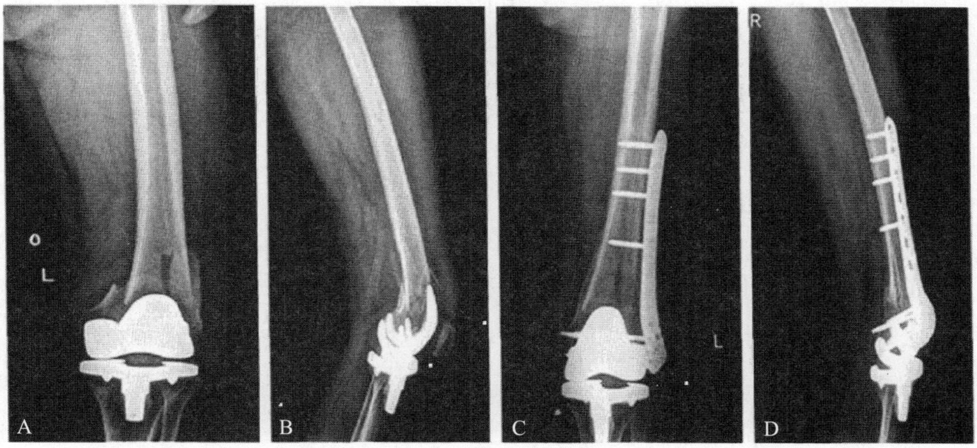

图 3　全膝关节置换术后股骨髁上骨折的手术治疗

骨折位于股骨髁上，骨折移位但假体无松动（Kim 分型 Ⅰ B 型，Rorabeck 分型 Ⅱ 型，见 A、B）。行切开复位 LISS 内固定术，术后 4 个月复查见骨折已经愈合（C、D）。膝关节 HSS 评分 85 分。

（五）术后处理与并发症

如果内固定坚强，骨折粉碎程度轻，则术后无需外固定。对于步态不稳的全膝关节置换术后患者，术后还应建议其终身使用辅助行走装置，以避免跌倒所致的股骨髁上假体周围骨折。并且，对于骨质疏松患者，应常规使用支具保护，在功能锻炼的早期仅允许部分负重，直到骨折临床愈合。同时，骨质疏松会增加并发症的发生率，如不愈合或畸形愈合、假体松动移位、下肢短缩以及膝关节外翻或内翻畸形。采用微创手术操作可提供更加稳定的内固定，同时也可避免传统切开复位并发症多的不足。

三、胫骨假体周围骨折

胫骨假体周围骨折较少见,发生率范围为0.3%~0.5%。全膝关节置换术中骨折好发于试模安放、胫骨开槽和关节复位时,以及过分的骨水泥挤压时;而术后骨折常继发于创伤假体松动、关节不稳以及对线不良等情况。

(一)骨折分型

胫骨假体周围骨折多采用Felix等在1997年提出的分型方法,该分型基于骨折解剖部位、假体固定的情况以及骨折发生的时期。Ⅰ型骨折指胫骨平台的塌陷或劈裂,胫骨假体的固定界面受到破坏;Ⅱ型骨折发生在胫骨假体柄近端的干骺部;Ⅲ型骨折发生在胫骨假体柄远端的骨干部;Ⅳ型骨折发生在胫骨结节。四型中又各含三个亚型,亚型A指假体无松动;亚型B指假体已松动;亚型C指手术期间发生的骨折。其中,Ⅰ型骨折是临床中最为常见的一种,多见于全膝关节置换术后膝关节内翻的患者,在胫骨假体有松动时更易发生。Ⅱ型和Ⅲ型骨折在骨质疏松患者中并不多见。

(二)骨折的治疗

1. ⅠA型骨折可采取保守治疗,包括禁负重和石膏固定。

2. ⅠB型骨折需行带长柄的胫骨假体翻修手术并且需要植骨,有时甚至需要定制假体。

3. ⅡA型骨折常由外伤引起,一般保守治疗即能取得满意疗效。移位的Ⅱ型骨折是一个棘手的问题,切开复位内固定是首选的治疗方法。

4. ⅡB型骨折常发生于假体柄松动合并有严重的骨溶解、胫骨干骺端有腔洞样或节段性骨缺损者。ⅡB型骨折处理难度较大,可采用加长柄假体结合填充性或结构性植骨。

5. Ⅲ型骨折通常是由外伤、下肢力线异常或假体安置不当造成应力过载,或胫骨结节截骨造成骨质薄弱与应力集中导致的应力骨折。Ⅲ型骨折中绝大多数为ⅢA型骨折。处理ⅢA型骨折的关键在于重建下肢的正常力线与维持膝关节的活动范围,通常,经保守治疗多能取得良好疗效。ⅢB型骨折常需个体化治疗方案,可以利用长柄假体行一期翻修术,再置换假体、复位并固定骨折;也可采取保守治疗,待力线恢复、骨折愈合后再行二期翻修术。

6. Ⅳ型骨折主要由直接暴力或胫骨结节截骨术后股四头肌过度牵拉造成。由于伸膝装置受累,Ⅳ型骨折常会造成膝关节功能严重受损。保守治疗适用于假体固定良好、骨折无明显移位的ⅣA型骨折;对明显移位的ⅣA型或ⅣB型骨折则应采取手术治疗,并重建伸膝装置。

(三)术后处理与并发症

如果内固定牢固,骨折粉碎程度轻,则术后无需外固定。然而,对于骨质疏松患者,应常规使用支具保护,以便于早期部分负重和功能锻炼,4~6周后逐渐增加负重程度,但支具需持续使用至骨折临床愈合。畸形愈合和不愈合在胫骨假体周围骨折中同样存在。降低并发症的方法主要是使用坚强的髓内固定和异体骨板植骨加固,当发现骨折不愈合的早期征象时,应及时植骨促进愈合。

四、髌骨假体周围骨折

髌骨骨折是全膝关节置换后较少见的并发症,发生率在未置换髌骨的患者为0.05%,在置换髌骨的患者中为0.2%~21%。一般认为,骨折的发生与髌股关节对线不良有关,髌股关节对线不良会导致髌股关节间接触应力的明显增高,一旦外力使髌骨处于半脱位状态,则很容易发生髌骨骨折;术中截骨过多或不对称也会增加髌骨骨折的危险;外科手术本身会破坏髌骨血供,造成髌骨骨质疏松,增加骨折发生概率。髌骨假体周围骨折的治疗受骨折的位置、骨折断端的位移情况、髌骨的固定状态、伸膝装置的完整性以及骨量等情况的影响,并且,有大于50%的假体周围髌骨骨折伴随假体松动,这使得骨折的治疗更加复杂化。

(一)骨折分型

目前最常用的髌骨假体周围骨折分型方法由Goldberg等于1988年提出。主要依据伸膝装置的完整性、髌骨假体的固定情况以及骨折的解剖部位将髌骨假体周围骨折分为四个类型。Ⅰ型:伸膝装置完整性未受累,骨折线未累及假体-骨质界面;Ⅱ型:伸膝装置完整性受累,或骨折线已累及假体-骨质界面;Ⅲ型:髌骨下极骨折,其中髌韧带断裂者为Ⅲa型骨折,髌韧带未受累者为Ⅲb型骨折;Ⅳ型:髌骨骨折脱位。

Keating等于2003年根据髌骨骨折的位置、骨折断端的位移情况、髌骨的固定状态、假体的稳定性以及伸膝装置的完整性等情况将其分为三个类型。Ⅰ型:垂直骨折,稳定的假体伴有完整的伸膝装置;Ⅱ型:水平骨折,拥有或不拥有稳定的假体,同时伴有伸膝装置的破坏。再根据骨折断端的位移分为:A,位移<1 cm;B,位移1 cm。Ⅲ型:松动的假体伴有完整的伸膝装置。再根据骨量分为:A,有充足的骨量;B,无充足的骨量。

（二）骨折的治疗

绝大多数髌骨假体周围骨折并无临床症状，也无须处理。即使是需要治疗的髌骨假体周围骨折，大部分经6周制动及积极的后续功能锻炼也能取得满意的疗效。手术治疗髌骨骨折常常很难做到解剖复位，并获得确切的内固定效果，骨量的丢失也使髌骨假体的再固定变得尤为困难，难以取得满意的疗效，且并发症较多。因此，与对待股骨髁上骨折的态度相反，当前对髌骨假体周围骨折的处理多倾向保守治疗。通常，对Ⅰ型和Ⅲb型骨折（Goldberg分型），即髌骨横形骨折或上下极撕脱骨折移位小于2 cm、伸膝装置与假体－骨质界面均完好者，可采用保守治疗。而对Ⅱ型、Ⅲa型和Ⅳ型骨折则采用手术治疗。

对未置换髌骨的患者，横形的髌骨上下极骨折或粉碎性骨折中难以复位的小骨折片，可采用部分髌骨切除术。对于置换髌骨的患者，如髌骨周缘骨折未影响假体固定，也可采用髌骨部分切除术；如骨折线累及假体－骨质界面，则应首选保守治疗以挽救髌骨假体。髌骨切除术仅适用于切开复位内固定或部分髌骨切除术无效、伸膝装置无法重建的病例。由于髌骨切除术的疗效颇具争议，多数学者认为，髌骨切除术只能作为伸膝严重困难患者的一种挽救性措施。无论采用何种手术方法，术中均需仔细修复髌旁软组织，尤其是内外侧伸膝支持带，以重建髌骨周围软组织平衡、防止髌骨不稳定和增加股四头肌肌力。

（三）术后处理与并发症

绝大多数髌骨假体周围骨折并无临床症状，也无须处理。即使那些需要治疗的髌骨假体周围骨折，大部分经6周制动以及后期积极的功能锻炼也能取得满意的疗效。而手术治疗髌骨骨折，很难达到解剖复位和确切的内固定效果，骨量的丢失也使髌骨假体的再固定变得困难，难以取得满意的疗效。

五、小结

全膝关节置换术后假体周围骨折对关节外科医生是一个极富挑战性的并发症，如果患者同时因骨质疏松导致骨量低下，则治疗的难度更大。治疗方案的选择应综合考虑假体有无松动、骨折的类型和部位、是否骨水泥固定、患者的体质与精神状况等多项因素，合适的治疗方案还需要进一步总结研究。随着膝关节假体设计的不断改进和手术技术的日趋成熟，全膝关节置换得以广泛开展，很大程度地缓解了膝关节疾病患者的痛苦。但应该认识到，一些置换后并发症可能会随着手术病例数的增多而增加，成为关节外科医生必须面对和解决的问题，其中假体周围骨折就是一类较为严重的并发症。合理的假体周围骨折分型方法有助于临床医师评估骨折的部位、类型、假体周围骨丢失情况及假体固定情况。临床上要结合患者的全身情况与骨折前的关节功能，提出个体化的治疗方案，才能促进骨折愈合，重建假体周围骨量和维持关节功能。

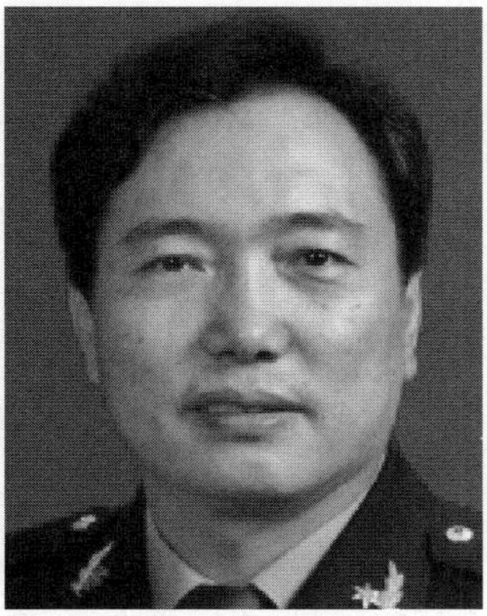

唐佩福 主任医师、教授，博士生导师，解放军总医院骨科专科医院院长，骨科主任。现任中国医师协会骨科分会常委兼总干事，中华医学会骨科分会创伤学组组长，国际AO中国华北区主席，国际OTC中国区教育部长等学术职务。《中国组织工程研究》杂志主编，《中国矫形外科》杂志创伤版主编，《中国骨与关节外科》杂志副主编，在国内4个核心期刊任编委。荣获国家科技进步奖二等奖、军队科技进步奖一等奖，享受国务院特殊津贴，被授予解放军总政治部拔尖人才、总后勤部百位名医、总政治部科技银星、国家百千万人才工程等荣誉称号。

高龄病理骨折的治疗

张保中

北京协和医院骨科

一、概述

随着我国人口的日益老龄化，老年人的健康相关问题逐渐成为我国医学的研究重点。随着年龄的增长，非特异性免疫力的下降，老年人是各种恶性肿瘤尤其是癌的高发人群。而随着诊疗技术的进步，各种恶性肿瘤的疗效明显提高，病人寿命的延长，肿瘤骨转移的机会明显增多；而且随着癌症的发病率增加，肿瘤骨转移的病例数也会明显增多。过去认为，恶性肿瘤一旦转移至骨，提示肿瘤晚期，对其治疗十分悲观，目的是使患者尽可能感到舒适，类似于临终关怀；而现在已经发生了很大的变化，治疗目的在于重建患者的日常生活功能，强调生活质量[1]。

骨转移癌主要的临床表现为疼痛、病理骨折、高钙血症，导致高龄患者丧失日常活动能力，甚至于卧床不起，并发肺炎、褥疮、泌尿系感染，进一步减少了生存期，更重要的是降低了患者生存期的生活质量，最终的死亡也常常是这类并发症及其治疗导致[2]。由此预测，高龄患者的病理骨折将是老龄化社会要面对的重要医学问题。

骨在转移性肿瘤最易累及组织中排名第三位，仅次于肺和肝[3]。骨转移可继发于任何一种肿瘤，其中尤以肺癌、乳腺癌和前列腺癌最常见[3]。实际上，其他类型的一些肿瘤，如来源于甲状腺、肾脏、膀胱和黑色素瘤的腺癌，都具有易于转移至骨的特性[3]。而来源于消化道的肿瘤，其转移至骨的概率要略低。而在多发性骨髓瘤中，骨破坏是最重要的临床特征之一，同时伴有疼痛，在超过 80% 的患者中出现。骨转移性肿瘤会严重影响患者的生活质量，这是因为骨转移后出现的疼痛、活动能力下降、高钙血症、骨折、脊髓压迫以及骨髓浸润。超过 80% 的进展期乳腺癌和前列腺癌患者在病程中会出现骨转移[3]。骨转移病灶的出现往往是这类肿瘤播散恶化的征象[4]。

骨转移癌的正确评估比较困难，因为其发生率受诊断工具敏感性和患者生存期等多种因素的影响。如骨扫描，主要依赖于骨破坏性病灶，如果有新骨形成时可能会检测不出病变。另外，缓慢进展的肿瘤如前列腺癌和乳腺癌，其生存期长于肺癌患者，所以在其自然史中发生骨转移的风险相对较高。在晚期阶段，骨转移常代表最严重的情况。在乳腺癌中，如果3个或以上的淋巴结阳性，其10年内发生骨转移的概率为30%左右；复发的乳腺癌可以仅局限于骨，这种情况常见于患有小叶腺癌并且淋巴结阴性的绝经后女性[5]。在肺癌患者的尸检中，文献报道有25%的骨转移发生率。超过80%的骨转移癌发生于中轴骨，包括脊柱、肋骨和髋部，这些是最常累及的部位[3,6]。超过一半的多发性骨髓瘤骨累及患者会出现骨痛和病理骨折，超过30%的病例会出现高钙血症；骨破坏是多发性骨髓瘤最主要的特征。在淋巴瘤和其他血液系统恶性肿瘤中，骨累及相对较少。

二、临床表现

骨转移病灶可以分为溶骨型、成骨型和混合型。溶骨型病灶最为常见，因为骨破坏的过程超过新骨形成的速度。成骨型病灶由肿瘤刺激所导致的新骨生长所致。骨转移癌多数发生于脊柱、骨盆和长骨。实际上，任何一种恶性肿瘤都可以转移至任何部位的骨并导致病理骨折。在四肢骨中，大约三分之二的病例发生在股骨，其他三分之一中的绝大部分发生于肱骨[7]。发生病理骨折后的生存期主要取决于原发肿瘤的预后情况。

患者多以疼痛为首发症状。这类骨转移癌相关的疼痛既可以是生物源性也可以是机械源性疼痛。生物源性的疼痛与肿瘤细胞、骨膜刺激、骨内神经激惹后释放的细胞因子和化学介质有关。机械相关疼痛与肿瘤组织产生的压迫和占位效应有关。此外，骨量的丢失也可以导致活动相关疼痛。机械性疼痛较常见于溶骨性病灶，但也可以出现在成骨性病灶。疼痛通常定位明确，但有的患者有超过一个解剖区域疼痛。疼痛会快速加重，常用的镇痛药物会失效。对疼痛控制不佳的话，将导致严重的临床合并症，包括焦虑和抑郁，从而进一步降低患者的生活质量[8]。

骨骼系统并发症表现为病理骨折、脊髓受压或者高钙血症。绝大多数的此类患者需要接受姑息性的放射治疗。在乳腺癌患者中，当诊断时已有骨转移病灶或者骨是唯一复发部位的情况下，骨骼系统并发症的发生率会增加[9]。在所有的癌症患者中，10%～30%的患者会出现病理骨折，长骨的近端是最常累及的部位，其中股骨大概占所有病例的一半。继发于实体肿瘤的病理骨折患者中，乳腺癌大约占60%，肺癌仅占约10%[4]。

高钙血症（10%）和脊髓受压（5%）是相对少见的骨转移癌表现。脊髓受压最常见于乳腺癌和肺癌。如果癌症患者出现了背痛症状，同时在X片上有异常发现,则要警惕脊髓受压的可能。超过60%的这类患者在行MRI检查后会发现硬膜外有病变。成功治疗的关键在于早期诊断、大剂量的激素治疗、减压手术、稳定脊柱和放疗。如果脊髓压迫没有在24~48小时内解除,那么神经功能就很难恢复了。

出现骨转移病灶的乳腺癌患者的中数生存期为2~3年[10],前列腺癌患者是2年[11],而肺癌则少于1年[12]。在乳腺癌患者中,确诊时即有骨转移存在者的预后要好于骨转移作为复发表现者。组织学分级为3级和骨骼之外的器官出现转移是不良预后的因素[13]。

三、诊断

骨转移癌的诊断基于以上描述的至少一项症状,加上血碱性磷酸酶和血钙异常,并且有影像学支持,包括核素骨扫描、X线平片、CT、MRI等。对病理骨折的患者应当进行包括病灶在内的肢体骨的正侧位X线检查。应用核素骨扫描检查可以对其他部位的骨病灶进行筛查。如果怀疑骨髓瘤,对整个骨骼系统进行筛查是有帮助的。还应当对胸、腹、盆腔进行CT检查。

(一)实验室检查

实验室检查应当包括全血细胞检查,评估贫血和骨髓抑制水平;血沉;血生化包括肝功、血肌酐、血钙、血磷、乳酸脱氢酶、碱性磷酸酶(ALP)和前列腺特异性抗原(PSA)(男性患者)。血钙、血磷和ALP水平用来确定骨破坏水平和高钙血症;在多数病例中ALP是升高的,但ALP如果是正常水平并不能排除骨转移癌的存在,根据临床经验,检测骨源性ALP并不增加这类检查的敏感性。另外,酸性磷酸酶和PSA在多数前列腺癌骨转移的患者中会升高,但二者均不是能确诊骨转移的特异性指标。其他实验室检查还包括血和尿的免疫球蛋白系列、凝血检查等。

(二)影像学检查

对评估骨转移癌来说,X线检查快速、价廉,可以对整个骨组织的结构和力线情况进行综合评价,因而X线应当是首先进行的检查。X线检查特异性高,但敏感性低。病变的放射学表现取决于溶骨病变和成骨病变的比例。相比于骨皮质部的病灶,在松质骨即骨髓质内,病变较难于被X线平片检查发现。即使超过1 cm的病灶也可能被漏诊,因为超过50%的骨小梁被破坏时才有可能在X线平片上被发现。实际上,转移病灶可以持续数个在X片上表现为阴性。在检测骨转移癌方面,X片的敏感性为44%~50%,要低于核素骨扫描。

X线检查应当在两个平面上对骨进行筛查，照像应当包括上下相邻关节，使病变骨的所有部位的病灶不会被漏诊，以便进行全面固定。X线平片可以对整个骨折的结构和力线情况进行观察，但早期转移病灶往往隐匿或者无显示。骨转移癌的放射学表现多样化，包括：

- 溶骨型、成骨型或混合型，溶骨性病变范围往往比X线上表现更为广泛；
- 孤立病灶或多发病灶；
- 边界清晰或不清晰；
- 渗透性病灶或破坏性病灶；
- 累及软组织的表现不一。

根据病变的部位不同，可以选择CT或MRI，可以为诊断提供更多的信息。CT检查对诊断骨转移癌的敏感性为71%～100%，最适用于评估骨质量、骨破坏、钙化灶和皮质受累及程度。MRI诊断敏感性为82%～100%，特异性为73%～100%，适用于评估骨髓受累情况、跳跃性病灶、水肿和血管神经受累情况，而且通过对骨髓信号的变化来评估肿瘤累及的范围。

采用锝-99 m的放射性核素骨扫描具有很高的敏感性，但其特异性很低，因为这种检查依赖于成骨反应来提示骨破坏的存在。它可以显示病灶在骨上的分布情况。骨扫描显示多发的热点病灶，但无法探及冷病灶（如骨髓瘤和肾癌病灶）。对鉴别单一病灶和多发病灶有帮助，并且可以发现无症状的病灶。骨扫描发现的病灶范围往往比X线上显示的要广泛。由于骨扫描的特异性低，所有对于核素摄取增高的区域，应使用X线平片、CT、MRI其中的一种来进行确证。

正电子发射成像技术（PET），通过代谢的变化来寻找可能存在的肿瘤病灶。这种技术在探寻骨转移病灶方面要优于核素骨扫描。主要应用于非小细胞癌。前列腺癌和肾癌患者，由于进展缓慢，用PET往往不能发现病灶，即使已经转移至骨。前列腺癌转移组织对FDG的摄取非常低，所以使用PET诊断的正确率低。PET对解剖空间的判断能力有限，这一缺点将会被PET-CT的结合技术来改善。另一个PET应用的潜在障碍是其昂贵的价格。

血管造影通常不被推荐使用。对于位于骨盆的肿瘤或需要在手术前进行栓塞的肿瘤可以考虑采用。对于转移性肾癌病灶应当考虑术前栓塞，因为这种肿瘤术中出血很多。

（三）活检术

应当通过活检来确定肿瘤分期。不管是原发肿瘤还是转移性肿瘤，都应常规进行活检。如果有恶性肿瘤病史和孤立的转移病灶，可以做出较明确的诊断；但如果没有肿瘤病史仅有长骨的骨破坏灶，在没有通过活检确定是否是转移癌之前,不能贸然对骨折进行固定。尽管 98% 的病例会通过活检来证实为转移癌,仍有 2% 的患者为肉瘤,对这部分患者如果采取不正确的治疗,将导致严重的肿瘤播散,从而不得不进行截肢。穿刺活检或切开活检都要遵循运动系统肿瘤活检原则。活检通道要局限在允许进行切除范围内,不能对之后的保肢手术造成危害。切开活检之前要充分估计恶性肿瘤的可能性,活检术的入路要位于日后可能进行的根治性切除的切口投影并与之相垂直,切口关闭前要充分分离肌肉和止血。

在活检评估的过程中,骨科医生、影像学医生和病理科医生的合作是非常重要的。活检通道应当根据有经验的影像学医生对影像学资料进行分析的基础上设计,由之后实行根治手术的骨科医生进行穿刺或手术活检。活检标本由有经验的病理医生进行诊断;骨折的血肿和骨痂也要接受进行组织学检查。冰冻切片检查要由经验丰富的病理医生同骨科医生在充分沟通的情况下进行。如果冰冻切片结果可疑或者不能做出诊断,那么根治性手术就要推迟到常规病理确诊后进行。

四、治疗

(一)非手术治疗

1. *放射治疗*

放疗对控制骨转移癌的疼痛非常有效。出现疼痛的骨转移癌患者中,通过放疗,90% 的患者会获得不同程度的改善,其中 54% 在联合其他方式的镇痛处理后可以获得完全缓解[14]。

2. *药物治疗*

全身系统性药物治疗可以缓解大多数恶性肿瘤患者的骨痛症状。这些治疗措施包括:

(1)激素疗法:对 50% 左右的乳腺癌骨转移和 70% ~80% 的前列腺癌骨转移治疗有效。

(2)化疗:尤其适用于乳腺癌和部分其他的恶性肿瘤。激素疗法和化疗的目的都是控制疼痛、稳定病变进展、降低骨相关并发症的发生率。

(3)二磷酸盐类药物:这类药物以骨为靶器官,可以抑制破骨细胞介导的骨吸收过程。与安慰剂相比,可以降低所有骨骼相关并发症的发生率,如骨痛、病理骨折、高钙血症,并且可以降低对放疗的依赖。在乳腺癌和多发性骨髓瘤所致的溶骨性病变中,帕米磷酸钠和唑来磷酸的上述疗效明显,而且唑来磷酸在其他一些实体肿瘤(如肺癌、肾癌和结肠癌)病例中尤其显著[15, 16]。这类药物可以通过口服或静脉输入途径。这两种途径的药物代谢动力学不同,口服二磷酸盐类药物的吸收率低,且变异程度大。而经静脉输入途径呈双相吸收模式,在 24 h 内经肾脏快速清除约 50%,然后数月内经尿缓慢排出[15]。帕米磷酸钠已经成为治疗骨转移癌的标准药物,支持唑来磷酸的证据也在增加。

(二)手术治疗

1. 手术原则

癌症治疗方法的进步已经使患者的生存期延长,因此可以考虑对合适的病例采取手术治疗。预后情况和预期生存时间对治疗方案的制定非常重要。如预期生存时间较长,那么应当采取根治性切除、肿瘤假体重建的方法,并辅以术后放疗。相反,如果预期生存时间较短,那么手术方案应当保守、尽可能减少并发症,一般采用坚强内固定的方法,辅以姑息性放疗。因为多数患者生存期有限,手术的目的在于稳定骨折、缓解疼痛、术后及早活动,以重建患肢功能和负重行走能力,同时最大程度降低手术并发症率并方便护理。

预期生存期在 6 周以下者,予以镇痛治疗和放疗。超过 6 周者,可以考虑固定骨折;如超过 6 个月者,应当考虑假体重建。简而言之,术后的恢复期时间要短于预期生存时间。

对于骨转移癌造成的病理骨折,广泛切除仅限于单一转移病灶患者、组织学上偏于良性的肿瘤、全身情况良好、原发肿瘤对治疗反应良好者。此外,对于位于股骨近端或远端、肱骨近端者,尤其是累及关节面者,最好的方法是广泛切除后用假体置换重建。但是,对于多数此类病例,最常用的手术方法还是估息切除。在这一治疗策略中,尽可能地减少手术并发症是非常重要的一点。在上肢骨折中,可以采取保守的非手术治疗,尽管非手术疗法疗效欠佳。经皮成形或栓塞技术作为治疗病理骨折的微创方法已有报道。闭合复位、髓内钉固定的方法,同切开复位内固定或肿瘤假体重建手术相比,其创伤较少、并发症率低、便于康复,符合减少创伤的理念。髓内钉技术适用于骨破坏较少、长骨远近端未累及者。开放穿钉或使用接骨板螺钉固定,并应用骨水泥加强,适用于骨破坏区域较广者。开放穿钉技术的缺点包括组织分离过多、肿瘤出血、切口延迟愈合等;接骨板固定要求对骨折远近端进行充分显露。股骨近端重建钉可以用于股骨颈或股骨转子间骨折的固定。对于所有病例,都应当达到坚强固定,以允许术后能够早期活动。如果不能通过内固定来达到坚强固定,或者是关节面已被肿瘤组织破坏,那么可以切除肿瘤组织后使用骨水泥进行重建。标准的关节置换术、肿瘤假体置换术、间隔器植入、同种异体骨植入都可以作为选择方案。肿瘤假体置换对于广泛骨病变者或内固定失败者可以起到坚强固定的效果,但这种方法需要广泛分离组织,早期并发症率高,如感染、血肿形成、半脱位或脱位。

Damron[17]提出了病理骨折治疗的4个原则。第一,对患者的选择要严格,要根据预期生存时间来考虑手术。第二,手术重建必须稳定,要达到术后立即完全负重的目的。第三,任何手术重建方式都要考虑到骨折骨的所有部位,在术后要进行放疗以延缓病变的进展。第四,如果在术中进行了扩髓处理,术后要对整个骨进行放疗。

手术治疗骨转移癌的目的是缓解症状,包括缓解疼痛、重建行走能力。保持稳定和功能是非常重要的。姑息性手术并不会延长生存期。病理骨折的愈合概率很低,应当采取一切方法来促进愈合,或者是使用关节置换的方法来避开骨折愈合的问题。在局部使用骨水泥,或是局部放疗,都会降低骨折愈合机会。对于预期生存时间很短、已经卧床不起的患者,应当采取保守治疗。手术重建的强度必须达到能让患者术后即刻活动的目的。Capanna[18]等将患者分级(表1),采取相应的治疗方式。

表1 Capanna分级

	转移病灶	手术方式
Ⅰ	单一病灶 原发肿瘤预后相对较好(甲状腺癌、前列腺癌、化疗敏感的乳腺癌、肾癌、结肠癌) 距离原发肿瘤诊断时间已超过3年	目的是达到长期生存,采用根治性切除,可以使用假体重建
Ⅱ	已出现病理骨折,部位不限	肱骨或股骨近端:切除外假体重建 骨干部:根据评分系统来判断预期生存时间,据此采取相应的方式,包括内固定术、加强的内固定术、假体重建等
Ⅲ	负重骨即将发生骨折	同Ⅱ
Ⅳ	成骨性病灶,部位不限 非结构骨的溶骨性病灶 病理骨折概率很低的溶骨性病灶	保守治疗

如前所述,转移癌手术的目的是改善患者在生存期内的活动能力和生活质量。骨科医师必须全面综合考虑,要兼顾功能损害程度、患者全身情况和生存期长短。Wedin[19]提出了5条对生存期有正性影响的标准:无脏器转移,无病理骨折,单一的骨转移癌病灶,原发肿瘤部位是乳腺、前列腺、淋巴瘤或者是骨髓瘤而不能是肺。Katagiri[20]提出并验证了一种评价骨转移癌预后的评分系统(表2和

3)。这一系统用来对患者的生存机会进行评估,并据此来选择相应的手术或非手术方案进行治疗。如评分在 0~2 分,大约有 90% 的机会能生存至 1 年,这样的患者就应该考虑采取根治性手术和重建,而不是单纯的固定手术。

表 2 Katagiri 预后的影响因素及评分[20]

预后因素			得分
原发肿瘤	生长迅速	肝细胞癌,胃癌,肺癌	3
	生长缓慢	乳腺癌,前列腺癌,甲状腺癌,多发性骨髓瘤,淋巴瘤	0
	中等生长速度	其他癌或肉瘤	2
脏器或中枢转移			2
ECOG 分级为 3 或 4 级			1
化疗史			1
多发骨转移癌			1

表 3 Katagiri 预后因素和生存率[20]

预后因素得分	生存率/%		
	6 个月	12 个月	24 个月
0~2	98%	89%	75%
3~5	71%	49%	28%
6~8	31%	11%	2%

术前计划非常重要。对于血管组织丰富的肿瘤(肾癌、甲状腺癌和骨髓瘤)应当考虑术前栓塞[21]。对于肾癌的脊柱、骨盆或四肢骨的转移癌的手术治疗,在术前一天或当天进行栓塞术后,中位数出血量明显减少[22-24]。整个骨都要进行评估,可以通过 MRI 或 PET 或核素骨扫描评估,因为当术后植入内固定物后,内固定物尖端的远侧会形成一个应力集中区。如果在病灶区,可以使内固定物穿出皮质。骨水泥可以用来加强内固定物强度,对骨折愈合影响轻微,且可以显著缓解症状[25]。肾癌骨转移和股骨远端骨转移癌的内固定失败率较高。早期失败的原因多是因为内固定物选择不当,晚期失败的原因包括骨折不愈合、应力骨折或肿瘤进展。

手术切口应当避开之前的放疗部位,以降低切口愈合相关并发症和切口感染的发生。应当在无张力的情况下进行软组织覆盖和切口关闭。

2. 病理骨折风险的预测

骨折风险的预测和是否对可能发生骨折的病灶进行预防性固定存在争议。总体来说，溶骨性病灶比成骨性病灶易于骨折。渗透性病灶与局灶性病灶的骨折风险相当。如果骨直径的一半受累及，骨折的风险增加。另外，应力集中区域易于骨折，如股骨的股骨颈、转子间、转子下区，肱骨的髁上和干部。经过治疗，转移病灶区域仍存在疼痛者，在统计学上骨折的风险显著增加。骨皮质病变超过2.5 cm者，骨折风险增加[18]。

Harrington[26, 27]等基于7项研究，提出了预防性固定的4条指征：

- 皮质骨破坏超过50%；
- 股骨近端直径超过2.5 cm的病灶；
- 小转子部位的病理性撕脱骨折；
- 放疗后仍存在负重后的持续性疼痛。

Mirel[28, 29]评分系统是用于评估负重长骨发生病理骨折的风险预测（表3）。它包括4项放射学和临床项目。4～6分提示骨折风险低，可以仅进行放射治疗，8分或以上者建议在放疗前进行预防性固定手术。

表3 Mirel[28, 29]评分系统

得分	范围	部位	放射学表现	疼痛
1	皮质1/3内	上肢	成骨病灶	轻度
2	皮质1/3至2/3	下肢	混合病灶或成骨病灶	中度
3	超过皮质2/3	粗隆部	纯溶骨性病灶	重度，功能受限

CT和MRI可以更为精确地评估肿瘤导致的骨破坏。发生病理骨折的风险取决于作用于骨的应力和骨本身的强度。骨强度本身除了肿瘤病变范围外，部分也取决于活动水平和生活方式。

3. 手术方式

1）截肢

截肢总是可以作为四肢转移性肿瘤的一个选择。但是，出于对患者心理和接受程度的考虑，现在已经很少实施。其指征包括：局部治疗措施无效，病理骨折不愈合伴疼痛（既包括未经治疗，也包括内固定失败者），皮肤、软组织和血管神经结构受累。严重的淋巴性水肿也提示应当考虑截肢，这种情况常继发于放疗后神经病变和纤维化。如果无法进行术后重建，肢体无功能，肿瘤部位出现严重的大出血，或者有严重的感染存在，或者为了控制疼痛，都可以考虑截肢手术。

2）股骨

四肢骨的骨转移癌最常见于股骨近端和膝关节周围。股骨近端也是最常出现病理骨折的部位，这一部位一旦骨折，常常需要手术治疗，除了那些预计生存期少于6周或骨折前即无行走能力者。应在术前进行MRI、PET或核素骨扫描来判断局部的病灶分布情况。如果髋臼没有病变，考虑到假体的稳定性情况，行骨水泥型全髋置换要优于双极半髋置换和其他重建方法[18, 30]。应准备带股骨距的假体或肿瘤假体以备不时之需。如果病灶局限于股骨头内，传统的全髋置换就足够了。如果采用肿瘤型假体，建议用双重荷包缝合的方法来加强髋关节囊以增加稳定性。此外，即使大转子受累，也要尽可能予以保留，在将大转子缝至假体上之前用液氮进行肿瘤灭活处理。保留大转子和髋外展肌功能会增加假体稳定性。股骨干假体的远端要超过病灶至少两个骨干直径长度。如果近端骨质量薄弱以至无法提供足够的稳定性，则应当考虑使用肿瘤型假体[17]。

对继发于股骨颈转移癌的病理骨折不应考虑内固定治疗，因为术后继续进展再骨折的风险很高，而且基本没有骨折愈合的可能[31]。应当尽量避免使用滑动髋螺钉类的固定物，因为术后下床活动时会对内固定物产生很高的应力。当肿瘤病变进展时会造成这类装置的失败。此外，在放疗后，在内固定物的远端会产生应力高度集中区。因此，尽可能使用股骨近端髓内钉类装置，对远端和近端进行锁定，以最大程度增加稳定性，其生物力学性能较好。在多数的股骨近端病灶，通常选择传统的关节置换或肿瘤假体置换。

在股骨近端病变中，使用骨水泥加强内固定装置较单纯内固定，并不会降低内固定物失败率。假体置换重建仍是最佳的选择。骨水泥加强的方式可以在进行放疗的患者中进行（实际上，任何患者都应接受放疗），因为放疗会影响骨生长和生物型假体的骨长入。

股骨转移癌也好发于转子下区或骨干部。一旦排除了原发性肿瘤的诊断，便可以采用顺行髓内钉治疗，推荐施乐辉公司的重建钉或辛迪思公司的加长的股骨近端髓内钉，其强度优于其他传统类型的髓内钉。心肺系统的并发症相对常见。据报道，去氧饱和和低氧血症的发生率达24%，其中27%的患者死亡[32]。在扩髓时，髓内压的峰值可达450 mmHg，而100 mmHg的压力就可以使骨髓成分入血形成栓塞[33]。如果没有骨折，因为缺少骨折端的“减压口”效应，压力会更高[34]。在这种情况下，可以考虑在股骨上预制减压口，一般选择在近端和远端锁定点之间，可以使置钉过程中的压力降低50%以上[35]，也可以选择直视病灶下的开放穿钉。抑或可以在病灶的远端或近端预制减压口，但会有增加骨外病灶扩散的风险。也可以通过使用小的扩髓器、逐渐增加扩髓直径、扩髓时缓慢前进等方法来降低扩髓时压力的增加[33]。又或可以通过髓内的脉冲灌洗来降低髓内压[36]。但近端股骨有明显骨丢失时,内固定通常难以取得足够的稳定性,这种情况就要考虑采取股骨近端置换术。单发的骨干部病灶,尤其是肾癌或甲状腺癌转移者,应当进行切除和远近端之间缺损的重建。

对股骨干的病灶进行预防性固定,其操作难度要低于发生病理骨折的固定,患者的恢复也相对较快。Capanna[18]介绍了一种评分系统来评估股骨干病灶,其依据包括生存期、生物力学、骨缺损大小和对相关治疗的反应情况。依据这一评分系统来选择内固定系统还是假体置换。内固定方式又被分为几个亚组,包括微创组(使用 Rush 钉)、单纯固定组(锁定髓内钉)、加强固定组(锁定髓内钉并骨水泥加强)。这一分组已被初步验证。

股骨远端病灶可以使用逆行髓内钉治疗,在大多数病例中都能显著缓解疼痛、重建功能,但不能过度使用。建议使用长钉以避免产生应力增加区域。

病灶刮除和辅助性内固定也是股骨远端转移癌的治疗选择。当病灶刮除后,对边缘进行灭活处理,可以使用石炭酸、无水酒精或冷冻法。液氮冷冻法最为有效。在进行内固定之前,可以在残腔内填入骨水泥,用来稳定内固定,效果良好。也可以在骨水泥内加入适量的化疗药物,不会影响骨水泥的生物固定效能,也不会影响化疗药物的药效[37]。

如果股骨髁上或髁间超过 50% 被肿瘤组织侵及,我们推荐假体置换。旋转铰链假体可以取得良好的效果。

近来,也有学者将应用于椎体骨折的经皮骨水泥注射成形技术应用于股骨近端的骨转移癌病灶,Feng[38]等对 21 位患者的 23 处病灶经皮穿刺注入骨水泥治疗,通过 6 至 12 个月的随访,患者疼痛程度和日常活动能力都有显著改善。这种方法对无法或不愿接受肿瘤切除重建手术的患者是一种选择。

3）肱骨

肱骨近端假体置换,虽然牺牲了功能,但对疼痛控制非常有效。如果病灶局限于肱骨头内,可以使用传统的肱骨头置换术。感染和关节不稳定是肱骨近端假体置换的并发症。假体置换的主要指征是骨折或骨破坏导致的低骨量无法满足稳定性的要求。对肩袖而言,重建其肌肉的附着点非常重要。如果关节囊组织允许,应当使用双重荷包缝合关节囊的方法来增加稳定性。如果关节囊组织缺损,则应当使用聚丙烯补片来加强肩袖组织和关节囊。

无论是顺行还是逆行髓内钉,均可以用来治疗肱骨大部分的骨转移癌。髓内钉应当提供足够的稳定性以满足早期活动的需要。术后应常规进行放疗。如果患者生存期极为有限,那么使用上肢支具制动就可以了。

肱骨远端的治疗较为复杂。可以使用假体置换,但使用者较少。更多的病例应用接骨板固定并骨水泥加强就足以达到治疗目的。

弹性髓内钉虽然是用于儿童骨折的技术，但在适宜的情况下可以用于肱骨病理骨折的患者。如果病灶在非常远端的区域，或者病灶范围较大，那么就无法采用传统的髓内钉技术。这种情况下，可以从上髁的部位穿入两枚弹性针，以恢复功能[39]。

4）胫骨

胫骨近端的假体置换，虽然也是治疗选择之一，但其效果远不如股骨远端，主要是由于胫骨近端的软组织覆盖有限。手术时尽可能保留胫骨结节和髌韧带附着点。腓肠肌内侧头常常被转移至假体前方用以覆盖假体。这些操作都需要中厚皮片移植来获得完整的皮肤覆盖。

胫骨髓内钉固定虽然足以允许早期负重活动，但应当在远端和近端都进行锁定。如病灶累及整个骨组织后，可能还需要使用骨水泥加强。

如果胫骨远端骺部或干骺端的肿瘤病灶不足50%，可以使用病灶刮除、骨水泥填充和接骨板固定的方法，均可以取得较好的疗效，包括疼痛缓解、避免骨折等。

5）四肢远端

前臂的骨转移癌非常少见。小的病灶可以予以刮除、骨水泥填充和接骨板固定。更大范围的病灶需要进行切除。通过活检来明确诊断非常重要，如果发生骨折，可以应用石膏管型制动的非手术疗法。需要进行手术切除的、位于腕和手骨的转移灶非常少见。放疗有可能导致术后软组织挛缩和功能受损。

膝关节以远的转移癌病灶比例也比较低。通常，对这类病灶进行放疗有效，但其中一些病灶对放疗无效，疼痛不能得到有效控制，对这些病例可以考虑病灶刮除、植骨或骨水泥填充，也可以考虑膝下截肢。如果发生病理骨折，可以应用石膏管型固定并辅以放疗。转移性肺癌可以累及足部的骨骼，破坏性的病灶进展快，放疗是第一线治疗措施。

4. 手术的风险和并发症

有骨转移癌的患者，其伴随的疾病会增加手术和麻醉的风险。需要特殊考虑的风险如下。

- 栓塞：尤其是病变累及长骨者、需要进行扩髓和插入髓内钉的患者。瘤栓或脂肪栓塞可以导致心跳骤停。经食管的心脏超声检查可以用于诊断。
- 感染：化疗和放疗使患者易于感染，尤其是在术前进行的放化疗，但术后的放化疗也会引起。有学者建议在肿瘤假体置换术后使用6周的抗菌素。
- 出血：对于易出血的肿瘤如肾癌，可以在术前进行栓塞来降低出血风险。可以在手术当日早晨或手术前一天进行栓塞。
- 脱位：肿瘤假体本身就易于脱位，这主要是因为牺牲了软组织的稳定性以获得肿瘤病灶的切除。因为转移癌的切除通常是姑息性的,所以广泛的切除是没有必要的。通过对关节囊进行双重荷包缝合来加强关节稳定性,并在髋关节置换术中保留外展肌止点的股骨大转子。在肩关节置换中,也可以使用聚丙烯补片来加强关节囊。

• 放疗相关并发症:放疗可以增加感染的风险,前面已经提及。如果自体骨仍保留的话,可以在放疗的部位发生缺血性骨坏死。并且理论上会增加疲劳骨折和不愈合的概率,但在 Wedin 的研究中,发生率仅为 13/136[19]。放疗相关的缺血性骨坏死比较显著,通常难以治疗。

五、小结

高龄老年人的病理骨折将日益成为重要的医学问题。骨转移癌导致病理骨折的治疗需要多学科协作。在采取内固定手术前,一定要排除原发骨肿瘤的诊断。对即将发生病理骨折的骨进行预防性固定手术,从技术上而言比发生骨折后处理要简单,但预防性固定手术仍存争议。预后判断对治疗方式的选择非常重要,对预后极差的患者,应采取简单的方法,而对预计生存期超过 1 年者,应采取病灶切除并假体重建的方法。

参考文献

[1] Buggay D, Jaffe K. Metastatic bone tumors of the pelvis and lower extremity. J Surg Orthop Adv, 2003, 12(4): 192 - 199.

[2] Coleman R E. Clinical features of metastatic bone disease and risk of skeletal morbidity. Clin Cancer Res, 2006, 12(20 Pt 2): 6243s - 6249s.

[3] Coleman R E. Metastatic bone disease: clinical features, pathophysiology and treatment strategies. Cancer Treat Rev, 2001,27(3): 165 - 176.

[4] Nielsen O S, Munro A J, Tannock I F. Bone metastases: pathophysiology and management policy. J Clin Oncol, 1991, 9(3): 509 - 524.

[5] Coleman R E, Rubens R D. The clinical course of bone metastases from breast cancer. Br J Cancer, 1987, 55(1): 61 - 66.

[6] Coleman R E. Skeletal complications of malignancy. Cancer, 1997, 80(8 Suppl): 1588 - 1594.

[7] Galasko C S. The role of the orthopaedic surgeon in the treatment of bone pain. Cancer Surv, 1988, 7(1): 103 - 125.

[8] Spiegel D, Sands S, Koopman C. Pain and depression in patients with cancer. Cancer, 1994, 74(9): 2570 - 2578.

[9] Domchek S M, Younger J, Finkelstein D M, et al. Predictors of skeletal complications in

patients with metastatic breast carcinoma. Cancer, 2000, 89(2): 363-368.

[10] Paterson A H. Bone metastases in breast cancer, prostate cancer and myeloma. Bone, 1987, 8(Suppl 1): S17-S22.

[11] Tangen C M, Faulkner J R, Crawford E D, et al. Ten-year survival in patients with metastatic prostate cancer. Clin Prostate Cancer, 2003, 2(1): 41-45.

[12] Schiller J H, Harrington D, Belani C P, et al. Comparison of four chemotherapy regimens for advanced non-small-cell lung cancer. N Engl J Med, 2002, 346(2): 92-98.

[13] Coleman R E, Smith P, Rubens R D. Clinical course and prognostic factors following bone recurrence from breast cancer. Br J Cancer, 1998, 77(2): 336-340.

[14] Tong D, Gillick L, Hendrickson F R. The palliation of symptomatic osseous metastases: final results of the Study by the Radiation Therapy Oncology Group. Cancer, 1982, 50(5): 893-899.

[15] Blum R H, Novetsky D, Shasha D, et al. The multidisciplinary approach to bone metastases. Oncology (Williston Park), 2003, 17(6): 845-857, 862-863, 867.

[16] Clines G A, Guise T A. Mechanisms and treatment for bone metastases. Clin Adv Hematol Oncol, 2004, 2(5): 295-302.

[17] Damron T A, Sim F H. Surgical treatment for metastatic disease of the pelvis and the proximal end of the femur. Instr Course Lect, 2000, 49: 461-470.

[18] Capanna R, Campanacci D A. The treatment of metastases in the appendicular skeleton. J Bone Joint Surg Br, 2001, 83(4): 471-481.

[19] Wedin R, Bauer H C, Wersall P. Failures after operation for skeletal metastatic lesions of long bones. Clin Orthop Relat Res, 1999(358): 128-139.

[20] Katagiri H, Takahashi M, Wakai K, et al. Prognostic factors and a scoring system for patients with skeletal metastasis. J Bone Joint Surg Br, 2005, 87(5): 698-703.

[21] Barton P P, Waneck R E, Karnel F J, et al. Embolization of bone metastases. J Vasc Interv Radiol, 1996, 7(1): 81-88.

[22] Rowe D M, Becker G J, Rabe F E, et al. Osseous metastases from renal cell carcinoma: embolization and surgery for restoration of function. Work in progress. Radiology, 1984, 150(3): 673-676.

[23] Manke C, Bretschneider T, Lenhart M, et al. Spinal metastases from renal cell carcinoma: effect of preoperative particle embolization on intraoperative blood loss. AJNR Am J Neuroradiol, 2001, 22(5): 997-1003.

[24] Roscoe M W, Mcbroom R J, St L E, et al. Preoperative embolization in the treatment of osseous metastases from renal cell carcinoma. Clin Orthop Relat Res, 1989(238): 302-307.

[25] Harrington K D, Sim F H, Enis J E, et al. Methylmethacrylate as an adjunct in internal fixation of pathological fractures. Experience with three hundred and seventy-five cases. J

Bone Joint Surg Am, 1976, 58(8): 1047-1055.

[26] Harrington K D. Orthopedic surgical management of skeletal complications of malignancy. Cancer, 1997, 80(8 Suppl): 1614-1627.

[27] Harrington K D. Orthopaedic management of extremity and pelvic lesions. Clin Orthop Relat Res, 1995(312): 136-147.

[28] Mirels H. Metastatic disease in long bones. A proposed scoring system for diagnosing impending pathologic fractures. Clin Orthop Relat Res, 1989(249): 256-264.

[29] Mirels H. Metastatic disease in long bones: A proposed scoring system for diagnosing impending pathologic fractures. Clin Orthop Relat Res, 2003(415 Suppl): S4-S13.

[30] Bohm P, Huber J. The surgical treatment of bony metastases of the spine and limbs. J Bone Joint Surg Br, 2002, 84(4): 521-529.

[31] Wedin R, Bauer H C, Rutqvist L E. Surgical treatment for skeletal breast cancer metastases: a population-based study of 641 patients. Cancer, 2001, 92(2): 257-262.

[32] Barwood S A, Wilson J L, Molnar R R, et al. The incidence of acute cardiorespiratory and vascular dysfunction following intramedullary nail fixation of femoral metastasis. Acta Orthop Scand, 2000, 71(2): 147-152.

[33] Peter R E, Selz T, Koestli A. Influence of the reamer shape on intraosseus pressure during closed intramedullary nailing of the unbroken femur: a preliminary report. Injury, 1993, 24(Suppl 3): S48-S55.

[34] Assal M, Zanone X, Peter R E. Osteosynthesis of metastatic lesions of the proximal femur with a solid femoral nail and interlocking spiral blade inserted without reaming. J Orthop Trauma, 2000, 14(6): 394-397.

[35] Roth S E, Rebello M M, Kreder H, et al. Pressurization of the metastatic femur during prophylactic intramedullary nail fixation. J Trauma, 2004, 57(2): 333-339.

[36] Choong P F. Cardiopulmonary complications of intramedullary fixation of long bone metastases. Clin Orthop Relat Res, 2003(415 Suppl): S245-S253.

[37] Healey J H, Shannon F, Boland P, et al. PMMA to stabilize bone and deliver antineoplastic and antiresorptive agents. Clin Orthop Relat Res, 2003(415 Suppl): S263-S275.

[38] Feng H, Feng J, Li Z, et al. Percutaneous femoroplasty for the treatment of proximal femoral metastases. Eur J Surg Oncol,2014, 40(4): 402-405.

[39] Dalal S, Gibson R J. Pathological fracture of the distal humerus treated with Nancy nails. Injury, 2004, 35(3): 327-328.

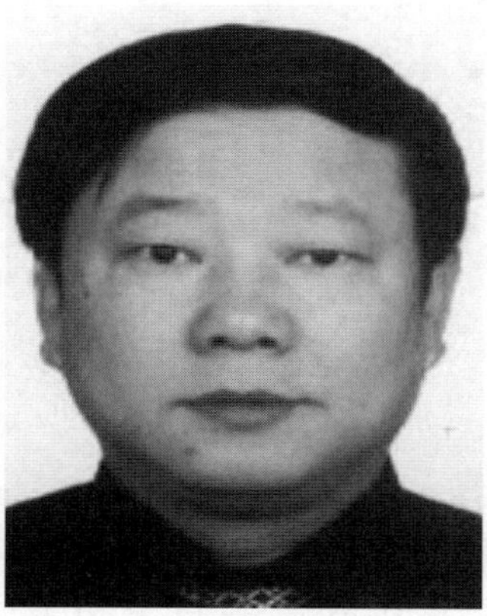

张保中 医学博士；北京协和医院骨科教授，主任医师；骨科副主任；硕士生导师。

1982—1987 年就读于山东医科大学，获医学学士学位；1987—1990 年就读于上海第二医科大学，获显微外科硕士学位，导师于仲嘉教授；1990—2000 年于首都医科大学附属北京友谊医院骨科工作，历任住院医师、主治医师、副主任医师；2000 年起于北京协和医院骨科工作至今，历任副主任医师、主任医师，期间于 2003 年获博士学位，导师邱贵兴教授。

担任中华医学会创伤学分会委员、中华医学会创伤学分会骨关节学组委员、中华医学会骨科分会创伤学组委员、北京医学会创伤学组委员、北京大学交通医学中心专家委员会委员、中国医师协会骨科分会创伤骨科工作委员会常务委员、中国医疗保健国际交流促进会骨科专业委员会骨折与软组织修复学组委员、国际 AO Trauma 讲师团讲师，中华医学会“中华医学奖”评审委员、中国医学装备协会医用耗材委员会委员。担任《中华创伤杂志》《中华创伤骨科杂志》《中国骨伤杂志》《中国医刊杂志》《中国骨与关节外科》编委，《中华外科杂志》通讯编委，《中华骨科杂志》审稿人。

老年腕部骨折的治疗策略

王 钢

南方医科大学南方医院创伤骨外科

一、引言

老年腕部骨折主要包含尺桡骨远端骨折和腕舟骨骨折。伴随世界性人口老龄化快速发展,尺桡骨远端骨折已成为常见的骨折,近年来其发病率呈上升趋势。Oskam 等报道,尺桡骨远端骨折占全身骨折患者的 3.26%;Hove 等报道,腕舟骨骨折约占全身骨折的 2%,但约有 5% ~13% 腕舟骨骨折常合并桡骨远端和其他腕部及手的骨折。我国张英泽教授 2003 年至 2007 年通过创伤骨科流行病学研究发现,成人尺桡骨远端骨折占尺桡骨骨折的 65.8%,占成人全身骨折的 8.5%,而腕舟骨骨折占全身骨折的 0.45%。因此,本文将重点围绕桡骨远端骨折相关问题阐述。

二、桡骨远端骨折

桡骨远端骨折是指发生于距桡骨远端关节面 3 cm 以内的骨折。桡骨远端骨折是全身最常见的骨折之一,发生率约占急诊骨折的 17%,其中关节内骨折占桡骨远端骨折的 25%。桡骨远端以松质骨为主, 明显受骨质疏松症病理的影响,在 50 ~65 岁之间发病率剧增, 65 岁以后降低, 女性多于男性。此种骨折, 绝经影响较年龄影响更明显。直接暴力和间接暴力均可造成桡骨远端骨折, 但多为间接暴力所致。腕关节是人体中结构最复杂的关节,也是全身活动频率最高的重要关节。桡骨远端骨折损伤机制复杂,骨折类型多样,治疗方法灵活。如果治疗不当,容易导致腕关节慢性疼痛和僵硬,严重影响手部的功能,给患者造成不便。

(一) 临床表现

1. 有外伤史。但在骨质疏松患者,由于骨质密度及强度严重降低,有时无明显外伤史,轻微外力甚至日常活动时就可导致骨折。

2. 患者伤后出现腕关节疼痛、活动受限。骨折移位明显时,桡骨远端骨折可出现典型的“餐叉手”或“枪刺手”等畸形。

3. 检查腕部肿胀,有明显压痛,腕关节活动明显受限,皮下可出现瘀斑,尺桡骨茎突关系异常,则提示桡骨远端骨折。如果腕部有骨擦音、异常活动,不要反复尝试诱发骨擦音,以免引起神经和血管损伤。

4. 腕部神经、血管、肌腱损伤。发生率不高,但需充分重视。骨折向掌侧移位可能导致正中神经、桡动脉等损伤。骨折向背侧移位可能导致伸肌腱卡压。

5. 注意患者的全身情况及其他合并伤,尤其对骨质疏松患者,可能合并其他部位骨折。

(二) 影像学评估

1. X 线检查

评估桡骨远端损伤的首选检查。能鉴别出多数骨折、脱位、力线不良、静态不稳定等。标准的前后位及侧位 X 片可测的桡骨远端重要参数:掌倾角、尺偏角和桡骨高度等。

2. CT 检查

可以进一步了解骨折块的移位方向、角度,明确关节面的塌陷程度,发现隐蔽的腕骨骨折。CT 对 X 片难以判断的涉及舟骨窝和月骨窝的桡骨远端关节面骨折特别有用,特别是中间柱的损伤。基于 CT 的判断可能对骨折的处理有重要作用。

3. MRI 检查

主要用于评估软组织情况。MRI 检查是评估桡腕骨间韧带撕裂、三角纤维软骨(TFCC)损伤、软骨损伤以及肌腱损伤的最准确评估手段。此外,MRI 用于辅助诊断腕关节创伤性或非创伤性疼痛、炎症性疾病、腕骨骨折、缺血性坏死等。

三、桡骨远端骨折分型

自从 Colles 于 1814 年描述桡骨远端骨折以来,在随后的 100 多年里,主要以发现描述骨折简单类型为主。后人为了纪念第一报道者,把桡骨远端伸直型骨折命名为 Colles 骨折、屈曲型骨折命名为 Simth 骨折、远端关节面骨折伴腕关节半脱位类型命名为 Barton 骨折等。如此,形成了一些传统的骨折类型名称:Colles 骨折、Smith 骨折、Barton 骨折和桡骨茎突骨折。但由于桡骨远端骨折的复杂性和多样性,如骨折是否涉及关节面、是否涉及尺骨茎突骨折等,因此此类命名往往会造成诊断、治疗和预后评价的混乱,不利于临床选择最佳治疗方法。随后很多学者根据大量的测量、观察和损伤特点提出了各自的分型方法。其中,

AO 分型应用最普遍,最近三柱理论也得到重视。以下仅就几种常用分型进行描述。

1．Frykman 分型

1967 年 Frykman 根据桡腕桡尺骨的骨折线情况及与之并存的尺骨骨折情况设计了 8 个分类,Frykman 分型强调了桡腕关节和桡尺关节的重要性,成为临床的主要参考依据,便于掌握和同事之间进行交流,但对于预后判断和指导治疗意义不大。

(1) 关节外骨折无尺骨远端骨折;

(2) 关节外骨折合并尺骨远端骨折;

(3) 关节内骨折波及桡腕关节但无尺骨远端骨折;

(4) 关节内骨折波及桡腕关节合并尺骨远端骨折;

(5) 关节内骨折波及下尺桡关节但无尺骨远端骨折;

(6) 关节内骨折波及下尺桡关节合并尺骨远端骨折;

(7) 关节内骨折波及桡腕关节及下尺桡关节但无尺骨远端骨折;

(8) 关节内骨折波及桡腕关节及下尺桡关节合并尺骨远端骨折。

2．AO 分型

20 世纪 90 年代 AO 内固定协会提出 AO 分类法,AO 分型是目前公认的较全面、最常用的分型方法,对固定方式、手术方式及预测后果方面有重要的指导意义(图 1)。

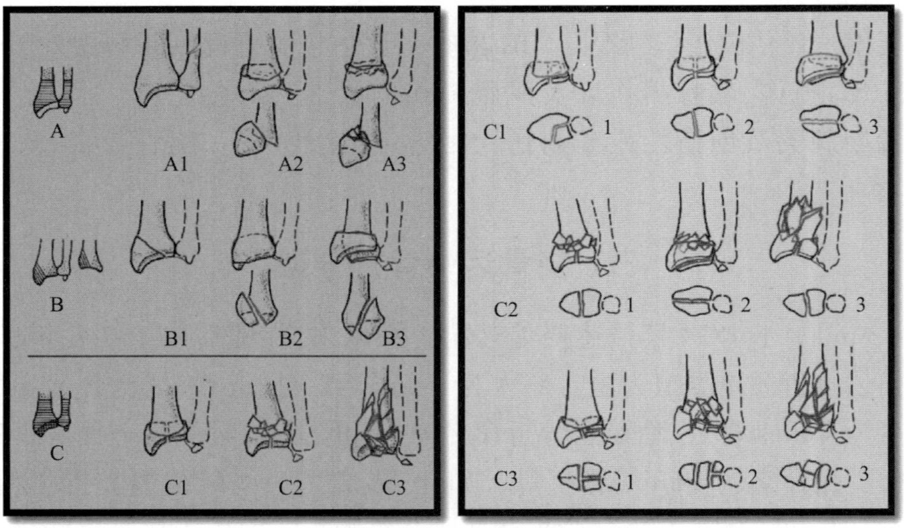

图 1　桡骨远端骨折的 AO 分型

(引自 Müller M E《骨折治疗的 AO 原则》)

A 型:关节外骨折

A1 孤立的尺骨远端骨折

A2 桡骨远端骨折无粉碎嵌插

A3 桡骨远端骨折粉碎嵌插

B 型:部分关节内骨折

B1 桡骨远端矢状面骨折

B2 桡骨远端背侧缘骨折

B3 桡骨远端掌侧缘骨折

C 型:复杂关节内骨折

C1 关节内简单骨折 2 块,无干骺端粉碎

C2 关节内简单骨折 2 块,合并干骺端粉碎

C3 粉碎的关节内骨折

3. Melone 分型

1984 年 Melone 根据桡骨远端的骨干、桡骨茎突、背侧中部关节面和掌侧中部关节面 4 部分损伤不同,将桡骨远端骨折分为 5 型。这种分类方法在临床上非常实用,但没有提出具体的治疗选择,对于临床经验相对丰富而且对此种分型有深刻研究的医生操作性更强,对于那些低年资的医生来说,可操作性较差。

Ⅰ型:稳定骨折,无移位或中间复合体作为一个整体移位,有可变性,无粉碎,闭合复位后稳定;

Ⅱ型:不稳定"冲击型",中间复合体作为一个整体有中等或严重的移位,伴有掌、背侧皮质粉碎,中间复合体从茎突处分离,桡骨短缩 >5 ~ 10 mm,一般有成角达 20°;

Ⅲ型:"峰形"骨折,不稳定,中间复合体作为一个整体移位,与已粉碎的桡骨干附加的"峰形"骨块移位相同;

Ⅳ型:分离骨折,不稳定,中间复合体严重粉碎,有明显的分离和(或)远端及掌侧骨块旋转;

Ⅴ型:爆炸伤。

4. Fernandez 分型

1993 年 Fernandez 依据创伤机制分型,反映了对不同类型桡骨下端骨折了解的深入。将桡骨远端骨折分为 5 类。这种分类可根据每种骨折类型的力学特点,比较容易地选择一种近似的治疗方法(图 2)。

Ⅰ型:弯曲型骨折,由于张应力引起的干骺端骨折;

Ⅱ型:关节面剪力型骨折;

Ⅲ型:关节面压缩型骨折,关节面破坏伴软骨下和干骺端嵌插;

Ⅳ型:撕脱型骨折,韧带附着点骨折;

Ⅴ型:复合型,骨折弯曲压缩剪切或撕脱机制联合作用,常为高速损伤。

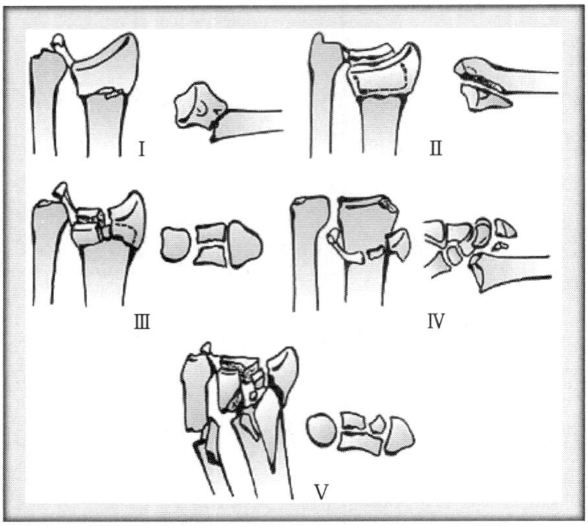

图 2　关注到下尺桡关节稳定性的 Fernandez 分型

(引自 Fernandez D L. Fractures of the distal radius: Operative treatment. AAOS Instr Course Lect, 1993,42: 73 - 88.)

5. Mayo Clinic 分型

Ⅰ型:桡腕关节内无骨折;

Ⅱ型:桡舟关节有移位的关节内骨折,累及桡骨远端关节面的重要部分(超过桡骨茎突骨折);

Ⅲ型:桡月关节有移位的关节内骨折,常显示为月骨窝球窝冲击骨折,有一移位骨块进入桡月关节远侧;

Ⅳ型:有移位的关节内骨折,累及桡舟关节面和下尺桡关节的乙状切迹窝,此骨折常为粉碎性。

6. 尺桡骨远端三柱理论

(1) 桡侧柱:桡骨远端外侧半,包括舟骨窝和桡骨茎突,对于桡侧的腕骨具有支撑作用,一些稳定腕关节的韧带也起自于此。

(2) 中柱:桡骨远端的内侧半,包括关节面的月状窝(与月骨相关节)和乙状切迹(与尺骨远端相关节)。通常情况下负荷,来自月骨的负荷经由月骨窝传递到桡骨。

(3) 尺侧柱:包括尺骨远端、三角纤维软骨和下尺桡关节,承载来自尺侧腕骨以及下尺桡关节的负荷,具有稳定作用。

四、桡骨远端骨折治疗

(一) 治疗原则

自从1814年Colles在他的报告中提到,“仅有的一个安慰就是,在某个遥远未来,患肢将再次体会到各个方向运动的高度自由,并且能完全消除痛苦,没有任何疼痛,然而,畸形将终身存在”,治疗方法主要是手法复位和石膏外固定。近几十年来,随着对骨折类型的不断深入了解及其伴随新技术的不断出现,骨折愈合不再是唯一目标。恢复正常解剖关系、早期功能康复及恢复腕关节完整、无痛的活动范围成为治疗的终极目标。

对于桡骨远端骨折的治疗,目前仍然存在一些争议。由于缺乏普遍的共识,很难概述桡骨远端骨折治疗的一般指导方针。多数桡骨远端骨折通过非手术治疗可以获得良好的功能恢复。对于年轻和功能要求高的患者,专家们基本达成共识:为了达到腕关节的解剖复位和早期功能锻炼,需要更多的干预。对部分关节内明显移位骨折及手法复位失败的患者,手术治疗的目的是要精确重建关节面、坚强内固定及术后早期功能锻炼。对于老年患者,最近的随机前瞻性研究显示:非手术治疗可能获得比预期更好的功能恢复。总的来说,是石膏固定还是手术固定能获得更好的功能效果,目前还没有足够的证据去下定论,需要更多证据来证实。

桡骨远端的骨折满意复位的标准为:桡骨短缩小于2~3 mm,桡骨远端关节面为掌倾,尺偏角恢复接近或达到20°,无粉碎性骨折片和关节面不平整。关节外骨折要求恢复掌倾角、尺偏角及桡骨高度,以减少骨折继发移位的可能。任何对位对线不良均可导致功能受限、载荷分布变化、中排腕骨不稳以及桡腕关节骨性关节炎的风险。

(二) 影响因素

对于桡骨远端骨折如何处理,骨科医生需要考虑诸多主客观因素,可概括为与患者相关的一般情况和骨折特征两大方面。医生根据各因素综合判断,为患者制定出适宜的个体化治疗方案。

首先,与患者相关的一般因素,包括年龄、是否有骨质疏松及与工作相关情况等。年龄因素中,香港玛丽医院的F. Leung教授等总结了以下几点:① >65岁更容易遭受二次移位;② >60岁的患者,维持复位的失败风险高4倍;③ 可作为晚期不稳定和畸形愈合的独立预测因素;④ 然而,老年患者也更能忍受放射学上的骨质紊乱排列,其功能恢复也许与解剖恢复无相关性。

其次,有些骨折类型更容易引起明显的畸形,从而导致不良的功能恢复。F. Leung 教授总结复位后不稳定及再移位的预测因素包括:① 初始移位(外侧移位 >1 cm 或桡骨短缩 >5 mm);② 存在干骺端粉碎骨折;③ 关节内骨折及关节不匹配(移位 >2 mm);④ 联合尺骨远端骨折。

(三) 治疗方法

1. 非手术治疗

手法复位石膏固定为主要的治疗方法。主要适用于无移位骨折、复位良好的稳定的骨折和老年及对功能要求低者。复位需根据韧带牵拉复位技术进行:先顺着畸形的方向加大畸形,再以反损伤机理的方向进行复位,进而根据三点弯曲原则用石膏将肢体固定于复位后体位。需在检查复位后骨折的对位、对线情况良好后,再以石膏进行固定:伸直型骨折在屈腕、尺偏位用超腕关节石膏托固定 2 周(图 3),水肿消退后,在腕关节中立位继续用前臂石膏托或石膏管型外固定 2 周;屈曲型骨折由于复位后维持复位位置较困难,因此宜在前臂旋后位用长

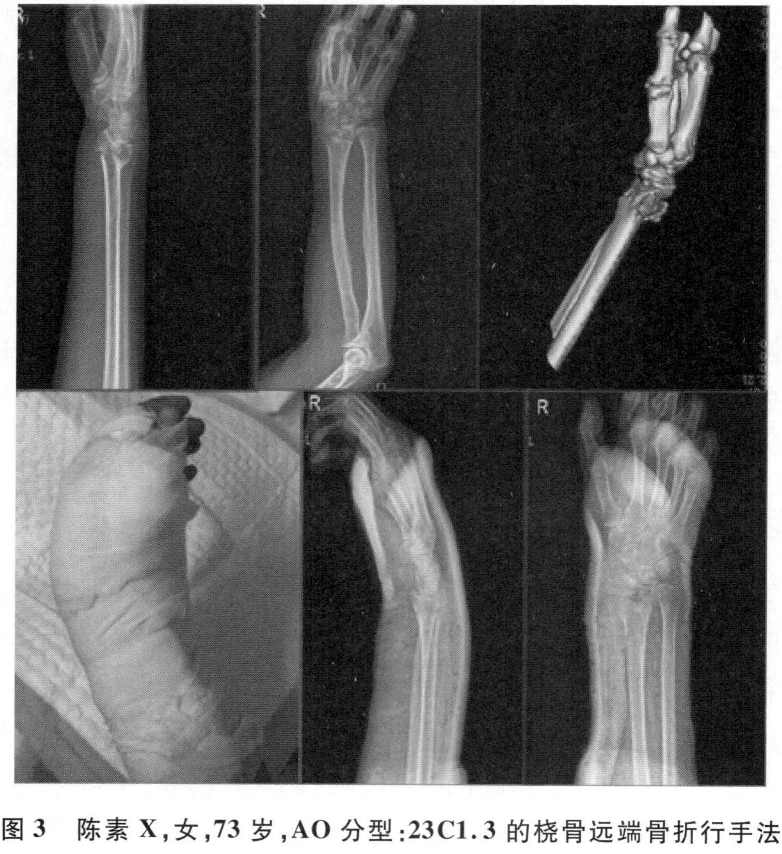

图 3 陈素 X,女,73 岁,AO 分型:23C1.3 的桡骨远端骨折行手法闭合复位石膏外固定治疗

臂石膏屈肘90°固定5～6周。尽早开始手指练习,减轻水肿、预防挛缩和废用性萎缩等。但对于关节内骨折块,由于没有关节囊附着,很难控制。进一步手术干预与否,外科医生需分析闭合复位质量和再移位可能性。

当然,手法复位石膏固定也有其自身缺点,可能会带来以下并发症:长时间固定导致周围关节僵硬;相对于手术,复位丢失更常见;手法复位过程中引起正中神经损伤;石膏压迫导致皮肤溃疡和骨筋膜室综合征等。

2. 手术治疗

手术治疗的目的是恢复下尺桡关节的正常解剖关系,恢复桡骨下端关节面的完整性。采用手术治疗的决定取决于及时识别那些闭合复位石膏固定可能带来不良后果的风险。外科医生可以从上文提到的影响因素中得到提示。一般来说,以下情况可考虑手术治疗:① 严重粉碎骨折,骨折移位明显,桡骨远端关节面破坏;② 不稳定骨折:手法复位失败,或复位成功,外固定不能维持复位以及嵌插骨折,导致尺、桡骨远端关节面显著不平衡者。

桡骨远端骨折的手术治疗方法主要包括:经皮克氏针固定、有限内固定联合外固定架固定、切开复位钢板螺钉内固定;切开复位内固定的手术入路选择主要有:掌侧入路、背侧入路以及掌背侧联合入路。不同的手术方式及手术入路适用于不同的骨折类型及个体情况,各有优缺点。对于复位后骨缺损严重、关节面无以支撑者,可考虑行自体骨、异体骨或人工骨植骨。

手术治疗的各种方法描述和随机试验可以在医学文献中找到。最好的治疗方法应该是能恢复和维持骨折的解剖结构,并允许早期活动,且风险最小。每个手术方法各有优缺点,外科医生应根据骨折类型,骨折的复位程度,内固定材料与固定方式,手术时机,患者年龄、性别、内科疾病及其他部位的合并损伤以及自身的手术技术特长,为不同的骨折患者选择适当的治疗方法。

(1) 锁定钢板固定

当今,越来越多的医生主张切开复位钢板内固定。恢复关节面解剖后,结构足够稳定,并允许早期活动。Daniel 教授等首先提出桡骨远端的三柱理论,在活体实验和临床中已得到进一步证实和发展。三柱理论有助于外科医生理解桡骨远端的生物力学,有利于骨折的复位内固定。以下情况可考虑钢板固定:不稳定的骨折、关节内骨折、闭合手法无法复位的骨折、延迟固定、要求早期活动者。

桡骨远端骨折切口有掌侧和背侧入路。因掌侧软组织覆盖较好,且对肌腱影响相对小,大多数桡骨远端骨折建议使用掌侧入路。Jakubietz 等表明,与常规背侧板相比,常规掌侧板有以下明显优势:更好的活动范围、握力和较少的疼痛不适。但有些病例背侧骨折较严重时,仅用掌侧入路可能无法达到关节解剖复位和稳定固定。因此,术前进行 CT 评估,详细了解骨折类型,明确单纯掌侧入路是否可满足复位和固定，否则需考虑结合背侧入路和背侧板。

在内植物方面，技术也不断进步。目前，桡骨远端骨折趋向于使用锁定钢板。锁定钢板具有角度稳定性，与非锁定内植物相比，锁定钢板在力学方面有了显著改善，这也是桡骨远端骨折越来越青睐钢板固定的原因之一。有报道称，无论是在影像学表现、早期功能康复结果，还是并发症发生率方面，切开复位锁定钢板内固定优于外固定和经皮克氏针固定。但远期效果有待进一步观察。

切开复位钢板内固定也有其缺点，首先，植入物一般成本较高，拉高治疗费用；其次，有些病人需再次手术行内固定取出；再者，钢板可能引起肌腱磨损甚至断裂，尤其是背侧板；最后，遗留手术疤痕，影响美观。当然，内固定技术需要经过一定培训才能掌握。

1）掌侧锁定钢板固定

掌侧钢板固定的适应证包括移位的掌侧关节内骨折、移位的关节外骨折。即使存在骨质疏松，一般也能获得稳定的固定。

尽管其技术上较简单，外科医生必须熟悉恰当的掌侧板技术，还要注意可能出现的并发症。采用掌侧入路，在桡侧腕屈肌和桡动脉之间进行显露。旋前方肌进行“L”型切断掀起。对于较复杂的骨折，可进一步松解肱桡肌腱便于复位。在桡腕关节中插入一枚克氏针，有助于确定桡骨最远端的界限。如果存在月骨关节面的小骨折块，可用2.4 mm“L”型或“T”型钢板进行支撑固定。复杂的掌侧关节内骨折，应用两块“L”型钢板进行支撑。对于背侧移位的关节外骨折，以下方法有助于复位固定。首先，临时复位、克氏针固定骨折，确定骨折端没有软组织嵌入。第二，对于没有骨质疏松的患者，可通过钢板辅助骨折复位：先在掌侧解剖型钢板的远端置入锁定螺钉，将其与移位的远折端固定在一起，然后在钢板的辅助下将远近骨折端复位，最后在近端置入螺钉。在远折端靠近软骨下骨置入远排锁定螺钉。术中X线影像证实，骨折最终获得解剖复位，钢板螺钉的位置满意。钢板的位置非常重要，适当的位置还可以避免远端锁定螺钉侵入桡腕关节，横板一般距关节边缘2～3 mm。术中仔细拍摄X线影像，投照方向与桡骨远端的掌倾角一致，可准确地观察桡骨远端桡侧的关节面，而术中先置入尺侧的螺钉也可更准确地观察桡侧的关节面（图4）。

2）背侧锁定钢板固定

背侧钢板固定的适应证包括伴有腕骨间韧带损伤、移位的背侧月骨关节面骨折、背侧剪切的桡腕关节骨折脱位。

手术入路主要取决于骨折的类型，如果骨折存在两个或多个关节内骨折块，治疗的目标主要是同时固定桡侧柱和中柱。显露时需切开伸肌支持带，主要有两种方式：一是在第2和第3伸肌间室纵向切开，骨膜下剥离至第4伸肌间室；

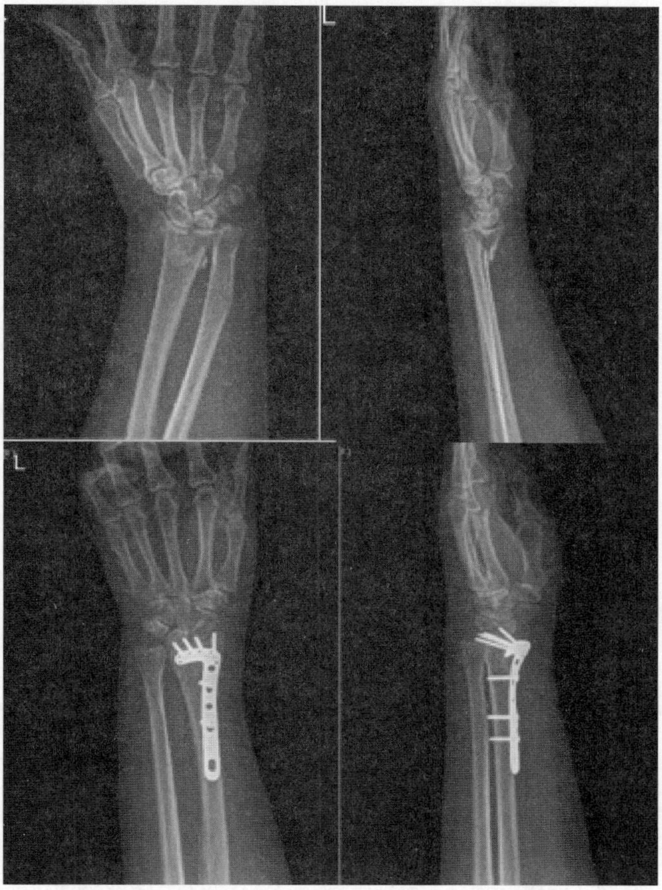

图 4 陈晓 X,女,46 岁,AO 分型:23C3.3 的桡骨远端骨折行掌侧钢板切开复位内固定治疗

二是在第 4 和第 5 伸肌间室之间做第二个支持带切口分别显露两柱。对骨折进行复位,并用克氏针临时固定,拍摄 X 线影像确定骨折复位良好。然后在中柱用 2.4 mm 的“L”型或“T”型钢板进行稳定的固定。由于骨面不平整,可能需对钢板畸形塑性。桡侧柱钢板的固定相对较简单,第 1 和第 2 伸肌间室之间的骨面相对平坦,可应用塑形妥当的钢板在这一位置进行固定。两块钢板之间成 70°角可提高内固定的稳定性。螺钉穿透进入桡腕关节的风险始终存在,与上文所述掌侧钢板相关的方法类似,必须进行斜向拍摄以确定螺钉位置是否安全。如果先进行桡侧柱的固定,桡骨茎突的螺钉会影响后续月骨关节面复位固定情况的评价(图 5)。

(2) 外固定架固定

自从 Roger Anderson 提出用外固定支架对桡骨远端粉碎骨折进行牵引治疗以来,外固定架应用于桡骨远端的技术不断发展。目前,桡骨远端外固定架大概

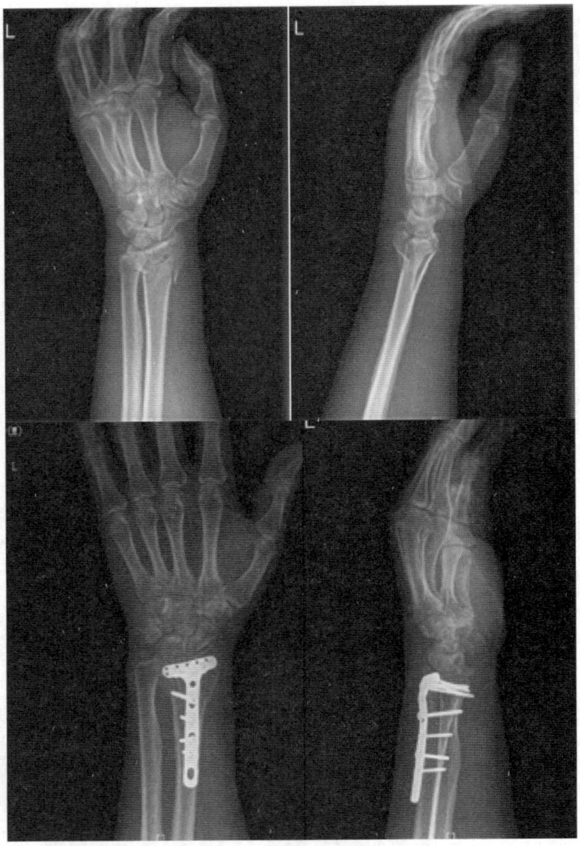

图 5　曾宪 X,男,55 岁,AO 分型:23C2.3 的桡骨远端骨折行背侧钢板切开复位内固定治疗

有 3 种类型:桥接外固定架、非桥接外固定架和动态铰链式外固定架。外固定架固定适用于:不稳定的骨折、严重粉碎的关节内骨折、软组织条件较差的骨折,包括开放性骨折、内固定或克氏针固定的辅助治疗。外固定架的应用常结合克氏针使用,可加强骨块的固定稳定性(克氏针应用将于下文介绍);有时对于关节面移位骨折,通过牵引闭合复位无效者,尚需有限切开辅助复位。

桥接外固定架:跨越腕关节的桥接外固定架常放置于背侧或桡侧,螺钉置于第二掌骨和桡骨干,可对腕关节和骨折端进行固定。在固定前需根据韧带牵拉复位法维持骨折端复位,同时需避免过度牵引导致的过度疼痛和手指关节僵硬(图 6)。

非桥接外固定架:对于桡骨远端关节外骨折,远折端骨块较大且骨量较多时可采用。与桥接外骨架不同的是,远端固定针置于远折端骨块上。这样允许直接固定,不需韧带整复技术,且腕关节早期运动成为可能。研究结果表明,非桥接外固定架可提高影像学效果,但临床效果喜忧参半。有研究表明,目前尚没有

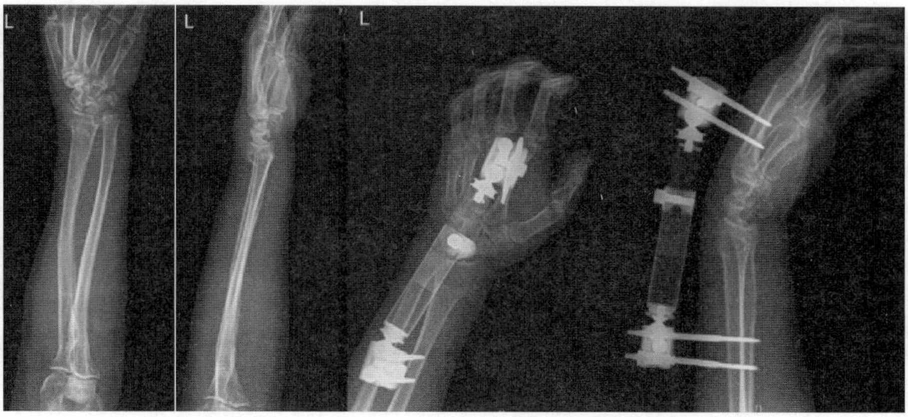

图 6 陈素 X,女,77 岁,AO 分型:23A3 的桡骨远端骨折行闭合复位外固定架固定治疗

足够的证据定论非桥接外固定器比桥接外固定器优越。

动态铰链式外固定架:动态铰链式外固定架允许早期腕关节活动。但其技术要求较高,因而无法广泛应用。研究显示,病人可以更早恢复活动范围,但钉道感染风险增大。且最终临床效果无明显差异。

有研究者将所有外固定架与保守治疗进行比较,对于影像学效果,外固定架更为优越。有些研究者甚至认为,可以提高临床效果和减少二次手术概率。外固定架常见并发症为钉道感染及肌腱和桡神经浅支损伤。外固定架轻度并发症发生率更高,但严重并发症发生率相似。2010 年 AAOS 指南(AAOS,指美国骨科医师协会)通过文献回顾分析显示,采用外支架固定后为降低并发症发生率,可适度缩短外固定期限。但总体而言,这些研究未在外支架的固定期限上取得共识。有些专家建议,根据骨折类型和愈合情况,骨折需固定 6 ~ 8 周。还有研究认为,外固定支架过度牵伸腕关节是有害的,通过避免过度牵伸可减少过度疼痛和手指关节僵硬。

(3) 闭合复位经皮克氏针固定

在骨折被进一步石膏固定或外固定架固定前,克氏针常用于经皮固定骨折块。除了韧带牵拉复位外,该方法允许直接固定主要骨折块。手术切口微创且内植物经济实惠。术后辅助石膏外固定或外固定架固定数周后骨折明显愈合,克氏针可取出。但该技术应用相对谨慎,仅用于非粉碎性不稳定的骨折(图 7)。

经报道的克氏针技术多种多样,常用方法有克氏针紧穿入桡骨茎突、桡骨茎突和尺骨背侧角交叉穿针、骨折端内穿针撬拨技术、斜行穿针至尺骨而不固定下尺桡关节、分别经桡骨茎突和下尺桡关节穿入 1 枚针、茎尺骨 - 桡骨及下尺桡关

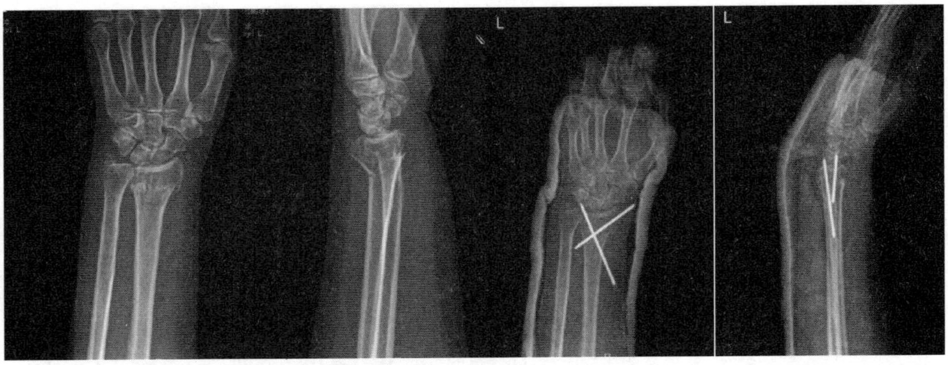

图7　曾兰X,女,61岁,AO分型:23B2的桡骨远端骨折行闭合复位克氏针固定辅助石膏外固定治疗

节多针固定。目前,基本上推荐使用金属克氏针,但在克氏针数量上,AAOS指南里指出,目前无相关研究能证明桡骨远端骨折固定需要2枚还是3枚克氏针。钉道感染需要注意预防,但根据Hargreaves等报道,将针头埋于皮下可将感染发生率从20%降至4%。当然这也带来再次手术切开取出内固定的不便之处。

有报道称,与单纯石膏固定相比,经皮克氏针固定将提高解剖复位效果和减少并发症,但影像学结果的改善并不一定能转化为功能的改善。2010年AAOS关于桡骨远端骨折治疗指南通过检索文献指出:术后1年时经皮克氏针内固定与石膏固定者的疼痛程度无显著差异;同样,两种治疗方式在术后SF-36量表对总体精神状态或身体健康评分及并发症发生率方面均无显著差异。当然,克氏针的固定效果相对于钢板来说,可能更易导致复位和固定失败。

(4)辅助方法

由于桡骨远端是松质骨,骨折常导致骨缺损,骨科医生在手术处理时可能会面临这样一个抉择:是否需要植骨?尤其是对于老年骨质疏松患者,本身就有骨量不佳,加上骨折引起的骨质压缩,复位后骨质缺损可能比较严重。对于骨折压缩、延迟手术治疗或骨质疏松引起的明显骨缺损,骨科医生在手术治疗时可能选择使用骨移植或人工骨替代物。支持者的理由是填充骨缺损可以提供短期的机械支持和预防固定失败,提高骨折愈合率。但是,没必要常规使用骨移植或骨替代物。有些临床研究认为,常规使用该方法的效果在于大部分报告认为可以提高影像学效果,但仍无明显证据显示其可提高功能效果。2010年AAOS指南指出:尚无文献报道有足够证据支持或反对手术治疗的同时需要植骨或以人工骨填充。一些研究认为,用磷酸钙填充以加强内固定对减轻术后疼痛有一定的好处,但这些研究并未比较非填充和填充的内固定病例术后疗效情况。也有报道应用交流电刺激或特拉帕肽(teriparatide)等办法促进骨愈合,但效果不确切。

五、老年腕部骨折预防

桡骨远端骨折在老年人腕部骨折中占主要比例,其重要原因是老年骨质疏松,而跌倒又是导致老年人腕部骨折的间接因素,因此,防治骨质疏松症和防跌倒措施对于老年人非常重要。对于具有骨折高危因素的老年患者,已丢失的骨矿物质含量,不可能全数地补回来,以后的治疗只能阻止今后更大量的丢失,因此减少或延缓骨质丢失速率、减少骨质疏松性骨折最根本的还在于对骨质疏松症的预防。只有积极预防骨质疏松症的发生,才能提高患者的抗骨折能力,控制骨质疏松的临床症状,有效降低骨质疏松性腕部骨折的发生率。

我国已采取三级预防措施:Ⅰ级为全民健康教育, 包括饮食预防,骨质疏松症饮食五忌(忌多吃糖,忌摄入蛋白质过多,忌吃的过咸,忌嗜喝咖啡,少食菠菜和茶叶),应摄入合适的蛋白质、富含钙和低盐的膳食、维生素 D 和运动预防;Ⅱ级为高危人群综合防治, 主要是对高危人群加强社区卫生管理, 定期体检, 早期发现, 早期治疗;Ⅲ级为骨质疏松的治疗, 对骨质疏松症患者应及时治疗, 改善症状, 防止骨折, 降低骨折发生率。

骨质疏松发生后, 应采取下列措施调整生活方式:

- 合理膳食,每日摄取足够的钙质;
- 根据医生及物理治疗师的建议,适当地进行有规律性的运动;
- 避免嗜烟、酗酒和慎用影响骨代谢的药物;
- 注意室内环境的安全性,改善居住环境,减少滑倒的机会;
- 适度控制体重,坚持日常肌力锻炼及全身平衡性与协调性锻炼;
- 适当户外活动可增加日照,采取防止跌倒的各种措施;
- 定期作骨密度测量检查。

参考文献

[1] Bohler L, Trojan E, Jahna H. The results of treatment of 734 fresh, simple fractures of the scaphoid. J Hand Surg (Edinburgh, Scotland), 2003, 28(4):319 -331.

[2] Brogren E, Petranek M, Atroshi I. Incidence and characteristics of distal radius fractures in a southern Swedish region. BMC Musculoskelet Disord, 2007, 8: 48.

[3] Duckworth A D, Jenkins P J, Aitken S A, et al. Scaphoid fracture epidemiology. J Trauma Acute Care Surg,2012,72(2):E41 -45.

[4] Hove L M. Epidemiology of scaphoid fractures in Bergen, Norway. Scand J Plast Recons, 1999, 33(4):423 -426.

[5] Lichtman D M, Bindra R R, Boyer M I. Treatment of Distal Radius Fractures: AAOS Clin-

ical Practice Guideline Summary. J Am Acad Orthop Surg, 2010, 18:180 - 189.

[6] Nellans K W, Kowalski E, Chung K C. The epidemiology of distal radius fractures. Hand Clin, 2012, 28: 113 - 125.

[7] Putter C E, van Beeck E F, Looman C W, et al. Trends in wrist fractures in children and adolescents, 1997 - 2009. J Hand Surg Am, 2011, 36: 1810 - 1815.

[8] Thompson P W, Taylor J, Dawson A. The annual incidence and seasonal variation of fractures of the distal radius in men and women over 25 years in Dorset, UK. Injury, 2004, 35: 462 - 466.

[9] Van Tassel D C, Owens B D, Wolf J M. Incidence estimates and demographics of scaphoid fracture in the U. S. population. J Hand Surg Am, 2010, 35(8):1242 - 1245.

[10] Wolfe S W, Hotch kiss R N, Pederson W C, et al. Green's Operative Hand Surgery. 6th ed. New York: Churchill Livingstone. 2010.

[11] 费起礼. 桡骨远端骨折的分型和治疗原则. 中华骨科杂志,2009,29(2):178 - 181.

[12] 姜保国,龙奎元,张殿英,等. 桡骨远端骨折的治疗策略. 中华创伤骨科杂志,2004,6(10):1118 - 1121.

[13] 薛延. 骨质疏松症的流行病学概况. 新医学,2007,38(1):7 - 8.

[14] 张英泽. 临床创伤骨科流行病学. 北京:人民卫生出版社,2009: 387 - 411.

[15] 中国老年学学会骨质疏松委员会. 中国人群骨质疏松诊疗手册. 中国骨质疏松杂志,2007(S1):1 - 67.

[16] 中华医学会骨科学分会. 骨质疏松骨质诊疗指南. 中华骨科杂志,2008,28(10):875 - 878.

[17] 中华医学会骨质疏松和骨矿盐疾病分会. 原发性骨质疏松症诊疗指南. 中华骨质疏松和矿盐疾病杂志,2011,4(1):2 - 7.

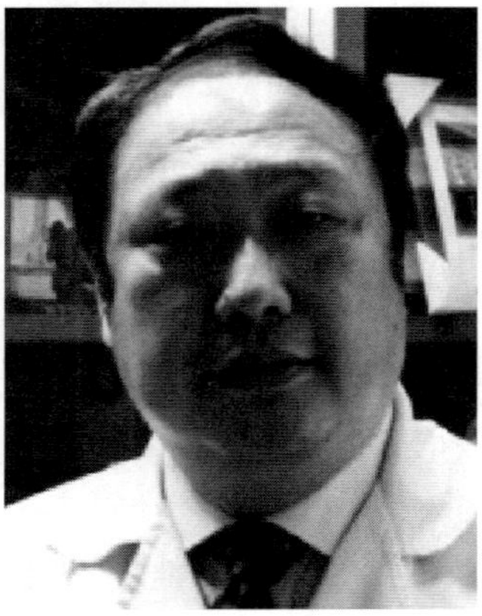

王钢 南方医科大学(原第一军医大学)南方医院创伤骨外科副主任,主任医师,教授,博士生导师。现任中华医学会创伤分会常委,广东省医学会理事,广东省医学会创伤学分会主任委员,中国医师协会创伤骨科专业委员会常委,中华医学会骨科学分会创伤学组委员,中华医学会创伤学分会骨与关节损伤学组委员,广东省医师学会骨科专业委员会委员,第一届国际AO创伤中国委员会(AO Trauma China)委员, OTC China委员,AO中国讲师团讲师,广东省

科技期刊编辑学会理事,《中华创伤骨科杂志》副总编辑,《中华骨科杂志》《中华创伤杂志》《中华关节外科杂志》《中华肩肘外科杂志》《中国临床解剖学杂志》《南方医科大学学报》《中国骨科基础与临床研究杂志》编委或常务编委等多项学术职务,发表核心期刊包括SCI期刊论文100余篇,主编或参编20余部专著,获省部级基金20余项,获省部级科技奖8项,获专利6项(发明专利2项)。

骨胶原在骨质疏松发生发展中的作用机制研究

陈允震 陈 良

山东大学齐鲁医院骨科

一、引言

原发性骨质疏松症是以骨量减少、骨组织微结构退化为特征，致使骨的生物力学性能下降、骨脆性增加以及易于发生骨折的一种全身性骨骼疾病。该病是一种全身性代谢性骨病，多见于老年人，是当今全球老年人群中发病率、死亡率及保健费用消耗较大的疾病之一。随着现代生活水平的不断提高，人类寿命的日趋延长，骨质疏松这种随着年龄增长而出现的骨代谢性疾病的发病率逐年上升。据统计，60 岁以上老年人中患此症的比率高达 60% ~80%[1]。随着年龄增长，骨丢失及骨折发生率明显增加，女性由于峰骨量较低及绝经后的雌激素水平降低，发病率是男性的 3 倍。骨质疏松不仅威胁老年人，特别是绝经后妇女的健康，而且成为影响人们生活质量的重大社会问题。近年来，随着人口寿命的延长，绝经后女性的人数逐渐增加，骨质疏松症的发病率逐渐上升，成为日益突出的公共健康问题。绝经后的骨质疏松，由于其骨量早期下降速度快，后期治疗的效果不满意，故早期的诊断及预防尤为重要[2]。骨质疏松症及其所导致的骨折日渐成为严重影响老年人生活质量的重要疾病，尽管近年来对骨质疏松的防治方面的研究已取得了很大的成就，但仍未找到治疗骨质疏松及骨质疏松骨折的有效方法[3]。

骨质疏松以骨矿化不足、骨量减少、骨脆性增加、易骨折为特征。绝经后由于雌激素分泌不足，成骨细胞 I 型胶原形成因子合成减少，I 型胶原合成减少，骨有机质含量降低。骨是一种具有独特结构、高密度的结缔组织，在胶原纤维的有序排列基础上的矿化，以提供人体的机械支持功能。胶原纤维合成减少，导致为骨矿化提供框架的机械支持功能降低，使得钙盐等无机质无法沉积矿化，最终使骨吸收增加。表现为骨密度降低，骨的生物力学性能下降，骨脆性增加。可以说，骨胶原的合成减少及胶原纤维的排列不足是造成骨矿化不足的基础，而目前临床上的防治重点只在骨矿化环节，对骨胶原在骨质疏松形成及防治中的作用未引起重视。

本实验摘除大鼠卵巢来模拟成年女性绝经后状态，以骨有机质即骨胶原为研究对象，观察了骨质疏松症大鼠Ⅰ型胶原含量与治疗的变化，以及摘除卵巢对大鼠骨胶原代谢的影响，及其与大鼠股骨生物力学性能变化的相关性。

二、材料与方法

（一）实验材料

1. 实验动物

6月龄清洁级雌性SD(Sprague-Dawley)大鼠40只，体重(300±20)g(由山东大学动物实验中心提供)，分笼饲养，清洁级饲养，室温(20±3)℃，相对湿度40%～60%，普通饲料喂养，自由饮水，饲料由山东大学动物实验中心提供。

2. 实验试剂

硫酸庆大霉素(山东鲁抗药业股份有限公司，批号：S120814)、注射用青霉素钠(山东鲁抗药业股份有限公司，批号：S130108)、大鼠Ⅰ型胶原氨基末端肽酶联免疫法分析试剂盒(北京科盈美科技有限公司)，大鼠Ⅰ型前胶原氨基端前肽免疫法分析试剂盒(北京科盈美科技有限公司)、Ⅰ型胶原蛋白山羊抗鼠一抗、辣根过氧化物酶标记的兔抗山羊二抗(北京科盈美科技有限公司)、Western Blot增强化学发光试剂(北京科盈美科技有限公司)、蒸馏水、生理盐水、酒精、碘伏、灭菌注射用水、10%水合氯醛。

3. 仪器设备

仪器设备有：三用电热恒温水箱，SHHW21Cr420北京长安科学仪器厂；多功能离心机，Thermo；多功能酶标分析仪，SpectraMax M5，香港分子仪器有限公司；电子天平，FA2004，上海精科；电子万能材料试验机，RGD－5，深圳瑞格尔公司；电子扫描显微镜，H－8010，日本日立公司。

其他有：移液枪，枪头，注射器，采血针，离心管，一次性刀片，EDTA抗凝管，低温冰箱，动物实验手术器械(手术刀、组织剪、血管钳、镊子、眼科剪、眼科镊、刀片、缝线)。

（二）实验方法

1. 模型建立

40只大鼠适应性喂养1周后，将20只大鼠摘除卵巢，具体方法如下：用10%水合氯醛0.3 mL/100 g腹腔注射麻醉，麻醉成功后，背部剪毛，碘伏消毒术野，铺洞巾，自双侧肋脊角外下各 1 cm 处纵向切开皮肤，逐层分离，打开腹腔，切开视野中可见一乳白色的脂肪团，卵巢即包埋其中，以小镊子轻轻夹住脂肪团拉出切口外，分离脂肪团，可见粉红色豆粒大小的卵巢。剪取时，先将卵巢下输卵管（包括脂肪）用手术线结扎，再摘除卵巢，术后顺势将子宫送回腹腔中，同法摘除另一侧卵巢。庆大霉素注射液 0.3 mL（40 000U/mL）+ 生理盐水 0.6 mL（1∶2）冲洗切口，关闭腹腔。对照组 20 只大鼠仅切除卵巢附近与之等量的脂肪组织。术后所有大鼠每天肌注青霉素 50 000U/只，持续 3 天，以预防感染。所有手术大鼠放在加热毯上直至麻醉苏醒。所有手术大鼠在术后 4 h 内在饲养笼内自由活动、进食和饮水。所有大鼠均食用包含 0.95% 钙和 0.67% 磷的大鼠饲料，饲养的温度控制在 22℃，并 12 h 光照和 12 h 黑暗交替。

2. 检测方法

所有大鼠在饲养 12 周后，将卵巢摘除组存活的 18 只与对照组 17 只大鼠称量体重后，10% 水合氯醛 0.3 mL/100 g 腹腔注射麻醉成功后，自大鼠眼球内眦取血，4℃ 冰箱中静置 4 h 后，以 3000 r/min 离心 15 min 后取上清液，置于 −80° 冰箱备用。采用 ELISA 法检测血 I 型前胶原氨基端前肽（PINP）值、血 I 型胶原交联氨基端肽（NTX）值。取大鼠四肢长骨剔除软组织后备用，分别进行光镜下组织形态学观察，电镜下扫描骨微结构及骨胶原形态，股骨三点应力实验，免疫蛋白印迹分析法测定胫骨干骺端的 I 型胶原蛋白含量。

1）组织形态学观察

取大鼠左肱骨，剔除软组织，近端干骺端置于中性福尔马林溶液中固定，常规 HE 染色，按要求制备病理片，光学显微镜下观察骨组织结构变化。取大鼠左股骨粗隆处，剔除软组织，固定、脱钙、常规方法进行脱水、包埋、切片，厚度 3 ~ 5 μm，然后行 Masson 三色法染色，光学显微镜下偏光观察骨胶原形态。

2）股骨生物力学试验

取大鼠右侧股骨，剔除软组织后，在电子万能材料试验机上进行股骨三点弯曲试验（图 1）直到骨折，使用微机万能材料试验机控制系统（图 2）计算出股骨的剪切强度和屈服点载荷来分析骨的生物力学性能。

3）扫描电镜观察骨微结构及骨胶原形态

取大鼠左股骨远三分之一段，使用合金钢骨锯沿冠状面正中锯开，暴露骨髓腔，固定于 2.5% 戊二醛中，24 h 后以 10% 次氯酸钠溶液浸泡 6 h，超声冲洗两次，每次 10 min。将骨髓腔内组织冲洗干净后，依次置于 70%，90%，100% 乙醇进行梯度脱水，24 h/次，乙醚浸泡，临界点干燥，真空喷金，制成 1 mm × 2 mm × 3 mm 电镜观察标本，在日立 H − 8010 型扫描电镜（图 2）下进行松质骨形态观察，重点观察骨胶原形态及分布。

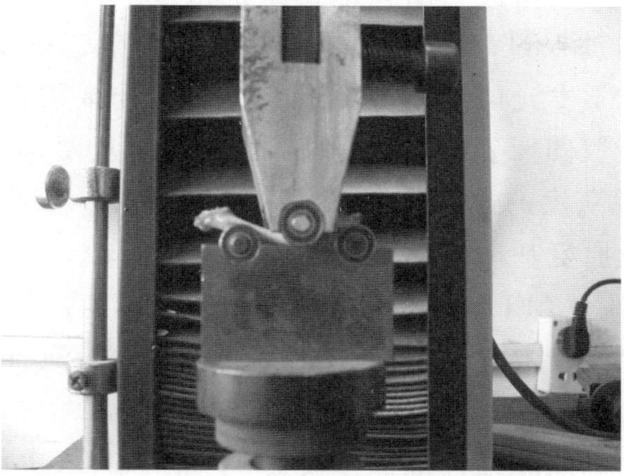

图 1 电子万能材料试验机

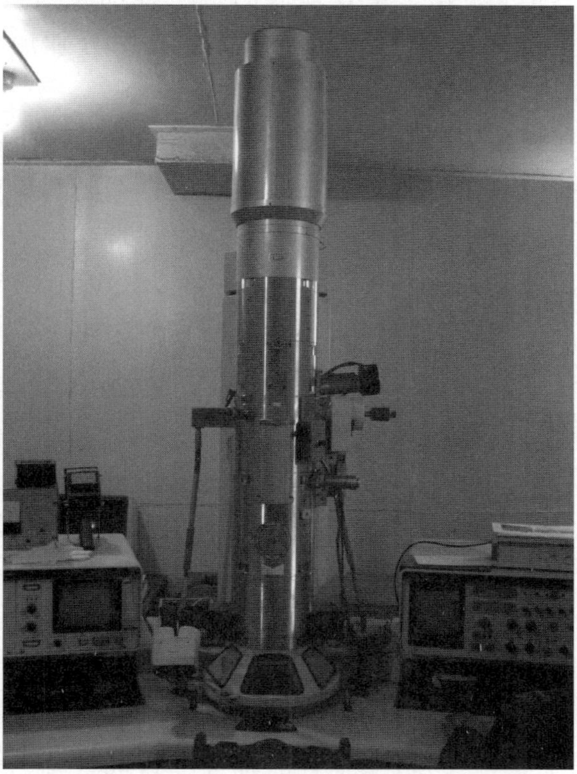

图 2 日立 H－8010 型扫描电镜

4）免疫蛋白印迹分析（Western Blot）检测骨组织中 I 型胶原蛋白含量

取仔细剔除肌肉、软组织的大鼠胫骨近端干骺端，放入研钵不断加入液氮，研磨成粉末，抽提组织蛋白，调整蛋白浓度为 1 g/L，8% SDS－PAGE 后电转移至硝酸纤维素膜，脱脂奶粉溶液封闭 2 h，山羊抗鼠 Actin、Ⅰ型胶原蛋白一抗杂交纤维素膜 1 h 后，加辣根过氧化物酶标记的兔抗山羊二抗杂交 1 h，洗膜后加 Western Blot 增强化学发光试剂孵育 1 min，将硝酸纤维素膜放入 X 光片盒，压片、显影、定影，用凝胶图像分析软件测定各条带的总灰度，分别计算出大鼠Ⅰ型胶原蛋白与 Actin 总灰度的比值。

5）血Ⅰ型前胶原氨基端前肽（PINP）含量测定

用酶联免疫吸附法（ELISA）测定 PINP 的含量。实验时将所有试剂充分混匀，不要使液体产生大量泡沫，以免加样时加入大量的气泡，产生加样上的误差。具体步骤如下。

（1）标准品的稀释：原倍标准品浓度为 10 ng/mL，依次倍比稀释成 5，2.5，1.25，0.625，0.312，0.156 ng/mL，标准品稀释液（0 U/L）直接作为空白孔。

（2）加样：分别设空白孔（空白对照孔不加样品及酶标试剂，其余各步操作相同）、标准品孔、待测样品孔。将处理后的待测样品按每孔各 100 μL 依次加入，并做好相应标记。在标准溶液孔及待测样品孔中分别加入 50 μL 辣根过氧化物酶标记物，充分混匀。

（3）将包被微孔板覆膜平稳放置在 37℃温箱中孵育反应 60 min 后，充分弃尽孔内液体并扣干孔内剩余残液，用预先稀释好的清洗液反复冲洗 5 次。每次冲洗的间隔时间为 3～5 s。

（4）每孔依照次序先加入 TMB 底物Ⅰ一滴（约 50 μL），再加入 TMB 底物Ⅱ一滴（约 50 μL）充分混匀。在室温下避光反应 15 min。

（5）反应过后每孔分别加入终止液一滴（50 μL），充分混匀，终止反应。

（6）测定：以空白孔调零，在 450 nm 波长下测量各孔的吸光度值（OD 值）。测定应在加终止液后 15 min 以内进行。

（7）根据标准品的浓度及对应的 OD 值计算出标准曲线的直线回归方程，再根据样品的 OD 值在回归方程上计算出对应的样品浓度，最后乘以稀释倍数。

6）血Ⅰ型胶原交联氨基端肽（NTX）含量测定

采用酶联免疫吸附法（ELISA）测定 NTX 的含量。实验时将所有试剂充分混匀，不要使液体产生大量泡沫，以免加样时加入大量的气泡，产生加样上的误差。具体步骤如下。

（1）标准品的稀释：原倍标准品浓度为 10 ng/mL，依次倍比稀释成 5，2.5，1.25，0.625，0.312，0.156 ng/mL，标准品稀释液（0 U/L）直接作为空白孔。

（2）加样：分别设空白孔（空白对照孔不加样品及酶标试剂，其余各步操作相同）、标准品孔、待测样品孔。将处理后的待测样品按每孔各 100 μL 依次加入,并做好相应标记。在标准溶液孔及待测样品孔中分别加入 50 μL 辣根过氧化物酶标记物,充分混匀。

(3) 将包被微孔板覆膜平稳放置在 37℃温箱中孵育反应 60 min 后,充分弃尽孔内液体并扣干孔内剩余残液,用预先稀释好的清洗液反复冲洗 5 次。每次冲洗的间隔时间为 3 ~5 秒。

(4) 每孔依照次序先加入 TMB 底物Ⅰ一滴(约 50 μL),再加入 TMB 底物Ⅱ一滴(约 50 μL)充分混匀。在室温下避光反应 15 min。

(5) 反应过后每孔分别加入终止液一滴(50 μL),充分混匀,终止反应。

(6) 测定:以空白孔调零,在 450 nm 波长下测量各孔的吸光度值(OD 值)。测定应在加终止液后 15 min 以内进行。

(7) 根据标准品的浓度及对应的 OD 值计算出标准曲线的直线回归方程,再根据样品的 OD 值在回归方程上计算出对应的样品浓度,最后乘以稀释倍数。

3. 统计学分析

以 SPSS 统计学分析软件进行分析,数据统计结果均以平均数 ± 方差($x \pm s$)表示,统计方法为 t 检验分析,以 $P<0.05$ 表示有统计学意义。

三、结果

(一) HE 染色光镜下形态学观察

骨质疏松组大鼠骨小梁少,排列稀疏,变细甚至断裂溶解(图 3)。对照组 HE 染色显示骨小梁数目多,小梁间距小,连接性及完整性好,少见吸收断裂现象(图 4)。

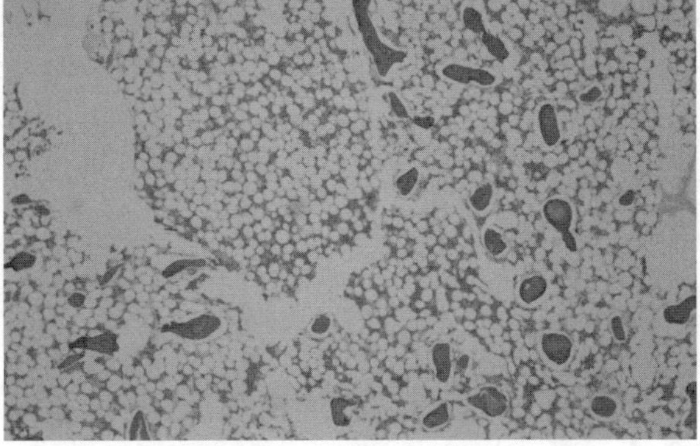

图 3 卵巢摘除组 HE 染色(光镜 ×10)

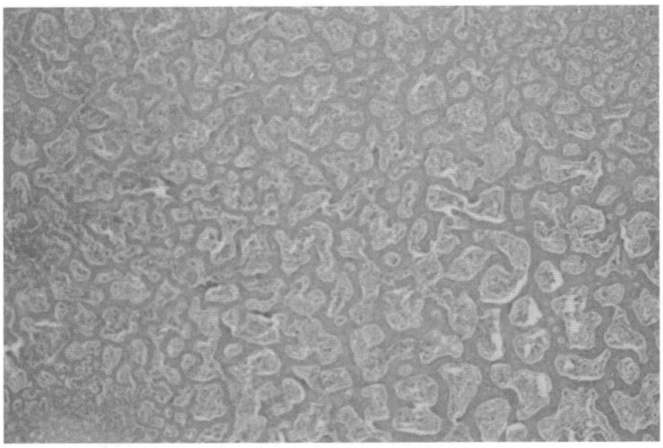

图 4　对照组 HE 染色（光镜 ×10）

（二）Masson 染色光镜下观察胶原形态

卵巢摘除组大鼠骨胶原纤维排列稀疏紊乱，形态变细甚至断裂溶解，连续性差，染色为浅绿色，着色较差（图 5）。对照组胶原纤维排列规则，走向清晰，连续性好，胶原纤维较粗壮，未见明显胶原纤维断裂及溶解现象（图 6）。

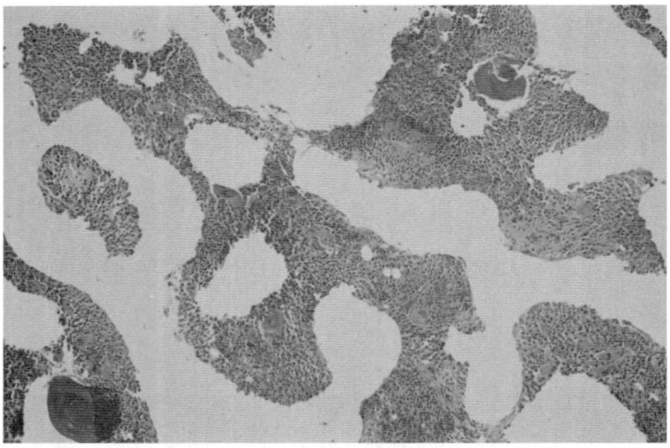

图 5　卵巢摘除组 Masson 染色（光镜 ×20）

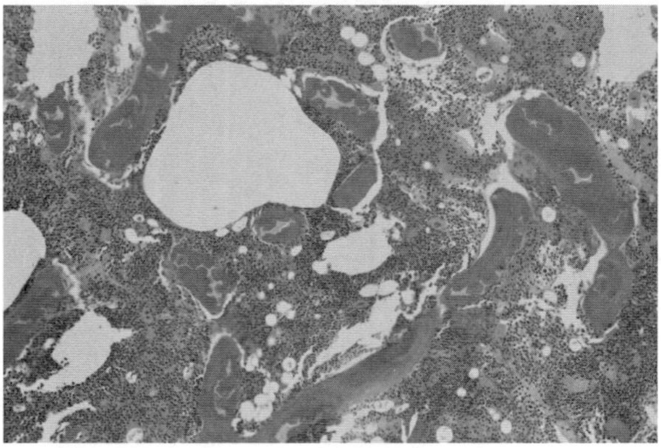

图 6　对照组 Masson 染色（光镜 ×20）

（三）股骨生物力学实验

如表 1 所示，卵巢摘除组大鼠股骨三点弯曲实验的骨生物力学参数值低于对照组，差异有统计学意义（$P<0.05$）。

表 1　各组右侧股骨生物力学参数值

组别	屈服点载荷/N	剪切强度/MPa
对照组	$130.7 \pm 12.5^{*}$	$0.65 \pm 0.05^{*}$
卵巢摘除组	100.4 ± 9.8	0.503 ± 0.06

注：$x \pm s$，$n=15$。＊与卵巢摘除组比较，$P<0.05$。

（四）扫描电镜观察骨微结构及骨胶原形态

扫描电镜（2500 倍）观察见对照组大鼠骨小梁表面静止骨面多，吸收骨面少，胶原纤维形态饱满，连续性好（图 7）。卵巢摘除组大鼠见骨小梁表面吸收骨面多，静止骨面少，胶原纤维稀疏，可见游离末端，且有的区域胶原已消失（图 8）。

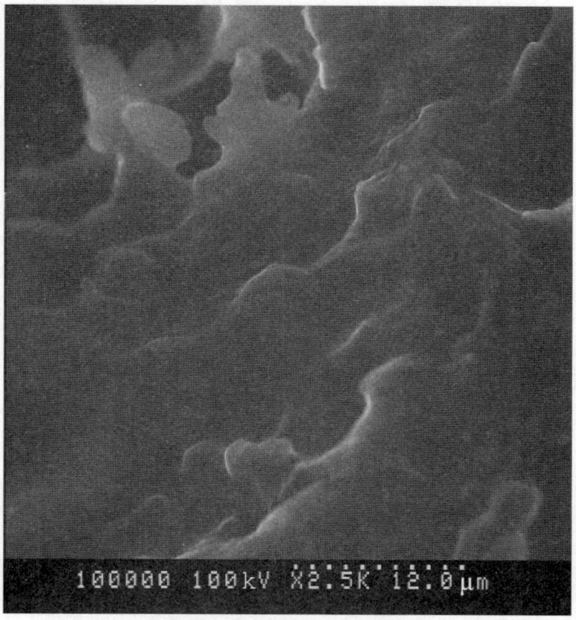

图 7　对照组大鼠电镜扫描

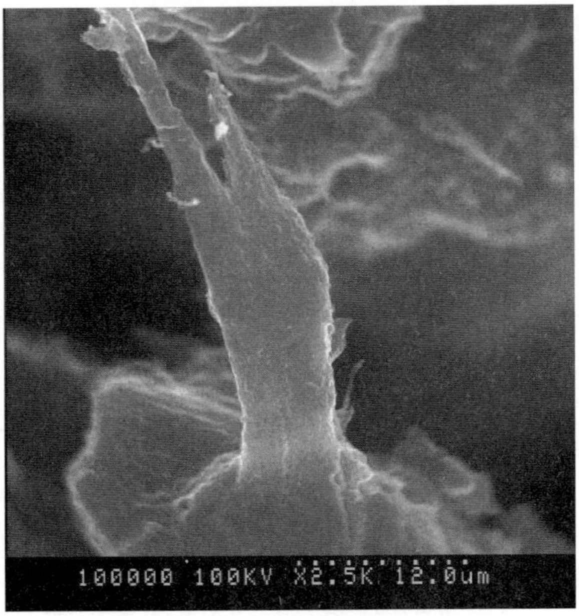

图 8　卵巢摘除组大鼠电镜扫描

(五) Western 印迹

I 型胶原蛋白表达的检测结果显示,卵巢摘除组较对照组明显减低($P < 0.01$)(表 2,图 9)。

表 2　I 型胶原蛋白表达结果

组别	积分光密度/ $\times 10^3$	总灰度比值
对照组	$30.07 \pm 4.17^*$	$0.162 \pm 0.001^{**}$
卵巢摘除组	20.34 ± 3.91	0.040 ± 0.001

注:与卵巢摘除组相比较,$^* P < 0.05$,$^{**} P < 0.01$。

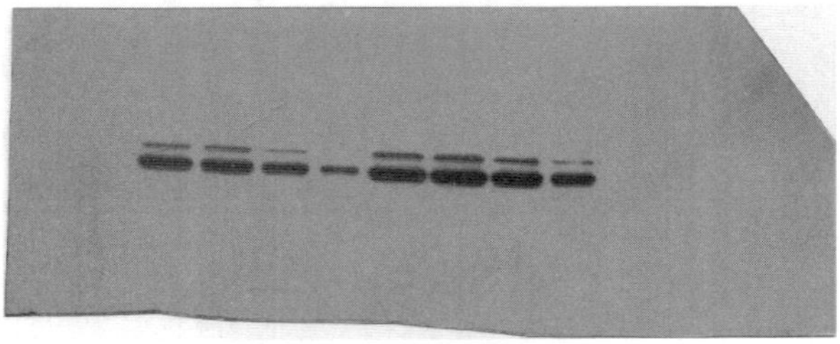

图 9　I 型胶原蛋白表达 Western blot 检测结果

（六）PINP 含量测定

卵巢摘除组大鼠骨形成生化标志物血 I 型前胶原氨基端前肽（PINP）较对照组差异无统计学意义（表 3）。

表 3 卵巢摘除组与对照组 PINP 含量测定结果

组别	例数	PINP/($ng \cdot dL^{-1}$)
对照组	18	9.21 ±0.89
卵巢摘除组	15	9.56 ±0.31

注：对照组与卵巢摘除组相比较，$P>0.05$。

（七）NTX 含量测定

卵巢摘除组大鼠骨吸收生化标志物血 I 型胶原氨基端肽（NTX）较对照组明显升高（$P<0.05$）（表 4）。

表 4 卵巢摘除组与对照组大鼠 NTX 含量测定结果

组别	例数	NTX/($ng \cdot dL^{-1}$)
卵巢摘除组	15	50.31 ±8.43 *
对照组	18	30.28 ±5.73

注：与对照组相比较，* $P<0.05$。

四、讨论

（一）骨质疏松的概念及骨质疏松模型的建立

骨质疏松的概念是紧密地与骨的机械特性和钙代谢两个基本功能相联系而逐步被认识的，由于生理（绝经、年龄增加等）和病理（运动损伤、炎症、代谢内分泌疾病等）等原因使骨组织中钙含量丢失、孔隙增多、机械性能下降，因而容易骨折。1993 年第四届国际骨质疏松大会关于骨质疏松的定义为：骨质疏松是以骨量减少和骨组织显微结构退行性改变为特征，骨脆性增加、易发骨折的一种全身性代谢骨病。该定义包含了由于骨代谢异常所致的骨量丢失和骨质结构改变，继而导致骨的力学性能下降，骨折的危险性增加。骨质疏松患者容易并发骨折,称为骨质疏松骨折,是老年骨质疏松的严重并发症,轻微的动作或损伤即可引起骨折,由此给老年人带来莫大痛苦,甚至致死、致残,因而该定义还包含了骨质疏松的严重后果和对其诊断、防治的重要意义。骨质疏松可分为:原发性骨质疏松、继发性骨质疏松和特发性骨质疏松。

原发性骨质疏松:在自然衰老过程中,人体组织器官系统生理性退行性改变在骨骼系统中出现的骨质疏松称为原发性骨质疏松,包括妇女绝经后骨质疏松(postmenopausal osteoporosis, I 型骨质疏松)和老年性骨质疏松(senile osteoporosis,II 型骨质疏松),前者主要与绝经后雌激素不足有关,后者主要与年龄增加衰老改变有关。

继发性骨质疏松:由于某些疾病或药物病理性损害骨代谢,所诱发的骨质疏松属于继发性骨质疏松,如代谢性疾病、内分泌性疾病、结缔组织病和影响骨代谢的药物等引起的骨质疏松,可由一种致病因素或多种致病因素引起。

特发性骨质疏松:主要见于 8 ~ 14 岁青少年,无明确病因,与遗传关系密切。

本研究主要以原发性骨质疏松为研究对象。因妇女绝经后骨质疏松即 I 型骨质疏松和老年性骨质疏松即 II 型骨质疏松主要是因为性激素分泌不足所致,我们应用雌性大鼠切除双侧卵巢模拟骨质疏松模型进行相关性研究。

选择一个理想的骨质疏松动物模型应考虑以下条件:① 作为人类骨质疏松模拟体的适应性;② 所获得的信息资料与人类的互换性;③ 所选动物的遗传同一性;④ 生物学属性背景;⑤ 价格便宜,购买方便并易于管理;⑥ 试验结果的普遍性和通用性;⑦ 试验操作的方便性与适用性;⑧ 生态学因素;⑨ 伦理学和社会学因素。由于在建立骨质疏松模型的实际操作中,不可能全部满足理想条件,因此,最基本的研究方法就是建立一种其组织行为的改变与在人类骨质疏松症中所检测到的结果相匹配的动物模型。这种最佳的骨质疏松模型应包括以下条件:① 骨骼具有明显的生长期和成年期;② 具有明显的月经/动情周期;③ 自然的绝经期;④ 雌激素缺失后骨量丢失和骨转换率增高等。

因为大鼠最符合上述条件,所以试验研究中最常用的动物为大鼠。大鼠在 3 月龄时性发育成熟,骨骼基本定型,故 3 月龄大鼠可作为骨研究的起始年龄。6 ~ 9 月龄时骨量达到最大值,此后变化较平稳,处于平台期,其骨重建水平与成人类似,因此,6 ~ 9 月龄雌性大鼠最适于进行骨质疏松的研究。国内外有较多报道利用成年大鼠在去势后一定时期内,均建立了骨质疏松动物模型。Hikiji[4]的研究表明,在大鼠切除卵巢后 4 周已出现骨密度(BMD)的减少和骨转换指标的增加。秦林林[5]报道 3 月龄大鼠切除卵巢后 50 天骨质疏松模型可靠形成。雷涛[6]报道对 SD 大鼠而言,去卵巢大鼠作为绝经期骨质疏松症的动物模型制作成功至少需 10 周以上的时间。孙颖[7]研究表明,大鼠去卵巢 30 天后,BMD

出现下降趋势,60 天后下降速度继续加快,90 天后虽然 BMD 在减少,但下降幅度减少,趋于一种相对稳定的阶段。唐存贵等[8]发现,不管是 3 月龄大鼠还是 6 月龄大鼠,去卵巢 6 个月均可导致明显的骨丢失、骨量减少,6 月龄去卵巢组骨质疏松程度更严重。雌性大鼠平均健康寿命是 21 ~ 24 个月,在 6 ~ 9 个月时,其干骺端闭合,长骨生长停止,骨外膜成骨增加,直到 10 个月达峰值骨量。雌性大鼠切除双侧卵巢后,其松质骨骨量丢失,骨强度降低,并伴有骨转换率增高,这些特征很好地模拟了人类卵巢切除后或绝经后所表现出来的骨量丢失与骨结构的一系列变化,故 Kimme[9]推荐 6 ~ 10 月龄未孕雌鼠最适于进行骨质疏松的研究。1994 年美国食品与药物管理局(FDA,Food and Drug Administration)[10]也建议研究绝经后骨质疏松的雌鼠月龄为 6 ~ 10 月,研究中必须选用大鼠做骨质疏松模型实验。目前 6 月龄雌性大鼠已成为使用最多的绝经后骨质疏松症动物模型。

常见的动物骨质疏松模型有去势骨质疏松模型、废用性骨质疏松模型、药物性骨质疏松模型等。根据研究目的不同,可选用不同的骨质疏松模型;因绝经后骨质疏松症最常见,所以在实验研究中,最常用去势骨质疏松模型。

(1) 雌性大鼠双侧卵巢摘除骨质疏松模型的建立:常用 6 ~ 9 月龄雌性 SD 大鼠或 Wistar 大鼠,腹腔麻醉后,采用背部双侧切口去卵巢术,即在肋下缘 1 cm 分别于脊柱两侧 1 cm 交界处切口,切除卵巢。或采用经腹腔手术切除卵巢,但此法对动物的损伤较大,出血量多,容易感染。术后常规应用抗生素预防感染。本实验我们采用背部双侧去卵巢术。

(2) 废用性骨质疏松模型:长期卧床或不活动,即无重力负荷的状态,可使正常骨代谢遭到破坏,破骨细胞相对活跃,造成骨钙溶出,尿钙排泄增加,血钙上升,发生骨萎缩或骨质疏松。废用性骨质疏松动物模型造模的方法有多种,但其目的都是将实验部位制动,造成骨质疏松,有全身制动,如将大鼠限制于小笼内;局部制动如局部石膏固定、脊髓半横断术、脊神经前根切断术、坐骨神经切断术、周围神经切断术、肌腱切断术、后足切除术、尾巴悬吊、绑腿、腿 - 尾固定法、套筒法、去卵巢 + 脊髓半横断术、去卵巢 + 坐骨神经切断术以及绑腿 + 去卵巢等。制动可很快影响骨代谢,去神经后 12 天即可出现明显的骨质疏松[11]。废用性骨质疏松动物模型对防治瘫痪、骨折、术后等长期卧床患者及航空人员出现的骨质疏松有重要意义。

(3) 糖皮质激素建立大鼠骨质疏松模型:选用 8 ~ 11 月龄雄性健康大鼠,适应性喂养后,给予不同剂量的地塞米松肌肉注射,给药 6 周后,骨质疏松模型建立成功。大剂量糖皮质激素可抑制成骨细胞的分化,而过量糖皮质激素抑制成骨细胞的增殖与分化,使成熟的、具有分泌基质功能的成骨细胞及支撑破骨细胞的成骨细胞数目减少[12]。骨丢失与激素剂量成正比,一定剂量的糖皮质激素可诱导骨质疏松的发生。

(4) 甲状旁腺切除法建立骨质疏松模型:洪志勇等为大鼠行甲状旁腺切除术,3 个月后大鼠股骨骨皮质指数显著下降,骨质疏松模型建立,这可能是因为甲状旁腺素的缺乏使体内 $1,25-(OH)_2D_3$ 合成减少,肠道对食物中钙、磷吸收减少,肾脏对钙的重吸收作用减弱,以致动员体内钙库,骨吸收和分解加速,从而导致骨质疏松[13]。但本模型中,甲状旁腺切除手术操作难度较大,术后并发症较多,研究中不常用。对于模拟降钙素减少所致的骨质疏松,本模型最适用。

大鼠去卵巢后卵巢激素(主要为雌激素)的降低可以明显增加大鼠骨形成与骨吸收代谢过程。该模型至少在 12 个月之内的骨代谢改变与人类绝经后骨质疏松症的骨代谢过程有非常相似之处[14],是目前最常用和较可靠的绝经后骨质疏松症小动物模型[9,15]。本实验主要研究绝经后和老年女性由于雌激素分泌减少所致的骨质疏松,所以我们应用雌性 SD 大鼠切除双侧卵巢建立骨质疏松模型,研究由于雌激素分泌不足,I 型胶原与骨代谢、骨生物力学的变化以及它们之间的相关性。

卵巢摘除组大鼠切除双侧卵巢 12 周后,骨生物力学性能下降,应用骨胶原染色见胶原含量降低,胶原纤维纤细、排列疏松并且有胶原断裂、溶解等现象,与 Wrnoski 等[16]观察到的结果一致,说明 12 周后出现明显的骨质疏松,即典型的绝经后骨质疏松症动物模型已形成,且该动物模型为绝经后骨质疏松动物模型,与文献报道一致[17]。绝经后破骨细胞吸收骨质的能力增强,使骨吸收陷窝增大,胶原组织及矿化骨质被分解、骨小梁断裂和间距增宽是早期骨丢失的主要机制。

(二) I 型胶原的代谢

1. I 型胶原的合成

I 型胶原基因在成骨细胞内转录、剪接成前 α 链 mRNA,转移出前 α 肽链,3 条前 α 肽链组成前胶原。前胶原 N 端、C 端多余的肽链被切下为 PINP(I 型胶原前胶原氨基端前肽)和 PICP,进入血液,余下部分成为前胶原。前胶原被分泌到细胞外,相互聚集形成排列规则紧密的胶原纤维(图 10)。各分子间逐渐形成共价键连接,成为成熟的胶原纤维[18,19]。PINP 是新骨形成特异和敏感的生化指标,不受激素影响[20],由成骨细胞合成并释放出前胶原纤维的细胞外分解产物,在血循环中的含量主要反映 I 型胶原的合成速率,升高提示 I 型胶原合成速率加快。α-多肽链的前身为前 α-多肽链,它由内质网中的核蛋白小体合成,并经由粗面内质网中的囊腔将脯氨酸和赖氨酸催化为羟脯氨酸和羟赖氨酸,并于高尔基体内进行糖基化,在肽链的 N 端和 C 端各有一个非螺旋的多肽,可保持

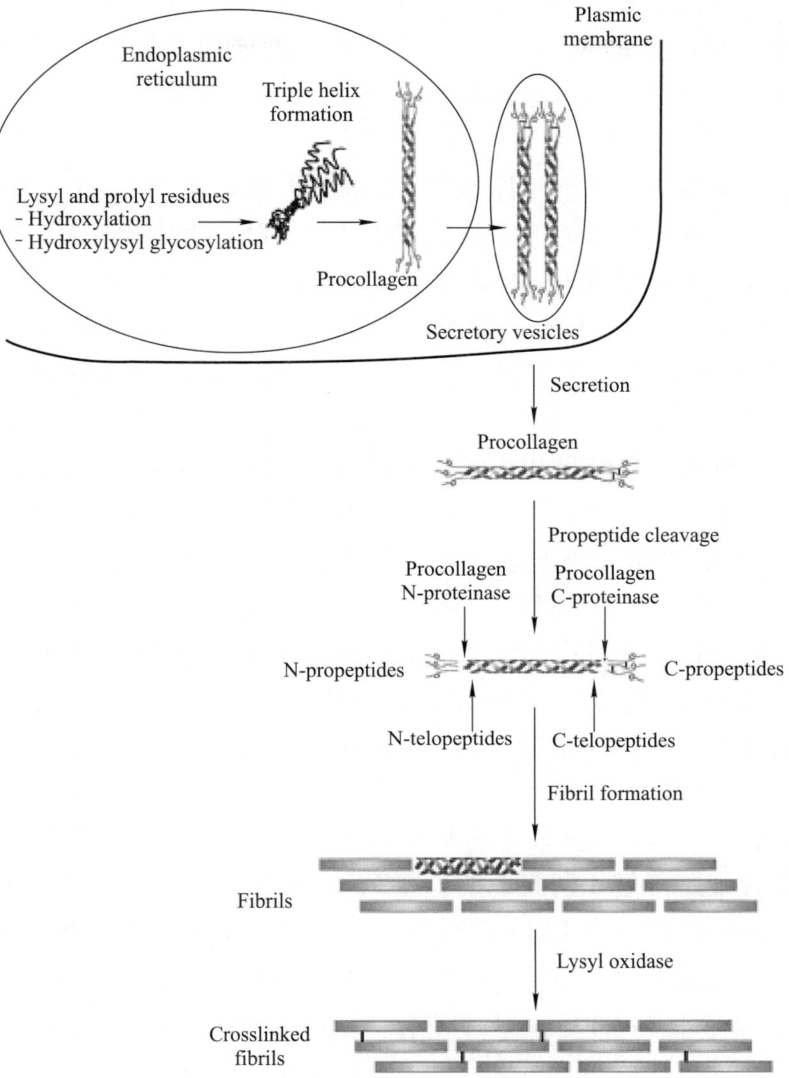

图 10　I 型胶原的合成

前胶原分子处于溶解状态,以小泡的形式排出胞外。前胶原又称为原胶原,原胶原在细胞外,有规律的排列,有明显的周期带,原胶原在细胞外经过内切酶、羟化酶、多肽链的交联等过程,成为稳固的微纤维,每 5 根微纤丝一组,1/4 的微纤丝交错,有 40 nm 的空隔,称为洞带(hole zone),它为矿化提供了核心。成骨细胞可以分泌大量的 I 型胶原。Harrison 建立了一个有 I 型胶原转基因的鼠模型 ColCAT3.6 (COLIA1promoter chloramphenicol acetyl transferase), ColCAT 包含有 5′端的 3.5 kb 序列和 115 bp 长的 5′端未翻译区(untranslated region),通过加入 IL－1 对成骨细胞进行调节,发现 ColCAT 3.6 启动子的活性受到抑制,胶原的表达受到抑制,但最大的抑制是 40%～65%,说明胶原的合成可能有其他的途径。

而刘敬[21]等发现，雌激素能明显降低成骨细胞数，但这并不影响雌激素促进I型胶原的表达。本实验检测到卵巢摘除组与对照组之间PINP含量无明显差异，提示卵巢摘除组较对照组在骨胶原的合成方面无明显差异。

2. Ⅰ型胶原的降解

破骨细胞分泌一组I型胶原水解酶，水解I型胶原，释放出I型胶原羧基端交联肽原（CTX）和I型胶原氨基端交联肽原（NTX），胶原纤维在破骨细胞吸收骨质过程中降解成吡啶交联、氨基末端肽（NTX）、I型胶原羧基端肽（ICTP）、I型胶原羧基端交联肽（CTX），不经代谢从肾脏排出[22]。N端多肽和交联环有重要的关系，交联环对N端多肽有保护作用，使其在骨吸收和从体内排出时不再进一步降解。交联化的氨基末端肽（NTX）含有定位于α-2(I)N端的独特的氨基酸序列[23]，其结构通过吡啶啉和脱氧吡啶啉分别连接两条α链末端肽。其他含有I型胶原的组织（如皮肤），不经破骨细胞的代谢，会产生不同于NTX的降解片段。所以，NTX的骨组织特异性很强，是稳定的骨质溶解最终产物。NTX是破骨细胞溶解骨基质后产生的稳定特异的终产物，能够反映破骨细胞的活性，多项研究认为，溶骨性骨代谢指标NTX是目前最理想的评估骨吸收的生化指标。NTX可以采用免疫分析方法从血和（或）尿中定量检测[23,24]，被检测的主要是多肽的8个氨基酸残基而不是交叉环，这是其独特的氨基酸序列和骨质来源的短肽。20世纪90年代初，Hanson等[23]建立了用ELISA测定尿NTX。用ELISA测定尿NTX，其含α-2(I)的氨基端肽序列QYDGKGVG（K代表3价的吡啶交联物），这是破骨细胞降解I型胶原的直接产物，由于α-2(I)链主要在骨胶原中，所以该法特异性较高。该ELISA反应原理是把NTX抗原固定化在微孔上，与标本中NTX竞争结合辣根过氧化物酶标记的抗NTX单克隆抗体，固相抗原抗体复合物的含量与标本中NTX含量成反比，尿液中NTX结果由尿肌酐含量校正。NTX作为胶原降解产物可在尿中检测，但尿液分析技术和生物学因素存在不确定性[25-27]。1999年Woitge等[28]报道，用于检测血清NTX水平的免疫分析法较尿液分析更为敏感、重复性更强。NTX水平与年龄、性别、内分泌功能有关。儿童时期骨骼生长迅速，其胶原转移速度也增加，成年后骨骼发育处于稳定阶段，此时骨胶原转换速率相对稳定。性别因素对NTX水平也有影响，绝经前女性略低于男性，11~20岁年龄组男性明显高于女性，女性绝经后NTX水平明显高于同年龄男性和青年女性。本实验中卵巢摘除组大鼠NTX含量明显高于假手术组，表明成年雌性大鼠去势后，骨量处于高吸收状态，与成年人绝经后骨质疏松相符。提示对照组较卵巢摘除组可有效抑制胶原降解。

（三）I型胶原引起的骨微结构的改变以及相应骨生物力学性能的改变

骨密度是诊断骨质疏松的金标准，并用于预测骨折风险性，骨强度50%~

80%取决于骨密度[25,28]。但是骨密度不能反映骨结构,特别是骨小梁的空间构筑。同样的骨密度,有些患者发生骨折,而有些患者没有发生骨折,这可能与除骨密度以外其他的骨特征有关,如骨小梁空间构筑等[26,28-32]。评估骨小梁的变化比骨密度的变化更敏感[33]。有研究表明,QCT(定量CT)测量绝经前女性和绝经后女性桡骨远端松质骨的骨密度无明显差异,但是绝经后妇女穿孔的骨小梁数量显著大于绝经前妇女,这表明绝经后女性在骨密度无明显降低前可能已有骨小梁的连续性破坏,因此,绝经后早期测定骨小梁的连续性可能比骨密度的测量更敏感[34]。我们研究发现,卵巢摘除后股骨干骺端中央部位的骨小梁结构退变较为严重,卵巢摘除骨吸收增强显然能解释骨小梁结构的严重退变。同样,Majumdar等[35]报道,绝经后骨质疏松妇女桡骨骨密度和骨小梁数量或间距呈正相关。松质骨骨小梁的退变表现为板状骨小梁向杆状骨小梁转变。SMI(结构模型指数)反映骨结构,板状骨小梁SMI值为0,圆柱状、杆状骨小梁SMI值为3。Conn. D(连接密度)反映骨小梁连接程度。骨微结构分析可较精确预测骨折风险性。以往研究表明,骨微结构参数与骨强度呈正相关。虽然皮质骨决定胫骨强度的80%,松质骨只决定骨强度的20%,但是对骨强度影响最显著的因素是骨小梁的密度和各向异性[36,37]。本研究结果显示,摘除卵巢大鼠较假手术组大鼠的骨小梁节点数明显减少,游离末端数明显增加,提示骨小梁的改变即骨微结构的改变与骨生物力学性能呈正相关。

同时,骨小梁是由于成骨细胞所分泌的骨胶原形成胶原纤维后钙化为骨基质并不断扩展所形成。本研究显示,当反映胶原降解的指标NTX增加时,骨小梁的结构退变明显,同时骨生物力学性能明显下降。提示骨胶原形态学以及数量的改变与骨小梁体积或数量以及骨生物力学呈显著正相关,故我们认为,促进骨胶原的合成或抑制骨胶原降解可有效治疗骨质疏松并降低骨质疏松性骨折的发生。

五、结论

(1) 雌性6月龄SD大鼠摘除双侧卵巢后可成功建立绝经后骨质疏松模型。

(2) 卵巢摘除组较对照组在骨胶原的合成方面无明显差异。

(3) 对照组较卵巢摘除组可有效抑制骨胶原的代谢。

(4) 骨胶原形态学及数量的改变与骨小梁体积或数量以及骨生物力学性能呈显著正相关。

(5) 促进骨胶原的合成或抑制骨胶原降解可有效治疗骨质疏松并降低骨质疏松性骨折的发生。

参考文献

[1] 张秀珍.骨质疏松症的基础与临床研究.上海:上海科技教育出版社,2003.

[2] Blake G M, Tong C M, Fogelman I. Intersite comparison of the Hologic DRQ – 1000 dual energy X – ray bone densitometer. Brit J Radiol, 1991,64:440 –446.

[3] Larsson S. Treatment of osteoporotic fractures. Scand J Sugr, 2002, 91:140 – 146.

[4] Hikiji H, Ishii S, Shindou H, et al. Absence of platelet-activating factor receptor protects mice from osteoporosis following ovariectomy. J Clin Invest, 2004, 114(1):85 –93.

[5] 秦林林, 陈金标. 不同月龄雌性大鼠骨质疏松模型研究. 中日友好医院学报, 1997, 11(1): 6 –9.

[6] 雷涛,张秀珍,等. 实验性骨质疏松症大鼠模型的制备. 同济大学学报(医学版), 2001, 22(3): 12 – 13.

[7] 孙颖, 孙凌飞. 骨质疏松模型大鼠骨量及血脂的变化. 中国临床康复, 2003, 7(18): 2530 –2531.

[8] 唐存贵, 李灵芝, 金鑫,等. 鼠龄对大鼠去卵巢骨质疏松模型的影响. 中国骨质疏松杂志, 2008, 14(4): 229 –233.

[9] Marcus R, Feldman D, Kelsey J. Osteoporosis. San Diego, CA: Academic Press. 1996: 677 –679.

[10] Marcus R, Feldman D, Kelsey J. Osteoporosis. San Diego,CA:Academic Press. 1996:671 –672.

[11] 李明, 刘植珊, 高建章, 等. 中频电流预防废用性骨质疏松症的实验观察. 中华理疗杂志, 1991(4) : 195 – 196.

[12] Weinstein RS , Jilka RL , Parffit AM, et al. In hibition of osteoblast ogenesis and promotion of apoptosis of osteoblasts and osteocytes by glucocorticoids. J Clin Invest, 1998, 102: 274 –282.

[13] 洪志勇,刘爱平. 制作骨质疏松症大鼠模型的甲状旁腺切除法. 上海实验动物科学, 1996, 16(2) : 85 – 86.

[14] Kalu D N. The ovariectomized rat model of postmenopausal bone loss. Bone Mineral, 1991, 15(3): 175.

[15] Thompson D D, Simmons H A, Pirie C M, et al. FDA guidelines and animal models for osteoporosis. Bone,1995,17(4 Suppl):125s – 133s.

[16] Wronski T J, Dann I M, Scotr K S, et al. Long-term effects of ovariectomy and aging on the rat skeleton. Caleif Tissue Int,1989, 45:360.

[17] Qi J F, Wang Q P. Sutdy of estrogen receptor in cancellous bone of ovariectomized arts. J Fourth Mil Med Univ,1999, 20(6):S10 – S11.

[18] Last J A,Armstrong L G, Reiser K M. Biosynthesis of collagen crosslinks. Trends Biochem, 1990,22:559 –564.

[19] Prockop D J, Kivirikko K I, Tuderman L, et a1. The biosynthesis of collagen and its disorders. N Eng J Med, 1979, 301:13 - 23, 77 - 85.

[20] Hernandez M V, Guanabens N, Alvarez L, et al. Immunocytochemical evidence on the effects of glucocorticoids on type I collagen synthesis in human osteoblastic cells. Calcif Tissue Int, 2004, 74 : 284 - 293.

[21] 刘敬,许增禄,王计奎,等.绝经后骨质疏松症 I 型胶原代谢的变化.解剖学报, 2002, 33(2):166 - 169.

[22] Seregni E, Martinetti A, Ferrari L, et al. Clinical utility of biochemical marker of bone remodelling in patients with bone metastases of solid tumors. J Nucl Med, 2001, 45(1):7 - 17.

[23] Hanson D A, Weis M A, Bollen A M, et al. A specific immunoassay for monitoring human bone resorption: quantitation of type I collagen cross-linked N - telopeptides in urine. J Bone Miner Res, 1992, 7 (11):1251 - 1258.

[24] Clemens J D, Herrick M V, Singer F R, et al. Evidence that serum NTX(collagen-type I N-telopeptides) can act as an Immunochemical marker of bone resorption. Clin Chem, 1997, 43(11):2058 - 2063.

[25] Watts N B. Clinical utility of biochemical markers of bone remodeling. Clin Chem, 1999, 45(8B):1359 - 1368.

[26] Miura H, Yamanoto I, Takada M, et al. Diagnostic validity of bone metabolic markers for bone metasis. Endoer J, 1997, 44: 751 - 757.

[27] Souberbielle J C, Cormier C, Kindermans C. Bone markers in clinical practice. Curr Opin Rheumatol, 1999, 11(4):312 - 319.

[28] Woitge H W, Pecherstorfer M, Li Y, et al. Novel serum markers of bone resorption: clinical assessment and comparison with established urinary indices. J Bone Miner Res, 1999, 14(5): 792 - 801.

[29] Majumdar S, Kothari M, Augat P, et al. High-resolution magnetic resonance imaging: three-dimensional trabecular bone architecture and biomechanical properties. Bone, 1998, 22: 445 - 454.

[30] Carter D R, Hayes W C. The compressive behavior of bone as a two-phase porous structure. J Bone Joint Surg Am, 1977, 59:954 - 962.

[31] Amman P, Rizzoi R, Slosman D, et a1. Sequential and precise in vivo measurement of bone mineral density in rats using dual energy X-ray absorptiometry. J Bone Miner Res, 1992, 7(3): 311 - 316.

[32] 闰景龙, 戴克戎, 赵雅君, 等. 卵巢切除对大鼠皮质骨结构和力学性能的影响. 中国骨质疏松杂志, 2001, 7(1): 22 - 25.

[33] Geusens P, Boonen S, Nijs J, et al. Effect of salmon calcitonin on femoral bone quality in adult ovariectomized ewes. Calcif Tissue Int, 1996, 59:315 - 320.

[34] Takagi Y, Fujii Y, Miyauchi A, et al. Transmenopausal change of trabecularbone density and structural pattern assessed by peripheral quantitative computed tomography in Japanese women. J Bone Miner Res, 1995, 10:1830 - 1834.

[35] Majumdar S, Genant H K, Grampp S, et al. Correlation of trabecularbone structure with age, bone mineral density, and osteoporotic status: in vivo studies in the distal radius using high resolution magnetic resonance imaging. J Bone Miner Res, 1997, 12:111 - 118.

[36] Muller R, Hahn M, Vogel M, et al. Morphometric analysis of noninvasively assessed bone biopsies: comparison of high-resolution computed tomography and histologic sections. Bone, 1996, 18:215 - 220.

[37] Keaveny T M, Hayes W C. A 20 - year perspective on the mechanical properties of trabecular bone. J Biomech Eng, 1993, 115:534 - 542.

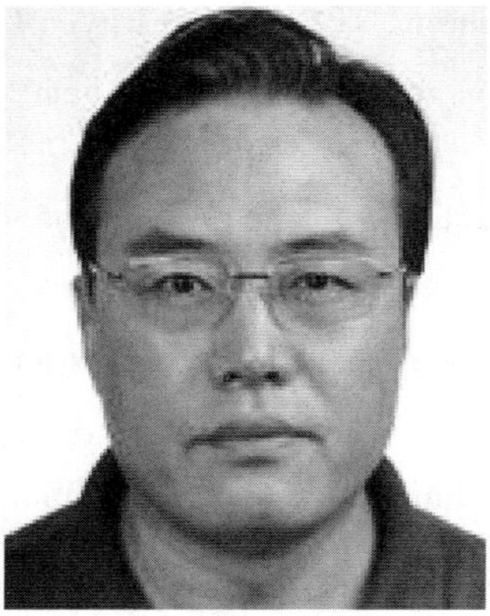

陈允震 博士生导师,教授,主任医师。山东大学齐鲁医院骨科副主任,创伤骨科主任,脊柱脊髓损伤研究室主任,山东省著名的四肢脊柱外科专家。现任中华医学会创伤外科分会常务委员,山东省医学会创伤外科分会主任委员,山东省医学会骨科分会骨质疏松学组组长,《中华创伤杂志》编委,《中华创伤骨科杂志》编委等。

曾获山东省科技进步奖三等奖2项,省医学科技奖2项。在SCI核心期刊发表论文7篇,在《中华骨科杂志》《中华创伤杂志》等中文核心期刊发表论文20篇。

专题三

关节

骨缺损的膝关节翻修

翁习生

北京协和医院骨科

一、引言

随着全膝关节置换术(total knee arthroplasty, TKA)的广泛开展,接受 TKA 手术的患者与日俱增,随之而来的是膝关节翻修术的大量增加。美国 2002 年 TKA 手术例数为 381 000 例,预计 2030 年将达到 3 482 000 例,而 2000 年 TKA 翻修术的数量为 26 926 例,预计 2030 年将达到 41 432 例。Callaghan 等对 9879 例患者进行荟萃分析,结果发现,初次全膝关节置换术后随访 4 年时翻修率为 3.8%。Coyte 等对 18 530 例膝关节置换患者进行了 7 年随访,翻修率为 4.3% ~8.0%。国内迄今为止尚未建立关节置换登记系统,因此没有 TKA 及 TKA 翻修手术例数的资料。

TKA 翻修手术的适应症包括:无菌性松动、感染、关节不稳、假体周围骨折和功能障碍等。禁忌症包括:伸膝装置或膝关节外周软组织严重受损,不能覆盖伤口或伤口不能愈合;无法修复的严重骨缺损。TKA 翻修术多伴有一定程度的骨丢失,多数情况下,剩余骨量足以支撑假体,但部分严重的骨缺损则需采用骨修复材料。骨缺损的原因、部位、范围、大小不同,所采用的修复方法相应也不同。

二、术前评估

术前需仔细评估,明确膝关节失败的原因、判断关节活动度、评估韧带稳定性和骨缺损严重程度,从而选择合适的治疗方案,避免再次发生类似的问题。分析膝关节失败的原因时需结合临床症状、体征、影像学及辅助检查等。

(1) 临床症状及体征:活动后疼痛提示可能存在假体松动等机械性失败,而持续性疼痛则提示感染可能,如果膝关节局部存在肿胀、皮温增高等表现,则更进一步提示可能存在感染。关节不稳定可表现为绞索、活动后疼痛或功能受限,多由假体位置不良、移位、聚乙烯过度磨损或韧带损伤引起。查体确定患者是否存在韧带松弛等。查体时还需检查膝关节活动度、局部软组织条件、肌力等。

(2) 影像学检查:分析假体机械性失败引起的膝关节疼痛需分析假体是否过大或位置不佳导致韧带张力增加;假体松动是否由于假体位置不良引起;关节

不稳定是否由假体过小引起。X 片可以判断假体稳定性、下肢力线、骨缺损严重程度。X 片上高位髌骨提示髌腱断裂,而低位髌骨提示髌腱纤维化。CT 有助于判断股骨和胫骨假体旋转位置,CT 重建较 X 片能更好地评估骨缺损的严重程度。Lucey 对 31 例膝关节疼痛的患者行 CT 检查发现均存在骨溶解,而 X 片上仅 17% 的患者存在骨溶解。

(3) 辅助检查:翻修术前常规检查血白细胞计数、血沉、C 反应蛋白等。关节穿刺对鉴别关节感染和假体松动是必要的措施。感染时穿刺液白细胞大于 50 000,多形核白细胞比例大于 90%,患者未经抗生素治疗时,其敏感性和特异性可达到 100%。关节穿刺培养有助于筛查有无感染及致病菌。^{99m}Tc 有助于鉴别感染和无菌性松动,文献报道其特异性为 86%。

骨缺损的治疗取决于缺损的部位、大小、患者年龄、术后活动度及功能要求等因素。术前影像学有助于判断骨缺损的严重程度,但不能做出精确判断。一般来说,术中发现骨缺损严重程度比术前 X 片所显示的要严重。

三、骨缺损的分类

骨缺损的分类方法有很多,最简单的分类方法是根据缺损区骨皮质完整程度,分为包容性或非包容性骨缺损两大类。包容性骨缺损皮质骨完整,而非包容性骨缺损同时存在皮质骨和松质骨缺损,可进一步分为边缘型和非边缘型。在临床中,骨缺损最常用的分类方法是 AORI(Anderson Orthopaedic Research Institute)分型,它根据 X 片和术中所见进行分型,再根据分型指导治疗。AORI 分型根据骨缺损的严重程度共分为 3 型(见表 1)。

表 1 骨缺损 AORI 分型

骨缺损类型	术前影像学表现	治疗
Ⅰ型缺损	干骺端保持完整。股骨上髁以远的干骺端骨质完整,无假体下沉或骨溶解;胫骨结节以上干骺端骨质完整,无假体下沉或骨溶解	不需要金属垫块或结构性植骨等;可用骨水泥或自体骨填充;无柄假体
Ⅱ型缺损	干骺端骨皮质缺损。股骨假体失败后下沉或关节线上移,股骨上髁远端小的骨缺损;胫骨假体下沉至腓骨头或以下水平,胫骨干骺端骨皮质缺损	需金属垫块恢复关节线,颗粒或大块植骨,或用大于 1 cm 的骨水泥填充;使用带柄假体
Ⅲ型缺损	干骺端节段性缺损。股骨缺损达股骨髁上水平以上,假体下沉至股骨上髁水平;胫骨缺损或假体下沉至胫骨结节水平	采用大块结构植骨,金属垫块或铰链/定制假体

Ⅰ型缺损(干骺端完整):骨缺损很小,不影响稳定。

Ⅱ型缺损(干骺端骨缺损):松质骨缺损,需要骨水泥、金属垫块或植骨恢复关节线。Ⅱ型骨缺损可发生于股骨髁或胫骨平台的一侧(ⅡA)或双侧(ⅡB)。

Ⅲ型缺损(干骺端节段性骨缺损):骨缺损累及股骨髁或胫骨平台的主要部分,常伴有侧副韧带或髌韧带断裂,常需要植骨或应用限制性假体。

AORI骨缺损分型分述如下。

1. 股骨骨缺损

(1) F1型骨缺损(图1):Ⅰ型股骨缺损术前X片上假体位置及对线良好,关节线水平正常。骨质较好,股骨后髁大小正常,可以使用普通假体,骨缺损处可用颗粒骨或骨水泥填塞。

(2) F2型骨缺损:骨溶解明显,股骨假体向近端明显移位,X片显示假体下沉,但尚未到髁上,常同时合并假体内翻或外翻移位。累及一侧髁为F2A(图2),累及双侧为F2B(图3)。

(3) F3型骨缺损(图4):广泛性骨缺损,累及一侧或双侧股骨髁大部,骨溶解或假体下沉移位达髁上,手术时需采用结构性植骨或定制假体,恢复骨结构完整性和韧带稳定性。

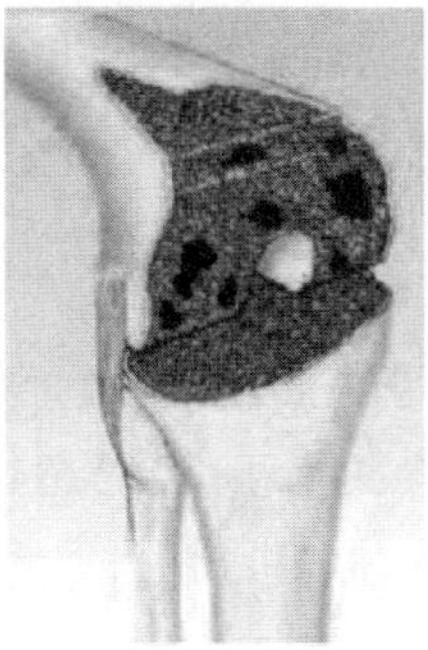

图1 F1型骨缺损:股骨骨缺损较小,股骨后髁大小正常

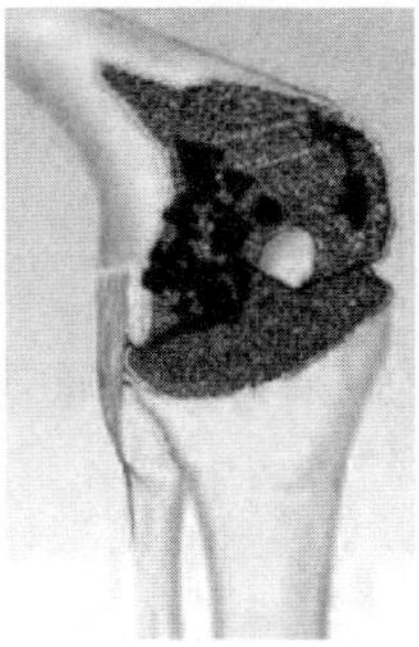

图2 F2A型骨缺损:一侧股骨髁骨溶解明显,但尚未到髁上

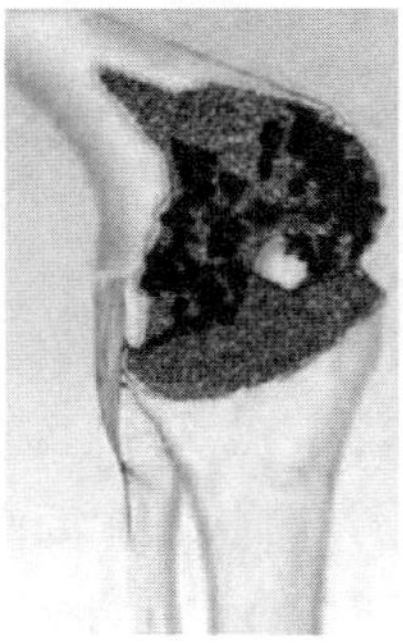

图3 F2B型骨缺损:双侧股骨髁骨溶解明显,但尚未到髁上

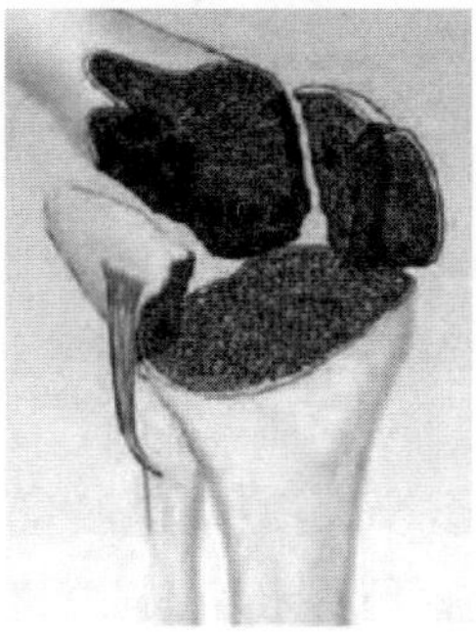

图4 F3型骨缺损:广泛性骨缺损,骨溶解达髁上

2. 胫骨骨缺损

(1) T1 型骨缺损(图5):胫骨假体力线及位置正常,无明显假体下沉或骨溶解,可采用普通假体完成重建。骨缺损处可采用骨水泥或颗粒骨填充,或者通过增加截骨量以及调整假体位置避开骨缺损处。

(2) T2 型骨缺损:骨溶解及假体下沉较明显,可达腓骨头或胫骨结节水平,但未超过这一水平。T2A 型骨缺损(图6)累及一侧胫骨平台,常因胫骨假体松动、内翻位下沉引起,处理时可采用自体骨、带延长柄或金属垫块的假体;T2B 型骨缺损(图7)累及双侧胫骨平台,常需选择长柄假体和植骨/金属垫块重建胫骨平台,如果双侧胫骨平台缺损不对称、一侧较大,则应用楔形垫块更好。

(3) T3 型骨缺损(图8):胫骨近端松质骨广泛缺损或胫骨假体下沉低于腓骨头水平,需采用带延长柄假体以及异体骨结构性植骨恢复关节线和固定假体,同时可能还需联合使用金属垫块。

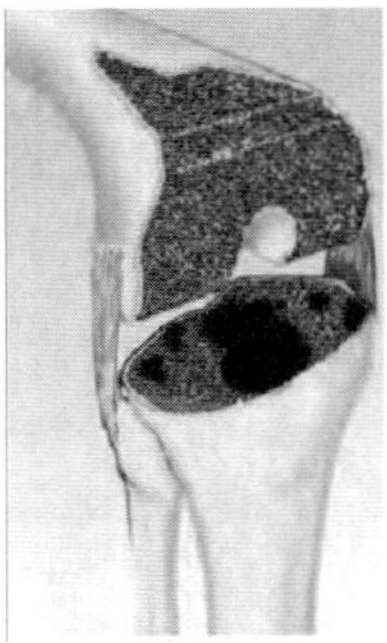

图5　T1 型骨缺损:胫骨骨溶解较轻

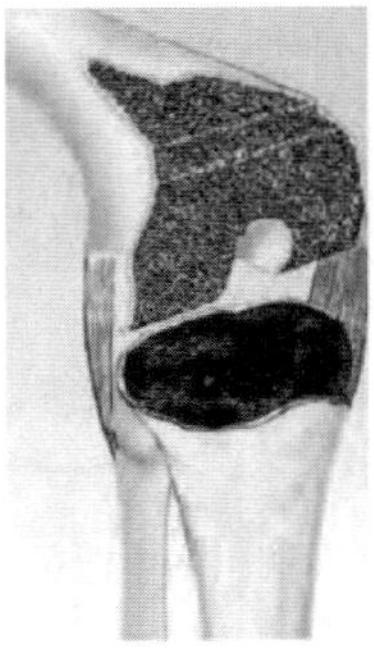

图6　T2A 型骨缺损:一侧胫骨平台骨溶解较明显,达腓骨头水平,但未超过这一水平

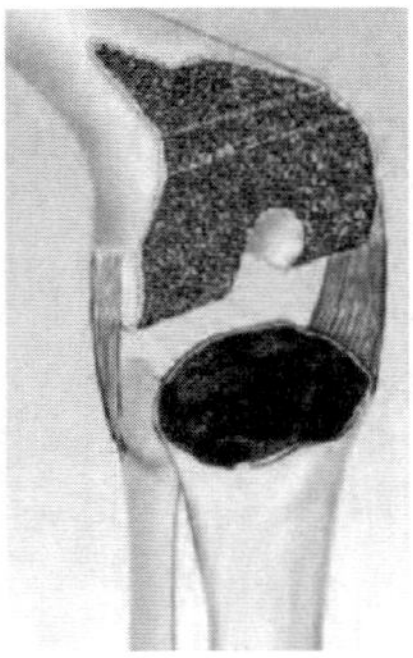

图7　T2B 型骨缺损:双侧胫骨平台骨溶解较明显,达腓骨头水平,但未超过这一水平

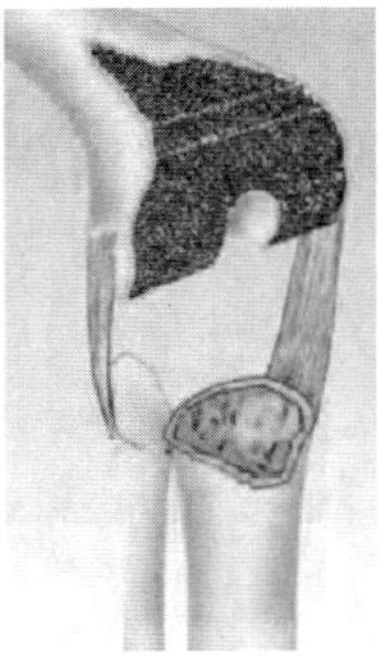

图8　T3 型骨缺损:胫骨近端松质骨广泛缺损,低于腓骨头水平

四、骨缺损的修复方式

骨缺损的修复方式包括：骨水泥、金属垫块、干骺端金属替代物、自体骨移植、异体骨移植、定制假体、异体骨－假体复合系统(APC)等。

1. 骨水泥

适用于 AORI Ⅰ型骨缺损，缺损范围小、深度不超过 5 mm、宽度小于 10 mm 的包容性骨缺损，此外，还可以采用螺钉加强骨水泥的固定效果。骨水泥容易获取，制备简单，凝固后即可获得坚强固定。缺点是存在骨水泥断裂、松动、骨水泥－骨界面形成纤维膜等问题，而且骨水泥不能补充缺失的骨量，因而限制了它的应用。使用骨水泥时应在硬化骨钻孔、保证骨水泥渗透、形成“交联”，从而增加其固定效果。采用螺钉加固骨水泥时，应将螺钉头部恰好置于假体下方，使用螺钉的数量依据骨缺损大小而定，螺钉应相互靠近以提高骨水泥强度，一般直径为 5 或 6.5 mm，间距为 5～10 mm。

2. 金属垫块

对于较大的或者非包容性骨缺损或 AORI Ⅱ型骨缺损，可采用组配式金属垫块。金属垫块可以重建皮质骨缺损造成的伸直和屈曲间隙在 4 cm 以内的缺损。使用金属垫块还可以纠正骨缺损造成的软组织不平衡和关节线位置的偏移。Brand 等于 1989 年首次报道用楔形垫块治疗骨缺损。Cuckler 等建议年轻的患者最好植骨，对于年龄大或对功能要求较低的患者采用这种方法。金属垫块有不同形态和大小的部件，可用于修复股骨和胫骨平台骨缺损。与其他方法相比，它的应力传导更均匀，而且可以避免供骨区的损伤、传染性疾病传播或异体骨不愈合等并发症的发生。虽然金属垫块不能重建宿主骨量，但术后患者可以早期负重，恢复关节活动度，合理地向宿主骨床传导应力，并提供长久的假体稳定性，可用于老年骨质疏松患者。使用金属垫块时，应使用髓内延长杆以增加假体稳定性，减少金属垫块与宿主骨界面的剪力。研究表明，70 mm 的胫骨髓内杆可以承担 23%～38% 的轴向应力。金属垫块与翻修假体之间可采用螺钉或骨水泥固定，成功率可达 84%～98%。对于某些骨缺损，需结合骨水泥或植骨修复骨缺损，而一些小的骨缺损可通过增加截骨量使之与金属垫块匹配。注意不要将胫骨填充块边缘暴露在骨的边缘之外，否则将会导致侧副韧带张力增高和术后疼痛。相对于定制假体、骨水泥或植骨，金属垫块明显提高了手术医生的应变能力、明显缩短手术时间、提高翻修成功率。

股骨侧金属垫块的作用包括：① 修复骨缺损，使假体获得稳定，允许关节负重和活动；② 获得膝关节屈伸间隙平衡，通过关节稳定；③ 恢复正常膝关节线(腓骨小头上 10 mm 或股骨内上髁远端 25 mm)，获得良好的术后活动度，维持正常的膝关节运动。关节线位置不良不仅可引起膝关节不稳、膝前痛发生率上升,而且可引起膝关节屈曲度减少、髌骨下移及髌骨与股骨假体撞击等。股骨侧骨缺损常见于股骨远端及后髁,因而常导致关节线向近端及前方移位。金属垫块的使用可填充骨缺损、恢复股骨髁前后径及内外径、重建远端及后方关节线,保持膝关节韧带和软组织稳定。术中若膝关节伸直位松弛而屈膝位稳定,提示伸直间隙过大,需要使用股骨远端垫片;如果伸膝位稳定而屈膝位松弛,提示屈曲间隙过大,需要使用股骨后方垫片。外髁后方使用金属垫块可使假体外旋、纠正股骨假体的内旋,从而改善髌股关节作用力,维持膝关节屈伸间隙平衡并提供假体初始稳定性。

胫骨侧使用金属垫块目的是修复骨缺损及正常关节线位置。组配式金属垫块生物力学效果优于骨水泥或螺钉加骨水泥的效果。楔形垫片可以保留更多的宿主骨,而柱形垫片能有效避免剪力,松动的概率较楔形垫块小。在选择应用柱状还是楔形垫块时,除考虑牺牲的骨量外还需要考虑生物力学因素,因此,一般选择最适合缺损区形状的垫片。

3. 干骺端金属替代物

包括干骺端 Cone(图 9)和干骺端 Sleeve(图 10),主要用于充填巨大包容性骨缺损。干骺端 Cone 的优点包括:① 为假体提供机械性支撑;② 具有长期的生物学固定潜能;③ 减少重建难度;④ 避免异体骨移植引起的疾病传播。钽金属具有良好的生物相容性和耐腐蚀性,并具有高强度和低硬度,弹性模量与松质骨接近,类似骨的特性,可用于替代骨缺损区。多孔钽金属拥有高孔隙率,可以允许骨的长入。同时它还具有粗糙的表面、摩擦系数高,可为翻修系统提供初始稳定性。多孔金属干骺端以及组配型填充块可替代结构性骨移植。干骺端 Cone 可加工成不同大小和形状以适合不同几何形状的骨缺损。Lachiewicz 等报道,钽金属 Cone 植入 2 年后已完全产生骨长入。Mayo 的研究表明,股骨和胫骨骨缺

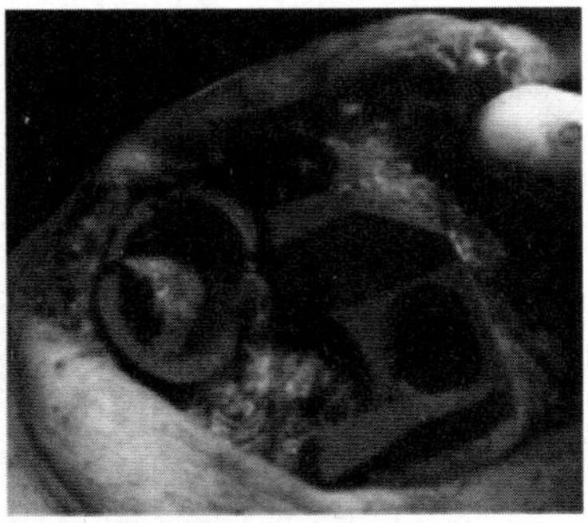

图 9　两种不同形状的干骺端 Cone

损可100%发生骨长入。高龄、干骺端缺损难以支撑假体和控制旋转的患者可采用干骺端Sleeve。股骨干骺端Sleeve还可增加假体旋转稳定性,因而适合股骨后髁缺损的病例。应用Sleeve最常见的并发症为骨折。

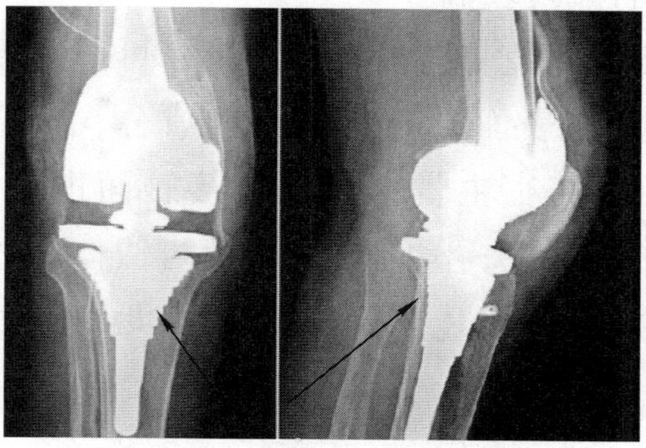

图10 胫骨假体外侧为干骺端Sleeve

4. 自体骨移植

自体骨具有良好的成骨能力、骨诱导能力强,但来源有限,而且供区会遗留不同程度损害。单独自体骨很难满足临床需要,常常是将自体骨与异体骨联合用于植骨。

5. 异体骨移植

异体骨的来源包括股骨头、股骨远端或胫骨近端。与自体骨相比,异体骨来源相对丰富,根据手术需要可选择不同形状或大小的植骨块,而且可以根据需要进行修剪。其不足之处在于愈合时间长、负重晚、可能传播乙肝等病毒性疾病以及免疫排斥反应等。此外,它不具有成骨能力、骨诱导能力也较弱,异体骨需要通过爬行替代,逐渐与宿主骨愈合,因而发生不愈合或延迟愈合的概率相对较高。异体骨移植可采用颗粒骨打压植骨或大块异体骨结构植骨。颗粒骨打压植骨适用于AORI各型骨缺损,但皮质骨或非包容性骨缺损不建议用打压植骨的方法。同种异体骨颗粒具有与宿主骨结合的能力,与自体骨混合使用可增加骨的诱导性。大块骨结构性植骨适用于AORI Ⅰ型和Ⅲ型骨缺损,大块骨缺损可能需要置换整个股骨远端或胫骨近端。Backstein等报道,当股骨侧非包容性骨缺损超过10 mm,胫骨侧超过20~45 mm时就需用结构性植骨。Clatworthy等对52例全膝关节翻修术患者采用结构植骨,其中29例患者平均随访97个月,5年成功率达92%,10年时为72%。其中23%的患者需再次翻修,感染率为8%,骨吸收占8%。其他作者采用相似的方法,平均随访5年的成功率为86%~92%,未发生植骨块塌陷和吸收。

结构性植骨的优点包括:可以重建宿主骨量、提供骨储备;根据骨缺损程度修整成任何需要的形状和大小；为翻修假体提供良好的支撑；具有与宿主骨整合的能力等。它的不足之处在于：材料来源有限、费用高，存在骨不愈合和延迟愈合的可能，植骨块吸收、塌陷，免疫排斥反应，传播病毒性疾病等。对老年及骨质疏松患者，植骨块塌陷的风险较高。

采用大块异体骨结构性植骨时需注意：① 尽可能保留有活力的宿主骨和软组织结构，同时去除宿主骨表面影响骨愈合的成分；② 异体骨初始稳定性是手术获得成功的关键，因此，将宿主骨与异体骨接触面进行齿状或台阶状处理，增加接触面积有利于增加稳定性；③ 同种异体骨与假体之间的界面必须用骨水泥黏合，因为在这个区域没有骨长入；④ 术后延迟负重将有利于移植骨与宿主骨的结合。

6. 定制假体

理论上，定制假体可以提供最好的匹配及力传导，术后可早期负重。但术中发现的骨缺损往往较术前 X 片所显示的骨缺损严重，因此通过术前 X 片所定制的假体与术中骨缺损不能完全吻合。此外，定制假体需要的时间较长，而且价格昂贵，因此，临床上很少采用，文献中有关定制假体的报道也较少。

7. 异体骨－假体复合系统（APC）

APC 修复翻修术中骨缺损的报道较少，适用于严重的 AORI Ⅲ型骨缺损，其优点为：① APC 所使用的异体骨可与宿主骨进行整合；② 可减少假体上的旋转应力；③ 异体骨可为侧副韧带提供附着。缺点包括：① 难以获得与宿主骨完全匹配；② 较其他假体手术要求高；③ 存在异体骨骨折的风险。异体骨与宿主骨界面应制成阶梯状以增加两者之间旋转稳定性，可用线缆或异体骨板进一步加强稳定性。

五、骨缺损的处理

1. AORI Ⅰ型骨缺损

可在股骨侧或胫骨侧增加 1 ~ 2 mm 截骨量，对于年龄大的患者，如果关节线改变不超过 2 mm，可增加截骨量。使用小号胫骨假体或将胫骨假体放置于缺损区外一定范围内（通常在 2 mm 以内），从而避开骨缺损区，同时获得更有效的骨性支持，这种方法可以避免植骨、使其无任何负重、可早期负重和避免植骨不愈合等并发症，但其顾虑在于，小号假体覆盖面较小、增加胫骨近端负荷和假体下沉风险。骨水泥和（或）螺钉重建可支撑假体，但缺乏骨融合能力；对于 AORI Ⅰ型包容性骨缺损可采用自体或异体颗粒骨植骨修复骨缺损。

2. AORI Ⅱ型骨缺损

面积 $<50\%$、缺损宽度和深度 <10 mm 的 AORI Ⅱ型病例可采用骨水泥和

(或)螺钉重建;对于面积较大的AORI Ⅱ型包容性骨缺损,可通过打压植骨技术进行填充,并使用带延长杆的假体以进一步分散应力。对于缺损区周缘皮质骨缺损的AORI Ⅱ型非包容性骨缺损,可在缺损处用金属网进行覆盖,将其变为包容性骨缺损,然后按照包容性骨缺损方法进行处理。金属垫块可有效填充骨缺损区,术后可获得即刻稳定。金属垫块无法填充的骨缺损可考虑进行同种异体骨结构性植骨。

3. AORI Ⅲ型骨缺损

骨缺损区周围皮质骨大量缺损、干骺端节段性骨缺损达到或超过股骨髁上或胫骨结节水平、假体下沉至股骨上髁或胫骨结节水平,需采用同种异体骨结构性植骨、金属垫块或限制性假体进行重建。

六、骨缺损时假体的选择

膝关节翻修时由于存在骨缺损,而且可能同时合并韧带损伤或缺失、关节力线不正等,因此需要正确选择合适的翻修假体。

1. 膝关节翻修假体按照限制程度不同可分为:部分限制型、高限制型和全限制型三大类

(1) 部分限制型假体:包括后方稳定型(PS)和后交叉韧带保留型假体(CR)。

(2) 高限制型假体:包括TC3和CCK。假体胫骨侧中央柱加粗加高、股骨髁间窝加宽加深,从而增加关节稳定性,部分代偿侧副韧带功能,常用于存在骨缺损和关节不稳的翻修手术。一般加用髓内延长杆以增加假体稳定性。

(3) 全限制型假体:如单纯铰链式假体或旋转铰链式假体,常用于关节稳定性完全丧失的患者。

2. 根据骨缺损的严重程度可选用不同的假体

(1) AORI Ⅰ型骨缺损:干骺端骨皮质完整,股骨及胫骨假体未下沉,关节线正常,骨缺损较少、可用骨水泥或颗粒骨填充,可直接采用支撑普通假体,根据关节稳定情况决定是否选择应用翻修假体。

(2) AORI Ⅱ型骨缺损:干骺端骨皮质缺损、股骨和胫骨假体下沉至股骨髁或腓骨头水平、关节线位置发生变化,老年骨质疏松患者一般采用组配式带金属垫块的假体,而年轻患者应采用大块结构性植骨修复和带延长柄的假体。

(3) AORI Ⅲ型骨缺损:干骺端骨缺损累及大部分股骨髁或胫骨平台,股骨假体下沉至髁上水平、胫骨假体下沉至胫骨结节水平,同时可伴有侧副韧带或髌腱受累,不能为髁型假体提供支撑,应采取同种异体骨假体复合系统或使用铰链式假体替代骨组织和韧带。

七、骨缺损膝关节翻修中韧带的平衡

翻修术中如何保持屈伸间隙及内外侧韧带平衡是韧带平衡的难点。屈伸间隙平衡主要通过选用不同大小的股骨假体、不同厚度的垫片以及调整股骨假体柄在髓腔中的位置:选用较大型号的股骨假体可减少屈曲间隙;股骨向远端放置可减少伸直间隙;而选用较厚的垫片可同时减少屈曲和伸直间隙。当屈曲间隙大于伸直间隙时,应选用较大尺寸的股骨假体。当伸直间隙大于屈曲间隙时,需选用较厚的垫片和较小的股骨假体。膝关节内外侧平衡主要通过选用高限制型假体获得。

八、髌骨的处理

在全膝关节翻修术中,除股骨和胫骨骨缺损外,髌骨骨缺损也是经常遇到的问题,然而髌骨骨缺损却没有引起人们足够的重视。髌骨骨缺损是由于长期髌骨运动轨迹异常、髌股关节感染等引起。行全膝关节翻修术时,对髌骨的处理有多种选择,如保留髌骨假体、重新置换髌骨假体、取出假体后保留残余髌骨、双凸面髌骨假体置换、髌骨骨移植、髌骨切除等。许多研究表明,髌骨切除后其结果没有保留髌骨者效果满意,因为髌骨切除之后增加了假体前后不稳的倾向,同时降低了股四头肌的功能。因此,膝关节翻修时应尽可能保留髌骨,同时,在可能的情况下尽量保留固定良好的髌骨假体。髌骨中央骨缺损时,可采用双凸面髌骨假体置换,但一般要求髌骨厚度至少大于 10 mm。

九、骨缺损合并骨质疏松患者的处理

由于膝关节置换的患者主要是高龄患者,因而普遍存在骨质疏松。轻度骨质疏松患者可以按照一般的膝关节置换术进行,而对于严重骨质疏松患者,术中可能出现假体周围骨折、侧副韧带或髌韧带撕裂等,术后可能出现骨质吸收、塌陷以及假体松动等并发症,如果采用大块结构性植骨,发生骨质吸收、塌陷的概率更高。对于骨质疏松患者,术中操作尽量轻柔,避免暴力引起的韧带撕裂或骨质塌陷或骨折等,尤其是屈膝或髓内操作时;术中截骨时尽量减少截骨量以保留骨量;采用自体骨打压植骨的方法可增强骨床的承重能力;应用延长髓内杆可分散应力、增强假体的固定效果和稳定性;在骨水泥为半液态时使用或应用低黏度骨水泥,可使骨水泥渗入骨小梁间隙,从而起到"灌浆"的作用,从而增加假体稳定性。对严重骨质疏松患者,采用金属垫块、选择组合式翻修假体以提供初始稳定性,从而降低骨质吸收、塌陷的概率,不宜采用大块结构性植骨。抗骨质疏松药物治疗是必要的。

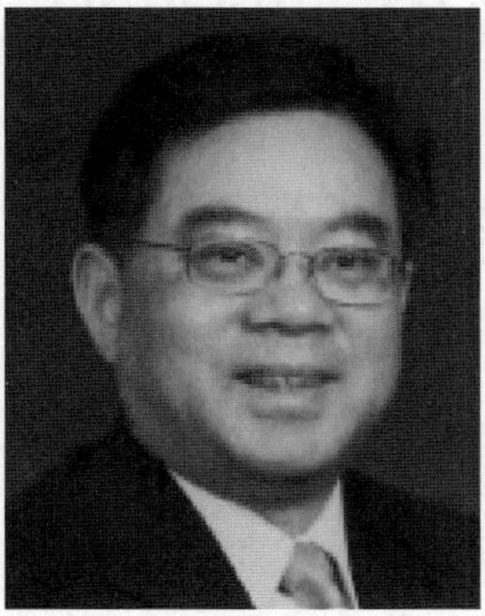

翁习生 教授，博士生导师，北京协和医院骨科主任，兼任中华医学会骨科分会副主委、全国关节外科学组副组长、中国医师学会骨科分会关节外科专业委员会副主任委员、国家 863 重大专项课题组首席专家等。近年来专注骨关节退行性疾病及骨坏死的防治及研究。曾获得国家科技进步奖二等奖、北京市科学技术进步奖二等奖和吴杨奖等重要奖项。入选 2013 年国家百千万人才工程，承担国家自然科学基金等多项科研项目。发表学术论文 140 余篇，包括 SCI 论文 14 篇。

关节镜在评估骨性关节炎单髁置换中的价值

刘玉杰

解放军总医院骨科专科医院骨科

一、膝关节单髁置换术概述

1973 年 Marmor 首次报道，采用单髁置换术（unicompartmental knee arthroplasty，UKA）治疗膝关节单间室严重的骨性关节炎。早期报道 UKA 的成功率较低，随着新型单髁假体的研发和应用，手术器械的改进，临床成功率和优良率不断提高。1988 年 Marmor 报道了 60 例 UKA 经 10 ~ 13 年随访成功率为 87%；1990 年 Heck 等报道 294 例 UKA 经 10 年随访优良率为 91%；Cartier 和 Sanoviller 报道 207 例 UKA 随访 12 年优良率达 93%；Goodfellow 等报道 160 例 UKA 随访 10 年优良率为 96%；Berger 等报道了 62 个单髁置换，随访 6 ~ 10 年优良率达到 98%；Stenstrom 等报道了新型单髁假体翻修率明显低于老的假体翻修率，已接近全膝关节的翻修率（7% ~9%）。带有金属垫的假体系统，可以更好地防止聚乙烯衬垫的形变，对胫骨近端产生恒定的应力并且保护松质骨，避免松动和下沉，从而降低了失败率。在翻修时仅更换磨损的聚乙烯衬垫，而不干扰骨 - 假体界面。当然使用金属垫需要切除更多的骨质来保证胫骨聚乙烯衬垫的合适厚度。术中必须保证聚乙烯衬垫的厚度至少 > 8 mm。由于单髁置换术仅将病变部位的组织置换，保留了对侧间室正常的关节和正常的交叉韧带及本体感觉，使患者感到单髁置换术后的膝关节，接近于“正常的关节”。由于其手术创伤小、骨量保留多、手术时间短、失血量少、住院时间短、康复快、费用低和严重的并发症较少，单髁关节置换越来越凸显出它的优越性。

二、关节镜在评估骨性关节炎单髁置换中的作用

首先进行关节镜探查，发现膝关节内侧胫骨或股骨软骨 Ⅳ 度损伤伴软骨下骨裸露行膝关节滑膜清理，关节镜下外侧间室半月板损伤，进行关节镜下半月板修整或部分切除，等离子刀髌支持带松解和髌骨周围消融，游离体取出。单髁置换术常规采用标准的膝内侧髌旁皮肤切口，平行髌骨内侧缘纵行皮肤，切口长 8 ~12 cm，纵向切开关节囊，术中注意避免损伤前交叉韧带和外侧半月板前脚的

附着点,向外推开髌骨,屈曲膝关节。术中湿纱布覆盖关节软骨,避免软骨面长期暴露。切除内侧半月板和髌下脂肪垫,切除股骨髁和胫骨平台的骨赘,行内侧副韧带松解,矫正内翻畸形,将膝关节完全伸直给予外翻张力,如果内侧间隙较外侧增宽 2 ~ 3 mm 则表示松解满意。如果内侧副韧带的松解不彻底,将会对假体产生过大的压应力,从而导致聚乙烯衬垫过快的磨损。胫骨截骨采用髓外定位,首先确定胫骨内侧髁关节面的最低点,在此点以下 2 mm 截骨,截骨的角度与胫骨长轴垂直 90°并向后倾斜 6°,在截骨时将板状拉钩插入胫骨内侧和后方软组织及后交叉韧带之间,以免损伤组织。胫骨髁截骨避免损伤胫骨髁间嵴及前交叉韧带(ACL)。在完成截骨后用模型测量胫骨平台型号备用。股骨端采用髓内定位,根据截骨器进行股骨远端和后髁软骨面截骨。截骨后将膝关节屈曲位和伸直位测量截骨间隙,使两个位置的间隙等宽。在安装假体试件时要注意避免过度矫正内翻畸形,因为过度矫正将会导致外侧间隙应力加大,从而加速外侧软骨的退变,因此在安装试件后,将 2 ~ 3 mm 的间隙测量器,在伸直位和屈曲位插入假体间隙。假体使用骨水泥涂层固定,涂层过厚影响间隙的张力。术后膝关节加压包扎,术后早期进行股四头肌等长收缩练习及直腿抬高锻炼,术后拍 X 片观察位置情况。术后拔出引流管后可以扶拐下地活动,1 周内膝关节屈曲活动达 90°,3 周弃拐负重活动。

早期单髁置换术后失败率较高,特别是未被置换侧发生进行性关节退变,其失败率高的主要原因除了假体设计缺陷、手术技术经验不足之外,手术适应症选择不当是其主要原因。Jonsson 报道 102 例 UKA 中有 21 例失败,其中 6 例由于适应症选择不当所致。特别是对侧间室和髌股关节间室的退变情况,与术后疗效密切相关。采用何种手段探明关节内软骨、半月板和 ACL 等膝关节内重要结构的情况,对于提高术后疗效关系重大。

单髁置换用于膝关节单间室严重的骨性关节炎。一般而言,临床选择单髁置换术,多根据临床症状、查体表现和影像学改变,选择手术适应症。X 片显示对侧间隙和髌股关节间隙未受累及、膝内翻畸形 $<10°$、膝外翻畸形 $<15°$、交叉韧带完整、没有膝关节半脱位、体重在 80 kg 以下和年龄在 60 岁以上的患者。没有关节镜对关节内软骨、半月板和交叉韧带等重要结构的总体评价,难免带有一定的局限性。特别是关节软骨 2 -3 度损伤,关节软骨损伤没有累及软骨下骨,X 线平片和 MRI 等影像学检查,难以发现异常改变。我们认为,术前拟行膝关节单髁置换的患者,对膝关节外侧间室、髌股关节间室的软骨情况,半月板和交叉韧带的退变情况做出准确的评估,正确地选择手术适应症,对术后的远期效果具有重要意义。随着关节镜微创技术的发展,关节镜为单髁置换正确地选择手术适应症提供了良好平台。通过关节镜可以直观膝关节内软骨、韧带和半月板等

重要组织结构的情况，避免了单纯依靠临床物理检查的片面性、局限性和盲目性，弥补了临床的不足，使手术适应症的选择更加合理。我们曾对拟行单髁置换的患者，术前查体虽然没有发现明显的阳性体征和影像学改变，但是关节镜探查发现髌股关节或外侧间室有明显的软骨退变，放弃了单髁置换的手术方案。膝关节骨性关节炎除了软骨的改变之外，对侧间室半月板退变损伤，术中难以发现。术中进行关节镜检查的同时，对破损和退变的半月板组织进行部分切除或修整，刨削清理滑膜组织，有利于解除关节内绞锁症状，改善术后膝关节积液等滑膜炎症状。对髌股关节运动轨迹偏移的患者，在关节镜下应用等离子刀进行髌支持带松解和髌周消融，有利于改善髌股关节疼痛症状和减轻软骨磨损。总之，通过关节镜检查，准确评估关节内的情况，严格筛选病例，正确掌握手术适应症，避免盲目性，使单髁置换术更趋于合理，有助于进一步提高单髁置换的疗效。

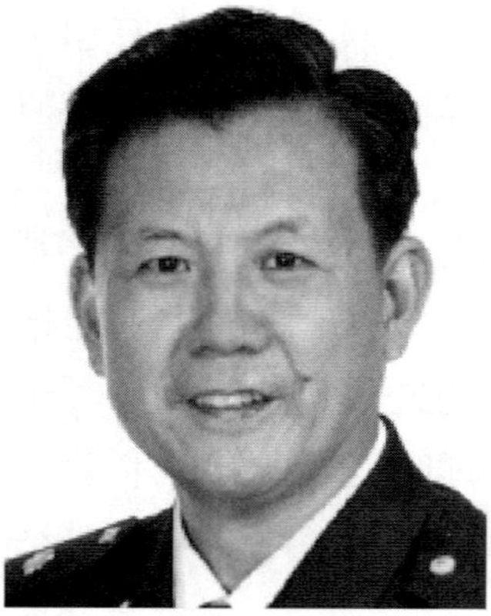

刘玉杰　教授，博士生导师。享受国家与军队特殊津贴，中央及军委保健委员会专家。

全军关节镜运动医学分会主任委员、中华医学会运动医疗分会常委，副主任委员；中华医学会关节镜学组副主任委员。

以第一完成人获国家科技进步奖二等奖、军队科技进步奖一等奖、军队医疗成果奖二等奖、军队医疗成果奖三等奖、北京市科技进步奖各1项。获解放军总后勤部优秀中青年技术专家、吴杨奖、运动医学奖。主编主译专著20部，参编专著16部，发表论文198篇。

人工髋关节翻修评估与处理

杨述华

华中科技大学同济医学院附属协和医院

一、引言

人工全髋关节置换术(total hip arthroplasty, THA)被誉为20世纪外科最伟大的进步之一,它能够有效消除关节疼痛、重建关节功能和纠正畸形,从而提高患者的生活质量。随着人口老龄化,关节退行性病变的患者越来越多,全世界初次THA的数量正逐年增加,估计全世界有近600万人接受THA手术。随着接受THA手术人数的不断增多,关节假体在体内存留时间的不断延长,相应出现各类相关并发症的发生率也在不断增加,导致THA术后失败需要翻修的患者数量也在不断上升(图1-图3)。翻修术国内曾称二次或重复手术、修整手术等,是指关节因各种原因行人工关节置换术后,因磨损或其他原因导致其松动、下沉,需再次进行关节置换。由于临床上髋关节置换术开展最多,翻修术也是应用最多的。国外自20世纪60年代中期开展人工髋关节置换术,随着前期置换关节使用寿命的结束,需要行翻修术的患者日益增多。有数据显示,美国人工髋关节置换手术中约10%为翻修术。我国自20世纪70年代开展人工髋关节置换术,随着人工髋关节置换术的不断普及,需要行全髋翻修的患者也逐年增加。髋关节翻修是关节外科医生面临的挑战之一,主要困难包括术前评估准备、确定失败原

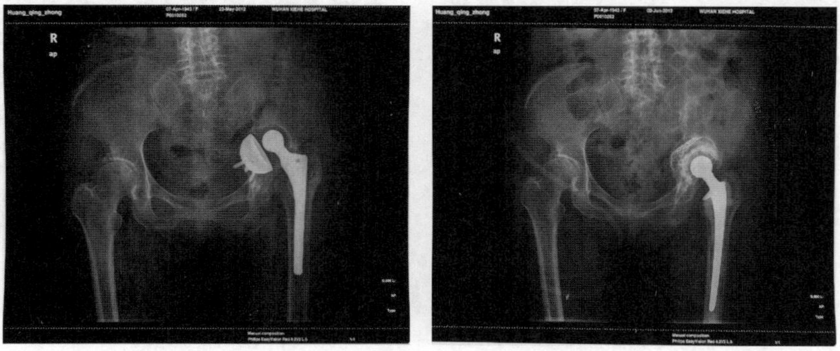

图1 女性,69岁,髋关节二次返修

因、如何在最大限度减少骨破坏的情况下安全有效去除假体、重建骨缺损、选择与固定新的假体，术后最大限度地减少并发症以及合理有效的术后康复等，以上因素与翻修手术成功密切相关。

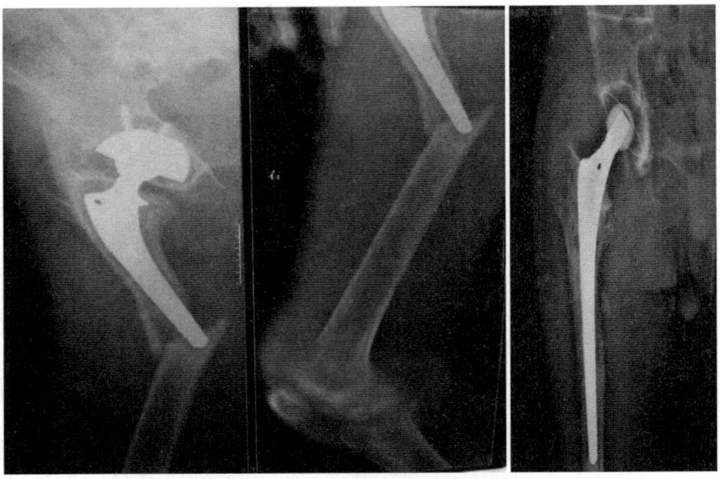

图 2　男性，30 岁，THA 术后假体周围骨折，行全髋关节翻修术

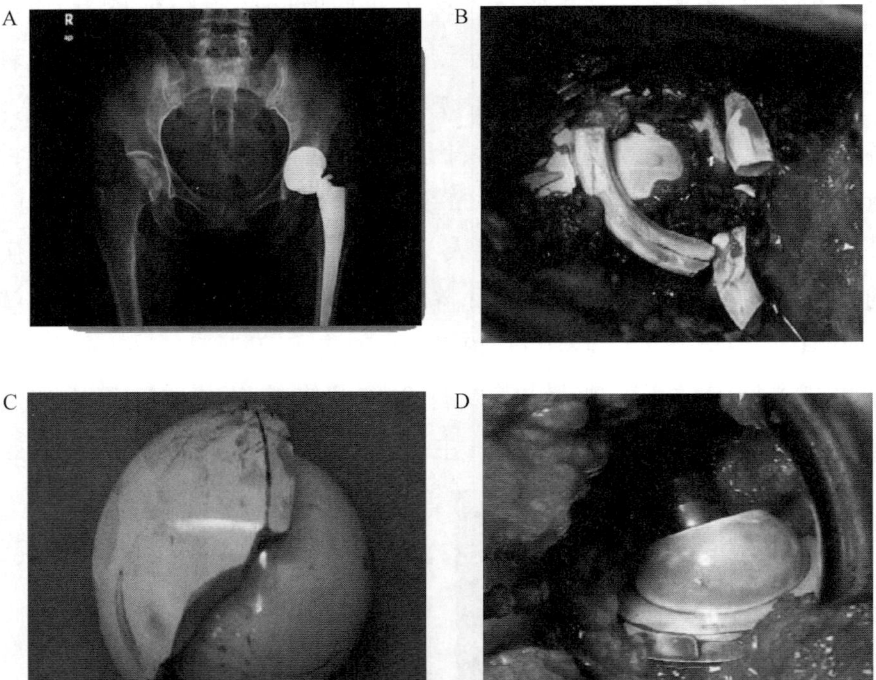

图 3　全陶瓷髋关节置换术后髂关节翻修

A，全陶瓷髋关节置换术后 4 个月 X 片示陶瓷碎裂；B，术中可见陶瓷碎裂；C，术中取出的假体；D，陶瓷对陶瓷髋关节翻修术中。

（一）髋关节翻修的病因

1. 无菌性松动

髋关节翻修的主要原因为无菌性松动。松动在早期通常无症状，特别是髋臼松动。后期表现可能为腹股沟或大腿疼痛（图 4）。早期出现松动的主要原因有：

（1）生物固定型假体尺寸不合适，与髋臼和骨髓腔不匹配，没有达到手术技术要求；

（2）骨水泥固定型假体位置不良，长期存在剪切力，导致假体松动；

（3）术中髋臼软骨面处理不彻底，假体不能与髋臼软骨下骨充分接触；

（4）术中发生骨折，引起假体固定不切实，术后过早负重，导致假体松动下沉；

（5）聚乙烯磨屑颗粒导致假体周围骨溶解。

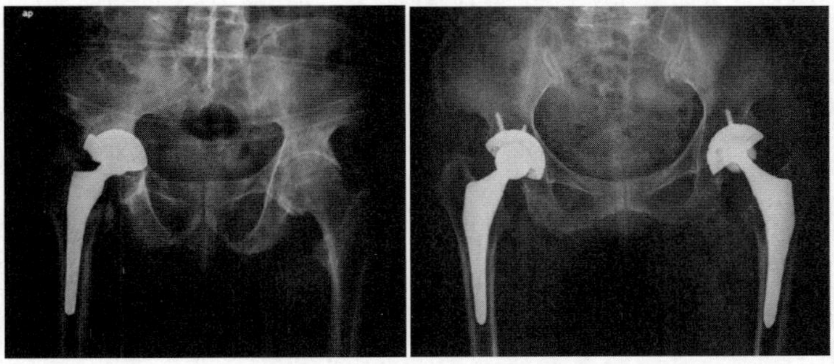

图 4　无菌性松动是髋关节翻修的首要原因

2. 感染

据英国一个大范围回顾性研究报道，关节置换术后感染率在 0.3% ~2.2%。Fitzgerald 等对关节假体感染进行了分型。

Ⅰ型：急性暴发性感染，通常发生于 6 周内；

Ⅱ型：延迟脓毒症，或慢性无痛性感染；

Ⅲ型：之前良好功能的髋关节置换迟发血源性感染。

大量研究显示，最常见的单发菌种为凝固酶阴性葡萄球菌（47% 的病例）和甲氧西林敏感金黄色葡萄球菌（44% 的病例）。8% 转为耐药金葡菌，7% 转为厌氧菌。与Ⅰ型感染有关的主要因素有：① 术前患者的身体状况，是否患有类风湿性关节炎、糖尿病等免疫相关性疾病，是否长期使用免疫抑制药物；② 手术室环境、术中无菌操作、术中出血量及手术时间长短；③ 术后伤口是否有延期愈合，短期内同一部位是否有二次手术。与Ⅰ型和Ⅲ型感染有关的因素主要取决于患者身体健康状况，特别是对身体其他部位潜在感染的控制。

3. 髋关节反复脱位

脱位是全髋置换最常见的并发症之一。报道显示，初次全髋置换的脱位发生率在0.3% ~7%之间。髋关节反复脱位的主要原因有下述几个。

（1）假体位置不良：髋臼假体前倾角外展角控制不好、股骨假体前倾角太小；

（2）髋关节周围软组织松弛：髋臼假体位置过高、过深，股骨颈截骨过多、假体颈过短；

（3）髋关节周围肌肉萎缩，外展肌无力。

4. 假体周围骨折

假体周围一旦发生骨折，无论是生物固定型还是骨水泥固定型假体都可能发生松动。特别是骨水泥型假体，骨折使骨与骨水泥之间出现间隙。

5. 假体磨损、断裂

一般情况下，髋臼假体内衬磨损主要与假体植入时间长短、患者活动量、患者体重等因素相关。但是，髋臼假体位置不佳、髋关节假体生物力线不正则会加速假体内衬的磨损。目前，髋臼假体陶瓷内衬的断裂也逐渐增多，这主要与术中安放陶瓷内衬时，没有使内衬与臼杯彻底服帖有关，也与厂家产品的设计缺陷相关。股骨假体柄断裂临床上比较少见。值得一提的是，前几年推出的金属对金属人工髋关节被发现有诸多问题，如体内金属离子浓度过高、金属碎屑引起局部无菌性炎症等。此类患者，临床症状重者，也需要行人工髋关节翻修。

（二）病史

详细地询问病史对于缩小鉴别诊断范围和确定病因是很重要的。仔细询问患者前一次或几次手术的手术方式、手术过程、假体类型、手术切口是一期愈合还是延迟愈合、术后有无反复发热、有无深静脉血栓形成、术后髋关节疼痛类型、使用抗生素后疼痛能否减轻、术后关节是否脱位、术后创伤病史。如有可能尽量获取患者的病历资料和手术记录。还要了解患者有无心血管系统、血液系统、内分泌系统、神经系统等基础疾病。感染常见于共存疾病如肥胖、糖尿病、类风湿关节炎和免疫抑制性疾病。及时调整患者平时使用的药物，停用如阿司匹林等对凝血有影响的药物。如果患者长期服用糖皮质激素，围手术期要暂停口服激素，静脉给予氢化可的松补充应急量激素，以防止肾上腺皮质功能衰竭的发生。

（三）临床表现

1. 症状

疼痛往往是患者的主要症状。疼痛的特征、起始、持续时间、频率、部位、减轻和加重因素是很重要的。疼痛和术前相似,提示原发病的诊断可能是错误的,全髋置换并没有解决患者疼痛的原因,需要排除引起疼痛的其他病因。如果疼痛和术前不同,可能和手术相关性更大。持续性疼痛,没有间隔,提示感染、骨折、撞击或非骨水泥假体初始稳定性的丧失。负重行走时疼痛,休息时不痛,多考虑假体松动。迟发疼痛见于无菌性松动、低毒感染、骨溶解,或不稳。夜间疼痛,提示化脓性感染或肿瘤。起立痛,指示假体松动。疼痛部位也是非常重要的。腹股沟痛常常和髋臼问题相关,但偶尔可因为腹股沟疝或髂腰肌激惹。偶然的臀深部疼痛由髋臼松动引起,但更常和下腰背、骶髂关节、神经根性疼痛等因素相关。如果是大腿痛,则可以考虑是股骨假体的问题。然而,有些患者的假体柄固定良好,但是仍然发生无明显原因的大腿痛。

2. 体格检查

要详细观察患者步态,寻找畸形的原因,检查患者髋关节周围的肌肉力量,尤其是臀中肌的肌力。当然,患肢的长度也要测量。肢体长度不一致时,应当让患者站立在递增的砖块上直到骨盆在真实水平,明显肢体长度不一致可见于骨盆倾斜和脊柱侧凸。渐进的肢体短缩可能和某一组件下沉相关。如果短缩过多,可能术后不能完全纠正,最好在术前与患者进行充分的沟通。检查髋关节活动度时,应特别注意任何疼痛激发试验。髋关节在极度活动时疼痛,可能与撞击或松动有关。然而髋关节在活动范围内自始至终都有疼痛,可能提示炎症或感染。检查皮肤疤痕位置、窦道、炎症、髋周包块和触诊疼痛区域。除了骨科专科检查,还要进行全面仔细的体格检查,包括心、肺、脑、肝、肾等重要器官的功能,必要时请相关科室会诊协助检查和治疗,及时纠正贫血、营养不良、高血压、糖尿病等常见疾病,对患者的全身状况做到心中有数。

(四)辅助检查

1. 实验室检查

血常规包括完整的血细胞计数。然而,白细胞计数在诊断感染时并不是特别有帮助。Canner 等报道,白细胞计数升高在证实的假体感染中仅占 15%。髋关节翻修患者应常规检查血沉(ESR)和 C 反应蛋白(CRP)。血沉是一种非特异性炎症标记物。在初次全髋置换术后大概 6 个月,血沉下降到 20 mm/h 以下。有既往假体感染病史的患者有显著的血沉升高,平均在 66 mm/h。在全髋术后,CRP 水平恢复到正常比血沉更快。Aalto 等报道,CRP 在术后第 2 天达到峰值,术后 3 周恢复正常。因此,再次升高的 CRP 可能提示感染。做出正确合理诊断的关键不是用单一检验,而是综合多个检验的结果。CRP > 10 mg/L 和 ESR > 30 mm/h 有助于诊断感染。而 ESR 和 CRP 均正常是排除术后感染最有价值的指标。

2. 影像学检查

(1) X 片

骨盆正位和髋关节正侧位 X 片是髋关节翻修术前最常用的影像学检查。系列 X 片是诊断假体松动的最好方法。感染早期阶段使用放射学诊断很困难。全髋置换术后最初 1 年内快速进展的骨溶解是感染的强指标，骨膜反应新骨形成、骨内膜扇贝壳样和骨溶解高度提示感染。

(2) CT 扫描

CT 可以帮助我们了解髋臼的前倾角。螺旋 CT 可以大大提高诊断骨溶解的灵敏度和特异性。

(3) 核医学

99Tc MDP 增强吸收提示局部骨骼代谢增强。吸收增加发生于无菌性松动、感染、异位骨化、应力骨折、肿瘤、代谢性骨疾病。然而，初次全髋置换术后两年以上仍然可能存在核素吸收增强，因而减小了早期诊断可疑松动或感染的价值。但是，99Tc MDP 骨扫描是最有价值的阴性预测指标，如果结果正常便可以排除很多潜在的髋关节相关的病因。

3. 髋关节穿刺

所有怀疑感染的病例应做髋关节穿刺，也建议那些血沉和 CRP 升高的患者做穿刺。可以在 C 型臂 X 光机引导下联合关节 X 片定位，进行髋关节穿刺以避免干抽。如果关节腔液体较少，可以缓慢注入无菌盐水，然后再次抽吸，穿刺液进行细菌培养和药敏试验。

（五）术前评估

术前评估时应详细了解病史、查体及摄 X 片。病史中应重点了解症状产生的部位、特点、时间，疼痛持续时间以及诱因和相关症状。

对于所有髋关节置换术后出现疼痛的病例，均应进行包括血沉（正常值 <20 mg/dL）、C 反应蛋白（正常值 <10 mg/dL）在内的相关实验室检查。

大多数血清炎症标志物结果阳性的病例均应在术前接受髋关节穿刺抽吸检查。将抽吸所得的滑液进行细胞计数及分类检查，同时进行厌氧和需氧菌培养。

除术后立即进行的关节抽吸检查外，如果关节液检查结果显示白细胞计数在 2500 ~ 3000，且中性分类比例 >60%，则应考虑存在感染的可能性。

股骨假体松动的病例——大多数为骨水泥固定的假体——股骨近端通常已经重新塑形至内翻和旋后位（即股骨近端重塑现象）。

术前认识到存在这种重塑现象的可能性有助于降低翻修术中骨皮质穿透、

术中骨折以及假体型号选择偏小的风险。

扩大转子截骨(ETO)通常会有利于翻修手术的操作,尤其是对于股骨近端显著内翻重塑、固定牢固的非骨水泥型假体以及假体柄远端下方存在长段骨水泥者。

普通X线平片通常会低估骨质丢失量。偶尔可以结合CT扫描以进一步确定股骨骨质丢失的严重程度。建议对所有需要进一步鉴别骨质丢失类型以及存在任何可能影响重建计划的股骨畸形病例,均进行CT扫描检查。

(六) 术前准备

1. 手术器材

翻修术所需的器械要比初次手术多得多,国外近年生产的假体都配有专用于翻修术的器械。如果是早年生产的假体,则需在术前准备特制的专门器械。一般来说,翻修术前需准备下列器械:C型臂、股骨柄取出器械、手动和电动骨水泥取出器械/电动金属切割器械、髓腔软钻、可允许轻度弯曲的薄凿、环钻磨削器、弯凿、螺丝和金属网、捆绑钢丝和钛合金带、自体和异体植骨块。为减少术中失血,还可以使用术中血液滤过回输。如果是髋关节感染或怀疑感染,还要准备万古霉素和妥布霉素,与抗生素骨水泥一定比例混合后进行髋关节旷置。

2. 手术切口的选择

手术切口和入路的选择应考虑假体取出和重建方案两个方面。由于每个医师的手术习惯不同,髋关节初次置换可以采取不同手术切口和入路,翻修手术时则建议采用自己最熟悉的切口和入路,而不必拘泥于前次的手术切口。

3. 选择植入假体

髋关节翻修患者往往存在不同程度的骨缺损。常用的髋臼和股骨骨缺损分类包括AAOS分类、Paprosky分类和GROSS分类等,需要根据骨缺损的分类选择髋臼和股骨假体(图5)。对于髋臼骨缺损,可以使用结构植骨或打压植骨,髋臼可以选择如同初次置换的非骨水泥臼杯,或巨大非骨水泥臼杯,或加强环+骨水泥臼杯,或TM臼杯等。对于股骨缺损,可以选择近端固定假体,或远端固定假体,或如ZMR或S-ROM组配式假体,或全涂层假体,或打压植骨+骨水泥假体等。然而,大量临床随访资料证实,在翻修术中采用非骨水泥固定型假体的临床效果要远远好于使用骨水泥固定者。这可能是因为松动的假体与邻近的骨小梁摩擦,使骨小梁被磨平,局部骨组织硬化。这样假体再次置换时,即使填入大量骨水泥也不可能像初次手术时那样,在假体和骨质之间形成坚强的机械性固定。鉴于这些原因,近年来许多医生在翻修术中倾向使用非骨水泥固定型假体,以植骨处理骨缺损。对于THA术后不稳定、反复脱位需要翻修的患者,翻修假体尽可能选用大直径股骨头,必要时使用限制性髋臼杯等。

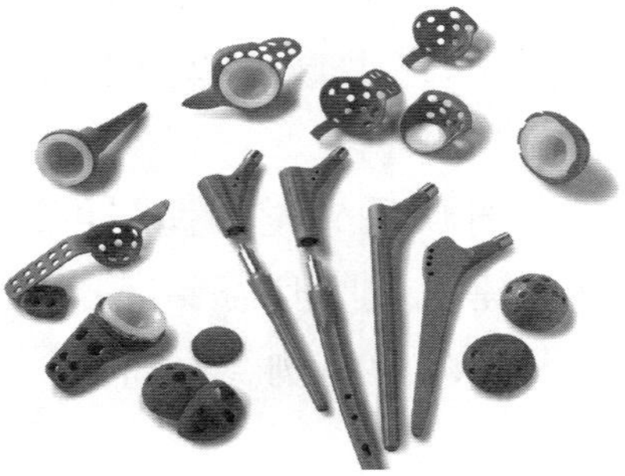

图5　常见的髋关节翻修假体

(七) 术前评分和医患沟通

目前临床上使用不同的评估体系来衡量髋关节疼痛以及髋关节假体置换术后的髋关节功能方面的改善。这些评分体系各有所长,包括由医师评分的Harris髋关节评分系统,由患者本人评分的WOMAC问卷调查评估体系,以及由患者家庭成员完成的SF-36健康调查问卷。前两者是专门针对髋关节的疾病-特性评估体系,后者是用以评价患者生存质量、健康状况、精神状态、社会生活的全面共性评估体系。术后定期复查时再次评分,并与术前评分对比,得以科学、客观、全面地评估翻修手术的疗效。在髋关节翻修术之前应与患者和家属进行充分的医患沟通。患者已经经历了第一次、第二次、甚至第三次手术,患者和家属承受了身体、心灵和经济上的巨大负担,往往顾虑重重,担心再次手术失败。而翻修手术是一个高度不定型的手术,术中可能根据具体情况随时改变手术方式。因此在手术之前,一方面要打消患者和家属的顾虑,把手术的必要性交代清楚;另一方面一定要实事求是地向患者和家属强调手术风险,取得患者和家属的理解和支持。只有医患双方齐心协力,才能最终取得手术成功。

二、髋臼假体的移除及髋臼骨缺损的修复

(一) 髋臼假体的取出

1. 骨水泥髋臼组件的取出

任何髋臼组件的取出都应先显露整个髋臼,包括髋臼缘。随后,切除髋臼缘周围“固定”内植物的软组织。移除髋臼假体的目标是尽可能多地保留髋臼残余骨质,操作中应避免暴力拧出髋臼假体而带出大块的骨块。移除一个固定良好的骨水泥型的髋臼杯,首先是切除髋臼杯的边缘。随后使用较小号薄的弯骨

刀，在假体-骨水泥界面上，反复撬动仔细剥离，逐步加大骨刀分离更多的界面，最终使髋臼杯拔出（图6）。需要注意的是，骨刀不能从骨—骨水泥界面插入，否则会导致髋臼缘骨折。然后使用锋利的直骨刀切割固定良好的骨水泥壳。再使用弯骨刀用在骨-骨水泥界面上，轻柔地撬起骨水泥，将其一块块取出。剩下的骨水泥残渣可以使用骨刀或咬骨钳去除。另外一种方法是可先在聚乙烯臼的中心钻入一根皮质骨螺钉，当螺钉拧进聚乙烯臼，旋转的螺钉可以解锁衬垫的锁定机制，从而使聚乙烯臼与骨水泥床分开（图7）。

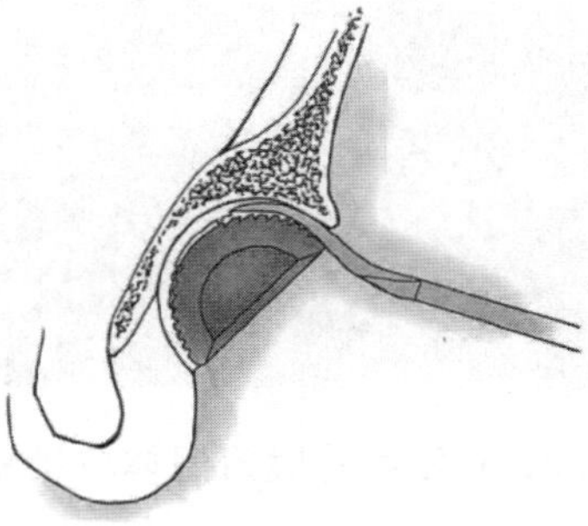

图6　髋臼假体的取出

（图片来自《坎贝尔骨科手术学》）

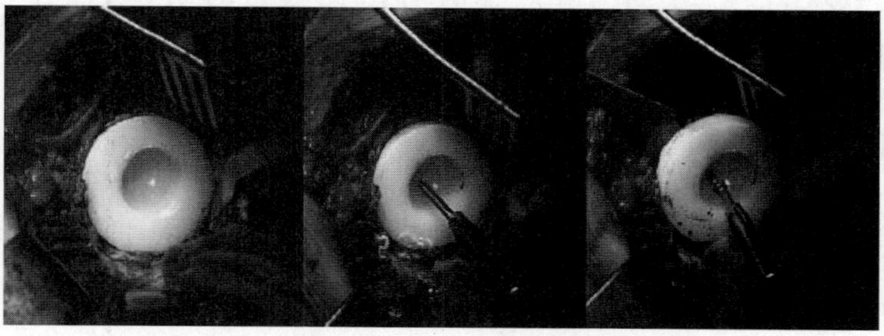

图7　髋臼假体的取出

另外还可使用髋臼假体取出系统（图8），通过来回晃动拔出器，折断骨水泥与假体的连接，从而取出髋臼假体。需要注意的是，避免用力过猛，防止人为地造成髋臼周围骨折。另外，注意避免螺钉穿过臼底，损伤盆腔内血管。术前可行血管造影，了解假体和周围血管的解剖关系，并做好术中意外损失盆腔血管的手术准备。

2. 非骨水泥髋臼组件的取出

固定良好的非骨水泥型髋臼杯的取出，首先彻底暴露髋臼缘，应避免髋臼侧和股骨侧额外的骨量丢失。下一步是去除衬垫和螺钉，当髋臼边缘暴露好，螺钉已取出，可使用连续的弯骨刀，小心地嵌插进假体-骨界面，逐渐松动内植物后

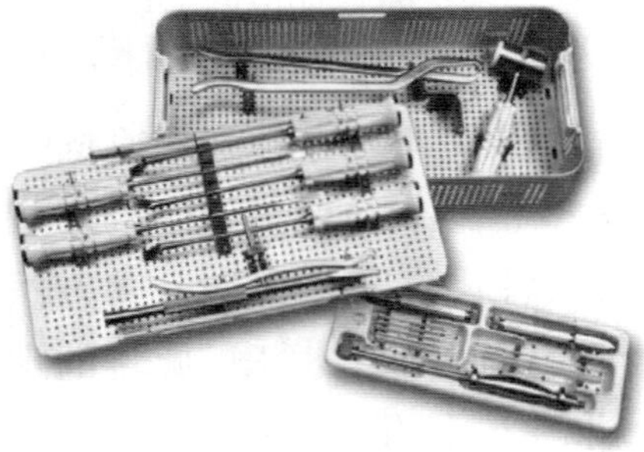

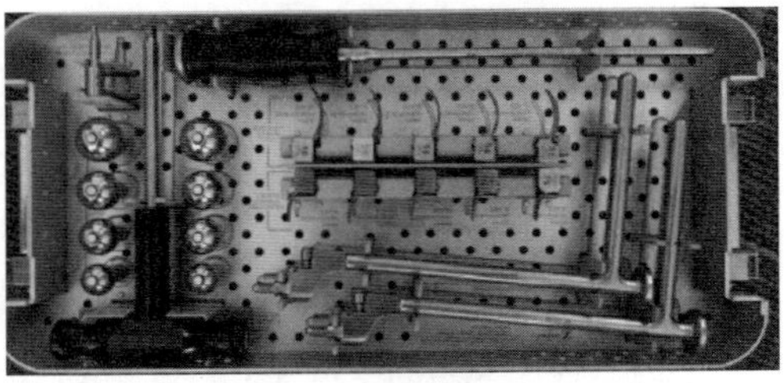

图 8 Zimmer 公司的髋臼假体取出系统组件

取出,也可配合使用取出器系统。不要尝试在移除螺钉之前取出髋臼假体。这样很可能导致灾难性的骨量丢失。如果此法不成功,还可使用金属切割器将髋臼假体切割成数块,然后分别凿除。这种方法比较费时费事,操作中应注意避免碎屑在切口内散落,以及损伤周围血管神经。

(二) 髋臼骨质缺损

在人工全髋关节翻修术中,髋臼骨质缺损并不少见,如何处理髋臼骨质缺损往往成为人工髋关节翻修术能否成功的关键。

1. 髋臼骨质缺损的原因

常见髋臼骨缺损的原因有:① 假体松动或者感染同时伴有骨溶解;② 骨质疏松;③ 人工股骨头置换后对髋臼的磨损;④ 既往有髋臼骨折史;⑤ 原有的骨质缺损在初次手术中未予处理;⑥ 手术中取出原有髋臼假体时造成的骨质缺损所致。

最常见的是在使用骨水泥固定髋臼行初次全髋关节置换的病例中,常常在取髋臼假体时将骨水泥和部分髋臼骨质取出。假体无菌性松动伴骨溶解也是很多不明原因髋臼骨质缺损的合理解释。人工关节磨损产生微小颗粒,导致巨噬细胞、破骨细胞、成骨细胞、成纤维细胞等多种细胞参与炎性反应,最终产生溶骨作用,导致骨质破坏。

2. 髋臼骨质缺损的分型

髋臼骨质缺损的分型是相应治疗的基础,目前主流的分型是美国骨科医师协会(AAOS)分型和 Paprosky 分型。

（1）AAOS 分型系统

AAOS 分型是文献中最常用的髋臼骨缺损分型系统，主要根据髋臼骨缺损的形态及位置进行分类，但在 AAOS 分型中骨缺损的量并没有涉及。在 AAOS 分型中，髋臼骨质缺损分为 5 型：Ⅰ型即节段缺损型，指髋臼半球形结构缺损。根据缺损的不同部位分为周围型骨质缺损和中央型骨质缺损，其中周围型骨质缺损又分为顶柱、前柱、后柱的骨质缺损。Ⅱ型即腔隙型缺损，指髋臼骨性包容结构缺损，不累及支持结构。根据缺损的不同部位分为周围型骨质缺损和中央型骨质缺损，其中周围型骨质缺损又分为顶柱、前柱、后柱的骨质缺损。Ⅲ型即混合型缺损，指节段型与腔隙型骨缺损并存。Ⅳ型即骨盆连续性中断型缺损，指骨缺损累及髋臼的前柱和后柱，导致骨盆的连续性中断。Ⅴ型即关节融合型，指髋关节骨性融合，导致真臼位置难以确定（表 1）。

表 1　AAOS 髋臼骨质缺损分型

Ⅰ型	节段型骨损
	周围型（上部、前部、后部）
	中央型（内侧壁缺失）
Ⅱ型	腔隙型骨缺损
	周围型（上部、前部、后部）
	中央型（内侧壁完整）
Ⅲ型	节段型与腔隙型缺损并存
Ⅳ型	骨盆连续性中断
Ⅴ型	关节融合

AAOS：美国骨科医师协会。

（2）Paprosky 分型

该分型由美国 Paprosky 等提出。将髋臼骨缺损分为 3 型、6 个亚型，针对每一种亚型都提出了相对应的手术治疗方案，对临床实践具有较高的应用价值。Ⅰ型髋臼骨缺损：髋臼边缘和髋臼柱具备完整的结构性支撑作用，髋臼仅有轻微骨量丢失。ⅡA 型髋臼骨缺损：髋臼边缘和髋臼柱具备完整的结构性支撑作用，髋臼假体向外上方移位小于 2 cm。ⅡB 型髋臼骨缺损：髋臼边缘和髋臼柱具备完整的结构性支撑作用，髋臼假体向内上方移位小于 2 cm。ⅡC 型髋臼骨缺损：髋臼边缘和髋臼柱具备完整的结构性支撑作用，髋臼假体向内移位，但未突破 Kohler 线。ⅢA 型髋臼骨缺损：髋臼假体向内上移位超过 2 cm，严重的坐骨溶解，但未突破 Kohler 线。ⅢB 型髋臼骨缺损，髋臼假体向内上移位超过 2 cm，严重的坐骨溶解，突破 Kohler 线，进入盆腔内(图 9，表 2)。

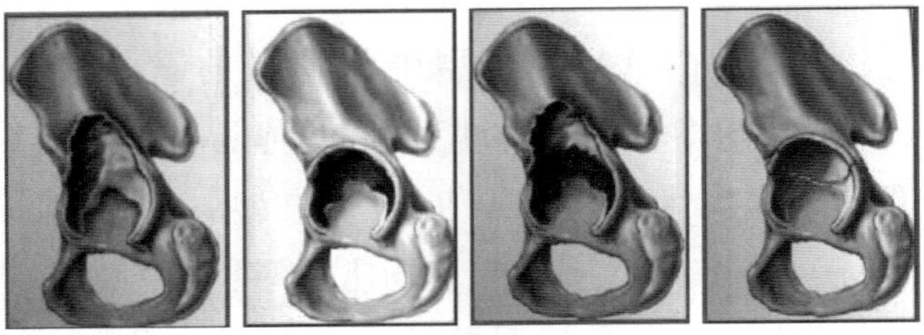

图 9　Paprosky 分型

表 2　Paprosky 分型

Ⅰ型	髋臼缘正常
Ⅱ型	髋臼形态不正常，但髋臼完整，可支持髋臼杯安装
	ⅡA 型髋臼上内缺损
	ⅡB 型髋臼上外缺损
	ⅡC 型髋臼内侧、前侧缺损
Ⅲ型	髋臼不完整，无法支持髋臼杯
	ⅢA 型 髋臼缘缺损 <1/3 髋臼缘与宿主骨有 40% ~60% 的接触
	ⅢB 型 髋臼缘缺损 >1/3 髋臼缘与宿主骨有 <40% 的接触

3. 髋臼骨缺损的处理方法

(1) 空腔型骨缺损的处理

本类型骨缺损比较容易处理。如果缺损较小，可以简单地将缺损挫大，增加假体与髋臼的接触面，从而像初次全髋关节置换一样完成手术。如果缺损较大，将髋臼挫大可能导致节段性骨缺损。用自体骨或异体骨填充空腔时，需用最后型号的髋臼挫打磨，并且使用较大型号的髋臼假体。大的上方和中央空腔型缺损需要植骨。如单纯压配型假体稳定度欠佳，可用螺钉加强固定。

(2) 节段型骨缺损的处理

范围很小的节段型缺损或者髋臼前部的缺损可以不予处理。如果假体后方和上方有较好的骨性包绕，髋关节活动中心已恢复，可以不需要植骨。中央节段型骨缺损很少需要处理，处理方法和空腔型骨缺损类似。较大的后方和上方节段型骨缺损需要结构性植骨。对于年轻的患者，即使是较小的节段型骨缺损也应考虑植骨，可使未来的翻修手术更加容易。对于单纯的上部节段型骨缺损，可以考虑长椭圆形髋臼假体。后部骨缺损还可以考虑用钛网重建髋臼。

（3）混合型骨缺损和骨盆不连续型骨缺损

对于混合型骨缺损，如节段型骨缺损需要结构性植骨，需要首先重建髋臼缘。残留的空腔型骨缺损需用颗粒型植骨。对于骨盆不连续型骨缺损，需要用钢板重建前柱或后柱，或者同时重建前柱和后柱，或者用髋臼重建环并植骨（图10）。如髋臼严重缺损，可能需要异体全髋臼移植。手术复杂，手术难度高，而且预后不佳。

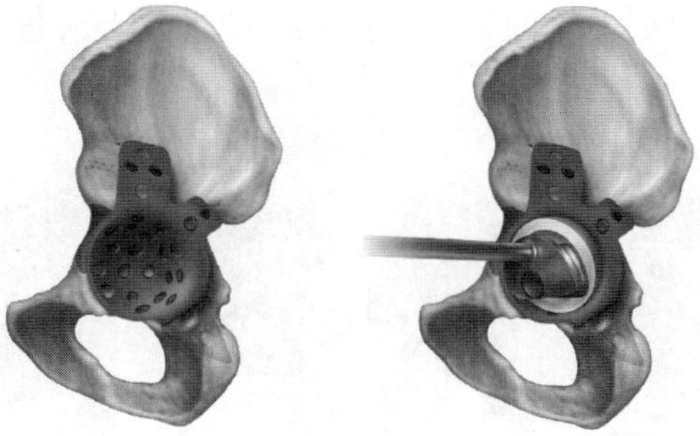

图 10　髋臼重建环及植骨修复严重髋臼骨缺损

4．植骨方式

（1）髋臼骨缺损颗粒骨植骨

碎屑性移植骨为直径 2～8 mm 的松质骨，它可允许血管快速长入以进行再血管化和再塑形，能更快、更好地与宿主骨融合，并且其强度随着时间的推移逐渐加强。打压植骨技术是一种特殊的髋关节翻修技术，特指在包容性的骨缺损部位将颗粒骨植骨打压结实，然后使用现代骨水泥技术将假体固定到植骨部位。清理髋臼骨床，然后用金属网重建髋臼构架的完整性，采用异体颗粒骨代替自体骨。将颗粒骨放在髋臼底部，用髋臼试模挤压颗粒骨，挤压移植颗粒骨在很薄的骨皮质壁上形成内衬，并被皮质骨所包容。将第一层网罩放入髋臼底，四周可用螺钉或缝合法固定，然后行异体颗粒松质骨植骨，再放入第二层网罩，使其紧贴移植的颗粒骨并以同法固定。然后植入骨水泥型髋臼假体。

（2）髋臼骨缺损大块骨植骨（结构性植骨）

所谓结构性植骨是指对于髋臼骨缺损较大、使用颗粒骨填充不能取得较好效果、需要植入较大体积的骨块，这种骨块往往带有皮质骨成分以提供支撑结构，亦需要螺钉或其他装置固定于髋臼上。结构性植骨多用于节段性骨缺损或非包容性骨缺损，主要适应于 AAOS 分类的Ⅲ型和Ⅳ型以及 Paprosky 分类的Ⅲ型，偶尔对 AAOS 分类的Ⅰ型和Ⅱ型也非常必要。

5．髋臼翻修假体的选择及重建

在髋臼假体被自体骨覆盖面积超过 50% 的情况下，可以采用非骨水泥型假体。如果髋臼假体被自体骨覆盖面积小于 50% ,则需考虑使用骨水泥型假体。此外,还需要根据患者的年龄、骨密度、一般情况等因素综合考虑。也可以参考 Paprosky 分型选择假体。① Paprosky Ⅰ型、Paprosky Ⅱ A 型、Paprosky Ⅱ B 型髋臼骨缺损:髋臼仅有轻微骨量丢失,术中只需取出松动的髋臼杯,采用大直径髋臼杯翻修并用髋臼螺钉固定增强假体初始稳定性。② Paprosky Ⅱ C 型:髋臼骨缺损,采用打压植骨加髋臼加强环固定重建髋臼骨性结构,并置入骨水泥髋臼假体,重建髋臼功能。③ Paprosky Ⅲ A 型及 Paprosky Ⅲ B 型:髋臼骨缺损,采用钛网修补髋臼内壁,打压植骨,髋臼重建笼重建骨性髋臼,植入骨水泥髋臼假体,重建髋关节功能(图 11)。

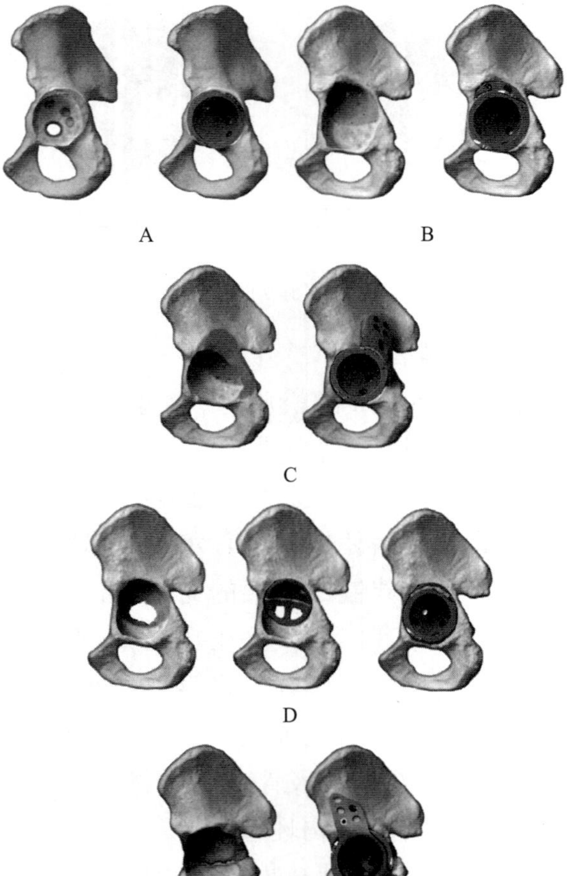

图 11　髋臼翻修假体的选择及重建

A,Paprosky Ⅰ型、Paprosky Ⅱ型髋臼缺损修复方案;B,Paprosky Ⅲ A 型髋臼缺损修复方案;C,Paprosky Ⅲ A 型髋臼缺损修复方案;D,Paprosky Ⅲ B 型髋臼缺损修复方案;E,Paprosky Ⅲ B 型髋臼缺损修复方案。

三、股骨假体的移除及股骨缺损的修复

(一) 股骨假体的取出

股骨柄的取出、骨水泥的消除是翻修手术重要一环,也是翻修手术中的常见困难。因此,术前仔细的计划,专业的、使用方便的假体取出器至关重要(图12)。术前外科医生应评估股骨假体是否松动或者固定良好,临床偶见有些假体很松,徒手即可取出。但多数情况下,即使是松动假体的拔出,仍需要器械帮助。外科医生应鉴别需要取出的假体及其外观,以便取出。如果股骨头与柄部连体,可使用标准拔出器,如 Moreland 股骨取出器(图 13)。如果需要,如组合式股骨头和柄,外科医生应与制造商联系并商讨,是否有特殊的专用拔出器械以便于拔出(图 14)。如果没有可以使用的取出器械,也可以把股骨领作为一个打击平台,用打击器击打此点以便取出。另有一些特制工具,可以使用在模块组件上的股骨头干结合处锁扣处,可以使倒打锤连接以便取出。假体柄取出前,清除柄周围的软组织、遮挡假体的股骨距骨质及骨水泥,充分暴露假体,这样,安放拔出器拔出假体时,才不会导致大转子或者股骨干的骨折。

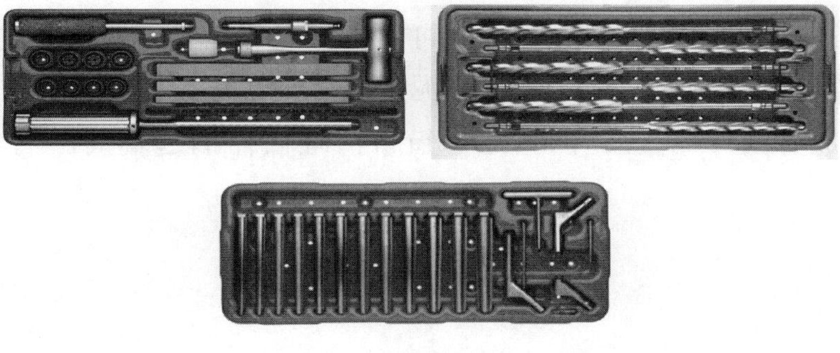

图 12 Zimmer 公司股骨假体翻修器械

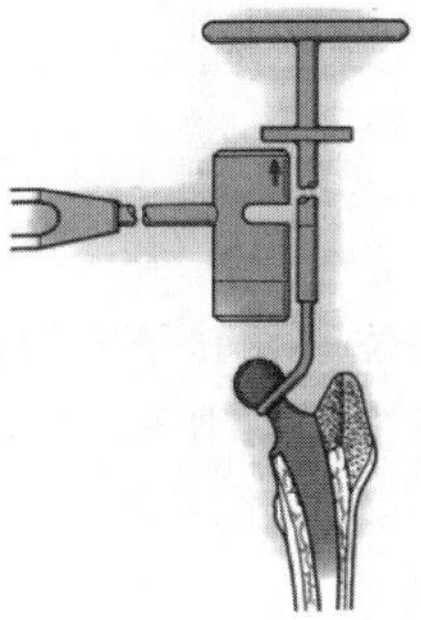

图 13 Moreland 股骨取出器

(本图来自于《坎贝尔骨科手术学》第 11 版)

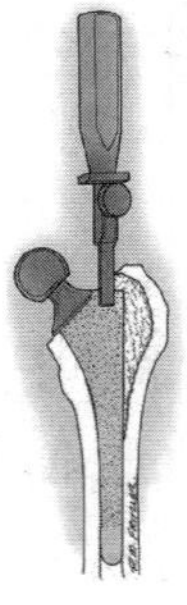

图 14　用于截断近端长入骨的特制的 Moreland 薄骨

（本图来源于《坎贝尔骨科手术学》第 11 版）

1．骨水泥型股骨假体取出

对于典型的骨水泥型假体的取出是非常困难的。为避免转子骨折，第一步应取出悬垂于假体领的位于大转子内的外侧的所有骨水泥（图 15），然后使用长、细磨钻头将近端假体周围骨水泥与假体分开。此时不宜使用骨刀或者骨凿，因为这样容易使股骨劈裂。只有在假体柄完全拔出后股骨髓腔内有空隙时，骨凿及骨刀才能用于髓腔内骨水泥的清理。然后用摆锯沿着假体柄周围一圈切磨，直至骨水泥层完全暴露出来，如果是带领假体，假体领下面的骨水泥亦用摆锯一并去除。去除假体近端骨水泥后，可尝试拔出假体柄，如果仍不能取出假体柄，应考虑假体柄远端周围残余的骨水泥与假体柄固定紧密，此时可行扩大转子截骨或者在股骨前外侧皮质开窗，通过窗口清理假体柄远端周围的骨水泥直到假体柄取出。

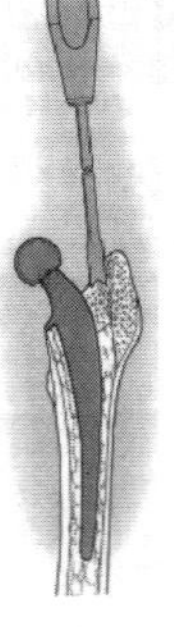

图 15　清除假体领位于大转子内的外侧的所有骨水泥

（本图来源于《坎贝尔骨科手术学》第 11 版）

2．非骨水泥型股骨假体柄的取出

非骨水泥型股骨柄的取出难度与多孔涂层的范围、长入骨程度、假体柄周围纤维包裹的量及假体与髓腔匹配的紧密程度密切相关。一个无孔、骨长入少或无骨长入、无纤维包裹、假体与髓腔匹配松动的非骨水泥型股骨柄,可以很容易取出;反之,一个长入骨充分、完全多孔涂层、与髓腔匹配紧密的股骨柄拔出会相当的困难。如果假体的多孔涂层仅位于柄的近端,可用薄的骨刀或者一根长、细、高速磨钻紧贴多孔涂层,插入切断长入骨,以分开假体与髓腔,再用拔出器取出假体柄。如果假体为大面积多孔涂层,甚至完全为多孔面覆盖,假体柄远端已有骨长入,则假体柄的拔出更为困难。Glassman 和 Engh 的方法是:先用薄的骨刀或者锉将近端假体柄周围长入骨分开假体多孔面与髓腔,然后用高速磨钻在柄的方形与圆形交界处横行开一骨窗,经过此窗用金刚钻金属切割器横断假体(注意保护,避免切割或者离断对侧皮质),取出假体柄近段,再用环锯套住假体柄远段取出柄远段(环锯钻入过程需用水冲洗降温,避免高温损伤骨)(图 16)。Younger 等的方法是:取髋关节后外侧入路,完全暴露出假体及股骨前方及内外侧,自大转子至假体柄远段,用高速磨钻沿着股骨内侧股骨假体外侧缘,行股骨前方及后方股骨皮质钻孔,再连接钻孔,截掉股骨周径的 1/3,用骨刀或者骨凿打断前或后方骨长入以取出假体,清除残留骨水泥,安装好翻修假体后用多重钢丝捆扎(图 17)。

A B

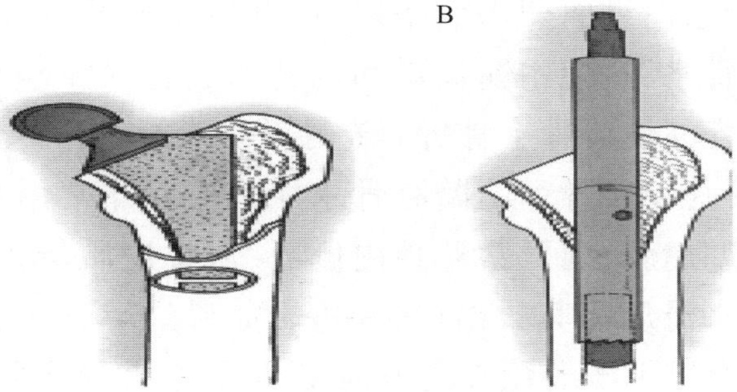

图 16　非骨水泥型股骨假体取出

A,金属切割钻横断假体;B,环钻环绕假体将假体远端取出

(本图源于《坎贝尔骨科手术学》第 11 版)

3. 髓腔骨水泥的取出

髋关节置换翻修手术最费时、最麻烦、最危险的步骤应该是髓腔骨水泥的清除。残留于髓腔内的骨水泥会影响翻修假体的固定,导致翻修手术早期即宣告失败。光导纤维光源、各种不同形状的骨刀或者骨凿、长的直吸引器、咬骨钳、髓核钳、剥离器、各种长度的带钩的刮匙、高速磨钻及不同大小的钻头及术中 C 型透视机等是必不可少的。术前应与器械厂商沟通是否备齐所需器械,或者有无配套的专门设计的器械用于骨水泥的取出。

一般情况下,髓腔近端的骨水泥较容易取出,由于假体周围骨溶解吸收,骨

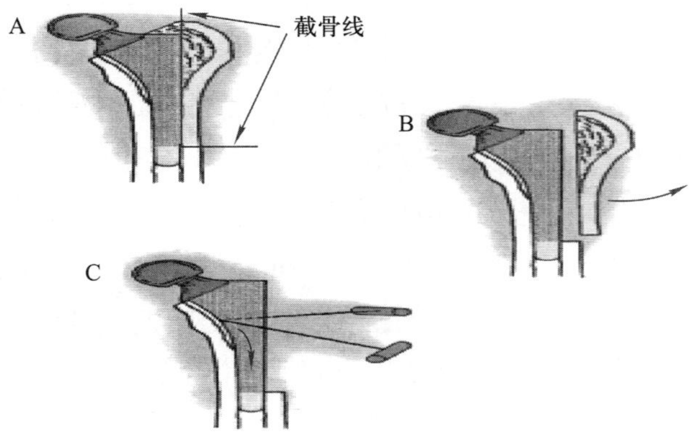

图 17　非骨水泥型股骨假体取出

A，截骨沿假体外侧缘向远端延伸；B，切断前侧皮质，包括大粗隆在内的整个外侧皮质骨块，显露假体外侧缘；C，使用线锯沿假体内侧将长入骨离断（本图源于《坎贝尔骨科手术学》第 11 版）

皮质会变薄易骨折，为防止骨折，可预防性在股骨上捆绑一道或者几道钢丝。相对近端骨水泥的取出、髓腔中段至假体柄尖以远的骨水泥的取出则较困难，特别是假体柄尖以远的骨水泥。清除股骨近端的骨水泥，暴露骨水泥－骨界面，使用骨刀或者骨凿将骨水泥纵向劈出数条裂口，然后用薄的骨刀或者骨凿插入骨水泥－骨界面，折断骨水泥，使用髓核钳和刮匙取出骨水泥碎片，此时避免直接撬拔骨水泥，否则很容易使股骨干骨折。光导纤维直视下凿开髓腔中段骨水泥，髓核钳取出骨水泥碎片。股骨远端髓腔骨水泥的清除非常困难，如果远端骨水泥较薄，没有完全堵塞髓腔，则可紧贴骨内侧面，从骨皮质与骨水泥有间隙的部位插入钩子，钩住骨水泥后将其拔出（图 18）。如果远端骨水泥填塞满髓腔，牢固固定，则可以选用金刚钻顺着髓腔的方向将其钻透，此时金刚钻头需要固定于骨水泥中心，必要时使用中心定位导钻，以避免穿透皮质。更换钻头将其扩大，然后自该孔插入钩子钩住骨水泥，即可取出骨水泥。最后清除髓腔壁残留的骨水泥及骨－骨水泥界面的纤维膜，否则将破坏翻修假体的内固定。如果翻修手术再次选用骨水泥型假体，如果骨水泥与股骨牢固结合、髓腔无感染、X 片上无透亮带、残余骨水泥不影响新假体的植入，那么髓腔内残留少部分骨水泥对假体的固定无明显影响。如果选用非骨水泥型假体，那么应清除髓腔内所有的骨水泥、清除骨水泥－骨界面的光滑膜面，否则将明显影响假体的固定。

4．*超声在股骨髓腔骨水泥取出中的应用*

早在 20 世纪 90 年代早期，超声应用在股骨髓腔骨水泥的取出术中已经流行起来，超声对于清除假体远端的骨水泥非常有效，而其在髋关节翻修术中取得的良好效果，已经得到证实。如骨水泥关节翻修骨超声系统通过一个探针，从听筒释放超声能量直接作用到骨水泥，骨水泥改变了固态形式，能在它改变的状态

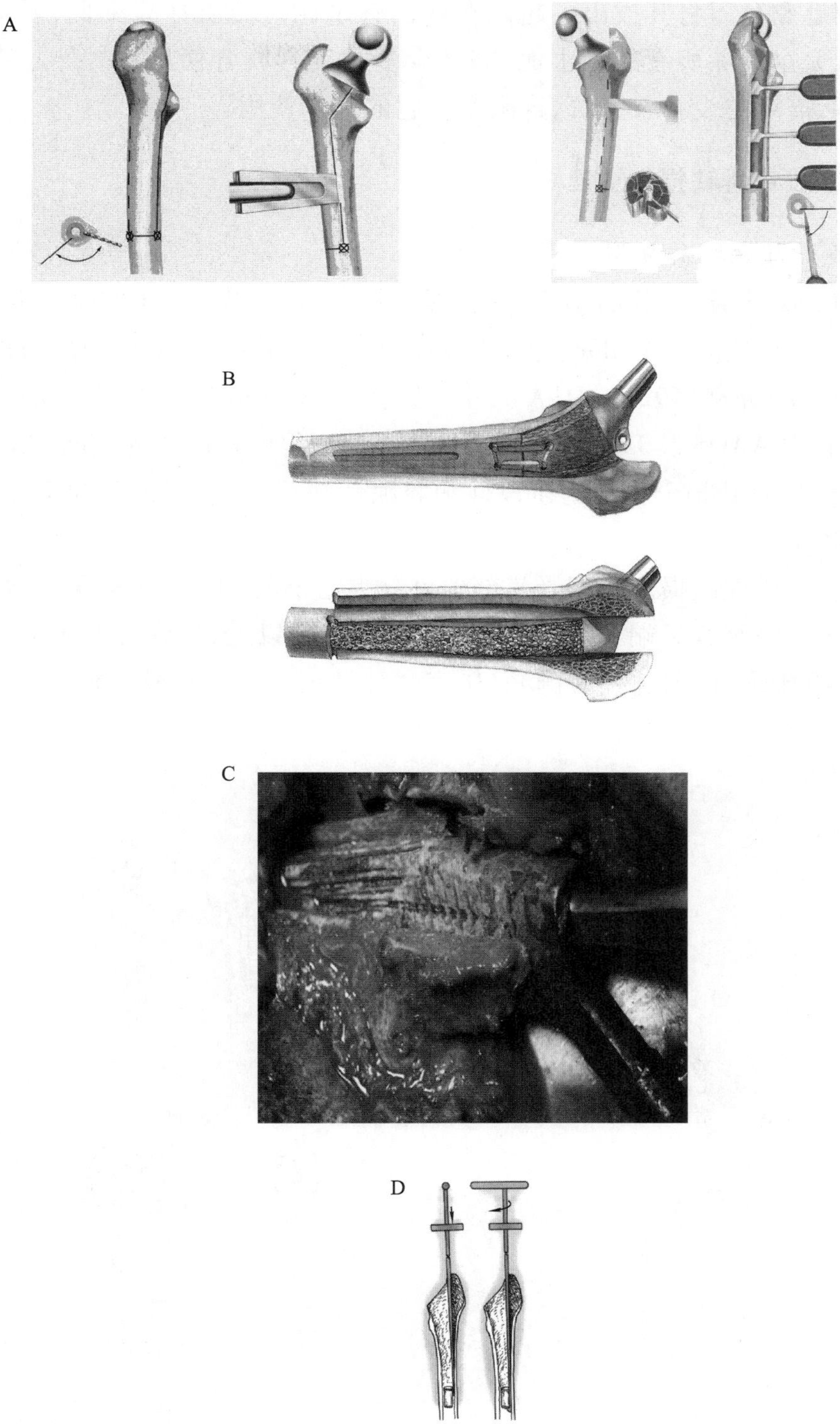

图 18　股骨远端骨水泥取出方法

a，将一细钩沿骨水泥与骨皮质间隙插入，b，将钩旋转，钩住骨水泥并将其拉出。

（本图源于《坎贝尔骨科手术学》第 11 版）

下使用刮匙和刮刀将其拔出。超声在取出骨水泥时皮质穿孔率低,但单独使用超声很难完全清除所有的骨水泥,需结合多种工具联合使用。另外超声取出骨水泥时,所需要的设备较昂贵,这限制了它的推广使用。

(二)股骨骨缺损的重建

1. 股骨骨缺损的分型

目前,股骨骨缺损的分类方法主要有 Engh 分型(1988)、Chandler 和 Peneberg 分型(1989)、Mallory 分型(1989)、Taylor 和 Rorabeck 改良 Mallory 分型(1999)、Gross 分型(1922)、D'Antonio 提倡的 AAOS 分型(1993)、Paprosky 分型(1998),其中 AAOS 及 Paprosky 股骨骨缺损分型得到较广泛的认同和应用。

AAOS 股骨缺损分型分为阶段性和腔隙性缺损,然后再细分为Ⅰ—Ⅵ型(图 19,表 3 和 4)。

Ⅰ型,节段性缺损。根据受累部位可分为三个区,Ⅰ区:小转子下缘以上;Ⅱ区:小转子下缘至其远端 10 cm 范围内;Ⅲ区:Ⅱ区以远,又分为① 股骨近端皮质缺损;② 局部缺损(前、内、后侧);③ 完全性缺损;④ 中间段缺损;⑤ 大转子缺损。

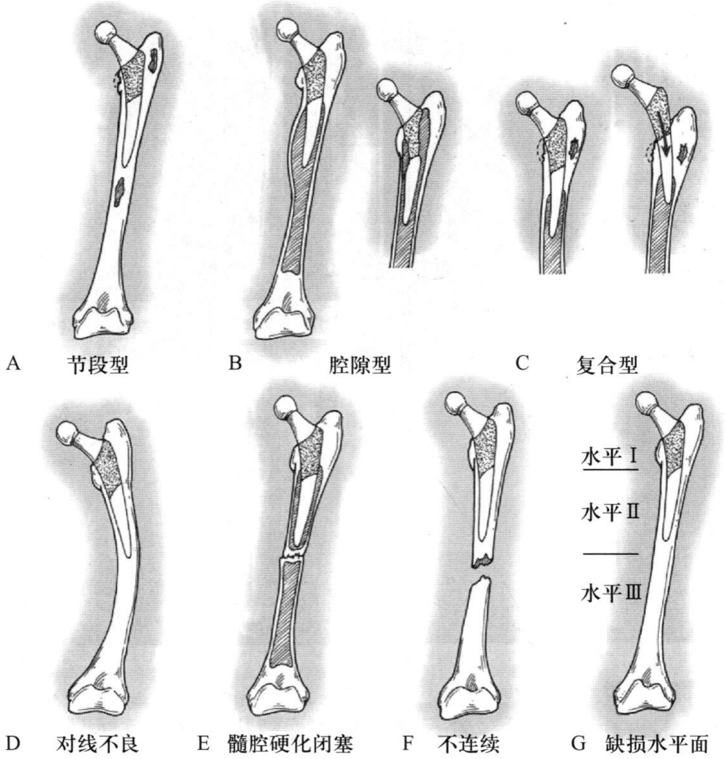

图 19 AAOS 股骨骨缺损分类

(本图源于《坎贝尔骨科手术学》第 11 版)

表 3　美国骨科医师学会股骨骨缺损分型(AAOS 分型)

类型	描述
Ⅰ	节段性骨缺损
Ⅱ	腔隙性骨缺损
Ⅲ	混合性骨缺损(节段 + 腔隙)
Ⅳ	对线不良(旋转或成角)
Ⅴ	股骨髓腔狭窄
Ⅵ	股骨不连续

表 4　AAOS 股骨骨缺损分类

Ⅰ型	节段性缺损
	近端
	部分
	完全
	夹层
	大粗隆
Ⅱ型	腔隙性缺损
	骨松质
	骨皮质
	膨胀性
Ⅲ型	混合缺损
Ⅳ型	力线异常
	旋转
	成角
Ⅴ型	股骨狭窄
Ⅵ型	股骨不连

Ⅱ型,腔隙性缺损:① 松质骨缺损;② 髓内皮质骨缺损;③ 膨胀性骨缺损。
Ⅲ型,混合性缺损。
Ⅳ型,股骨对线不良、旋转或成角。

Ⅴ型，股骨髓腔闭塞。

Ⅵ型，股骨不连续。

Paprosky 分型

该分型详见表 5。

表 5　Paprosky 股骨缺损分型

类型	描述	近干骺端	骨干	近端重塑	重建方法
Ⅰ	近端干骺端的微小缺损	完整	完整	无	非骨水泥假体：近端组配式（如 S－ROM）或全涂层假体
Ⅱ	近端干骺端中重度缺损	缺损	完整	轻微	全涂层假体
ⅢA	近端干骺端重度缺损，骨干仍有一段保持完整	缺损	缺部≥4 cm	明显	直径＜19 mm 选全涂层假体 ≥19 mm 选组配式锥形柄
ⅢB	近端干骺端重度缺损，骨干仍有一段保持完整	缺损	缺部＜4 cm	明显	组配式锥形柄
Ⅳ	干骺端和骨干均缺损	缺损	缺损	轻微	同种异体骨与假体相结合，选用骨水泥柄；或打压植骨结合长柄骨水泥假体

Paprosky Ⅰ 型股骨缺损如图 20A。

Ⅱ型股骨缺损最常见，表现为干骺端骨质缺损，但骨干部分的骨质完整。通常会存在轻度股骨近端骨重塑现象。有报道对于Ⅱ型股骨缺损病例采用广泛多孔涂层股骨柄置换后效果优良（图 20B）。

Ⅲ型股骨缺损进一步划分为ⅢA 和ⅢB 两个亚型。III 型缺损的共同表现为干骺部骨质缺失并伴有股骨近端明显重塑现象。

ⅢA 型股骨缺损者股骨峡部残存长度≥4 cm，能够满足远端固定型假体的植入（图 20C），而ⅢB 型股骨缺损者股骨峡部残存长度＜4 cm（图 20D）。

处理Ⅲ型骨缺损时的选择包括全多孔涂层圆柱形股骨柄、带齿条的金刚砂表面锥形柄（即假体表面环形分布沟槽型凸起结构的锥形柄，该结构使得股骨柄能够获得充分的旋转稳定性）以及骨水泥柄结合打压植骨重建。

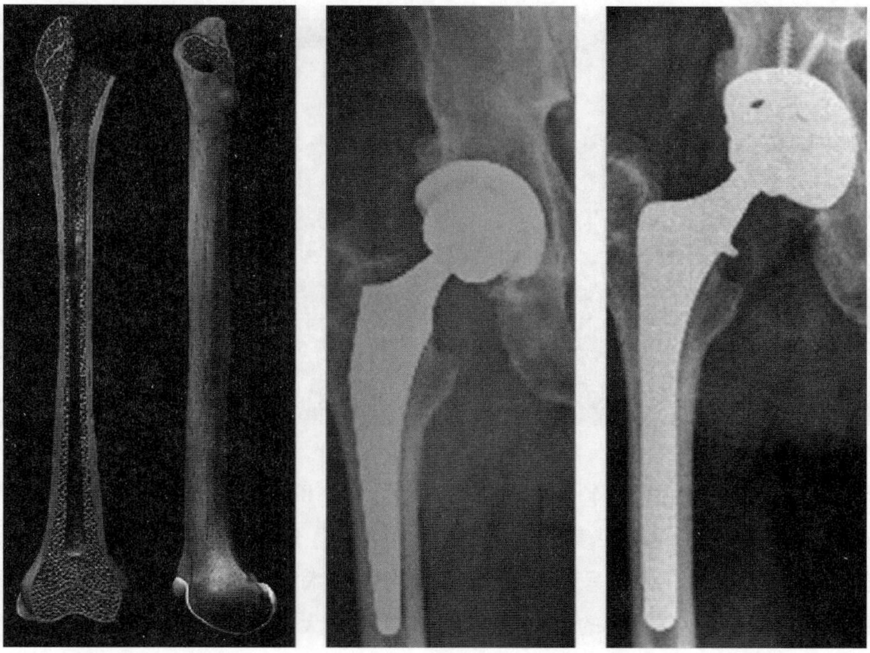

a b c

图 20A (a)Paprosky I 型股骨缺损图示；(b)(c)分别为一例假体周围感染合并 Paprosky I 型骨缺损病例二期植入全多孔涂层股骨柄的术前和术后前后位 X 片

(感谢 DePuy, Warsaw, IN 提供图 a)

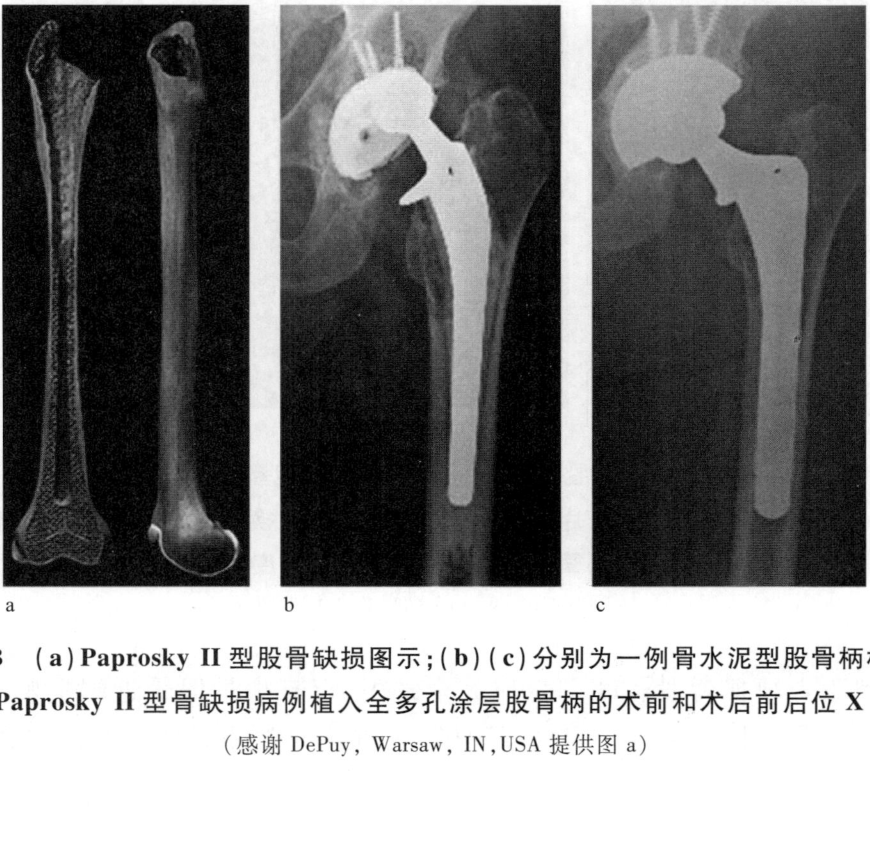

a b c

图 20B (a)Paprosky II 型股骨缺损图示；(b)(c)分别为一例骨水泥型股骨柄松动合并 Paprosky II 型骨缺损病例植入全多孔涂层股骨柄的术前和术后前后位 X 片。

(感谢 DePuy, Warsaw, IN,USA 提供图 a)

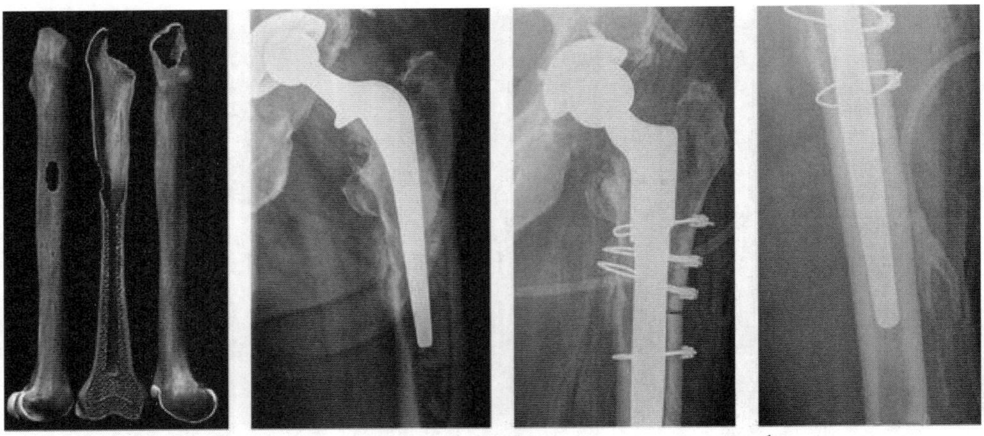

a　　b　　c　　d

图 20C　(a)Paprosky ⅢA 型股骨缺损图示;(b)ⅢA 型骨缺损,但股骨峡部残留长度 >4 cm 可供假体在骨干部分固定;(c)(d)分别为一例骨水泥型股骨柄无菌性松动病例,选用 20 号组配式锥形柄置换的术前和术后前后位 X 片。本病例未选用全多孔涂层柄的原因在于股骨髓腔较大,因此需要大直径股骨柄。

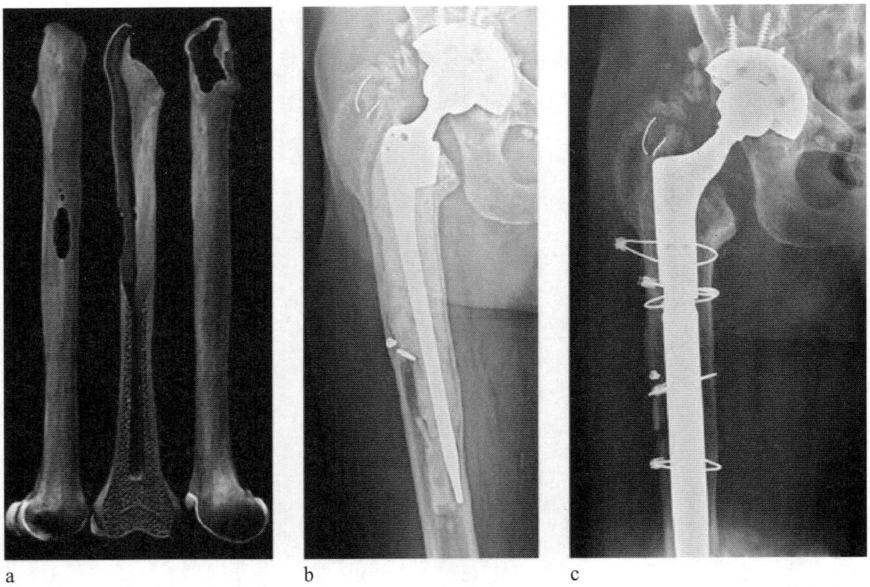

a　　b　　c

图 20D　(a)Paprosky ⅢB 型股骨缺损图示;(b)骨水泥型股骨柄松动合并 Paprosky ⅢB 型骨缺损病例的前后位 X 片;(c)以组配式锥形柄置换后的前后位 X 片,可供假体获得骨干部固定的宿主骨残留峡部长度 <4 cm。

(感谢 DePuy, Warsaw, IN,USA 提供图 a)

Ⅳ型股骨缺损者股骨峡部骨质完全缺失,仅有少量股骨近端重塑现象(图 20E)。这种骨缺损无法进行生物型固定,其重建通常需要使用假体结合大块异体骨移植(APC)、长柄骨水泥假体、打压植骨结合长柄骨水泥假体或近段股骨置换等方法。

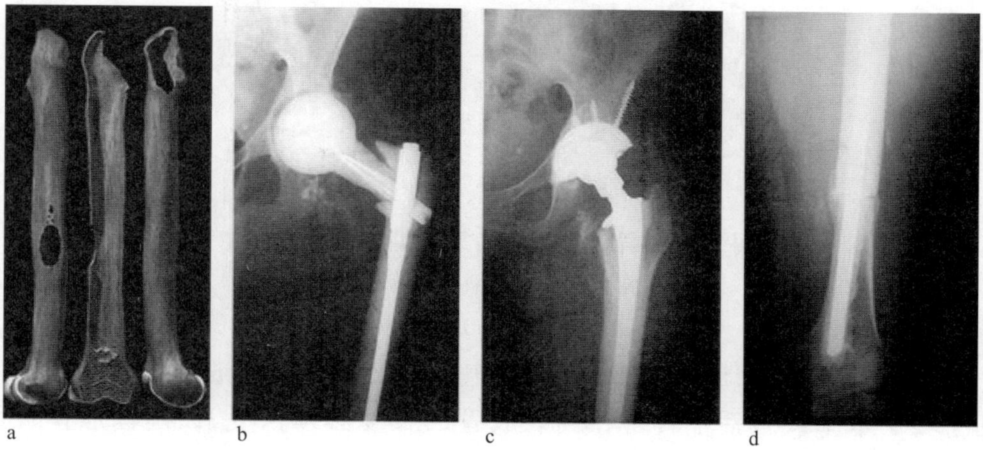

图 20E (a) Paprosky Ⅳ 型股骨缺损图示;(b) 继发于假体周围感染的 Paprosky Ⅳ 型骨缺损病例的前后位 X 片;(c)(d) 以 APC 重建后的术后前后位 X 片。

(感谢 DePuy, Warsaw, IN,USA 提供图 a)

Paprosky 总结了以往分型的优缺点,根据使用完全多孔柄假体是否能在股骨髓腔中获得固定的能力进行分类,把股骨缺损分为:Ⅰ型,股骨干骺端微小缺损,骨干完整;Ⅱ型,干骺端广泛缺损,股骨距消失,股骨干完整(ⅡA 型,股骨距缺损;ⅡB 型股骨距缺损合并前外侧干骺端骨丢失;ⅡC 型,股骨距缺损合并后内侧干骺端骨丢失);Ⅲ型,干骺端和骨干都有缺损(ⅢA 型,股骨干骺端骨量进一步丢失,但在峡部有至少 4 cm 完整骨皮质;ⅢB 型,股骨干骺端严重损坏,从末梢到峡部有节段 <4 cm 的皮质骨);Ⅳ型,广泛的干骺端损害,峡部无支撑,髓腔增宽。

2. 节段型骨缺损的修复

节段型缺损是指骨缺损已累及起主要支撑作用的股骨皮质,股骨翻修时皮质骨已经非常菲薄,术中、术后极易发生骨折。研究证实,只要穿孔的直径与股骨直径相比小于 30%,孔的大小对强度降低没有明显影响。因此,小于股骨直径 1/3 的穿孔,可以采用颗粒植骨。对较大的皮质骨缺损,可用异体皮质骨板支撑植骨。异体皮质骨板一般取自股骨的远端或近端,或取自胫骨。修整异体骨块的内面,使之与受体股骨的表面轮廓相适应,然后用多道钢丝环扎固定,两骨之间的间隙用自体或异体松质骨植骨加强(图 21)。如果移植骨和假体的固定均牢固,皮质骨板将与股骨可靠地愈合。理论上,在与缺损区的距离超过骨干直径 2 倍以上处,管状骨的应力分布恢复正常。所以,翻修使用的假体柄长度超过皮质缺损区至少应达到上述距离。

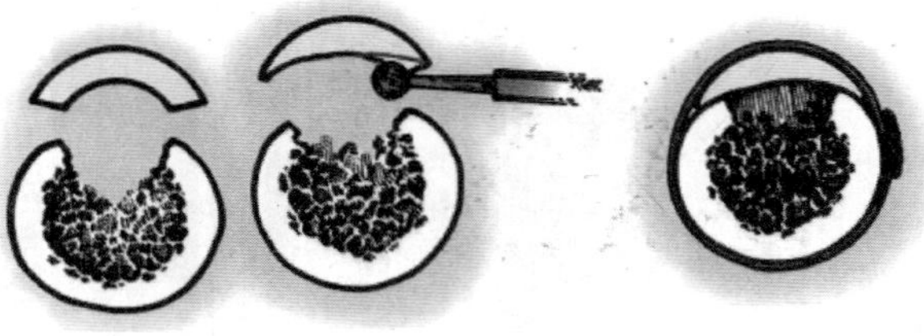

图 21　用异体皮质骨条重建股骨皮质骨缺损

(本图源于《坎贝尔骨科手术学》第 11 版)

股骨近端节段型骨缺损在翻修手术中很常见。股骨颈内侧部分的缺损常常达到小转子水平或包括小转子在内。股骨的长度必须恢复,以确保肢体长度平衡和外展肌力臂。小的节段性缺损可用股骨距替代假体,或用标准假体同时行小段异体骨植骨来处理。用股骨距替代假体或颈部加长型假体是一种相对简单的恢复股骨长度的方法,但不能重建骨量,普通假体加长 25 ~ 50 mm 后,可以替代长达小转子下缘的内侧骨质缺损。通过骨水泥固定、假体远端带有槽沟、假体有广泛的多孔表面或弯曲假体来获得抗旋转稳定性。但总的来说,固定所需的骨床已不复存在,虽然许多假体在设计上提供了使粗隆骨块附着于假体柄的结构,使用短段异体植骨块恢复股骨距的骨缺损,但这种植骨块提供假体支撑的方式多易在应力下发生骨吸收,异体骨微动导致移植不愈合的发生率也较高。

当部分节段性缺损延伸至小转子以下,进入Ⅱ区或Ⅲ区时,单用股骨距替代假体无法解决问题。使用异体植骨块恢复股骨距的骨缺损过大,翻修假体依靠部分移植骨块对假体提供初期支持,建议使用广泛多孔表面假体,并至少在远端骨干 5 cm 范围内获得紧压配合固定,同时,需要行皮质骨支撑植骨提供近端内侧力学支撑,保护异体植骨块。

3. 腔内型缺损的修复

取出骨水泥固定假体后,股骨近端常存在一定程度的腔内型缺损。如果缺损局限于松质骨,并且仍有完整的小梁骨附着于皮质骨,翻修时骨与骨水泥仍可有充分的嵌合,为骨水泥固定假体提供长期的固定。股骨骨床的骨丢失是导致骨水泥固定假体翻修失败的主要因素,股骨的骨小梁表面常随假体的松动而丧失,残留一光滑的表面,仅有很少的缝隙,使骨水泥难以嵌入,因此,导致翻修时难以形成对骨水泥固定至为重要的机械嵌合。存在显著的腔内缺损时,非骨水泥翻修结合骨移植是一种合适的选择。颗粒形松质骨移植可用于填充非骨水泥翻修假体附近的小的腔内缺损,假体的稳定依赖于其在髓腔内的紧压配合。确定能获得稳定固定的假体型号后,即可以确定需要植骨的区域。插入部分假体,部分阻塞髓腔,防止植骨颗粒滑向远端。然后在插入假体的同时将松质骨送至腔内缺损处,将移植骨挤入正确的位置。

股骨近端出现广泛的腔内缺损或出现近端膨胀性缺损时,股骨的近端和远端的大小会不匹配,有如下方法选择:① 将髓腔锉大,插入大号广泛涂层表面假体,使其更完全地充满干骺端,可获得干骺端固定,这样会破坏更多的已经稀缺的骨质。② 使用组合式假体,其骨骺端和骨干部的大小可以分别选择,均达到匹配。③ 使用广泛多孔表面假体,依赖远端固定;近端腔内缺损处行松质骨植骨或股骨近端的缩窄截骨。④ 松质骨打压植骨,用骨水泥固定股骨假体。

打压植骨结合骨水泥假体翻修最早由 Slooff 等在 1984 年应用于髋臼翻修中,而应用于股骨翻修最早是在 1993 年由 Gie 所报道的。这一手术需要清除所有骨水泥和假膜组织,然后用细钢丝网和环扎钢丝加固缺损区的骨皮质,将髓腔远端塞住,然后在其中填满小的异体松质骨片,通过反复插入直径渐大的套管捣棒进一步压实移植骨,不断用力夯实植骨片,直至试模假体在轴向应力和旋转应力作用下均保持稳定时为止,然后再用现代骨水泥加压技术将假体固定于这一结构中(图 22)。打压植骨技术具有可以恢复骨量的优点,并且有良好的临床结果,同时植骨的重建已经在实验室和活组织检查中得到了组织学上的证实。

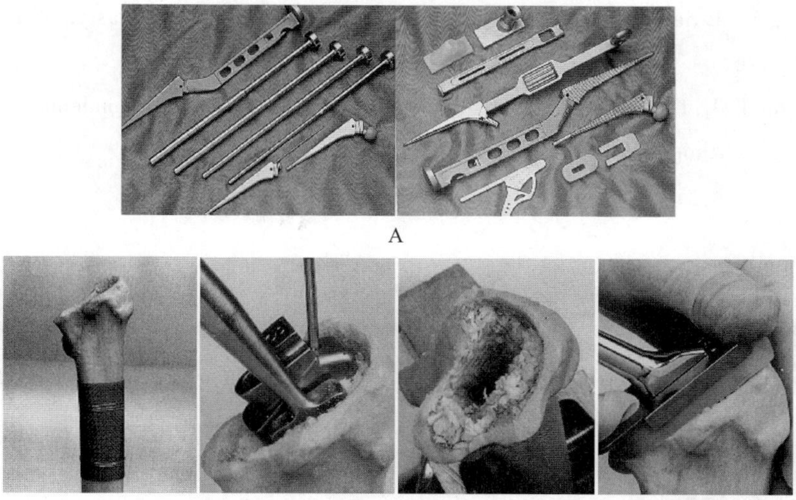

A

B C D E

图 22 用打压植骨技术重建股骨腔内型骨缺损

A,打压植骨结合骨水泥假体翻修器械;B,细钢丝网和环扎钢丝加固缺损区的骨皮质;C,夯实假体试模周围的植骨;D,将假体试模从新塑的髓腔中移去;E,用现代骨水泥加压技术将假体固定于这一结构中。

参考文献

[1] Canale S T, Beaty J H. CAMPBELL'S Operative Orthopaedics//王岩. 坎贝尔骨科手术学,11 版. 北京:人民军医出版社,2009.

[2] 杨述华,邱贵兴. 关节置换外科学. 北京:清华大学出版社,2005.

[3] 吕厚山. 现代人工关节外科学. 北京:人民卫生出版社,2006.

[4] 裴福兴. 关节外科手术操作与技巧. 北京:人民卫生出版社,2008.

[5] DAntonio J A,Capello W N,Borden L S,et a1. Classification and mal1. agement of acetabular abnormalities in total hip arthroplasty. Clin Orthop Relat Res,1989(243):126 -137.

[6] D'Antonio J,McCarthy J C,Bargar W I,et a1. Classification of femoral abnormalities in total hip arthroplasty. Clin Orthop Relat Res,1993(296):133 -139.

[7] Mallory T H. Preparation of the proximal femur in cementless total hip revision. Clin Orthop Relat Res,1988(235):47 -60.

[8] Della Valle C J,Paprosky W G. The femur in revision total hip arthroplasty evaluation anti classification. Clin Orthop Relat Res,2004(420):55 -62.

[9] Frances A,Moro E,Cebrian J L,et a1. Reconstruction of bone defects with impacted allograft in femoral stem revision surgery. 1nt Othop,2007,31(4):457 -464.

[10] Garbuz D, Morsi E, Mohamed N, et al. Classifieafima and reconstruction in revision aeetabular arthroplasty with bone stock deftciency. Clin Orthop,1996(324):98 -107.

[11] Goldberg V M. Selection of bone gratis for revision total hip arthroplasty. Clin Orthop,2000,381:68 -76.

[12] Masterson E L,Duncan C P. Subsidence and the cemeut mantle in femoral impaction allografting. Orthopedics,1997,20(9):821 -822.

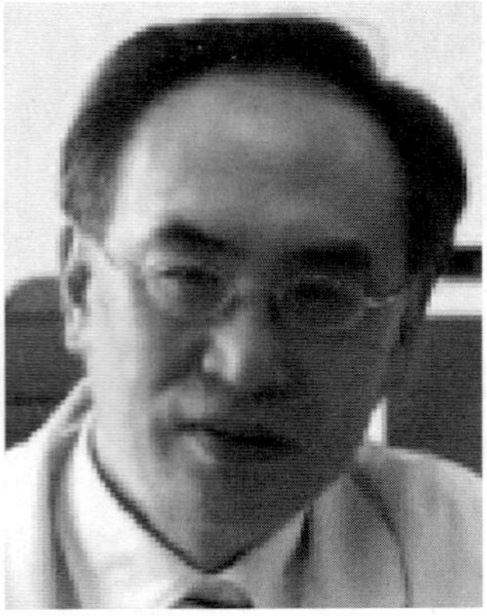

杨述华 博士研究生导师,主任医师,国务院政府津贴享受者,华中科技大学协和医院骨科疾病研究所所长,骨科主任。中华医学会骨科学分会第八届常务委员,SICOT 中国部关节学会副主任委员,中国医师协会骨科医师协会常委,湖北省医学会创伤外科分会主任委员。*Spine Journal Chinese Edition* 和 *Journal of Arthroplasty* 中文版杂志编委,中华系列杂志编委。发表论文 400 余篇,参与编著 20 余部。承担 4 项国家自然科学基金课题及 LCS 人工膝关节临床研究。获美国 PCT 发明专利 3 项,中国发明专利 3 项。

人工关节置换术后髋臼假体周围骨溶解的发生机制及临床治疗

朱庆生

第四军医大学西京医院骨科医院

一、假体周围骨溶解的病理基础

目前研究显示，人工关节置换术后植入假体磨损产生的颗粒诱导巨噬细胞作用并释放 TNF－α，IL－1β，IL－6，PGE_2 等促炎细胞因子，导致破骨细胞分化、成熟和激活是髋臼假体周围骨溶解和假体无菌性松动的主要原因[1-4]。这些磨损颗粒除介导各种免疫反应以外，还诱导大量金属基质蛋白酶生成，导致骨基质破坏，促进骨溶解发生[5]。磨损颗粒还可以诱导局部形成肉芽肿组织，并最终侵入骨－假体界面从而导致松动[6]。

（一）常见磨损颗粒类型

超高分子量聚乙烯（ultra high molecular weight polyethylene，UHMWPE）是目前最常见的人工关节摩擦界面材料。Dowd 等[7]的研究显示，聚乙烯在髋关节呈现线性磨损，而相应的骨溶解反应和聚乙烯的磨损有显著关联。假体的松动受聚乙烯磨损率影响，因此聚乙烯颗粒的产生在假体松动中发挥着重要作用。同样，使用骨水泥固定的人工关节不可避免地会产生骨水泥磨屑颗粒，骨水泥磨屑和假体－骨水泥、骨－骨水泥界面的降解和剥离最终导致假体无菌性松动的发生。为了减少磨损颗粒的产生，新一代金属－金属界面人工关节假体近年来再度发展起来。金属－金属摩擦界面组合比金属－聚乙烯摩擦界面产生的磨屑颗粒少，早期的效果令人振奋，但长期随访发现仍然会有骨溶解发生，并且有潜在致癌、致畸、致突变风险。陶瓷作为人工关节的摩擦界面材料具有优良的耐磨性，陶瓷颗粒比钛金属或聚乙烯颗粒导致的骨溶解反应均轻[8]。但陶瓷材料本身具有脆性大、容易碎裂的缺点，在一定程度上限制了它的应用。对于人工关节置换术后髋臼假体无菌性松动的研究显示，由于磨损产生的超高分子量聚乙烯颗粒、骨水泥颗粒、金属微粒等能够诱导植入假体周围炎症细胞和成纤维细胞增殖,形成局部界膜,包裹、吞噬巨噬磨损颗粒,形成肉芽肿,释放 TNF-α,IL-1β,IL-6,PGE_2 等促炎细胞因子,直接激活破骨细胞或诱导成骨细胞释放破骨细胞激活因子(M-CSF、RANKL),刺激破骨细胞增殖分化,引起局部骨溶解发生,并最终导致假体无菌性松动[1]。磨屑颗粒的大小、成分和浓度都可以影响骨溶解生物学过程中的细胞行为。研究显示,直径 <10 μm 的 UHMWPE 颗粒能够被巨噬细胞吞噬,<30 μm 的 UHMWPE 颗粒能够被多核细胞吞噬,而 >30 μm 的颗粒仅能被多核巨细胞包绕、无法吞噬[3]。假体周围骨溶解的发生与磨损颗粒的大小和浓度有关,在关节置换术后的 1~2 年内产生的聚乙烯磨损颗粒主要是直径 100 μm 左右的大颗粒,而在 10 年以后产生的主要是直径 2 μm 左右的小颗粒,小直径颗粒诱导的局部炎性反应远远大于大直径颗粒。当假体周围界膜组织中磨损颗粒浓度超过 1×10^{10}/g 时,可以激活巨噬细胞,进而诱导骨溶解反应[4]。

(二)磨损颗粒对巨噬细胞的作用

巨噬细胞是骨溶解发生过程中的关键效应细胞。体外培养的单核巨噬细胞系可以吞噬大小合适的磨损颗粒,进而产生 TNF-α,IL-1β,IL-6,PGE_2 等促炎细胞因子。局部组织中磨损颗粒浓度的升高,可以导致大量单核细胞由血液中游走至假体附近,这些局部浸润的单核细胞又可以在局部微环境下进一步分化为破骨细胞,进而导致骨溶解发生。巨噬细胞可以由多种信号传导通路产生的刺激信号而激活。经典的激活途径是,巨噬细胞在 1 型辅助 T 细胞(T-helper cell 1, Th_1)的作用下产生大量的 TNF-α 和 IL-1β[9]。在 TNF-α,IL-1β 的作用下,成骨细胞可以表达巨噬细胞集落刺激因子(M-CSF)和核因子-κB 受体活化因子配体(RANKL),从而促使破骨细胞分化、成熟,并增强成熟破骨细胞的功能。TNF-α 在假体周围骨溶解发生过程中的地位尤为重要,它不仅可以激活成熟的破骨细胞,而且可以促进已经与 RANKL 作用过的破骨细胞前体细胞分化为破骨细胞,并且抑制成熟破骨细胞凋亡[10]。IL-6 作为一种起调节作用的细胞因子,在破骨细胞形成过程中对 TNF-α 和 IL-1β 的合成与分泌起调控作用,对破骨细胞的成熟起协同作用。发生骨溶解的髋臼假体周围存在大量含磨损颗粒的多核巨细胞,原位杂交显示,RANKL/RANK mRNA 主要由这些细胞表达,这说明 RANKL/RANK 增多与细胞吞噬颗粒有关。

(三)磨损颗粒对成骨细胞的作用

在髋臼假体无菌性松动的发生过程中,成骨细胞受到抑制,增殖能力减弱,细胞外基质分泌减少,使得假体周围骨形成减少。将直径 <1 μm 的 UHMWPE

颗粒与 MG－63 成骨样细胞共培养发现，UHMWPE 颗粒可抑制成骨细胞的增殖和分化，减少 TGF－β 和骨基质的合成。将不同的颗粒分别与成骨细胞和巨噬细胞共培养，可以明显减少与成骨相关的碱性磷酸酶、骨钙素、骨连接素的表达[11]。Lohmann 等[12]的研究显示，成骨细胞可以吞噬假体周围的磨损颗粒并导致细胞分化受到抑制、促炎细胞因子释放增加。成骨细胞在 UHMWPE 颗粒的作用下可以通过下调Ⅰ型和Ⅲ型胶原的表达，减少骨基质的生成，并诱导成骨细胞凋亡[13,14]。由此可见，导致人工关节置换术后假体周围骨溶解，除了破骨细胞的骨吸收作用以外，还可能与成骨细胞受抑制后导致的成骨量减少有关。成骨细胞不能维持正常骨形成，没有足够的骨基质产生去弥补假体周围丢失的骨量，从而最终导致假体松动。

（四）磨损颗粒对破骨细胞的作用

破骨细胞在髋臼假体周围骨溶解发生过程中发挥主要作用，这种作用由两个因素决定，一是血液中破骨细胞祖细胞在假体周围的募集，一是局部聚集的破骨细胞祖细胞分化为具有功能的成熟破骨细胞。在破骨细胞祖细胞由血液向局部组织募集的过程中，巨噬细胞炎性蛋白 1α（macrophage inflammatory protein 1α, MIP－1α）提高了破骨细胞的游动能力，单核细胞趋化蛋白 1（monocyte chemoattractant protein 1, MCP－1）和 IL－8 等趋化因子也同时参与整个过程，并起重要作用。磨损颗粒通过直接作用于或通过扰乱局部细胞因子的产生，对假体周围破骨细胞祖细胞分化为具有功能的成熟破骨细胞起作用。对于此种作用研究最广泛和透彻的是其经典的 RANKL/RANK/OPG 信号传导系统，通过这条通路，破骨细胞的分化、成熟等作用被激活。成骨细胞和骨髓基质细胞表达破骨细胞分化需要 M－CSF 和 RANKL。它们与破骨细胞前体细胞上的 M－CSF 受体 c－fms 以及 RANK 结合，发出使巨噬细胞转变为破骨细胞的信号。RANK 是位于破骨细胞及其前体细胞表面的Ⅰ型跨膜受体蛋白，与 RANKL 结合后可激活前体细胞内的信号传导系统，使前体细胞分化为成熟的破骨细胞。RANK 激活后可使分化中的破骨细胞表达特异性基因，如 c－fos，c－src，CATK，TRAP，CTR 等[15]，还可使成熟的破骨细胞执行骨吸收功能并维持破骨细胞的存活。成骨细胞及骨髓基质细胞分泌的骨保护素（OPG）是一种诱饵受体，通过与 RANKL 的竞争，阻止 RANKL 与 RANK 结合。成骨细胞及骨髓基质细胞在生理状态下表达一定量的 RANKL，促进破骨细胞的分化和骨吸收，同时又分泌相应数量的 OPG，防止骨的过度吸收。因此 RANKL/OPG 的平衡是维持局部骨代谢平衡的关键。在存在骨溶解的髋臼假体周围的界膜组织内可以检测到 RANKL，RANK，OPG 的 mRNA 和蛋白质表达失衡，过度表达的 RANKL/RANK 是导致局部破骨细胞分化、成熟、激活的原因[16]。

二、髋臼假体周围骨溶解的非手术治疗

人工关节无菌性松动的原因包括微动、应力遮挡等机械性因素以及磨损颗粒引起的假体、骨界面产生的 TNF－α，IL－1β，IL－6，PGE_2，RANKL 和 Caspase 等溶骨性因子诱导的骨溶解等生物性因素。因此，对于人工关节无菌性松动的防治应该包括：选择低磨损的假体材料、改进假体加工工艺、减少假体植入后的应力遮挡、改进手术技术、抑制溶骨性细胞因子的分泌或基因表达、减少骨吸收、阻止微粒在假体－骨界面的移动、增强假体与周围骨的结合和稳定等。

（一）减少磨屑颗粒的产生

目前研究显示，人工关节无菌性松动一般多由聚乙烯磨屑颗粒造成，而随着金属材料和假体设计的改进，金属－金属假体的远期松动率明显降低。因此，金属－金属组合重新得到重视。钴－铬合金是目前抗磨损性能最强的金属。通过对金属接触表面进行特殊处理，能大大提高关节接触面的摩擦性能，减少磨屑颗粒的产生。近年来，等离子喷涂技术的应用也能极大地降低接触面的摩擦。但关于金属对金属界面磨损后产生的金属离子对人体潜在的致癌、致畸、致突变作用的争论，限制了它在临床的应用，而陶瓷－陶瓷假体能最大限度地减少磨屑颗粒的产生。Endo 等[17]对氧化锆陶瓷－UHMWPE、金属－金属、氧化铝－氧化铝陶瓷的髋关节假体产生的磨屑颗粒进行分析得出结论，陶瓷对陶瓷假体的耐磨损性最强。由于目前超高分子量聚乙烯（UHMWPE）的广泛应用，改进 UHMWPE 的理化性质也能提高其抗磨损性能。γ 射线照射交联可以增加 UHMWPE 的耐磨程度，但如果交联过多也会影响其伸长率和极限强度等。

（二）阻止颗粒的迁移

当人工关节活动时，关节腔内的压力发生改变，关节液可以进入“有效关节腔”中，而主要产生于负重摩擦面的磨屑颗粒则通过这一途径到达假体－骨界面。目前，许多研究试图通过阻止颗粒进入假体－骨界面来减少骨溶解的发生。人们普遍认为，使用表面多孔的假体可以促进骨的长入，在假体与骨之间形成骨桥，阻止磨屑颗粒的移动。HA 涂层的应用可以增加假体与骨的结合强度。第三代骨水泥技术的运用能最大限度地减少骨水泥内和与骨界面的气泡含量，增加骨水泥的坚固性和减少潜在腔隙的形成。此外，封闭未用的髋臼螺钉孔也可以有效阻止磨损颗粒通过其迁移至髋臼背侧，从而防止固定髋臼假体的宿主骨局部溶解产生松动。

（三）减少应力遮挡

应力遮挡引起的骨溶解主要产生于股骨侧假体。假体材料应选择弹性模量更接近于骨的材料，钛合金的弹性模量比钴－铬合金更接近于骨。但在骨水泥假体关节置换中，假体材料硬度降低时，骨水泥上的转移负荷势必增加，严重时会导致骨水泥的断裂。现在多数人认为，广泛涂层假体的应力遮挡效应要大于仅近端涂层的假体，涂层范围以近端1/3～1/2为宜。Kellmann等[18]对骨水泥髋关节假体置换后的病人，在平地行走和爬楼梯时的肌肉－骨骼模型进行有限元分析后指出，股骨前倾角和偏心距的改变将增加骨的局部张力和骨水泥压力，从而增加应力遮挡。因此，假体的选择和安装以及前倾角的安放是必须重视的细节。

（四）药物预防与治疗

目前翻修手术仍是人工关节置换术后假体无菌性松动的主要治疗手段，但对于药物治疗的探索一直没有停止过。越来越多的实验研究数据为使用药物治疗无菌性松动提供了坚实的理论基础。近年来，对于TNF－α抑制剂、二膦酸盐类药物、骨保护素（osteoprotegerin，OPG）和RANKL－RANK信号通路抑制剂、非甾体类抗炎药、四环素类药物、可注射细胞因子等药物防治人工关节置换术后骨溶解的作用已经有一定程度的研究，并初步阐明了其作用机理。目前关注度最高、最有可能在短期内应用于临床治疗的药物集中在TNF－α抑制剂、二膦酸盐类药物和RANKL－RANK信号通路抑制剂上。

（1）TNF－α抑制剂

依那西普（etanercept）、英夫利昔单抗（infliximab）和己酮可可碱（pentoxifylline，PTX）是目前考虑应用于治疗人工关节置换术后磨损颗粒诱导的骨溶解的TNF－α抑制剂的代表。依那西普和英夫利昔单抗最早应用于临床治疗类风湿性关节炎，显示出良好的预防软骨和软骨下骨遭受新生血管翳侵蚀的能力。这两种药物不仅是TNF－α的诱饵受体，能通过抗原抗体反应阻止局部TNF－α与能引起骨溶解的相关细胞表面受体的结合发挥作用，而且它们本身也可以抑制TNF－α的产生。骨磨片研究显示，依那西普可以显著抑制破骨细胞的骨吸收作用，并且能够抑制磨损颗粒诱导的巨噬细胞产生TNF－α[19]；而PTX是甲基黄嘌呤的衍生物，是一种非选择性的磷酸二酯酶抑制剂，能够通过提高细胞内cAMP和cGMP的浓度抑制巨噬细胞活化，减少TNF－α产生，从而抑制由于TNF－α引起的骨溶解反应。从口服己酮可可碱的健康人外周血中获得的单核细胞产生对于磨损颗粒的诱导，TNF－α释放量明显降低，但是，这一结果并没有在已存在磨损颗粒诱导骨溶解的患者中得到验证[20]。

(2) 二膦酸盐类药物

二膦酸盐是一种人工合成的焦磷酸盐类似物,被破骨细胞摄入后通过阻断类异戊二烯生物合成过程中的甲羟戊酸信号传导通路作用于破骨细胞本身,影响破骨细胞功能,引起破骨细胞凋亡,目前多用于治疗骨质疏松、Paget 骨病、高血钙等病症。近年来的研究显示,二膦酸盐可以在磨损颗粒诱导的骨溶解发生时起到部分抑制作用,可能成为治疗无菌性松动的靶点[21,22]。此类药物直接作用于破骨细胞,能够抑制成熟破骨细胞对骨组织破坏的功能,能够促进成熟破骨细胞凋亡,但是,植入假体周围炎症反应产生的高浓度 TNF - α 能够抑制二膦酸盐药物诱导的破骨细胞凋亡[23],目前关于二膦酸盐类药物在人工关节置换术后磨损颗粒诱导的骨溶解中的作用尚在进一步研究中。

(3) 骨保护素和 RANKL - RANK 信号通路抑制剂

骨保护素(OPG)是 RANKL - RANK 信号通路抑制剂中研究最深入的。作为一种诱饵受体,OPG 可以阻止 RANK 与其配体结合,阻止 RANKL - RANK 信号通路的传导,从而达到抑制破骨细胞分化激活的目的。但是,也有研究观察到,OPG 除了可以与 RANKL 结合以外,还可以与肿瘤坏死因子相关凋亡诱导配体(TNF - related apoptosis - inducing ligand, TRAIL)相结合,这种结合释放了肿瘤细胞存活信号,阻止肿瘤细胞凋亡。这种副作用给临床应用 OPG 药物治疗人工关节置换术后磨损颗粒诱导的假体周围骨溶解和无菌性松动带来巨大挑战[24]。随着研究的深入,Amgen 公司的研究小组开发出一种新型的 RANKL 单克隆抗体 AMG - 162,并在治疗女性绝经后骨质疏松症的 Ⅰ、Ⅱ 期临床试验中取得显著疗效[25-27]。这类药物同样没有阻止磨损颗粒诱导的假体周围无菌性炎症的功能,但由于其在破骨细胞分化激活的关键信号通路上发挥作用,因此可能会有良好的疗效,但这仍需进一步研究。

(五) 天然植物提取化合物与基因相关治疗

近年来关于人工关节置换术后假体周围骨溶解的非手术治疗领域中出现了一些研究方向。从红豆中分离出来的齐墩果酸乙酸酯可以通过下调 PLCγ2 - Ca(2 +) - NFATc1 信号通路抑制 RANKL 诱导的破骨细胞分化,进而抑制炎症性骨溶解[28]。分子量小于 10 kD 的当归水溶性提取物可以通过抑制巨噬细胞产生 TNF - α,IL - 1β,进而抑制其向破骨细胞分化,阻止骨溶解发生[29]。广泛存在于菌类中的吡咯喹啉醌可通过抑制 c - fos 进而抑制由 RANKL 诱导的破骨细胞分化,并且能够抑制磨损颗粒诱导的骨溶解[30];用编码 TNFR:Fc 的新病毒载体转染小鼠,发现其可有效地抑制磨损颗粒诱导的骨溶解[31]。小鼠皮下注射

TNF - α 的反义寡核苷酸(ASO)能够显著抑制磨损颗粒诱导的小鼠颅骨骨溶解发生[32]。携带白介素受体拮抗剂(hIL - 1Ra)基因的逆转录病毒载体转染小鼠气囊模型后,可明显降低局部炎症反应,减少巨噬细胞聚集[33]。但是,所有这些研究均仅局限于动物实验阶段,如何向临床应用转化还是目前研究的焦点。

三、髋臼假体周围骨溶解的外科治疗

人工髋关节髋臼假体周围骨溶解的产生主要是由于人工髋关节磨损所造成。常见的人工髋关节磨损有以下四种形式。

(1) 磨损来源于主要负重界面的活动,如股骨头与髋臼内衬之间的运动;

(2) 磨损来源于主要负重界面与不构成关节的非负重面的接触,如股骨头磨透聚乙烯内衬与金属臼杯的接触;

(3) 磨损来源于主要负重面的三体磨损,三体常来源于聚乙烯碎片、骨水泥颗粒或金属颗粒;

(4) 磨损来源于非负重面的运动,如股骨假体与髋臼缘的撞击、股骨头颈结合处、髋臼金属杯与内衬之间的微动。

(一) 髋臼假体周围骨溶解的评估与诊断

对人工髋关节植入体内后其体内磨损的评估通常采用 X 线和 CT 的方法。

在体内磨损的评估通常采用传统的 X 线影像学评估方式。通过系列 X 片观察股骨头在聚乙烯内衬内位移的程度来评价聚乙烯内衬磨损的程度。常用的方法是采用 Livermore. 的方法,即在系列 X 片上测量股骨头中心髋臼特殊标记点的距离。从最初术后的测量到最近的测量比较结果的差异一般以毫米为单位,这种方法最大的不足之处是无法排除聚乙烯材料自身的蠕变或变形。Puri[34]等将螺旋 CT 用于全髋术后髋臼侧骨溶解的诊断,比较 CT 与标准 X 线在早期髋臼周围骨溶解的诊断价值。共有 43 个患者 52 髋,平均随访 6.8 年,所有患者无症状,Harris 评分大于 90,CT 扫描从髋臼上方 6 cm 到股骨假体远端。52 髋中,13 例 X 线显示髋臼周围骨溶解,CT 显示骨缺损。在所有 13 例患者中,骨溶解的范围、大小、位置均在标准 X 线和 CT 上得到很好的显示和评估。39 例在 X 线上表现为阴性结果的,其中 9 例在 CT 上显示出骨溶解。作者认为,使用高分辨 CT 结合减少金属伪影的技术,可以提高对髋臼假体周围骨溶解诊断的敏感性。对骨溶解的早期准确的诊断,对骨溶解范围、大小和位置的评估,有助于决定骨溶解的治疗策略、非手术治疗或手术治疗以及手术方式的选择。

(二) 髋臼假体周围骨溶解的外科治疗

医学上尚不能真正地治疗骨溶解,只是治疗骨溶解带来的后果。问题是对骨溶解结果的治疗效果又如何呢?

对人工关节置换的病人来说,就是骨量丢失的治疗。骨量的丢失在临床上主要带来三方面的后果,假体稳定性丧失、已发生的病理性骨折和可预知的病理性骨折,因为假体周围骨溶解是静悄悄发生的疾病,一旦出现临床症状意味着假体松动或发生病理性骨折。因此,当讨论结果时首先考虑假体周围骨溶解的手术适应证。尽管普遍认为,进行性的骨溶解是手术的适应证,但所有骨溶解都是进行性的,且发展的速度差异很大。

一般来说,对以下四种情况应采取外科干预或治疗方式:① 已发生病理骨折;② 即将发生病理骨折;③ 出现临床症状的病理骨折或假体松动;④ 范围较大的进行性、会影响到关节重建的骨溶解。

骨溶解的手术目的有以下三条。

(1) 更换松动的假体;

(2) 固定骨折;

(3) 修复、充填骨缺损。

Maloney 等[35]根据术前临床及影像学的评估结果将骨溶解分为以下类型,这样有利于术前计划的制定和手术方式的选择。

根据术前的影像学资料可分为三型。

TypeⅠ:金属杯稳定,内衬可更换;

TypeⅡ:金属杯稳定,内衬不可更换;

TypeⅢ:金属杯松动。

针对不同类型的改变,治疗策略如下。

TypeⅠ:保留金属杯,彻底清创,骨溶解区植骨,更换内衬;

TypeⅡ:取出固定良好的金属杯,彻底清创,骨溶解区植骨,更换大的髋臼杯;或保留金属杯用骨水泥内衬安放在固定良好的金属臼杯内;

TypeⅢ :取出松动的髋臼假体清创植骨,放置大号非骨水泥臼杯加强环骨水泥臼杯或选择合适的重建方式。

正确的治疗策略有助于手术的成功。但对于一个固定良好的金属杯的取出应当非常小心,不但需要良好的手术技术,同时也需要设计良好、得心应手的取出工具,这样才能在取出的过程中减少骨量丢失和保证骨盆连续性的完整。对一个重新安放的非骨水泥臼杯来说,至少要有 60% 与宿主骨的接触面积。

疗效结果的判定是通过阻止骨溶解的进程,获得假体的稳定,重建骨量,重获功能,解除疼痛。阻止骨溶解的手术是非常有效的,通常需要彻底清除假体周围的伪膜和磨屑。对产生的骨丢失采用异体骨打压植骨或大块骨结构性植骨是常用的有效手段。

参考文献

[1] Ingham E, Fisher J. Biological reactions to wear debris in total joint replacement. Proc Inst Mech Eng H,2000;214(1):21 -37.

[2] Mabilleau G, Pandit H, Jinnah R H, et al. Biological response to common surface bearings used in orthopaedics. J Surg Orthop Adv, 2008, 17(1):34 -39.

[3] Goodman S B. The effects of micromotion and particulate materials on tissue differentiation. Bone chamber studies in rabbits. Acta Orthop Scand Suppl, 1994, 258:1 -43.

[4] Revell P A, AL-Saffar N, Kobayashi A. Biological reaction to debris in relation to joint prostheses. Proc Inst Mech Eng H, 1997, 211(2):187 -197.

[5] Kido A, Pap G, Nägler D K, et al. Protease expression in interface tissues around loose arthroplasties. Clin Orthop Relat Res, 2004, (425):230 -236.

[6] Hirakawa K, Jacobs J J, Urban R, et al. Mechanisms of failure of total hip replacements: lessons learned from retrieval studies. Clin Orthop Relat Res, 2004, Mar;(420):10 -17.

[7] Dowd J E, Sychterz C J, Young A M, et al. Characterization of long-term femoral-head-penetration rates. Association with and prediction of osteolysis. J Bone Joint Surg Am, 2000, 82 -A(8):1102 -1107.

[8] Warashina H, Sakano S, Kitamura S, et al. Biological reaction to alumina, zirconia, titanium and polyethylene particles implanted onto murine calvaria. Biomaterials, 2003, 24(21):3655 -3661.

[9] Ollivere B, Wimhurst J A, Clark I M, et al. Current concepts in osteolysis. J Bone Joint Surg Br, 2012, 94(1):10 -15.

[10] Fuller K, Murphy C, Kirstein B, et al. TNF alpha potently activates osteoclasts, through a direct action independent of and strongly synergistic with RANKL. Endocrinology, 2002, 143(3):1108 -1118.

[11] Zreiqat H, Crotti T N, Howlett C R, et al. Prosthetic particles modify the expression of bone-related proteins by human osteoblastic cells in vitro. Biomaterials, 2003, 24(2):337 -346.

[12] Lohmann C H, Schwartz Z, Köster G, et al. Phagocytosis of wear debris by osteoblasts affects differentiation and local factor production in a manner dependent on particle composition. Biomaterials, 2000, 21(6):551 -561.

[13] Vermes C, Chandrasekaran R, Jacobs J J, et al. The effects of particulate wear debris, cytokines, and growth factors on the functions of MG -63 osteoblasts. J Bone Joint Surg Am, 2001, 83 -A(2):201 -211.

[14] Vermes C, Jacobs J J, Zhang J, et al. Shedding of the interleukin -6 (IL -6) receptor (gp80) determines the ability of IL -6 to induce gp130 phosphorylation in human osteoblasts. J Biol Chem, 2002, 277(19):16879 -16887.

[15] Granchi D, Amato I, Battistelli L, et al. Molecular basis of osteoclastogenesis induced by osteoblasts exposed to wear particles. Biomaterials, 2005, 26(15):2371-2379.

[16] Crotti T N, Smith M D, Findlay D M, et al. Factors regulating osteoclast formation in human tissues adjacent to peri-implant bone loss: expression of receptor activator NFkappaB, RANK ligand and osteoprotegerin. Biomaterials, 2004, 25(4):565-573.

[17] Endo M M, Barbour P S, Barton D C, et al. Comparative wear and wear debris under three different counterface conditions of crosslinked and non-crosslinked ultra high molecular weight polyethylene. Biomed Mater Eng, 2001, 11(1):23-35.

[18] Kleemann R U, Heller M O, Stoeckle U, et al. THA loading arising from increased femoral anteversion and offset may lead to critical cement stresses. J Orthop Res, 2003, 21(5): 767-774.

[19] Mabilleau G, Pandit H, Jinnah R H, et al. Biological response to common surface bearings used in orthopaedics. J Surg Orthop Adv, 2008, 17(1):34-39.

[20] Pollice P F, Rosier R N, Looney R J, et al. Oral pentoxifylline inhibits release of tumor necrosis factor-alpha from human peripheral blood monocytes: a potential treatment for aseptic loosening of total joint components. J Bone Joint Surg Am, 2001, 83-A(7):1057-1061.

[21] Millett P J, Allen M J, Bostrom M P. Effects of alendronate on particle-induced osteolysis in a rat model. J Bone Joint Surg Am, 2002, 84-A(2):236-249.

[22] Thadani P J, Waxman B, Sladek E, et al. Inhibition of particulate debris-induced osteolysis by alendronate in a rat model. Orthopedics, 2002, 25(1):59-63.

[23] Zhang Q, Badell I R, Schwarz E M, et al. Tumor necrosis factor prevents alendronate-induced osteoclast apoptosis in vivo by stimulating Bcl-xL expression through Ets-2. Arthritis Rheum, 2005, 52(9):2708-2718.

[24] Shipman C M, Croucher P I. Osteoprotegerin is a soluble decoy receptor for tumor necrosis factor-related apoptosis-inducing ligand/Apo2 ligand and can function as a paracrine survival factor for human myeloma cells. Cancer Res, 2003, 63(5):912-916.

[25] Bekker P J, Holloway D L, Rasmussen A S, et al. A single-dose placebo-controlled study of AMG 162, a fully human monoclonal antibody to RANKL, in postmenopausal women. J Bone Miner Res, 2005, 20(12):2275-2282.

[26] McClung M R, Lewiecki E M, Cohen S B, et al. AMG 162 Bone Loss Study Group. Denosumab in postmenopausal women with low bone mineral density. N Engl J Med, 2006, 354(8):821-831.

[27] Lewiecki E M, Miller P D, McClung M R, et al, AMG 162 Bone Loss Study Group. Two-year treatment with denosumab (AMG 162) in a randomized phase 2 study of postmenopausal women with low BMD. J Bone Miner Res, 2007, 22(12):1832-1841.

[28] Kim J Y, Cheon Y H, Oh H M, et al. Oleanolic acid acetate inhibits osteoclast differentia-

tion by downregulating PLCγ2 - Ca(2 +) - NFATc1 signaling, and suppresses bone loss in mice. Bone, 2014, 60:104 - 111.

[29] Yang C, Niu S, Yu L, et al. The aqueous extract of Angelica sinensis, a popular Chinese herb, inhibits wear debris-induced inflammatory osteolysis in mice. J Surg Res, 2012, 176(2):476 - 483.

[30] Kong L, Yang C, Yu L, et al. Pyrroloquinoline quinine inhibits RANKL-mediated expression of NFATc1 in part via suppression of c-Fos in mouse bone marrow cells and inhibits wear particle-induced osteolysis in mice. PLoS One, 2013, 8(4):e61013.

[31] Childs L M, Goater J J, O'Keefe R J, et al. Effect of anti-tumor necrosis factor-alpha gene therapy on wear debris-induced osteolysis. J Bone Joint Surg Am, 2001, 83 - A(12):1789 - 1797.

[32] Dong L, Wang R, Zhu Y A, et al. Antisense oligonucleotide targeting TNF-alpha can suppress Co-Cr-Mo particle-induced osteolysis. J Orthop Res, 2008, 26(8):1114 - 1120.

[33] Yang S Y, Nasser S, Markel D C, et al. Human periprosthetic tissues implanted in severe combined immunodeficient mice respond to gene transfer of a cytokine inhibitor. J Bone Joint Surg Am, 2005, 87(5):1088 - 1097.

[34] Puri L, Hendrix R, Stern S, et al. Use of spiral computed tomography for the diagnosis of acetabular osteolysis after total hip arthroplasty//Program and abstracts of the 67th annual meeting of the American Academy of Orthopaedic Surgeons; March 15 - 19, 2000; Orlando, Fla. Paper No. 73.

[35] Maloney W J, Rubash H E, Paprosky W G. Revision of failed cementless porous-coated sockets: classifying and managing polyethylene wear and bone loss//Program and abstracts of the 67th annual meeting of the American Academy of Orthopaedic Surgeons; March 15 - 19, 2000; Orlando, Fla. Paper No. 146.

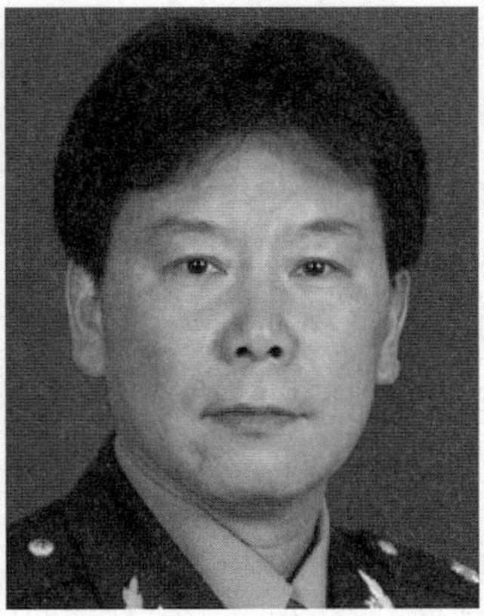

朱庆生 教授,主任医师,博士研究生导师。第四军医大学西京医院骨科医院副院长,关节外科主任。目前主要从事骨关节疾病的临床研究与治疗。撰写论文 100 余篇,参编专著 5 部,获全军科技进步奖二、三等奖各 1 项,获国家发明专利 2 项。

现担任中华医学会骨科分会关节学组委员,中国医师协会骨科分会关节外科专业委员,全军关节外科专业委员会副主任委员。美国《关节置换杂志》中国版编委,《中国骨与关节外科杂志》常务编委,《中华创伤骨科杂志》编委。

膝关节屈曲畸形的全膝关节置换术

廖威明　张紫机　赵潇艺

中山大学附属第一医院骨科

一、引言

膝关节屈曲畸形是全膝关节置换术中具有一定难度的手术，术中不容易获得良好的屈曲畸形的改善，术后亦不容易获得在完全伸直基础上满意的屈曲活动范围，尽管在屈曲畸形全膝关节置换术(total knee arthroplasty，TKA)的技术处理上还没有固定或标准的模式，但在临床实践中还是积累了一些在手术技术上有参考价值的方法和程序以获取预期效果。

二、膝关节屈曲畸形的病因与临床表现

屈曲畸形是膝关节病变最常出现的畸形之一，常见病因有骨关节炎、创伤性关节炎、类风湿性关节炎、强直性关节炎等。约 60% 行膝关节置换的患者术前都伴有不同程度的屈曲畸形[1]。

临床上当膝关节积液、肿胀时，患者为避免疼痛喜将膝关节处于半屈位，此时关节腔内容积最大，可借此减少关节囊内高压造成的疼痛刺激。而且，由于疼痛持续存在，患者不愿关节活动，持续保持在半屈曲状态。当病变发展到一定程度后，继发关节活动度降低，在屈曲位置上后方关节囊逐渐纤维化，疤痕形成，侧副韧带和腘绳肌不同程度挛缩，这些结构在正常情况下的作用是防止膝关节过伸，在伸膝位处于拉伸紧张状态，因此其短缩可导致膝屈曲挛缩畸形。

一项研究表明，当膝关节 15°屈曲畸形时，若维持与正常关节相同的步速，患侧股四头肌需增加 22% 的耗能；当双膝关节屈曲畸形 30°时，为维持正常步速，与正常人相比，股四头肌需多消耗 50% 的能量[2]，患者容易出现疲劳，同时还可能影响邻近关节功能及健侧肢体功能，继发同侧髋关节、踝关节的病变，甚至对躯干稳定性产生不利影响。步态分析结果显示，膝关节屈曲畸形超过 15°时，健侧膝关节在步行中的伸展和内收幅度明显加大，承受的剪切力和轴向压力也明显增加[3]；当膝关节屈曲畸形超过 30°时，无论静止或行走过程中脊柱都将在三

维空间中失去平衡[4]。因此纠正屈曲畸形在膝关节的治疗中显得尤为重要。

影像学上主要特点是患膝关节的内外侧关节间隙变窄或消失，关节周围骨赘形成，尤其是胫骨前方、髁间窝及股骨髁后方，侧位片上可见膝关节不同程度的屈曲位固定。

三、屈曲畸形的分类及病理改变

临床上由于疼痛保护，患者常习惯性将膝关节置于半屈位，若在麻醉状态下能完全伸直，这种情况称为假性屈曲畸形，但是，由于各种原因所致的早期“假性屈曲畸形”，如持续处于屈曲状态，也可由于软组织挛缩导致“真性”屈曲畸形。一般认为，仅在麻醉状态下仍不能完全伸直的膝关节屈曲为屈曲畸形，需要在手术中有针对性进行矫正。膝关节屈曲畸形严重程度的分级有助于术者术前对相关因素的评估，包括：① 手术的难度；② 手术方式和假体类型的选择；③ 术中可能遇到的问题；④ 术后功能状况。

（一）屈曲程度的分类

Scuderi GR 等将膝关节屈曲畸形分级为轻度 <10°，中度 10° ~30°，重度 >30°[5]。Wooshin Cho 认为 <15°为轻度畸形，15° ~30°为中度畸形，>30°为重度畸形[6,7]。Massin 等将膝关节屈曲畸形分为三级：轻度 <20°，中度 20° ~30°，重度 >30°[8]。国内相关报道则多采用吕厚山等制定的膝关节屈曲畸形分级标准：轻度≤20°，中度 20° ~60°，重度≥60°[9]。国外不同作者提出的分级大同小异，主要差异在轻中度之间，对指导临床似乎没有太大影响。但国内提出的分级与国外分级标准相比，国内的分级跨度更大，尤其是重度分级的界定，这可能与我国患者的屈曲畸形较严重有关，在国内临床实际中，常见不少病患者在病变难于忍受、发展到严重畸形时才就医，因此合并膝关节屈曲畸形的可能相对常见，其程度可能更严重。在屈曲畸形的 TKA 实践中，屈曲 30°畸形，与屈曲 60°畸形相比，在手术难度、技术、术后功能等各方面显然有很大差异，因此，针对 60°以上屈曲畸形进行专门研究是有临床意义的。

（二）屈曲畸形的病理改变

目前认为，骨赘增生和软组织挛缩是导致膝关节屈曲畸形的主要因素，而不同疾病造成的屈曲畸形程度也不尽相同。在骨性关节炎，多数患者屈曲挛缩畸形程度较轻，屈曲畸形多小于 20°，胫骨周围骨赘、股骨远端后方骨赘等是主要改变。骨性关节炎患者多数还同时有不同程度的内翻畸形。类风湿性关节炎患者的屈曲挛缩畸形较重，尤其是未接受合理治疗而长期任其发展的患者，还可合并内翻和外翻畸形。当膝关节长期处于屈膝位置，膝后方关节囊的后隐窝消失，后关节囊挛缩并黏合在股骨后髁上，关节间隙呈对称性狭窄甚或消失，膝屈曲畸形的屈膝间隙常大于伸膝间隙。

创伤性骨性关节炎患者中，由于骨折或者软组织损伤，膝前方骨赘可直接妨碍关节伸直，后方骨赘则紧顶着膝后方软组织阻碍伸膝活动，紧靠股骨髁间的骨赘则通过影响交叉韧带功能活动导致膝关节伸直障碍。缓慢进展的关节畸形和活动受限继发侧副韧带和后方软组织的挛缩改变，又加重了骨赘形成，骨赘与后方软组织挛缩病变互为因果，加重屈曲畸形，并可能严重妨碍关节活动。膝周软组织（包括后关节囊、后斜韧带、半膜肌、腘腓韧带，严重者甚至累及腘绳肌和腓肠肌内外侧头）挛缩病变造成的膝关节屈曲畸形多见于各种病因，如类风湿性关节炎、强直性脊柱炎、血友病、痛风、神经肌肉病变等。尤其当疾病导致膝关节积液、肿胀时，膝关节置于半屈位，久而久之可导致膝关节后方软组织和伸膝装置的挛缩，最终导致膝关节的“真性”屈曲畸形，并且炎症性病变的局部炎症反应也进一步加重病变程度。起始因素由软组织病变所致的屈曲畸形，早期的膝关节 X 片无明显骨赘形成，但随后屈曲畸形发展也将会导致骨赘形成与软组织挛缩的相互不良影响。

除此之外，膝关节屈曲畸形患者多伴有不同程度的膝内翻或外翻畸形，以及股骨髁和胫骨平台骨缺损，更加大了手术难度。Whiteside 和 Mihalko[10] 对 542 例膝关节屈曲畸形需行全膝关节表面置换治疗的病例进行分析，发现其中 531 膝（97.9%）合并内翻畸形，11 膝（2.1%）合并外翻畸形。Griffin 等[11] 也报道了类似结果，53 例膝关节屈曲畸形病例中，39 膝（73.6%）伴膝内翻，5 膝（9.4%）伴膝外翻。因此，术中处理屈曲畸形时，需要同时注意处理合并畸形，获得良好的力线要求。

（三）不同类型的膝关节屈曲畸形

膝关节屈曲畸形可以有三种情形，① 虽然有轻度或者中度屈曲畸形，但是患者仍然有相对较大关节活动度，如一些膝关节骨关节炎的老年患者，由于这些患者的关节还有较大屈伸活动度，因此，手术也相对容易；② 僵硬的屈曲畸形，僵硬是指屈曲畸形的膝关节仍然可以在屈曲位活动，但关节活动范围有限，很显然，僵硬越严重，膝关节的功能障碍也越严重，手术也较为困难，术后关节活动功能的恢复可能不理想，但是目前尚难界定局限在多大范围的关节活动属于僵硬；③ 膝关节屈曲畸形的骨性强直畸形，这种病变常由于结核、化脓感染、强直性脊柱炎、类风湿关节炎、痛风、外伤、色素沉着性绒毛结节性滑膜炎等病变严重破坏了关节软骨，导致膝关节在屈曲位的骨性融合。膝关节的强直融合屈曲畸形一般经历了长时间病变的过程，由于长时间的关节强直没有任何活动度，膝关节周围肌肉萎缩和挛缩，软组织失去弹性，关节间隙不清晰，这种情况下手术更为困难，而且 TKA 术后的关节功能可能大打折扣，不容易取得理想效果。但是，如果骨性融合屈曲畸形程度不严重，疼痛不明显，其他关节功能良好，并不一定需要实施 TKA。

四、手术选择

对于一侧或者双侧膝关节屈曲畸形患者，伴有疼痛、行走困难，影响正常生活与工作，可以选择全膝关节表面置换，达到缓解疼痛、恢复膝关节伸直和屈曲功能，恢复行走功能，改善生活质量的目的。

同时，还需要注意以下几个方面：① 必须排除各种类型感染，或者感染已经得到合理控制，无活动感染证据；② 膝周肌肉肌力良好，肌力很差小于 III 级的情况不适合 TKA；③ 膝周皮肤条件符合手术要求；④ 身体状况和原发病变允许实施 TKA 手术。

五、术前准备与评估

（一）全身状况评估与准备

包括原发病的治疗、糖尿病控制、相关学科会诊等。

（二）局部评估与准备

（1）标准膝关节正侧位与下肢全长片；

（2）如有骨缺损或者各种畸形可以考虑 CT 检查；

（3）如怀疑感染、肿瘤等病变可考虑磁共振检查；

（4）患膝皮肤情况及肌力情况；

（5）屈曲畸形的严重程度与分级；

（6）患膝关节活动度与其他畸形情况；

（7）下肢力线与髌股轨迹评估；

（8）邻近关节与其他关节情况；

（9）患膝和患肢的解剖与骨质情况的评估，包括下肢力线、股骨外翻角、屈曲位股骨远端旋转截骨、胫骨平台截骨厚度与后倾角度、假体型号、髌骨等；

（10）假体的选择与准备：假体类型（常规后稳定型、后交叉保留型、髁限制型、铰链型、固定平台、旋转平台等）、假体大小、是否需要金属垫片、延长杆等。

六、手术入路与显露

膝关节屈曲畸形的手术入路可采用常规切口,即内侧髌旁入路或股内侧肌下方入路(Southern 入路)[6]。内侧髌旁入路是经典的 TKA 手术入路,适用于大多数畸形的 TKA,其优点是切口延长方便,能提供良好的显露,手术操作相对容易和熟练,即使进行膝后方松解处理也比较直接方便。股内侧肌下方入路是从股内侧肌下方和膝内侧支持带之间进入关节腔,避免了伸膝装置的损伤;另外,该入路有利于保护髌骨血供。其不足之处是缺乏可延伸性,对外侧关节的暴露也不充分,对于手术技术要求亦较高。如果同时有膝外翻畸形,也可以选择外侧髌旁入路。

屈曲畸形的显露较伸直僵硬畸形相对好一些,对于轻中度屈曲畸形,通常按常规处理可以清楚显露胫骨平台和股骨远端。如果显露困难,可以选择辅助(切口)切开,如髌骨近段腱性 V - Y 成形术、股四头肌腱性部分横切或斜切技术,或者胫骨结节截骨显露。由于屈曲畸形伴有较多的骨赘、膝周软组织挛缩和关节间隙狭窄等病理改变,胫骨平台经常难以充分显露,通常需要边显露、边松解、边截骨、边清除骨赘,循环交替进行,最终获得符合要求的屈伸间隙和充分显露。

对于骨性融合的屈曲畸形,在进行初步软组织松解显露后,先用骨刀或电锯分离髌骨与股骨,然后再进行股骨胫骨之间的截骨分开股骨和胫骨,松解周围软组织,显露股骨远端和胫骨近端,再根据实际情况进行标准截骨。

七、膝关节屈曲畸形全膝表面置换的基本手术技术

膝关节屈曲畸形全膝关节置换手术的基本目标和基本原则与所有其他类型畸形的全膝置换手术在本质上是一致的,包括纠正膝关节的屈曲畸形或其他畸形,获得良好的下肢力线,获得稳定的关节功能活动。术中假体类型和大小的选择、股骨和胫骨关节面的截骨量和截骨角度,以及膝周软组织的平衡都会影响手术效果。屈曲畸形 TKA 与其他病变类型 TKA 不同的地方在于,屈曲畸形的病变特点或病理解剖特点,具体包括:

(1) 屈伸间隙不等

对于长期膝关节屈曲畸形的患者,伸膝间隙通常小于屈膝间隙,术中如何减少屈伸差异、实现膝关节屈伸间隙对称(一致)是该类手术的关键环节;

(2) 膝后方软组织挛缩;

(3) 膝后方的大量骨赘;

(4) 关节间隙狭窄或消失,显露困难。

目前对于屈曲畸形全膝置换手术并没有一个标准流程,对于其中的一些问

题仍有争议。另外,对于不同程度的膝屈曲畸形,往往需要结合术中情况采取不同的处理方案,甚至在术前或术后需要有不同的处理。

基本手术要点包括以下 8 条:

(1) 充分显露;

(2) 常规股骨远端截骨后髁间窝和股骨后方骨赘的清除;

(3) 适当增加股骨远端截骨;

(4) 胫骨平台内侧、内后方和后方的松解,并清除骨赘;

(5) 股骨后髁常规截骨后对股骨后方骨赘的清除和后方松解;

(6) 胫骨平台、股骨远端和后髁截骨后对膝后方关节囊的松解;

(7) 在常规截骨、充分松解基础上仍未能获得合适伸直间隙,可以考虑股骨远端的再次截骨;

(8) 术中应松解、截骨、再松解、必要时再截骨、再松解,循序渐进,结合具体情况最终达到合理矫正屈曲畸形的目的。

(一) 截骨

先按照骨质切除量等同替换假体厚度的基本原则,进行股骨远端和胫骨平台的截骨。如假体厚度为 9 mm,则截骨厚度包括软骨在内是 9 mm。对轻度屈曲畸形经过软组织松解和常规截骨后可得到完全纠正。但对 >20°的屈曲畸形,股骨远端截骨通常需 10 ~ 12 mm,胫骨侧需要在相对正常侧平台下 10 ~ 12 mm 的截骨,然后进行充分松解,根据松解和截骨后关节伸直间隙情况决定是否需要再次截骨[12,13]。股骨后髁截骨按常规的截骨厚度和屈曲位股骨假体外旋的要求。一般不要增加胫骨平台截骨过多,虽然可以增加伸直间隙,但同时可以使已经较大的屈曲间隙变得更大,加重了伸直和屈曲间隙之间的不对称,导致屈曲不稳。

(二) 胫骨平台后倾角的选择

通常对严重屈曲畸形的胫骨截骨应避免过度后倾,可选择 0° ~ 3°。过度后倾,将使屈曲间隙更大,屈曲不稳更严重。Oka 等对 20 例后稳定型膝关节假体术中伸屈间隙与胫骨平台后倾角的关系进行了分析,结果显示,增加胫骨平台后倾角将导致膝屈曲间隙相对伸直间隙明显扩大[14]。临床研究还显示,胫骨平台 0°截骨有利于膝关节伸直。

(三) 软组织平衡

对于相对正常的膝关节,采用切除多少骨质,替换多厚假体的方式进行股骨和胫骨关节面的切割,不会影响关节线的位置,屈伸间隙也能保持对称。对于长期屈曲挛缩状态的膝关节,伸膝间隙往往小于屈膝间隙。解决这一问题的手段有两个,一是松解软组织,二是进一步股骨远端截骨,以扩大伸膝间隙。

股骨远端截骨过多容易造成关节线上移,改变关节运动力学并影响髌股轨迹,过度截骨甚至损伤侧副韧带附着点,故平衡伸屈间隙的首要途径应放在软组织平衡。Whiteside 等[10]指出,骨赘清理是软组织平衡的第一步,因侧副韧带及后隐窝的骨赘形成是导致屈曲畸形的重要因素,常规截骨后用弯凿和咬骨钳清理骨赘,特别是胫骨平台周围及股骨后髁处。其次进行侧副韧带松解,如后关节囊正常,经此步骤可使膝关节伸直。长期屈膝畸形患者关节内后隐窝消失,关节囊挛缩,黏附在股骨后髁上,术中应紧贴股骨髁和胫骨平台后方关节囊折返处,分别向上、下剥离粘连的后关节囊,以重建后隐窝。腓肠肌内外侧头起点刚好对应后关节囊内外侧,可对其股骨侧起点进行剥离,放入试模判断膝关节内外侧稳定性及屈伸间隙对称性。膝关节后方较大的骨赘在完成股骨后髁截骨和胫骨平台截骨后进行清除会更容易,也更直接。在股骨后髁截骨前清除后方的骨赘是困难的。

屈膝畸形者大多伸膝间隙狭窄,此时进一步松解膝周软组织,如后关节囊内外侧的腓肠肌内外侧头的股骨止点,以加强后关节囊松解效果。如仍有后方软组织挛缩,有进一步松解需要,可以在直视下小心垂直直接切开后关节囊,但要避免损伤后方的重要血管。同时松解腘斜韧带,即半膜肌的反折部,这一韧带与后关节囊融合,长期屈膝者此韧带肥厚挛缩,限制膝关节的充分伸直。

(四)股骨远端的再次截骨

如经侧副韧带、后关节囊、内外后角、腓肠肌附着部、腘斜韧带等松解后伸膝间隙仍过紧,则只能选择将股骨远端骨质额外多切 2 ~4 mm。观察显示,股骨远端截骨量每增加 2 mm,可改善膝屈曲畸形约 10° ~15°[1,7,15],一般不应超过 6 mm,即如果假体厚度是 9 mm,截骨总量不超过 15 mm。尽可能减少多截骨,尤其对于中国南方矮个子女性,同等量多截骨的不利影响不同于高个子女性。如前所述,过量截骨会明显上移关节线,进而影响膝周韧带张力,影响软组织平衡,并增加损伤侧副韧带止点的风险,而且,还可能影响髌股轨迹。

临床研究显示[16,17],对于软组织松解后残留的屈曲角度在 30° ~60°之间,每增加 10°,则增加 1 mm 的股骨远端截骨;而超过 60°的屈曲畸形,每增加 10°,则需增加 2 mm 股骨远端截骨,其股骨远端截骨量最多可达 15 mm,也即增加截骨 6 mm。正确的做法是:边松解边截骨,边截骨边松解,循序渐进,边松边截边测。如果最大截骨后还未能伸直,重点应放在松解软组织而不是继续截骨,以免影响侧副韧带的附着点，明显抬高关节线[16]。但是，Mihalko 和 Whiteside[18] 认为，膝关节屈曲挛缩不应常规采用股骨远端二次截骨，以免伸直位膝关节线水平发生改变，减少股骨假体后髁与骨面的接触面积，且截骨量过多还可能影响肢体的长度。同时过多的股骨远端截骨（二次截骨 >6 mm）还可减弱股四头肌张力，使患者术后主动伸膝肌力下降，若未能积极进行股四头肌康复锻炼，最终可形成继发性屈曲挛缩。

（五）假体选择

在假体选择上，对于屈曲畸形患者，后稳定型假体可能较为适合。Berend 等[19] 较详细地介绍了屈膝畸形时假体选择的原则，对于轻度屈曲畸形者，常规截骨及软组织处理后，如后交叉韧带完整，内外侧韧带、软组织及伸屈间隙平衡，可选用后稳定型假体，也可以选择后交叉韧带保留型假体；中度屈膝畸形者，经上述截骨及软组织处理后不能完全纠正畸形，可切除后交叉韧带，改用后稳定型假体，切除后交叉韧带同时也有利于后关节囊的暴露和松解。如畸形仍无法纠正，在充分软组织松解的前提下，股骨远端可考虑多截骨 2 ~ 4 mm。如仍无法纠正屈曲畸形、获得合适的伸直间隙，进一步松解软组织直至可完全伸直。如导致韧带不稳，可考虑选用髁限制性假体。如果膝关节不稳持续存在，或将双侧的侧副韧带均松解才能达到完全伸直，则只能选用旋转铰链膝，但对于轻中度屈曲畸形和多数重度畸形患者，一般并不需要选择铰链型假体。吕厚山[9] 对≤20°畸形者选用后交叉韧带保留型假体，如彻底软组织松解后伸膝间隙仍较紧，则切除后交叉韧带，改用后稳定型假体。对屈膝畸形角度为 20° ~60°者，常规选择后稳定型假体。对≥60°的高度屈膝畸形，需增加股骨远端截骨，但骨质切除过多会造成术后肢体短缩，伸膝装置相对过长，股四头肌无力而引起伸膝迟滞，且半屈膝位时因侧副韧带相对延长而出现不稳，考虑使用髁限制型假体。

中度膝屈曲畸形患者是否必须切除后交叉韧带，依然存在争议。Su EP[1] 和 Berend KR[19] 等认为，当膝关节屈曲畸形明显时往往伴有后交叉韧带的短缩，为获得足够的伸膝间隙和达到软组织的平衡，多需要彻底切除短缩的后交叉韧带。但是，来自不同的意见的 Mihalko 等[20] 对 12 例膝标本进行生物力学研究后发现，后交叉韧带主要在屈膝时起作用，切除后交叉韧带对伸膝间隙影响较小，并且后交叉韧带切除将进一步增加膝关节伸屈间隙的差异，导致屈膝位时关节不稳。Kaneyama 等[21] 也在术中证实，切除后交叉韧带会同时增加膝关节伸直和屈曲间隙，不同的是，屈膝间隙（2.7 ±2.0 mm）增加量明显高于伸膝间隙（0.6 ±0.9 mm）。观察提示，后交叉韧带切除与否对伸直间隙的影响并非想象中的大，而且切除有可能对屈曲间隙有不利的影响，因此，选择保留后交叉韧带对轻中度屈曲畸形患者似乎没有明显不利影响。

对中度或严重的膝屈曲畸形，膝伸直间隙小于屈曲间隙，在切除后交叉韧带行后稳定型膝关节假体置换的病例，屈曲和伸直间隙的差别可能更大。而且，进行常规软组织松解，甚至增加股骨远端截骨，也未必能够获得满意的膝关节伸屈间隙的平衡。Okazaki[22]和In[23]的研究显示，无论在膝后交叉韧带保留型假体或者后稳定型假体中，减少胫骨平台后倾角都将减少膝关节屈曲间隙。还有学者建议，可适当增加股骨远端截骨，然后选用大一号股骨假体，通过股骨远端截骨增加伸直间隙，通过选择大一号股骨假体增加假体前后径从而减少屈曲间隙，一增一减达到缩小伸膝及屈膝间隙的差异，获得屈曲和伸直间隙的对应平衡[5,15]。如果经过以上处理，术中仍难以达到膝伸屈间隙平衡或出现侧副韧带失效，则可考虑使用髁限制性假体。但是，各种类型的限制性假体虽然能够在一定程度上增加膝关节稳定性，但由于有着较高的骨与假体间的剪切力或旋转应力，有可能在不同程度上增加膝关节假体松动的风险[9]。

对于高度膝屈曲畸形（>60°）膝关节，手术难度大，术中很难完全纠正屈曲畸形以及达到完善的屈伸间隙平衡，可以考虑选用高限制性或铰链式假体[9、12]。

八、手术并发症与术中需要注意事项

（一）后方松解时需要避免损伤膝关节后方血管神经

沿膝关节线横切松解后关节囊时应小心操作，保护后方血管神经。后方增厚紧张的关节囊可直视下逐步松解，一般来说，露出腘窝脂肪层即可。后关节囊内、外侧方无重要结构，可予松解。

（二）除了一些膝关节置换术的常见并发症如感染、假体松动之外，屈曲畸形膝关节置换时特别需要重视的是神经血管的牵拉损伤

术前畸形程度越重，术中从长期明显屈曲状态一下子变成伸直位，术后出现神经血管损伤的可能性越大，因此，纠正屈曲畸形应根据患者的具体情况选择合适的纠正程度，对于严重屈曲畸形患者，并不强调都需要完全纠正屈曲畸形。其他问题还包括皮肤切口愈合不良、畸形复发加重、屈膝位不稳、韧带松弛等。Bellemans报道[6]在35例膝屈曲畸形超过30°的病例中，出现2例腓总神经麻痹。吕厚山报道[9]在23例中，3例出现腓总神经麻痹，1例出现短时间下肢循环障碍，原因可能是屈曲畸形短时间内得到完全纠正，神经血管过度牵拉导致。他们的经验是，一旦发现这类现象，应立即将膝关节改为屈膝位，并用扩张血管药物等妥善处理，伸直膝关节应循序渐进。需要强调的是，对于高度屈膝畸形，特

别是同时伴有外翻畸形的 TKA,术中术后需防止腓总神经麻痹,必要时可以另做一后外侧切口松解腓总神经[9],但只要小心处理,一般并不需要常规进行神经松解。

(三) 骨质疏松患者屈曲畸形 TKA 的问题与对策

膝关节屈曲畸形患者由于长时间膝关节功能受限、行走困难,加上原发病变特点,常有患侧肢体的骨质疏松表现,在手术中容易出现的问题包括:① 假体周围骨折;② 显露困难和骨质疏松导致韧带或髌腱撕裂;③ 假体松动。

基于骨质疏松的潜在风险,对于屈曲畸形同时有较为严重骨质疏松的 TKA,需要关注术中的某些环节:① 屈曲畸形的显露通常较常规手术更困难,应通过辅助切口、逐步松解、去除骨赘等方法逐渐改善显露,避免粗暴牵拉;② 为了在骨质疏松骨质基础上获得良好假体固定,应对骨面进行脉冲冲洗,去除碎屑,保持干燥、干净蜂窝表面,采用低黏骨水泥产品固定假体,必要时可选择延长髓内杆加强假体的稳定性;③ 术中任何操作避免粗暴,避免损伤骨质或发生骨折,容易发生骨质损伤和骨折的操作有以下情形:暴力显露、拉钩过度牵拉、胫骨平台截骨过多、打入假体暴力、过度暴力压直膝关节、放置聚乙烯垫片时暴力牵拉等;④ 对于非常疏松的截骨面,或者有包容性骨缺损的截骨面,可用截下来的自体松质骨以颗粒骨形式进行填充打实,增加骨量,再用低黏度骨水泥固定假体;⑤ 所有的电动钻孔髓内操作均可采用反钻形式以减少骨量丢失;⑥ 有条件可选择截骨最小或保留骨量骨质最多的假体类型,严重骨质疏松一般不选择生物固定型假体。

九、术后康复与随访

大多数轻中度膝屈曲畸形都能在术中获得完全矫正,因此术后无需石膏托或管型石膏将膝关节固定在伸膝位。但是对高度膝屈曲畸形患者,若强求屈曲畸形完全纠正,可能并发某些严重并发症,因此,术中纠正严重屈曲畸形需要根据具体情况而定。另外,由于长期的膝关节固定在屈曲位,可能导致伸膝装置减弱,经过手术纠正屈曲畸形后可能更明显,伸屈肌力不平衡容易复发屈膝畸形。因此,需要特别告诉患者,良好的伸膝功能和屈膝功能同等重要,平时应尽量伸膝,避免长时间垫高小腿使膝关节处于屈曲位。可以将脚踝垫高,使腘窝处悬空,用肢体自身重量压直膝关节。对于残留畸形较多或者易于复发的病例,可在术后最初的 48 小时使用过膝石膏夹板将膝固定在最大伸直位,之后应循序渐进地积极进行主动和被动的伸膝和屈膝训练。同时,在晚上可使用石膏托或者支具将下肢固定在伸膝位,预防屈曲畸形复发,根据术前畸形程度的不同,石膏托或支具使用时间在3～28天之间不等。规范的肌肉训练计划和电刺激治疗对伸膝力量的加强和膝功能的恢复是有益的[24,25]。尽管术后康复锻炼的方案和时间并没有统一的规定，但积极的主动和被动伸直、各种避免屈曲畸形复发的措施是有益的，康复的方式、程度、时限由骨科医生和康复师根据术后畸形残留程度、患者情况和康复效果来制定和调整。

对于严重屈曲畸形病例，术中有时难以实现完全伸直，甚至只能选择残留一定程度的屈曲畸形，对于50°～60°以上的屈曲畸形，术中可以在完全松弛状态下残留10°～20°的屈曲，以避免过度截骨和软组织过度松解所带来的不良影响[5,9]，并且可以通过术后功能锻炼得到进一步改善。有文献认为，术中允许残留不大于15°的屈膝畸形，术后可以通过功能锻炼，康复有可能得到进一步的改善[9,26－28]。Aderinto等[29]认为，术后残留屈曲畸形会在术后3年内逐渐得到改善，矫正程度可达到3°～12°，但需要主动的功能锻炼。而吕厚山等[9]在平均随访5.5年期间残留屈曲畸形仅改善3°。Tanzer等[27]一项对膝关节屈曲畸形残余术后改善情况的研究显示，在55周的随访中，33例患者膝关节残余畸形逐步改善，由术前平均15°的屈曲畸形改善至末次随访平均2.9°畸形。Cheng [26] 和Berend[19]等的研究也证实，术后数年内膝关节残余的屈曲畸形可获得持续改善。但是也有不同结果的报道，Mitsuyasu[28]等对104例有术后膝屈曲畸形残留的病例进行了2年的随访，若术后3个月膝关节屈曲畸形仍超过15°，之后往往难以获得继续纠正。术后良好的康复指导和积极主动训练对改善术中残留的膝屈曲畸形尤为重要，尤其在术后第1年内，大多数患者坚持主动和积极锻炼可获得不同程度的改善。

参考文献

[1] Su EP. Fixed flexion deformity and total knee arthroplasty. J Bone Joint Surg Br, 2012, 94 (11 Suppl A):112－115.

[2] Perry J, Antonelli D, Ford W. Analysis of knee-joint forces during flexed-knee stance. J Bone Joint Surg [Am], 1975, 57－A:961－967.

[3] Harato K, Nagura T, Matsumoto H, et al. Knee flexion contracture will lead to mechanical overload in both limbs: a simulation study using gait analysis. Knee, 2008,15:467－472.

[4] Harato K, Nagura T, Matsumoto H, et al. A gait analysis of simulated knee flexion contracture to elucidate knee-spine syndrome. Gait Posture, 2008, 28:687－692.

[5] Scuderi GR, Kochhar T. Management of flexion contracture in total knee arthroplasty. Arthroplasty, 2007, 22 (4 Suppl 1): 20－24.

[6] Bellemans J, Vandenneucker H, Victor J, et al. Flexion contracture in total knee arthroplasty. Clin Orthop Relat Res, 2006, 452:78－82.

[7] Wooshin Cho. Knee Joint Arthroplasty. Berlin: Springer-Verlag Berlin Heidelberg, 2013.

[8] Massin P, Petit A, Odri G, et al. Total knee arthroplasty in patients with greater than 20 degrees flexion contracture. Orthop Traumatol: Surg Research, 2009, 95(4 Suppl 1): S7 -12.

[9] 吕厚山. 现代人工关节外科学. 北京:人民卫生出版社, 2006: 265 -314.

[10] Whiteside LA, Mihalko WM. Surgical procedure for flexion contracture and recurvatum in total knee arthroplasty. Clin Orthop Relat Res, 2002, 404:189 -195.

[11] Griffin FM, Insall JN, Scuderi GR. Accuracy of soft tissue balancing in total knee arthroplasty. J Arthroplasty. 2000, 15:970 -3.

[12] 蒋青,翁文杰,陈东阳,等. 高度屈曲畸形膝的全膝关节置换策略,中华骨科杂志,2009, 2(5): 476 -479.

[13] 傅明,廖威明,何爱珊,等. 膝关节屈曲畸形的全膝关节置换术. 中华关节外科杂志(电子版),2008,2(6):631 -634.

[14] Oka S, Matsumoto T, Muratsu H, et al. The influence of the tibial slope on intra-operative soft tissue balance in cruciate-retaining and posterior-stabilizedtotal knee arthroplasty. Knee Surg Sports Traumatol Arthrosc, 2014, 22(8): 1812.

[15] Mullaji AB, Shetty GM. Deformity Correction in Total Knee Arthroplasty. New York: Springer-Verlag Berlin Heidelberg, 2014.

[16] Whiteside LA, Mihalko WM. Surgical procedure for flexion contracture and recurvatum in total knee arthroplasty. Clin Orthop Relat Res, 2002, 404:189 -195.

[16] 张先龙,吴海山. 人工关节置换临床实践与思考. 北京:人民卫生出版社,2012:559 -561.

[17] 吴海山,吴宇黎. 人工膝关节外科学. 北京:人民军医出版社,2005.

[18] Mihalko WM, Whiteside LA. Bone resection and ligament treatment for flexion contracture in knee arthroplasty. Clin Orthop Relat Res, 2003(406): 141 -147.

[19] Berend KR, Lombardi AV, Adams JB. Total knee arthroplasty in patients with greater than 20 degrees flexion contracture. Clin Orthop Relat Res, 2006, 452:83 -87.

[20] Mihalko WM, Krackow KA. Posterior cruciate ligament effects on the flexion space in total knee arthroplasty. Clin Orthop, 1999, 360:243 -250.

[21] Kaneyama R, Otsuka M, Shiratsuchi H, et al. Criteria for preserving posterior cruciate ligament depending on intraoperative gap measurement in total knee replacement. Bone Joint Res, 2014, 3:95 -100.

[22] Okazaki K, Tashiro Y, Mizu-Uchi H, et al. Influence of the posterior tibial slope on the flexion gap in total knee arthroplasty. Knee, 2014, 21(4):806 -809.

[23] In Y, Kim JM, Woo YK. Factors affecting flexion gap tightness in cruciate-retaining total knee arthroplasty. J Arthroplasty, 2009, 24(2):317 -321.

[24] Petterson SC1, Barrance P, Marmon AR, et al. Time course of quad strength, area, and

activation after knee arthroplasty and strength training. Med Sci Sports Exerc, 2011, 43(2):225 - 231.

[25] 冯国璋,戴号,何勇. 膝高度屈曲畸形人工关节置换术后伸肌乏力的临床观察. 中华外科杂志, 2006,44(8):519 - 522.

[26] Cheng K, Ridley D, Bird J, et al. Patients with fixed flexion deformity after total knee arthroplasty do just as well as those without: ten-year prospective data. Int Orthop, 2010, 34(5): 663 - 667.

[27] Tanzer M, Miller J. The natural history of flexion contracture in total knee arthroplasty. A prospective study. Clin Orthop Relat Res, 1989, 24(8): 129 - 134.

[28] Mitsuyasu H, Matsuda S, Miura H, et al. Flexion contracture persists if the contracture is more than 15° at 3 months after total knee arthroplasty. J Arthroplasty, 2011, 26(4):639 -

[29] Aderinto J, Brenkel IJ, Chan P. Natural history of fixed flexion deformity following total knee replacement: a prospective five-year study. J Bone Joint Surg Br, 2005, 87(7):934 - 936.

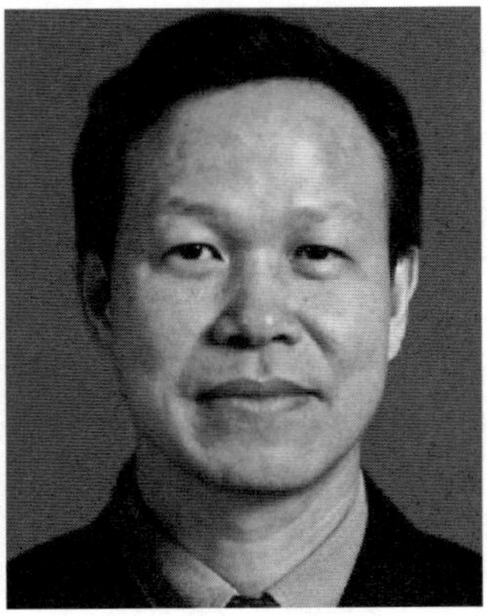

廖威明 医学博士,二级教授,一级主任医师,博士生导师,中山大学附属第一医院骨科主任,外科教研室副主任,中山大学首届“中山大学名医”。广东省医学会骨科分会副主委,广东省医师协会骨科医师分会副主委,中华医学会骨科分会关节外科学组委员、髋关节学组委员,中国医师协会骨科医师分会委员,广东省健康管理学会骨科专业委员会主任委员,SICOT 中国部关节学会副主委。《中华关节外科杂志》副主编。

髋关节翻修术中髋臼骨缺损的评估与重建

康鹏德 沈 彬 裴福兴

四川大学华西医院骨科

一、引言

随着我国全髋关节置换(total hip arthroplasty, THA)患者数量的不断增加,各种原因导致 THA 术后假体固定失败需要翻修的患者数量也在不断地增加。而髋关节翻修中髋臼侧的处理是一个重要的环节。髋臼翻修的主要原因有髋关节不稳、假体周围慢性感染、聚乙烯磨损后假体周围骨溶解和无菌性松动,而需要翻修的髋臼多存在不同程度的骨缺损[1]。在髋关节翻修术中,髋臼骨缺损的处理是最具挑战性的难题之一。成功的髋臼翻修要达到髋臼假体与髋臼骨面紧密接触,假体能够稳定固定,最大限度地降低假体与骨面间的微动,确保远期假体表面骨长入,同时具有稳定的力学构造使应力能够分散在假体周围骨;重建的髋臼位置(前倾角、外展角)良好,能避免术后发生脱位的风险;重建髋关节解剖中心,恢复髋关节正常的生物力学环境[2]。

术前对髋臼侧骨缺损的精确评估、翻修假体的选择是髋臼翻修重建成功的关键。本文就髋臼翻修骨缺损的评估、假体选择重建进行论述。

二、髋臼骨缺损评估与分型

对疾病进行分型、分期的目的是评估疾病、指导治疗及判断预后,同时便于治疗方法和结果的比较、学术交流。对于髋臼骨缺损的评估及分型,国外学者提出了不同的方法,目前最常采用的髋臼骨缺损分型系统有美国骨科医师学会(the American Academy of Orthopaedic Surgeons, AAOS)分型[3,4]和 Paprosky 分型[5]。髋臼骨缺损分型的主要目的是判断髋臼骨缺损程度与部位,并指导重建髋臼。

(一) AAOS 分型

AAOS 分型由美国医生 D' Antonio 等于 1989 年提出,并于 1992 年将其进一步完善[3,4]，是目前文献中采用最多的分型方法之一。AAOS 分型的主要依据是髋臼骨缺损的模式，缺点是没有对骨缺失的量和位置进行评估（图 1）。AAOS 分型将髋臼骨缺损分为五型。Ⅰ型为髋臼节段性、非包容性骨缺损，骨缺损累及髋臼环支撑结构或内侧壁；Ⅱ型为腔隙性、包容性骨缺损，骨缺损仅累及髋臼环内部而髋臼支撑结构未累及；Ⅲ型为髋臼腔隙性（包容性）骨缺损，同时存在节段性骨缺损；Ⅳ型为累及髋臼前、后柱的严重骨缺损，髋臼连续性中断。Ⅳ型又分为三个亚型，Ⅳa 型髋臼连续性中断，轻度节段性或包容性骨缺损，Ⅳb 型髋臼连续性中断，中度或严重的节段性或包容性骨缺损，Ⅳc 型髋臼连续性中断，同时髋臼既往接受过放射治疗。Ⅴ型髋关节融合无法确定真臼。

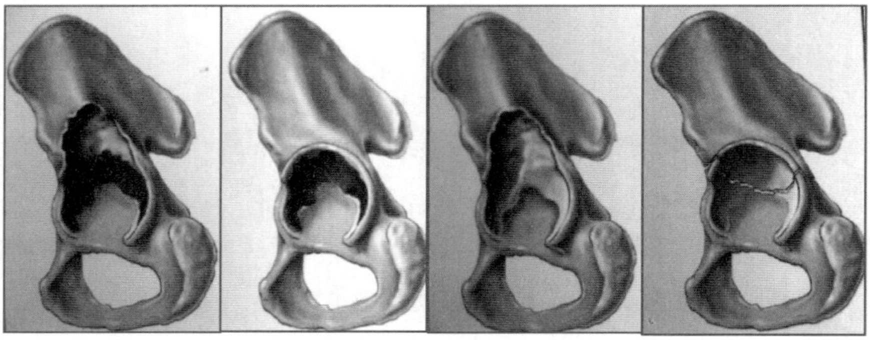

图 1　髋臼骨缺损 AAOS 分型示意图

a，Ⅰ型骨缺损；b，Ⅱ型骨缺损；c，Ⅲ型骨缺损；d，Ⅳ型骨缺损。

AAOS 分型仅仅依据骨缺损的类型，对骨缺损的范围、部位并未涉及。因此，尽管 AAOS 髋臼骨缺损分型被广泛采用，但这一分型方法无法对髋臼重建提供有价值的指导。

（二）Paprosky 分型

髋臼骨缺损 Paprosky 分型由美国医生 Paprosky 等于 1994 年提出，此分型法对髋臼骨缺失程度、部位进行评估，更有利于指导治疗、选择骨重建方式及髋臼假体[5]（表 1、图 2）。Paprosky 分型的主要标志是旋转中心上移程度、坐骨骨溶解、泪滴骨溶解及髋臼相对于 Kohler 线的位置变化。髋臼旋转中心上移提示骨缺损累及髋臼顶及前、后柱，坐骨骨溶解提示髋臼后柱骨缺损同时有髋臼后壁骨缺损，泪滴骨溶解和假体越过 Kohler 线提示髋臼内侧骨缺失。

Paprosky 分型将髋臼骨缺损分为三型。Ⅰ型：髋臼环完整；Ⅱ型，髋臼环部分破坏，但髋臼挫磨后有足够的骨保证非骨水泥髋臼假体获得稳定的初始稳定；Ⅲ型，髋臼环支撑结构破坏。其中Ⅱ型、Ⅲ型又根据骨缺损部位及程度分为不同的亚型(图1)。在指导治疗方面,Paprosky Ⅲ型骨缺损通常需要大块结构植骨和(或)金属垫块、髋臼加强环或定制髋臼假体提供支撑以重建髋臼。此分型方法不仅可以预测髋臼骨缺损,对重建髋臼同样具有指导意义,因此 Paprosky 髋臼骨缺损分型同样被广泛应用。

表1 髋臼骨缺损的 Paprosky 分型

类型	股骨头中心移位	坐骨骨溶解	Kohler 线	泪滴
Ⅰ	较小(<3 cm)	无	完整	完整
ⅡA		轻度	完整	完整
ⅡB	轻度(<3 cm)	轻度	完整	完整
ⅡC		轻度	破坏	中度骨溶解
ⅢA	中度(<3 cm)	中度	完整	中度骨溶解
ⅢB		严重	破坏	重度骨溶解
	轻度(<3 cm)			
	严重(>3 cm)			
	严重(>3 cm)			

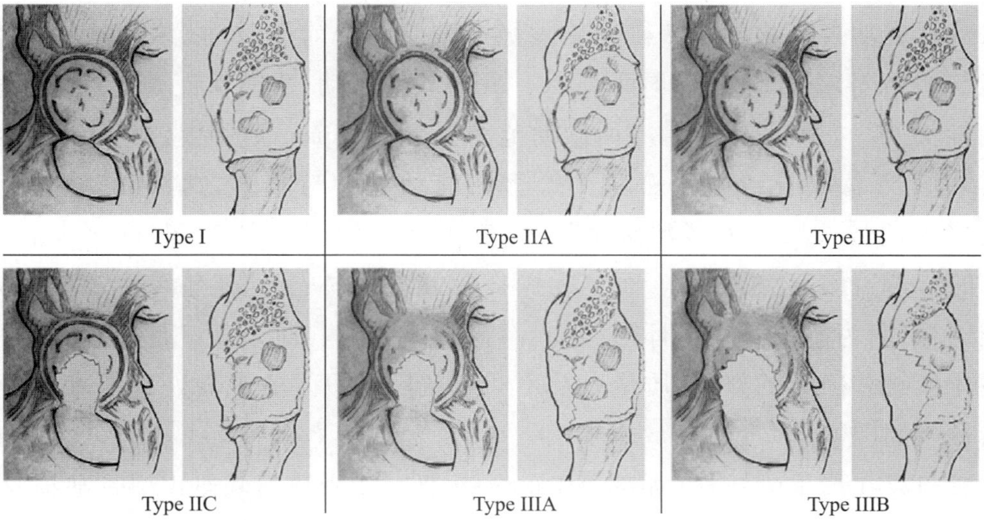

图2 髋臼骨缺损的 Paprosky 分型示意图

(Paprosky WG, Perona PG, Lawrence JM. J Arthroplasty, 1994, 9(1): 33-44.)

AAOS 和 Paprosky 髋臼骨缺损分型各有优缺点。AAOS 分型只能判断骨缺损的模式，无法体现骨缺损的量及骨缺损部位；Paprosky 分型可以对髋臼骨缺损的程度及部位进行判断。临床可根据具体情况选择分型方法，便于进行治疗效果的比较。髋臼骨缺损 Paprosky 分型近年来逐渐被越来越多的关节外科医生所接受，故本文以 Paprosky 分型为准。

三、髋关节翻修术中髋臼重建

髋臼翻修重建的目的是在髋臼残存骨的基础上获得髋臼假体的稳定固定，重建髋关节旋转中心，髋臼假体内下方接近并与泪滴平齐，使髋臼假体接近 Kohler 线，获得一个持久稳定固定及位置良好的髋臼[6]。髋臼骨缺损的重建治疗取决于骨缺损的程度和位置，以及是否采用生物固定。生物固定是指选择骨长入获得假体稳定重建髋臼，非生物固定是指不通过骨长入固定获得髋臼假体稳定固定[7]。

（一）生物固定重建还是非生物固定重建髋臼？

生物固定重建髋臼是通过假体表面骨长入获得远期的稳定固定；非生物固定采用的固定方法使假体获得力学稳定，但无法获得骨长入。翻修术中髋臼重建应首选生物固定，因生物固定可以获得较好的临床效果，但是严重骨缺失时无法获得骨长入，也就无法采用生物固定[8]。绝大多数髋臼翻修可通过生物固定方法获得成功。生物固定获得骨长入稳定需要两个前提条件[9,10]：① 假体获得稳定的初始固定，假体与骨界面有小于 50 μm 的微动，才能保证并促进假体表面微孔骨长入。如果假体 - 骨界面微动范围大于 150 μm，则可导致骨吸收并且纤维组织形成，最终导致假体松动。② 髋臼有活性骨与假体之间有足够的接触，以确保远期骨长入。大多数医生认为，髋关节前后位 X 片上，髋臼至少需要有 50% 的骨覆盖髋臼假体[11]。而实际操作中髋臼假体与髋臼有活性骨接触面积较难估算，因为髋臼是一个环形结构，而普通 X 片为二维显像。此外，假体大小，与假体接触髋臼骨的部位、质量以及不同生产厂家假体的表面处理技术，也是影响骨长入的因素[12]。

髋臼存在严重骨缺损（如部分 Paprosky ⅢA 型骨缺损和ⅢB 型骨缺损，残存有活性骨与假体接触面积不足 40%，无法保证足量骨长入假体表面获得远期稳定，或既往有髋臼接受过放疗（放疗可导致髋臼骨坏死因而抑制骨长入）[13]，生物固定无法获得髋臼假体初始稳定，只能选择非生物固定法，包括髋臼 Cage、骨水泥臼杯、定制型假体等。

(二) Paprosky Ⅰ、ⅡA、ⅡB、ⅡC 型髋臼骨缺损的重建

绝大多数情况下,髋臼骨缺损不明显、髋臼旋转中心上移小于 3 cm 时(Paprosky Ⅰ、ⅡA、ⅡB、ⅡC),可选择半圆形非骨水泥臼杯重建髋臼[14,15]。只要获得髋臼初始稳定且髋臼假体与宿主骨之间有足够的接触,即可获得假体表面骨长入及远期稳定。

对于髋臼骨缺损,在术前评估基础上,术中在取出髋臼假体、清除髋臼内纤维肉芽组织后,需要再次对髋臼骨缺损程度进行评估。术中根据实际骨性髋臼大小,选择合适的髋臼挫对髋臼进行挫磨处理。通常髋臼前方骨量相对较多,可适当多打磨一点,如果需要适当扩大髋臼,植入较大直径髋臼假体(如 Jumbo 杯)时,可适当向后挫磨髋臼后柱,但应注意避免挫磨过多,使髋臼连续性受到影响。有时即使髋臼内侧明显骨缺损,但髋臼环结构完整,也不影响髋臼假体的稳定固定。同样,髋臼局部节段型骨缺损,在髋臼环其他部位完整的情况下,同样不会影响髋臼假体的稳定性[16]。

挫磨髋臼后植入髋臼试模,测试髋臼的稳定性及骨性覆盖程度。通常髋臼假体以外展 40°、前倾 15°植入,髋臼后上方会有 5% ~20% 的髋臼假体不被骨覆盖[16]。此时切忌为了增加髋臼假体骨性覆盖而增大髋臼假体外展角,因为增大髋臼假体外展角虽然可以增加髋臼假体骨性覆盖,但可增加术后关节脱位的风险。最终植入髋臼假体大小通常较最后挫磨髋臼的髋臼挫大 2 mm,以获得压配固定和髋臼初始稳定。对于包容性骨缺损,可以选择同种异体颗粒骨或人工骨打压植骨。翻修时通常选择多孔髋臼杯,并以多枚螺钉辅助固定,最大程度地减少髋臼微动、促进假体表面骨长入。应在髋臼后上方、髋臼下方坐骨处同时植入螺钉,以保持髋臼上下方应力均衡。

对于 Paprosky Ⅰ、ⅡA、ⅡB、ⅡC 型髋臼骨缺损或 AAOS Ⅰ、Ⅱ、Ⅲ型骨缺损,在术中进行髋臼处理及髋臼锉打磨后,一般有一定量的活性宿主骨与髋臼假体接触,骨性髋臼可以对髋臼假体提供足够的力学支撑,必要时在螺钉辅助下可以获得髋臼假体稳定固定。即使在部分骨缺损相对比较明显的病例,只要髋臼前、后柱完整,髋臼宿主骨与髋臼假体接触面积至少在 40% ~50% 或以上时,仍然可以选择非骨水泥髋臼假体或 Jumbo 臼杯(Mayo Clinic 将 Jumbo 臼杯定义为男性≥66 mm,女性≥62 mm)。此时应选择多孔髋臼假体,至少以 3 ~4 枚螺钉辅助固定。除髋臼顶植入螺钉外,同时要在髋臼下方坐骨和(或)耻骨处植入螺钉,使髋臼上、下方固定均匀,避免术后负重时臼杯下方与骨界面间产生较大的分离、微动,影响骨长入固定(图 3、图 4)。

对于髋臼中度到重度骨缺损或髋臼广泛的骨缺损,可以通过采用 Jumbo 臼

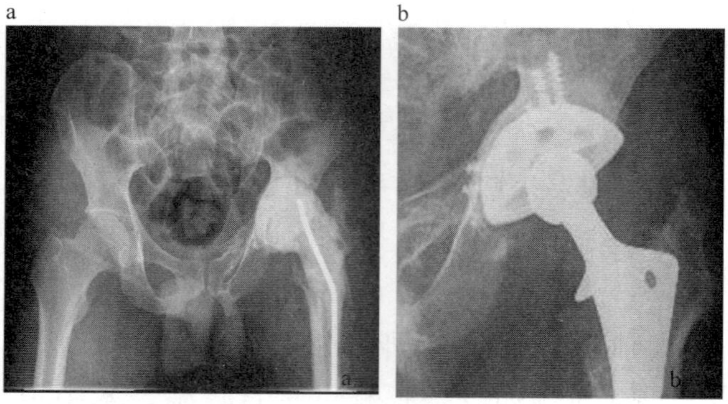

图 3　髋臼 Paprosky ⅡB 型骨缺损（a），术中髋臼宿主骨接触面积 >50%，采用颗粒骨打压植骨 + 多孔非骨水泥臼杯重建（b）

（图片由四川大学华西医院骨科提供）

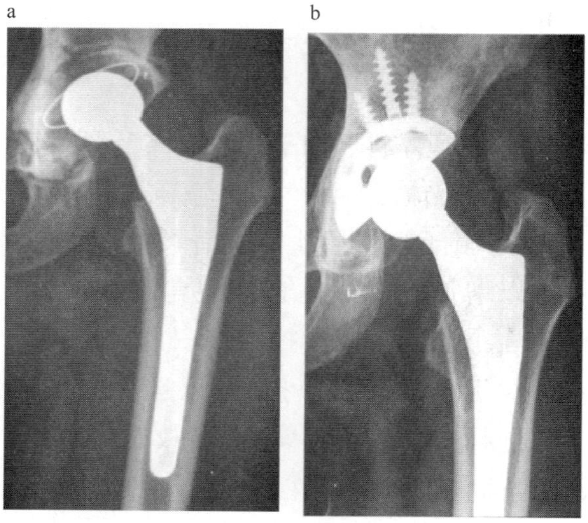

图 4　髋臼 Paprosky ⅡC 型骨缺损（a），采用颗粒骨打压植骨 + 多孔非骨水泥臼杯重建（b）

（图片由四川大学华西医院骨科提供）

杯来获得髋臼重建。选用 Jumbo 臼杯可以获得髋臼假体稳定固定，同时可以增加髋臼骨面与髋臼假体表面接触面积，更利于骨长入从而获得远期稳定。Lachiewicz 等[17]对采用 Jumbo 臼杯进行翻修的 120 例 129 髋进行回顾性分析，其中 Paprosky Ⅰ1 髋、ⅡA 型 22 髋、ⅡB 型 23 髋、ⅡC 型 5 髋、ⅢA 型 40 髋、ⅢB 型 17 髋。101 例 108 髋获得随访，术后平均随访时间为 8.1 年。随访结果显示，4 髋（3.1%，4/108）因感染而再次翻修，4 髋（3.1%，4/108）发生无菌性松动。以无菌性松动或影像学松动需要臼杯翻修为终点，计算 Jumbo 臼杯 10 年生存率为 97.3%［95% 置信区间为（89.6%，99.3%）］，15 年假体生存率为 82.8%

[95%置信区间为(59%,97.6%)];以各种原因导致的臼杯再次翻修为终点,计算 Jumbo 臼杯 10 年假体生存率为 93.8%[95%置信区间为(83.4%,97.2%)],15 年假体生存率为 79.8%[95%置信区间为(61.1%,95.4%)]。作者认为,不同程度的髋臼骨缺损翻修时,采用 Jumbo 臼杯结合螺钉固定可以获得较好的中远期临床疗效。

根据我们的经验,Paprosky Ⅰ、ⅡA、ⅡB、ⅡC 型髋臼骨缺损通常相对较轻,术中取出髋臼假体、清除纤维组织后,对骨缺损进行再次评估后进行髋臼锉磨处理。这几种类型的髋臼在进行挫磨处理后,通常骨性髋臼有活性骨面大于 50%;对髋臼上方骨缺损、髋臼上移在 1 ~ 2 cm 以内者,可选择打压植骨并通过旋转中心适当上移来获得髋臼稳定固定。同种异体颗粒骨应植入骨缺损区,以保证髋臼有活性骨与髋臼假体最大限度接触,促进骨长入。

(三) Paprosky ⅢA 型髋臼骨缺损的重建

髋臼向近端及后侧上移超过 3 cm 时,单纯非骨水泥臼杯很难获得稳定固定。此类髋臼后上方节段性骨缺损重建方法包括同种异体结构植骨、Oblong 髋臼杯、非骨水泥半球形髋臼结合骨缺损区金属垫块植入或高旋转中心植入髋臼假体。但高位植入髋臼假体存在许多缺点,如外展肌无力、植入小直径臼杯等;而采用 Oblong 髋臼杯通常不易获得髋臼假体稳定固定,且髋臼假体安放位置角度较难调整[18,19]。因此,对于这类骨缺损,绝大多数关节外科医生均建议在骨缺损区植入金属垫块、真臼水平重建髋臼[16]。

1. 半球形非骨水泥髋臼杯 + 金属垫块

在对髋臼后上方骨缺损进行评估、对髋臼进行打磨前,应先确定髋臼横韧带,并在其下髋臼卵圆窝所在位置下方安放髋臼拉钩,以便准确判断髋臼下缘所在位置。根据初步判断进行髋臼锉磨,直至骨性髋臼大小合适,且髋臼试模可以获得一定程度的稳定。根据髋臼节段性骨缺损的形状,将金属垫块置于髋臼上方支撑,对类似腔隙性骨缺损者可将金属垫块置于髋臼内顶部(图 5)。如金属垫块与最终植入的髋臼假体不完全匹配,可在植入髋臼试模情况下确定金属垫块安放角度,用螺钉将金属垫块固定于髋臼宿主骨,并于金属垫块空隙内植入颗粒骨,同时注意将金属垫块凹面(与髋臼假体接触面)保持原微孔表面。植入髋臼假体时,在金属垫块与髋臼接触面之间用骨水泥填充,髋臼假体植入后与骨性髋臼其他部位残存骨面接触获得压配固定。为了获得髋臼假体最大限度的稳定固定,需要从不同方向植入螺钉辅助固定。有时需要螺钉与臼杯内表面之间保持一定角度,此时落定尾端可能会无法完全沉入落定孔,进而影响髋臼内衬的植入,此种情况下可采用在臼杯内用骨水泥固定聚乙烯内衬的方法来解决[16]。同样需要在不同的方向、部位植入多枚螺钉,以最大限度地提高髋臼假体的稳定性,使髋臼假体应力分布均衡。

a b

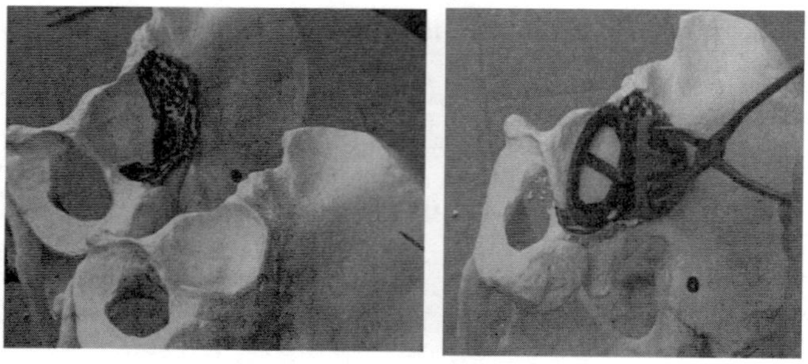

图 5 Paprosky ⅢA 骨缺损,臼顶骨缺损区(a,黑色区)及采用金属垫块修复骨缺损(b)示意图

(Sporer SM. J Bone Joint Surg Am, 2011, 93(4): 1358-1366)

2. 半球形非骨水泥臼杯+同种异体结构植骨

同种异体结构植骨多在年轻患者翻修时采用,目前已很少用于年纪较大的患者,因这种方法增加手术时间、软组织剥离广泛、容易发生远期骨吸收[20]。操作时以常规方法确定真臼水平及进行髋臼锉磨。一旦决定采用同种异体结构植骨,应进行结构骨修整及髋臼宿主骨骨面的处理。通常选用股骨远端异体结构骨,修整并植入髋臼后上方骨缺损部位,以3~4枚松质骨螺钉固定,然后用髋臼锉进行结构骨打磨,使之与髋臼杯外面相匹配;最后处理髋臼的髋臼锉直径比植入髋臼假体小2 mm,使髋臼假体植入后获得压配固定(图6)。

a b

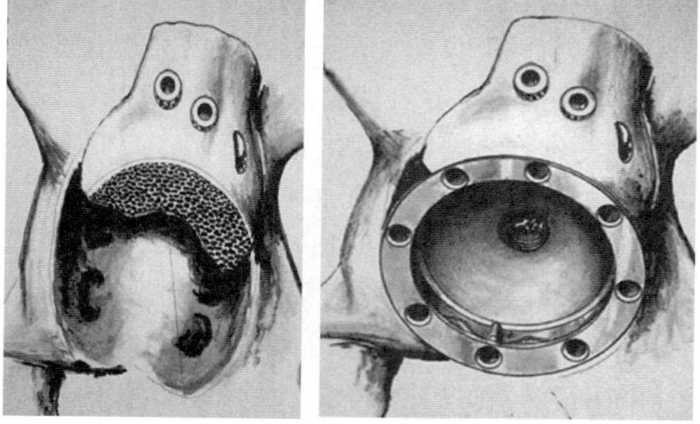

图 6 Paprosky ⅢA 骨缺损,髋臼顶部骨缺损,同种异体股骨远端结构植骨(a),结构骨修整后植入非骨水泥半球形臼杯(b)

(Sporer SM. J Bone Joint Surg Am, 2011, 93(4): 1358-1366)

Paprosky ⅢA 型髋臼骨缺损的髋臼上移 3 cm 或以上，Kohler 线完整，坐骨处骨溶解骨缺损，髋臼内侧壁及前、后柱通常完整。在清除髋臼内骨溶解病灶及髋臼锉磨后，髋臼骨结构一般能够为髋臼假体提供力学支撑和初始稳定，因为完整的前、后柱为髋臼假体植入提供一定的力学支撑，但髋臼顶部骨缺损区需要植骨或用金属垫块修复。髋臼有活性骨残存 >50% 时，也可采用同种异体颗粒骨打压植骨后，选用非骨水泥半球形多孔臼杯或 Jumbo 臼杯，螺钉辅助固定，可获得髋臼初始稳定，并恢复髋关节正常旋转中心。打压植骨时，颗粒骨需要用比预计植入髋臼假体小 2 mm 的髋臼锉反转完成打压植骨。植入非骨水泥臼杯后多方向、多枚螺钉辅助固定（图 7、图 8）。术后患侧肢体部分负重，至 12 周时逐渐过渡到完全负重。

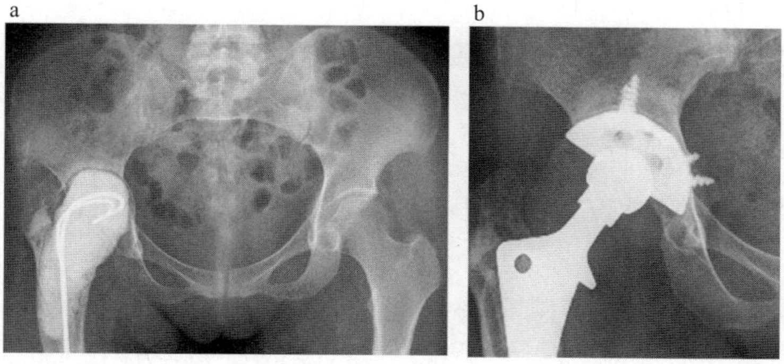

图 7　髋臼 Paprosky ⅢA 型骨缺损（a），术中髋臼宿主骨解除面积至少 50%，颗粒骨打压植骨 + 多孔非骨水泥半球形臼杯重建髋臼（b）

（图片由四川大学华西医院骨科提供）

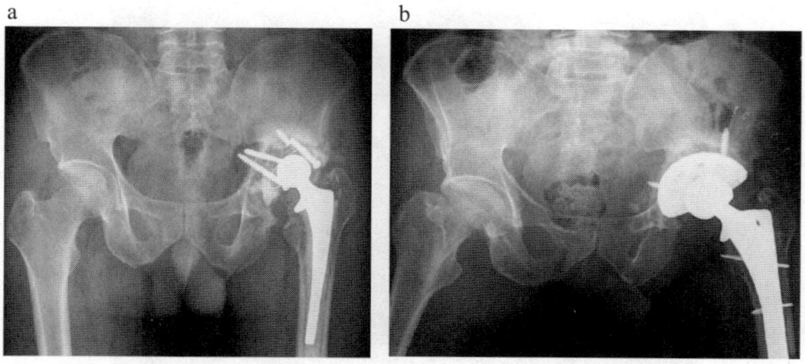

图 8　髋臼 Paprosky ⅢA 型骨缺损（a），颗粒骨打压植骨 + Jumbo 臼杯重建髋臼（b）

（图片由四川大学华西医院骨科提供）

对 Paprosky ⅢA 型骨缺损，术前应精心计划、评估、准备，术中取出假体及清除纤维组织，完整显露髋臼后再次对髋臼骨缺损进行评估。患者通常有一定量的骨结构，特别是髋臼前、后柱完整，在锉磨髋臼时应边锉磨边观察，逐渐依次扩大，必要时可将髋关节旋转中心适当上移以增加骨性接触，保证有不少于 40% ~50% 的有活性髋臼骨面接触；在骨缺损区打压植骨，用比最终植入髋臼假体小 2 mm 的髋臼锉反向打压，保证髋臼假体压配稳定，同时在髋臼假体上方、后下方植入螺钉辅助固定。

（四）ⅢB 型髋臼骨缺损的重建

Paprosky ⅢB 型髋臼骨缺损的髋臼向上方、内侧移位 >3 cm，髋臼顶部骨缺损同时伴有内侧壁缺损，此时采用半球形非骨水泥臼杯无法获得稳定固定，需要重建修复髋臼内上方节段性骨缺损。重建方法包括：异体结构骨移植、定制型髋臼假体、半球形非骨水泥臼杯结合多孔金属垫块或髋臼加强环（Cage）[16]。

1. 髋臼加强环（Cage）+骨水泥臼杯

Paprosky ⅢB 型髋臼骨缺损，术中清除纤维组织后，对骨缺损程度、部位再次评估。可采用颗粒骨打压植骨或结构植骨。确定结构骨移植部位及大小，植骨块采用松质骨螺钉或重建钢板固定，并选择髋臼加强环（Cage），确保髋臼 Cage 上、下方螺钉固定于髂骨、坐骨，确保髋臼 Cage 稳定固定，并形成异体结构骨、Cage 复合体。髋臼加强环（Cage）用以分散应力、保护植骨块。将骨水泥臼杯或聚乙烯臼杯用骨水泥固定于 Cage、异体结构骨复合体内，并注意髋臼外展角、前倾角（图 9）。

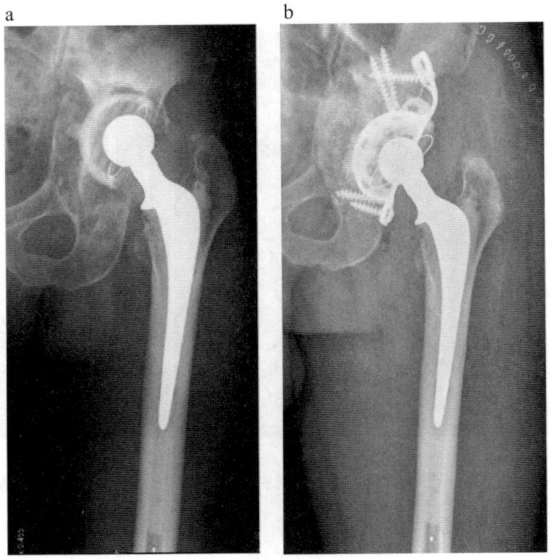

图 9　髋臼 Paprosky ⅢB 型骨缺损（a），同种异体颗粒骨打压植骨 + 髋臼 Cage + 骨水泥臼杯重建髋臼（b）

（图片由四川大学华西医院骨科提供）

对 Paprosky ⅢB 型骨缺损，采用异体植骨结合髋臼加强杯重建髋臼，可获得较满意的中期翻修效果。对于 Paprosky ⅢB 型骨缺损，我们的经验是，术前精心评估、计划、准备，包括假体选择，术中取出假体、清除纤维组织，完整显露髋臼后再次对髋臼骨缺损进行评估，并再次确定骨缺损修复材料（颗粒骨或结构骨），确定 Cage 安放、固定位置。打压植骨时，宿主骨骨床的处理、一定量活性骨并逐层打压植骨是保证中远期植骨成活的关键。应保证髋臼 Cage 螺钉固定稳定，并且髋臼后上方、后下方均应有螺钉固定，保持 Cage 应力分布均匀[21]。

2. 组配式髋臼——金属垫块

髋臼处理方法同前文所述。组配式髋臼金属垫块的主要作用是减小骨缺损导致的髋臼容积、重建髋臼环完整性，保证翻修臼杯植入后获得稳定固定[22]。组配式髋臼金属垫块目前临床应用有限，其疗效还有待进一步观察。

综上所述，髋关节翻修中髋臼骨缺损的重建是翻修术成功的关键因素。术前应结合病史、体格检查、影像学检查，仔细分析导致失败的原因、评估骨缺损程度、范围并进行分型。在此基础上进行全面的术前准备，包括设计假体取出、髋臼骨缺损重建方式、方法及重建材料（自体骨、同种异体骨）、髋臼假体的选择（骨水泥或非骨水泥、是否采用 Jumbo 臼杯及 Cage）。术中取出髋臼假体、清除纤维组织后，再次对髋臼骨缺损进行全面评估。翻修时髋臼假体的固定主要依靠髋臼前、后柱获得两点固定，因此术中要对前、后柱骨量进行仔细评估。术中对髋臼残存有活性骨量进行初步估计，通常髋臼有活性骨量在 40% ~50% 甚至以上时，可选择半球形非骨水泥臼杯重建髋臼。植骨采用打压植骨法，骨缺损区植骨时尽量保证髋臼有活性骨面与髋臼假体直接接触，以保证骨长入固定；翻修髋臼假体多选用多孔臼杯，可在髋臼后上方、下方不同方向用多枚螺钉辅助固定，一方面使髋臼表面应力分布均匀，另一方面避免髋臼与骨面间产生微动影响骨长入。术后应部分负重，直至 12 周逐渐过渡到完全负重。

参考文献

[1] Bozic K J, Kurtz S M, Lau E, et al. The epidemiology of revision total hip arthroplasty in the United States. J Bone Joint Surg Am, 2009, 91(1): 128 - 133.

[2] Deirmengian G K, Zmistowski B, O'Neil J T, et al. Management of Acetabular Bone Loss in Revision Total Hip Arthroplasty. J Bone Joint Surg Am, 2011, 93(19): 1842 - 1852.

[3] D'Antonio J A. Periprosthetic bone loss of the acetabulum. Classification and management. Orthop Clin North Am, 1992, 23(2):279 - 290.

[4] D'Antonio J A, Capello W N, Borden L S, et al. Classification and management of acetabularabnormalities in total hip arthroplasty. Clin Orthop Relat Res, 1989, 243: 126 - 137.

[5] Paprosky W G, Perona P G, Lawrence J M. Acetabular defect classification and surgical reconstruction in revision arthroplasty. A 6 - year follow-up evaluation. J Arthroplasty, 1994, 9(1): 33 -44.

[6] Hallstrom B R, Golladay G J, Vittetoe D A, et al. Cementless acetabular revision with the Harris-Galante porous prosthesis. Results after a minimum of ten years of follow-up. J Bone Joint Surg Am, 2004,86(5):1007 -1011.

[7] Sporer S M, Paprosky W G, O'Rourke M R. Managing bone loss in acetabular revision. Instr Course Lect, 2006,55:287 -297.

[8] Templeton J E, Callaghan J J, Goetz D D, et al. Revision of a cemented acetabular component to a cementless acetabular component. A ten to fourteen-year follow-up study. J Bone Joint Surg Am, 2001,83(11):1706 -1711.

[9] Pilliar R M, Lee J M, Maniatopoulos C. Observations on the effect of movement on bone ingrowth into porous-surfaced implants. Clin Orthop Relat Res, 1986,208:108 -113.

[10] Cook S D, Barrack R L, Thomas K A, et al. Quantitative analysis of tissue growth into human porous total hip components. J Arthroplasty, 1988,3(3):249 -262.

[11] Lakstein D, Backstein D, Safir O, et al. Trabecular Metal cups for acetabular defects with 50% or less host bone contact. Clin Orthop Relat Res, 2009,467:2318 -2324.

[12] Lakstein D, Backstein D, Safir O, et al. Trabecular Metal cups for acetabular defects with 50% or less host bone contact. Clin Orthop Relat Res,2009,467(9):2318 -2324.

[13] Jacobs J J, Kull L R, Frey G A, et al. Early failure of acetabular components inserted without cement after previous pelvic irradiation. J Bone Joint Surg Am, 1995,77(12): 1829 -1835.

[14] Leopold S S, Rosenberg A G, Bhatt R D, et al. Cementless acetabular revision. Evaluation at an average of 10.5 years. Clin Orthop Relat Res, 1999,369:179 -186.

[15] Silverton C D, Rosenberg A G, Sheinkop M B, et al. Revision total hip arthroplasty using a cementless acetabular component. Technique and results. Clin Orthop Relat Res, 1995, 319:201 -208.

[16] Sporer S M. How to do a revision total hip arthroplasty: revision of acetabular. J Bone Joint Surg Am, 2011,93(14):1358 -1366.

[17] Lachiewicz P F, Soileau E S. Fixation, survival, and dislocation of jumbo acetabular components in revision hip arthroplasty. J Bone Joint Surg Am, 2013,95(6):543 -548.

[18] Chen W M, Engh C A Jr, Hopper R H Jr, et al. Acetabular revision with use of a bilobed component inserted without cement in patients who have acetabular bone-stock deficiency. J Bone Joint Surg Am, 2000,82(2):197 -206.

[19] Schutzer S F, Harris W H. High placement of porous-coated acetabular components in complex total hip arthroplasty. J Arthroplasty, 1994,9(4): 359 -367.

[20] Sporer S M, O'Rourke M, Chong P, et al. The use of structural distal femoral allografts

for acetabular reconstruction. Surgical technique. J Bone Joint Surg Am, 2006,88 (Suppl 1) :92 - 99.

[21] 黄强,杨静,沈彬,等. 髋臼 Paprosky Ⅲ型骨缺损髋臼加强杯翻修的中期疗效. 中华骨科杂志, 2013,33(5): 507 - 513.

[22] Siegmeth A, Duncan C P, Masri B A, et al. Modular tantalum augments for acetabular defects in revision hip arthroplasty. Clin Orthop Relat Res, 2009,467(1):199 - 205.

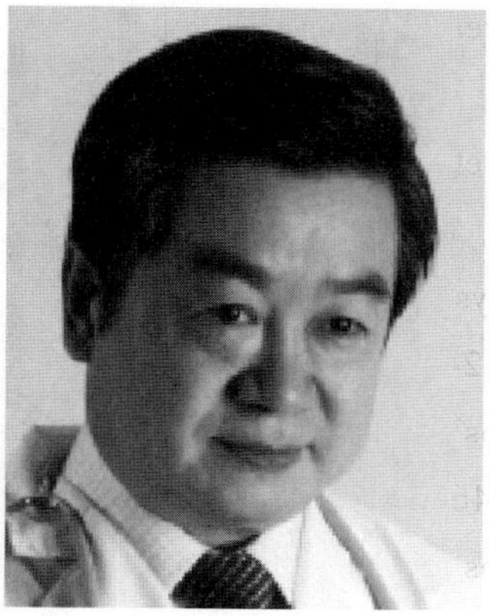

裴福兴 博士生导师,享受国务院政府特殊津贴。获卫生部突出贡献中青年专家,"五一"劳动奖章。任中华医学会骨科专委会第七、八、九届副主任委员,第七、八届关节外科学组组长,四川省医学会骨科分会第六、七、八届主任委员,四川省医师协会骨科分会主任委员。《中华骨科杂志》等副主编。主持国家自然基金4项;教育部及"863"科技攻关课题、国家科技支撑计划项目各1项。发表论文150余篇;获教育部科技进步奖一等奖1项,四川省科技进步奖一等奖1项;发明专利3项;主编及主译《关节外科聚焦》《髌股关节疾病诊断与处理》等专著。

后　记

科学技术是第一生产力。纵观历史，人类文明的每一次进步都是由重大科学发现和技术革命所引领和支撑的。进入21世纪，科学技术日益成为经济社会发展的主要驱动力。我们国家的发展必须以科学发展为主题，以加快转变经济发展方式为主线。而实现科学发展、加快转变经济发展方式，最根本的是要依靠科技的力量，最关键的是要大幅提高自主创新能力。党的十八大报告特别强调，科技创新是提高社会生产力和综合国力的重要支撑，必须摆在国家发展全局的核心位置，提出了实施"创新驱动发展战略"。

面对未来发展之重任，中国工程院将进一步加强国家工程科技思想库的建设，充分发挥院士和优秀专家的集体智慧，以前瞻性、战略性、宏观性思维开展学术交流与研讨，为国家战略决策提供科学思想和系统方案，以科学咨询支持科学决策，以科学决策引领科学发展。

工程院历来重视对前沿热点问题的研究及其与工程实践应用的结合。自2000年元月，中国工程院创办了中国工程科技论坛，旨在搭建学术性交流平台，组织院士专家就工程科技领域的热点、难点、重点问题聚而论道。十年来，中国工程科技论坛以灵活多样的组织形式、和谐宽松的学术氛围，打造了一个百花齐放、百家争鸣的学术交流平台，在活跃学术思想、引领学科发展、服务科学决策等方面发挥着积极作用。

中国工程科技论坛已成为中国工程院乃至中国工程科技界的品牌学术活动。中国工程院学术与出版委员会将论坛有关报告汇编成书陆续出版，愿以此为实现美丽中国的永续发展贡献出自己的力量。

中国工程院